U0199594

医院应急防控
呼吸道传染病实践

主　编　文卫平　中山大学附属第六医院
　　　　肖海鹏　中山大学附属第一医院

副主编　姚　麟　中山大学附属第六医院
　　　　崇雨田　中山大学附属第三医院
　　　　刘秋生　中山大学附属第一医院
　　　　吴小剑　中山大学附属第六医院
　　　　邓艳红　中山大学附属第六医院

顾　问　张文宏　复旦大学附属华山医院
　　　　唐小平　广州医科大学
　　　　朱冬冬　吉林大学第三医院
　　　　刘　争　华中科技大学同济医学院附属同济医院
　　　　张　欣　中南大学湘雅医院
　　　　邱元正　中南大学湘雅二医院
　　　　于凯江　哈尔滨医科大学附属第一医院
　　　　杜　斌　北京协和医院
　　　　康　焰　四川大学华西医院
　　　　张发滨　广东省卫生健康委员会医政医管处
　　　　赖晓全　华中科技大学同济医学院附属同济医院

人民卫生出版社
·北　京·

图书在版编目（CIP）数据

医院应急防控呼吸道传染病实践 / 文卫平，肖海鹏
主编 . —北京：人民卫生出版社，2022.6 (2022.9重印)
ISBN 978-7-117-33135-7

Ⅰ.①医…　Ⅱ.①文…②肖…　Ⅲ.①呼吸道感染 –
传染病防治　Ⅳ.①R183.3

中国版本图书馆 CIP 数据核字（2022）第 093159 号

人卫智网	www.ipmph.com	医学教育、学术、考试、健康， 购书智慧智能综合服务平台
人卫官网	www.pmph.com	人卫官方资讯发布平台

医院应急防控呼吸道传染病实践

Yiyuan Yingji Fangkong Huxidao Chuanranbing Shijian

主　　编：文卫平　肖海鹏
出版发行：人民卫生出版社（中继线 010-59780011）
地　　址：北京市朝阳区潘家园南里 19 号
邮　　编：100021
E - mail：pmph @ pmph.com
购书热线：010-59787592　010-59787584　010-65264830
印　　刷：北京虎彩文化传播有限公司
经　　销：新华书店
开　　本：787×1092　1/16　　印张：22
字　　数：535 千字
版　　次：2022 年 6 月第 1 版
印　　次：2022 年 9 月第 2 次印刷
标准书号：ISBN 978-7-117-33135-7
定　　价：90.00 元

打击盗版举报电话：010-59787491　E-mail：WQ @ pmph.com
质量问题联系电话：010-59787234　E-mail：zhiliang @ pmph.com
数字融合服务电话：4001118166　E-mail：zengzhi @ pmph.com

编　者

（按姓氏笔画排序）

万香波	王于领	王苏网	王奕晖	韦　民	文卫平	邓秀雅
邓艳红	卢向恩	叶新梅	乐虞莹	冯晓雪	冯崇锦	吉芳芳
成守珍	朱炳强	刘　倩	刘广健	刘天润	刘思利	刘秋生
刘艳平	刘焕亮	刘婷智	许　雯	阮祥才	孙德娟	严淑红
苏　宁	杜彩虹	李　中	李　婕	李汉荣	李向永	李安琪
李远征	李美娟	李海燕	李微微	杨　成	杨　超	杨日雯
杨庆帆	杨孜欢	杨春华	肖艳红	肖海鹏	吴　霞	吴小剑
吴元凯	吴良才	吴桂昌	邱剑光	何　毅	闵登梅	张　峰
张良友	张威凌	张源泉	陈　珊	陈　雷	陈小兵	陈月芳
陈克冰	陈柏权	陈俊榕	陈娇婷	陈淑琴	林萌双	林景琳
欧阳茂	郅　敏	周　瀚	周炜良	郑　坚	孟晓春	练　磊
赵云龙	郝　虎	胡　浩	胡国成	胡健聪	钟焕均	俞　臻
施　歌	姚　麟	秦启元	秦君璞	栗　霞	贾会真	夏朝霞
晁　康	高　羽	高　翔	高敬华	唐　毅	陶　炯	黄建林
黄蓓丽	曹　红	常敏婵	崇雨田	梁晓燕	彭　艳	韩旻雁
覃文凤	童新明	赖　鑫	雷文斌	简文杨	蔡　月	蔡晓冬
蔚　鹏	管珊珊	廖洪映	谭婉君	熊　迈	黎燕红	潘卫东
潘希敏	戴希安	魏芳芳				

秘　书　徐蔚莹　陈俊榕　陈钰锋　李森茂

序　一

在时日全球不少国家新冠肺炎疫情又起新高，且中国大陆不少地区也出现疫情反复的情况下，收悉由中山大学文卫平和肖海鹏教授联合主编《医院应急防控呼吸道传染病实践》一书的完稿，并且受邀作序，翻阅全书后，感受到作为综合性医院院长的他们自新冠肺炎疫情开始以来，一直紧张地工作在医院的抗疫一线，在大量的、具体的、烦琐的工作基础上，还对医院面对新冠这个突发性公共卫生事件做了深入的总结、思考和研究，并组织相关专家编辑成书。这一行动本身就已说明作者在抗疫工作中的责任担当和使命感。

呼吸道病毒传染病引起的突发性公共卫生事件是严重危害全球人类群体健康的事件，在有记录的几个世纪中均出现过大规模的疫情状态，给该地区和国家的人民健康、经济和社会造成巨大破坏。2003年非典疫情在中国暴发，在党和政府的正确领导下，在社会各界的积极行动下，尤其是医务人员挺在最前线，规范地、科学地、忘我地工作，疫情在半年内得以完全控制；但17年过后，新冠肺炎疫情又席卷全球。与之前非典疫情的8 422例确诊和916例死亡相比，新冠肺炎疫情传播速度之快、肆虐范围之广、死亡例数之多、持续时间之长令人瞠目，据WHO 2021年12月29日公布的数据，全球累计确诊病例已逾2.8亿例，累计死亡病例达541万例。此次新冠肺炎疫情对人类造成伤害之大难以想象，世界各地哀鸿遍野，医疗系统几经崩溃，全球经济损失以百万亿计。正如我与福奇先生视频连线时所说，人类进入新世纪以来，已遭到SARS、MERS、COVID-19三次冠状病毒的袭扰，我们要牢记这些惨痛教训，要长期保持防控意识，要深入全方位研究呼吸道病毒传染病。

此次新冠肺炎疫情对我国医疗系统是一次重大考验，可喜的是，我们医护人员交出了一份完美的答卷，展现出"医者仁心"。我受邀观看了电影《中国医生》，电影真实还原医护人员在武汉抗击新冠肺炎疫情的一幕幕感人场景。其实又何止是在武汉，全国医护人员皆是如此。今年5—6月，面对潜伏期更长、传染力更强的Delta新冠变异株，广东在短短的29天内，进行了2.1亿次核酸检测，同病毒赛跑，最终将病例数控制在150多例。这一了不起的成绩，不仅体现我们广东省医疗系统强大的组织动员能力，同时也给我们各级医院戴上了

"紧箍咒"。11月新冠病毒又出现了新的变异株Omicron，其传染性可能更强，12月在天津的境外输入病例，检出了新冠病毒Omicron变异株（B.1.1.529进化分支）。在全球每日新增病例居高不下、国内局部疫情此起彼伏的形势下，疫情防控更需常态化管理。如何在日常救治工作的同时确保"零感染""零漏诊"并能承担起疫情外派支援的重任，成为了我国各级医院需要认真思考的问题。医院除了对新冠患者的治疗外，更是一个地区和社会防控疫情的非常重要的力量，由于综合性医院对于传染病的应急防控涉及面广、相连度高、专业性强，难度相应大，如何规范科学地应对往往在一定程度上是决定能否战胜疫情的关键。因此，对综合性医院应急防控体系建设的指导有着极其重要的意义。

《医院应急防控呼吸道传染病实践》一书的面世恰逢其时。该书分为医院篇和专科篇，全书内容精练、文字简洁、条目清晰、图表丰富，无论是医院管理者还是各专科主任，都可以从该书中便利地查阅到疫情防控相关问题的操作路径和关键举措。相信该书能为我国各级医院疫情防控体系建设带来宝贵的经验，同样也对国际社会中各级医院在突发性公共卫生事件中的应急防控体系建设提供有价值的参考。

中国工程院院士　钟南山

2021年12月31日于广州

序 二

  科学防控,联防联控。人民利益至上是中国政府针对人民群众生命安全,面对重大传染病侵袭的坚定抉择,是我国新冠肺炎疫情防控不断取得决定性战果的基本保证。此时,收悉中山大学文卫平和肖海鹏教授联合主编《医院应急防控呼吸道传染病实践》书稿,应约作序,深感恰逢其时。翻阅浏览之余,感受到疫情防控一线的医院院长们,自疫情暴发以来,身临一线,昼夜兼程指挥防控工作的同时,在大量、烦琐的工作中不断进行着深入思考,开展研究,并及时归纳总结,组织相关专家编辑成书。源于抗疫,用于抗疫,面向大众,服务社会,家国情怀不一而足。

  呼吸道传染病以病毒性传染病为主,是最常见的传染病,具有流行性、暴发性、严重危害性的特点。2003 年 SARS 疫情和持续至今的新冠肺炎疫情足以说明。中国政府主导的有效防控,彰显出科学防控、联防联控的体制制度优势,也充分发挥了大型综合医院带动下的分层防控体系建设在应急防控社会体系中的重要作用。2003 年防控 SARS 疫情的实践过程中开设了"定点医院",该概念沿用至今,源于便利统一集中管理呼吸道病毒性传染病。但当疫情严重,挤兑医疗资源时,为数不多的传染病医院和"定点医院"将无法应对。因此,加强所有医院应对传染病防控能力的建设,尤其是面对常见的呼吸道病毒性传染病,需要不断完善形成规范。主要原因:第一,多数医院职责限定,面对常见多发非传染性疾病,如心脑血管、肿瘤、代谢性慢性病等规范清晰,而面对传染病诊疗,尤其是呼吸道传染病,在规范、流程和理念上存在认知落差;第二,医院感染管理多为碎片化,缺乏体系建设;第三,医院尚未纳入公共卫生危机处理环节等。以上,需要医院管理者们思考,需要公共卫生决策者们研究确定。2003 年北京市"非典"医疗救治总指挥的工作经历,让我对医院应急防控工作建设在社会防控体系中的重要性有了比较深刻的认知。审阅这部《医院应急防控呼吸道传染病实践》,颇有感悟。

  整书设计严谨,具有较强的科学性、政策性和规范性。架构合理呈体系化。内容丰富详实,配有诊疗、防控、防护流程图、便于快速阅读和理解。其中图片和视频扫码等新技术应用加强了实操性。

此书的出版发行,将对当前医院疫情防控工作标准化体系建设的实际应用有指导作用,对医疗卫生领域以及全社会科学防疫,严防严控,终结新型冠状病毒感染的肺炎疫情提供参考。

中国工程院院士

2022 年 1 月 10 日

前　言

在人类发展的历史长河中,传染性疾病一直与人类相生相伴。在同疾病的斗争中,人类不断经历着对传染性疾病的探索、认识、控制,甚至征服的过程。自 17 世纪以来,人类对于麻风病、结核病、天花、病毒性肝炎、艾滋病等传染病的控制,取得了非常显著的成就,这是个漫长且艰辛的过程。考虑到传染病诊治的专业性、控制传染源需要进行隔离,通常会在一些区域或城市内设置独立的传染病医院,或者以传染病病人为主要诊治对象的综合性医院;而普通综合性医院主要诊治对象多集中于常见病和慢性病等,对传染病诊治及防控的关注度显然不够。

2003 年 SARS 肆虐全球后,尽管给了综合性医院的管理者及广大医务工作者一次深刻的教育,但更严峻的考验是 2019 年底暴发的新型冠状病毒导致的急性呼吸道感染疫情。疫情发展的这种态势给许多综合性医院的管理和运行带来了相当大的困难和压力,医院的上级管理部门和各级政府的相关职能部门下达了抗疫工作的指导性文件和规定,多为针对性较强的专项性指导文件,缺乏对综合性医院体系建设的指引。医院的疫情应急防控工作需要环环相扣,多部门联动的体系建设,只有这样才能使医院的疫情防控工作有序、及时、严谨地推动,切实做好综合性医院"三线作战",即医院内部防控工作、日常医疗工作和政府指派院外执行的医务工作,贯彻疫情期间对新冠肺炎病例的"零漏诊、零感染",确保不发生"新冠院感"事件。

本书作者来自中山大学附属医院,他们中有医院管理者、学科知名专家、南丁格尔奖获得者,有参与过抗击 SARS 工作的定点医院感染科专家,有赴武汉抗疫的广东省医疗队队长,还有远赴塞尔维亚抗疫的队员。他们多数经历过 2003 年的 SARS 抗疫工作和此次新冠肺炎疫情的防控工作,有丰富的医院疫情防控和医院管理实战经历,并且在工作中深刻体会到综合性医院疫情防控体系建设的重要性。在 2021 年 6 月广州新冠肺炎疫情反复的情况下,作者们意识到需要系统地总结综合性医院的疫情防控工作经验,更好地建设医院应急防控体系,这样不仅可以有序、顺利、有效地部署疫情防控工作,还可以加强整个医院对传染病防治工作的认识,推动医院感染管理工作更上新台阶,有益于高水平医院的建设。本书编写团队系统地整理总结在医院疫情应急防控工作中各个环节的实践经验,同时吸纳多方经验,反复学习思考,持续优化流程和措施,逐渐形成了一套行之有效的疫情防控体系,包括疫情防控整体布局,发热门诊及隔离病区等关键部门的建设与管理,大规模核酸检测、疫苗接种、医疗隔离点等政府指令性外派工作的组织与实施等。

　　本书分为医院篇和专科篇,前者主要是依据相关文件指导精神和医院感染管理规范,系统地围绕如何甄别和控制传染源、切断传播途径、保护易感人群制订整体防控方案,以及如何就上述方案进行精密部署和有效实施;后者则是各个专科结合自身特点,在医院整体防控策略的基础上采取的个性化防控措施,以及疫情期间对各专科病种临床路径的调整。全书内容科学、规范、通俗,呈现方式除文字外,还有丰富的图表和视频,有较强的参考性和可操作性。希望能为我国综合性医院面对急性呼吸道传染病疫情的防控综合体系建设提供参考。

2021 年 12 月

目　录

第一篇　医　院　篇

第二篇　专　科　篇

附　录

第一篇

医　院　篇

第一章

医院防控总体策略和原则

第一节 综合性医院在防控中的地位和责任

自 2019 年末起，一种新型急性呼吸道传染病——新型冠状病毒肺炎（简称"新冠肺炎"）开始在全球肆虐，欧美多国疫情失控，经济出现明显停滞，国民生命健康受到严重威胁。中国政府在中国共产党的坚强领导下，充分发挥社会主义制度的优越性，在较短时间内有效控制住全国疫情，并统筹兼顾疫情防控和社会经济发展，将疫情影响降到最低，在全球率先全面恢复国民经济，这是一项相当了不起的令世人瞩目的成就，意义非凡。在这场抗击疫情的战役中，全国各界人民群众众志成城，尤其是医务人员的出色表现，赢得了各级党组织、政府和广大人民的充分认可。作为国家医疗服务的主体——公立综合性医院在这场抗击疫情的战役中发挥着举足轻重的作用，尤其是在防控疫情的整体布局上有着重要的战略和战术意义。正因为此，2021 年 6 月，国务院颁布了《国务院办公厅关于推动公立医院高质量发展的意见》，在要求构建的公立医院高质量发展新体系中，明确指出建立健全分级分层分流的重大疫情救治体系是其重要组成部分。具体原因如下。

1. 综合性医院，尤其是高水平三甲医院的存在和正常运行，是民众和政府的定心丸。先进的医疗救护设备、快速的核酸检测能力和高超的诊疗技术水平是疫情防控体系建设的基石。

2. 医疗卫生资源的迅速统筹和调配是政府防控疫情的一项重要工作内容，组建和外派医疗队伍是综合性医院常常需要承担的重要任务。如：定点医院重症救治、接管、协助，督导当地的病区或医院、隔离酒店的感染防控管理，大规模核酸检测、疫苗接种与保障等。综合性医院是执行各项医疗救治工作任务的主力军，应该积极响应和服从政府在紧急状态下的各项指令，无条件地、有序地参加上级卫生行政部门指派的各项防疫救治工作。

3. 综合性医院在疫情防控期间同样要肩负起区域内人民群众的医疗救治责任。医院在积极采取措施进行疫情防控的同时,还应根据实际情况调整诊疗工作流程,保障急危重症患者得到优先、及时、有效的救治。尤其是针对急重症、恶性肿瘤等非择期治疗的疾病和孕妇分娩等。疫情并不会改变常见的疾病谱,如何在医务人员人力资源紧张、工作条件受限制的情况下,同时完成好日常临床工作,是考验医院管理体系能力建设的重要环节,也是满足社会需求的必要条件。

4. 综合性医院拥有大量经验丰富的医教研专家,不但擅长诊治疾病,在健康教育上也具有权威性。在应对疫情过程中,应努力承担社会责任,积极做好抗疫宣教和心理疏导,多维度、多途径、多方式地进行疫情相关知识科普,通过加强心理支持和辅导,增强社会民众的信心,舒缓和消除恐惧、焦虑等不良情绪。

5. 综合性医院,特别是高水平三甲医院与大学附属医院具有较强的科研能力,对于疾病病因、发病机制、诊断、治疗、预后以及康复都能开展前沿的科学研究工作,是科学战胜疾病的主力军。

因此,综合性医院是疫情防控的重要保障,往往需要"三线作战":一是执行政府指令性外派防控任务;二是医院内部的防控环节,要实现"不漏诊、不误诊,避免发生院内感染"的防疫目标;三是完成医院日常的诊疗工作,全力保障急危重症患者、恶性肿瘤患者、孕产妇等得到及时救治,在积极完善防疫措施的前提下,全力满足患者的就医需求。

(文卫平　肖海鹏)

第二节　综合性医院防控工作动员

综合性医院应保持高度的敏感性和警惕性,除积极响应各级政府相关工作部署外,还需提前谋划做好准备,及时进行医院全员动员,做好各项筹备工作。疫情防控工作的动员有以下要点。

1. 提高政治站位。疫情防控关乎人民群众的生命健康,地方甚至国家经济建设、社会秩序,国家战略安全等。全体员工必须增强责任感、使命感,树立大局意识、担当意识,把疫情防控作为头等大事来抓。

2. 医院党政班子统一思想,建立健全疫情防控组织架构,分工负责,压实责任。建立每日信息收集制度,包括但不限于疫情总体形势、中高风险区、重点关注地区、本地疫情走向、医院人员信息等,便于集体决策。

3. 早预判,早准备,早动员。政府指令性外派任务时间紧、任务重,医院需按照战时状态进行全员动员,组织好预备队,做到召之即来,来之则战,战之必胜。

4. 发挥共产党员先锋模范作用,做好支部动员、中层干部动员、科室动员。

5. 妥善做好人力资源调配工作,包括院内增设风险岗位、外派医疗队组建等,应加强人力资源处、医务处(科)、感染管理处(科)、护理部联合与协作,按需成立临时工作小组,组长原则上直接由防控领导小组的常务副组长担任。

6. 做好院内实习生、研究生、进修生等防控工作安排,在做好自身防控和管理措施前提下,可根据防控需求适当增设防疫志愿者岗位,调动和发挥其主观能动性。

7. 关注工作人员心理、情绪疏导工作,完善激励措施,解决其后顾之忧,激发和保持医务人员的工作积极性。

8. 做好信息发布和舆论宣传,传播积极向上正能量。

9. 做好防控督导工作,保障医院防控工作严格落实和常规医疗工作平稳运行。

(文卫平　肖海鹏)

第三节　防控组织架构的建立

防控工作专业性强,需要多学科、跨部门协作,且任务繁重、时间紧急,因此,需要建立专门的组织架构来推动各项工作协调有序进行。医院在防控工作部署中,应迅速建立起防控组织体系,确定一套工作机制和流程,制订防控预案。根据防控需求,组建领导小组、医疗救治小组、疫情报告及外联小组、防控专业知识和措施培训小组、后勤保障小组、人力资源调配小组、宣传与舆情小组、督导督查小组等多个专项工作小组,由相关分管领导担任组长,明确职责划分,根据疫情形势随时启动。在医院统一领导、统一部署、统一协调、统一行动的基础上,各专项小组各司其职,各尽其责,加强部门间信息互通和措施互动,建立起严密的防控组织架构。

一、防控领导小组

组长:院长、书记。

常务副组长:主管医疗或医院感染(简称"院感")业务的副院长。

副组长:各分管副院长。

组员:党委办公室、院长办公室、感染管理处(科)、医务处(医务科)、护理部、人力资源处(人事科)、门诊办公室、后勤保障处(科)、保卫处(科)、医学工程处(设备科)、采购处(科)、教务处(教育科)、药学部、保健办公室、临床检验科、影像检验中心等负责人。

秘书单位:感染管理处(科)、医务处(医务科)、院长办公室。

职责:全面制订医院防控方针和策略,领导、指挥、组织全院疫情防控工作。

二、工作小组

(一) 医疗救治小组

组长:主管医疗副院长。

副组长:医院重症医学或呼吸内科(感染科)权威教授。

组员:感染科、急诊科、重症医学科、呼吸内科、心内科、神经内科、耳鼻咽喉科、外科、儿科、产科、临床检验科、影像检验中心、药学部等专科临床主任、护士长或高级职称医师。

职责:负责甄别临床诊断、医学观察病例,对医学观察病例及其他疑似症状病例进行初步鉴别诊断及处理,与省、市专家组保持密切联系,必要时请求会诊。负责患者的现场抢救、运送、诊断、治疗,在专家组的指导下,排查可疑患者,联系转送确诊患者。

(二) 疫情报告及外联小组

组长:分管院感或医务的副院长。

组员:感染管理处(科)、医务处(科)、护理部、后勤保障处(科)、保卫处(科)、临床检验科、门诊办公室、急诊科、发热门诊、隔离病区等部门负责人。

职责:负责突发公共事件的监测报告;负责与上级政府相关部门联络;在疾病预防控制

（简称"疾控"）中心的指导下,进行现场流行病学调查(包括对有关人员采取观察和隔离措施,采集环境标本,进行环境和物品的卫生学处理等);负责预防、控制医院感染;协助开展病因现场快速检测和实验室检测,加强疾病和健康监测。

（三）防控专业知识和措施培训小组

组长:主管教育、科研副院长。

组员:教务处(教育科)、感染管理处(科)、医务处(科)、护理部、后勤保障处(科)、保洁公司(部门)等负责人。

职责:根据相关呼吸道传染病医学和公共卫生知识、各级政府疫情防控的相关文件和医院各项防控规定、感染控制措施,快速、及时、分类、有效地对全员包括医院业务外包人员进行培训及考核。

（四）后勤保障小组

组长:主管后勤及保卫工作副院长。

组员:后勤保障处(科)、医学工程处(设备科)、保卫处(科)、运营办公室、药学部、财务处(科)、采购处(科)等部门负责人。

职责:按照医院预案规定的防控级别,合理制订本院防护用品、医疗物资、药品储备等总体计划,保证全部物资符合标准、运转正常、证件齐全;预留充足资金保障疫情防控工作;在感染管理处(科)指导下,规范医疗废物处理;保障医疗秩序,安全转运确诊病例;负责防控空间的部署及建设,人流、物流的路线安排,医院出入口管理等。

（五）人力资源调配小组

组长:主管人力资源的副院长。

组员:院长办公室、人力资源处、医政处(医务科)、护理部、运营办公室及财务处(科)等部门负责人。

职责:负责协调新建防控部门的各类人员配备;组建政府要求的外派医疗队;动员和组织志愿者队伍;各类防控人员的待遇安排等。

（六）宣传与舆情小组

组长:医院新闻发言人。

组员:院长办公室、党委办公室、宣传科、感染管理处(科)、医务处(科)、教务处(教育科)等部门负责人。

职责:负责组织信息发布、舆情监测和舆论引导,做好健康教育和防控知识宣传,引导公众正确认识,科学防控。所有对外宣传的信息均应经过宣传与舆情小组组长审核后发布。

（七）医院感染管理督导及纪律督查小组

组长:纪委书记。

组员:监察处(科)、感染管理处(科)、医务处(科)、院长办公室、党委办公室、教务处(教育科)、科研处(科)、后勤保障处(科)、保卫处(科)等部门负责人。

职责:负责对防控措施落实情况进行督导检查。坚持"严、细、实"工作作风,采取不定时间、不打招呼、直奔现场、直接检查的方式进行督查,杜绝走形式、走过场。督查中发现问题的,立即要求责任科室现场整改、限期整改,督促科室加强实效管理。另外,结合国内外防控工作暴露的问题,反思医院自身工作漏洞,及时查漏补缺。

（文卫平　肖海鹏）

第四节　防控工作布置的总体原则

呼吸道传染病,无论是严重急性呼吸综合征(SARS),还是新冠肺炎,都具有传染性强、重症及死亡率较高的特点,且病毒变异毒株种类不断增加,医院作为人群密集场所,部门多、环节多、风险点多,防控工作难、任务重、压力大。防控工作应紧密围绕甄别和控制传染源、切断传染途径和保护易感人群三个环节进行方案设计和部署,具体原则如下。

1. 迅速建立各级领导组织架构,分工协调,压实责任。

2. 由医院主导制订和颁布各项防控措施,措施制订的依据:①各级政府防疫指导文件;②医院感染管理相关文件;③结合医院实际,如建筑分布、专业设置和人员特点等,制订特异性防控措施。

3. 制订防控措施的核心点

(1) 甄别与控制传染源

1) 传染源评估:可能的传染源总体分为患者、陪护探视人员和医院工作人员(含外包公司人员)几大类。对每一个人都必须高度关注的五点有"健康码、行程码、发热等相关症状、核酸检测结果、疫苗接种情况",需特别注意是否有与疑似或确诊病例密切接触史或同一空间相处史。

2) 不同区域存在传染源风险不同:一般而言,在发热门诊、隔离病区以及住院病区缓冲病房和医疗废物储存、处理的区域,风险等级最高;在行政办公区域,风险等级最低;在普通门诊、住院区域,风险居中。

(2) 切断传染途径

1) 物理隔断:将上述高风险区域与其他区域进行物理隔离,保证足够距离及通风条件,必要时兴建临时建筑以满足上述要求。

2) 评估不同医疗操作可能产生的传播风险,采取不同措施。根据在医疗操作过程中产生飞沫、气溶胶的可能性大小对传播风险进行评估,通常传播风险从小到大依次为普通诊疗、胃肠镜操作、手术操作、口腔科操作、纤维支气管镜检查(呼吸功能测定)、气管插管(切开)等。医院常规诊疗行为可根据防控等级进行适当调整,如必要时停止口腔科诊疗及择期手术,也可以在操作时根据传播风险大小采取不同等级防护,如行气管切开时,使用正压呼吸面罩。

(3) 保护易感人群

1) 要求全院工作人员,包括医务人员、保洁人员等,尤其是重点区域的工作人员,按照规定完成疫苗接种。

2) 鼓励患者在基础疾病控制稳定期间,前往疫苗接种点完成疫苗接种。

(4) 人员管理

1) 不同区域工作人员个人防护级别不同:个人防护级别要与区域风险大小相对应。例如发热门诊、隔离病房等高风险区域,无论是常驻人员还是督导人员,均应严格按照二级防护。

2) 严格坚持每日零报告制度:对于上述须高度关注的五点,各行政职能部门、各病区、门诊、出入口等均应按要求每日进行上报。对于住院患者和陪护,还应特别关注每日体温,对于新出现发热症状的患者,须立即进行呼吸道传染病病原学检测(简称"病原学检测")等相关检测,必要时转入缓冲病房并启动专家组会诊排查。

3)重点区域人员管控:对于发热门诊、隔离病房的患者和工作人员(包括医务人员、后勤人员等)均应严格管控。对于患者,不得离开相应诊疗区域,确需外出检查时,应做好防护,专人专送,必要时使用负压转运车。在黄色响应级别时,重点部门工作人员应严格实行"两点一线"管理,避免乘坐公共交通工具;在橙色和红色响应级别时实行封闭管理。

4)进行严格分类、分层次的全员覆盖的疫情防控专业知识和防控措施培训。

5)实行严格的专业督导和纪律督导,落实疫情防控主体责任和分片包干制,每位院领导均是分片区的责任人;压实科室主任、护士长和各行政部门领导的责任,建立问责制度。

6)建立疫情防控工作报告、讨论制度,根据疫情的严重程度、等级而采取相应的时间要求。动态掌握防控情况,及时更新和调整防控措施。

(文卫平 刘秋生)

第五节 医院响应等级设置

疫情发生后,国家和地方政府均会对疫情严重程度进行研判,根据实际情况将疫情区域划分为:高风险区、中风险区和低风险区。对于不同等级的区域所采取防控措施的严格程度有所区别。医院的防控必须严格按照各级政府的防控要求和指引执行,同时也要结合医院自身实际情况进行相应防控措施的等级设置,以便更加精准地部署,做到严格、科学防控,同时将对正常医疗工作影响降到最小。医院防控等级设置一般分为4级,其应用场景如下。

Ⅰ级(红色):当医院所在地处于高风险区域;

Ⅱ级(橙色):当医院所在地城市内有多个高风险区和中风险区;

Ⅲ级(黄色):当医院所在地城市内有中风险区,或者邻近城市有风险区;

Ⅳ级(绿色):国内和/或国际有疫区,但无本地病例。

以下是中山大学附属第六医院的防控等级设置,谨供参考(表1-1-1)。

表1-1-1 医院分级防控措施

防控项目		红色(Ⅰ级)	橙色(Ⅱ级)	黄色(Ⅲ级)	绿色(Ⅳ级)
人员管理	总体原则	1. 全院职工、研究生、进修生、后勤外包人员落实"非必要不出省、非必要不出市";严禁前往疫情中、高风险区及重点关注地区; 2. 每日进行健康申报,关注家人健康码情况,定期进行病原学检测; 3. 减少社交活动,避免前往人群聚集场所,减少聚餐,必要时执行两点一线			1. 严禁前往疫情中、高风险区及重点关注地区; 2. 避免前往人群聚集地; 3. 定期进行病原学检测
	返院要求	1. 绿色健康码、体温正常; 2. 返院前完成"三天两检"(间隔24小时)病原学检测			1. 绿色健康码、体温正常; 2. 经过中、高风险区及重点关注地区所在地级市,需24小时市内医疗机构病原学检测阴性

防控项目			红色（Ⅰ级）	橙色（Ⅱ级）	黄色（Ⅲ级）	绿色（Ⅳ级）
人员管理	短期在院人员（学生、进修生、实习生）		1. 临床型学生、进修生参照本院职工管理,学术型学生导师负责制,每日上报健康码信息给教务处; 2. 实习生由带教老师每日上报健康码信息给教务处			
	外来人员	固定来院人员	参考院内职工管理			须出示绿色健康码、测温、佩戴口罩进入院区
		临时来院人员	①提前确定来院时间;②48小时内病原学检测报告;③出示绿色健康码、测温进入院区;④联系院内科室对接	①提前确定来院时间;②72小时内病原学检测报告;③出示绿色健康码、测温进入院区;④联系院内科室对接	①提前确定来院时间;②7天内病原学检测报告;③出示绿色健康码、测温进入院区	
防护物资	储备量		月最高消耗量的3倍和月正常消耗量的6倍二者中的较高值		月正常消耗量的6倍	月正常消耗量的3倍
门诊管理	门诊量要求		全院限制门诊量为既往月均50%		全院限制门诊量为既往月均75%	正常门诊
	耳鼻喉头颈外科、口腔科、眼科、呼吸内科		眼科、口腔科、耳鼻喉头颈外科、呼吸内科限制门诊量为既往月均1/3,要求人员二级防护,暂停肺功能检测		眼科、口腔科、耳鼻喉头颈外科控制高风险操作类检查及手术量	正常开放
	门诊手术（含侵入性操作）		须持有48小时内病原学检测阴性结果,二级防护/一级防护＋		医护人员二级防护/一级防护＋	工作服,必要时工作帽、医用外科口罩、一次性橡胶手套
	入院授权		科室主任/负责人（控制择期入院）		无	
住院管理	入院检查条件		入院时需持有本院48小时内病原学检测阴性结果		入院时需持有本院72小时内病原学检测阴性结果;如非本院阴性结果,可进行病原学检测采样后收入院（无需等待结果）	入院时需持有非流行区域医疗机构7天内病原学检测阴性结果
	必备条件		1. 入院当天及住院期间,每日确认健康码状态,每日监测体温两次; 2. 入院当天进一步核实进行流行病学史及接触史调查; 3. 隔床收治		1. 入院当天及住院期间,每日确认健康码状态,每日监测体温两次; 2. 入院当天进一步核实进行流行病学史及接触史调查	
	总体要求		1. 非必要不离开就诊病区; 2. 不得离开病区,离开后重新门诊进行病原学检测阴性后进入病区			
	特殊要求		每3天复查一次病原学检测	每7天复查一次病原学检测		无
	特殊情况		不明原因发热应复测两次病原学检测,采样间隔大于24小时,并在信息系统内上报,收入缓冲病房隔离诊疗,固定医护团队			

续表

防控项目		红色（Ⅰ级）	橙色（Ⅱ级）	黄色（Ⅲ级）	绿色（Ⅳ级）
手术患者要求	CT 要求	患者需完成肺部 CT 检查（近期有生育需求、儿童患者及孕妇，可以用 DR 代替 CT 检查）			入院前 2 周内或入院后无发热，无呼吸道症状，无流行病学史，临床可按诊疗常规评估
	特殊情况	择期手术不明原因发热患者应复测病原学检测及肺部 CT 检查，排除呼吸道传染病方可手术，必要时可请住院总会诊，启动院内专家组会诊			

注：一级防护为普通外科口罩等；一级防护+为普通外科口罩改为医用防护口罩，或者在普通外科口罩外加戴防护面屏。上述院内分级防控措施为本院近期实践，医院可根据疫情变化、政策要求按需调整。

（文卫平　肖海鹏）

第六节　防控工作报告制度

疫情形势、各级政府防控政策措施以及医院的实际情况都在动态变化中，医院管理者应及时、准确、系统地掌握防控最新政策，加以分析汇总，并相应地调整防控策略和措施，再形成决议下达。主要内容包括：①医院防控工作的综合状态；②工作人员及患者与疫情相关健康情况；③医院防控工作督导检查情况；④防疫外派人员、医疗队伍的工作情况和人员健康状态；⑤各级政府最新文件传达和通报；⑥主流媒体疫情报道。因此，需要建立高效、及时的报告制度，可分为常规报告和紧急报告。

一、常规报告

1. 报告流程　员工个人—科室—相关行政部门—医院防控领导小组—政府相关部门。
2. 报告内容　①医院工作人员个人健康状况、健康码、行程码，家人健康状况及流行病学史；②患者以及陪护的健康状况、健康码、行程码、流行病学史；③科室早交班时间对员工健康调查、防控文件及措施的学习和培训落实情况；④发热门诊、隔离病区患者就诊及收治情况、疑似/确诊病例收治及转运情况；病区发热患者发热的原因、急诊无病原学检测结果进行手术的患者后续病原学检测结果及流行病学史调查情况；⑤政府防控政策调整（包括中高风险区和重点关注地区的调整）、重要防控文件和通报、主流媒体的疫情报道等。包括但不限于以上五点内容均应严格按照零报告制度上报人力资源处（人事科）、医务处（医务科）、感染管理处（科）、护理部等相关行政部门，相关部门需对防控工作情况进行汇总。
3. 报告频次　根据疫情形势的严重程度，可动态调整报告时间要求。形式有：日报（每天报告）、半周报（三天一报）、周报（一周一报）。重点风险点部门如急诊、发热门诊、隔离病区等报告密度要相对高。
4. 报告工作要求　科室早交班时间需要安排上述报告内容；医院各防控工作小组将所负责的工作情况汇总上报日报表提交医院防控领导小组。医院不定期向上级部门报告。
5. 严肃报告纪律　出现人员发热、行程码、健康码变化、违反防控规定、防护装备问题等，个人及各部门、科室必须立即上报，不得延误。

二、紧急报告

1. 启动紧急报告的事项　①医院员工(含全体师生员工、外包公司员工、常驻医院工作人员,下同)、患者、陪护、探视人员出现临床诊断病例或核酸阳性(包括可疑阳性)病例;②医院员工、患者、陪护、探视人员被定义为密切接触者;③医院员工、患者、陪护、探视人员被定义为次级密切接触者。

2. 报告的时限　按照"初报求快、续报求准、终报求全"和"快报事实、慎报原因"的原则,在获取、收到有关医院的疫情最新信息后以最快速度(阳性或可疑阳性者5分钟内,密切接触或次密切接触者15分钟内)报告医院防控领导小组,并及时续报进展情况。

3. 报告的流程　发现事项的个人直接报告医院防控领导小组秘书单位负责人[医院感染管理处(科)、医务处(科)、院长办公室],后者立即报领导小组组长(院长),并通知领导小组组员,同时启动应急预案相关流程。

(文卫平　肖海鹏)

第七节　防控宣传及对外发布原则

医院防控宣传及对外发布工作是在院党委直接领导下,按医院新闻发言制度具体落实。工作原则是认真贯彻各级党组织和政府对防控工作的指导精神,对内传达上级相关抗疫措施和要求,弘扬员工防疫先进事迹和正能量,鼓舞士气,增强信心;对外加强健康宣教,普及防疫知识。

医院防控工作或突发事件需要对外发布时由新闻发言人进行发布。需重点强调的是,医院的信息发布与舆论宣传一定要严格遵循上级政府和党委的规定和指示,严格把握对外告知的内容和尺度。

在健康教育方面,则以医务人员、社会化保障人员等内部员工,患者与陪护等外来人员,需要获得传染病防控知识的普通大众三类对象为主体,统筹考虑受众年龄层次、专业背景、文化程度、认知度、依从性等因素,区分院前、院中、院后不同诊疗阶段健康需求和感染防控特点,突出个人防护、首诊筛查、隔离观察、卫生消毒等内容重点,采取集中授课、印发资料手册、宣传栏展示、广播站播放等传统手段和内部局域网信息动态更新、智能移动设备终端信息定时推送、平面多媒体终端滚动播放等现代化手段相结合的方式,实施阶梯递进式针对性培训。

(文卫平　姚　麟)

第二章

医院感染管理的关键环节

无论是SARS,还是新冠肺炎,医院内感染均是呼吸道传染病重要的传播方式之一。在流行早期,由于对传染源、传播途径了解不深,多次发生院内医务人员和患者交叉感染。但即使传播方式较为清晰,流行病学调查日益完善,各级政府、卫生行政部门反复强调及问责机制不断健全的情况下,医院内保洁人员、患者、陪护、医务人员乃至督导人员仍有院内感染发生的可能。因此,在强调院感政治地位和战略地位的同时,必须科学地、规范地进行医院感染防控体系建设。然而,突发、新发传染病的可能性长期存在,发生院内感染所造成的不良后果对医院影响巨大。因此,认真梳理医院感染管理中的关键环节和重点,做好日常建设,才能保障疫情时不发生院内感染。

一、医院感染预防控制体系建设

建立明确的三级感染防控体系组织管理架构:医院感染管理委员会、医院感染管理处(科)、临床医技科室院感管理小组,在医院中长期发展规划、年度计划中对医院感染防控予以专题研究,并对院感人员队伍建设给予支持和制度保障。

(一) 组织架构

1. 医院感染管理委员会　组长为院长,副组长为主管医院感染的副院长、护理部主任、医院感染处(科)主任,组员包括发热门诊、隔离病房、感染科、临床检验科,以及其他主要临床、医技科室、行政职能部门负责人、护士长等。医院感染委员会应履行相应职责,定期召开会议,特别需要强调如下几点。

(1) 组织学习医院感染防控和公共卫生管理相关政策、最新方法,充分掌握本院感染预防与控制、公共卫生管理的现状;

(2) 做好场地配置、人员管理、预算支持等方面中长期规划以及年度计划;

(3) 制订医院感染防控管理制度、各项流程,督导其落实,并持续改进;

（4）制订全员、全方位培训计划，并组织落实。

2. 医院感染管理处（科）　该部门作为医院感染防控专职部门，独立于医务、护理部门，统一协调、管理医院感染防控和公共卫生事件，重点关注以下内容。

（1）医疗场地设计、处置流程是否符合院感要求；

（2）发热门诊、隔离病区等风险点部门建设和院感管理；

（3）医院清洁、消毒灭菌与医疗废物管理等；

（4）全院工作人员医院感染预防与控制技能培训、考核；

（5）对涉及医院感染预防与控制的行为进行督导检查，对医院感染事件进行调查分析，并持续改进；

（6）在传染病流行时，作为医院防控领导小组秘书单位，开展感染防控与公共卫生处置工作。

同时，医务处（科）、护理部指定一位副职专门负责配合开展全院的院感防控工作，管理保洁人员的后勤部门负责人同样也是院感的第一责任人。

3. 临床医技科室院感管理小组　各科室设立院感管理小组，科主任为院感防控第一责任人。各科室设医院感染预防与控制（简称"感控"）医师和感控护士，负责本科室医院感染管理的各项具体工作，包括根据医院感染管理处（科）的要求和本科室院感特点制定相应的管理制度并组织实施，组织学习医院感染管理方面的法律、法规、技术规范和标准，做好对患者、陪护的宣教和管理，监督落实医院制定的各项消毒隔离制度，特别是医疗废物处置相关制度。

（二）人员队伍建设

随着付费体系变革，按病种付费逐步取代按项目付费，发生院感后的治疗费用已成为医院成本。同时，这些费用也会直接提升住院费用和抗菌药物使用强度，从而影响公立医院绩效考核结果。院感队伍的建设，无论有无疫情，都应纳入医院人才体系建设规划。因此，应在平时即建立一支富有责任心，以感控专职人员为核心，感控医生 / 护士、感控督导员全力配合、有力辅助的感控人员队伍。

感控人员是医疗机构内从事感染预防与控制工作的专业人员，是监督指导各项感控措施落实到位的关键。医疗机构应当根据机构的级别、类别，以及是否为呼吸道传染病医疗救治定点医院，合理确定感控人员配备形式和数量。

感控人员包括专职和兼职两种形式。专职感控人员主要配备在医疗机构感控管理部门，全职从事全院感控日常管理和业务工作，不承担其他与感控无关的工作。不得临时从其他科室抽调人员作为专职感控人员开展工作。有条件的医疗机构也可在新生儿科、血液透析室、重症医学科、手术室等重点科室配备专职感控人员。兼职感控人员则主要配置在科室院感管理小组，在从事临床医疗、护理工作过程中，开展院感培训，并督导科室医务人员和保洁人员严格按照院感制度、流程完成各项工作。

无论是专职还是兼职感控人员，都应着重培养其职业满足感，将院感考核结果纳入医院各类评比和考核。另外，还要通过日常发热门诊的建设，培养一支能快速应对突发、新发传染病的医护团队。

二、医院整体布局分区合理，人流、物流动线科学

医院应有两个层面的分区。一是医院整体布局分区，将发热门诊、隔离病房和其他诊疗

区域分开;二是在发热门诊、隔离病房内部划分"清洁区""潜在污染区""污染区"。

在全院建立"医务人员通道""患者通道""污物通道"三通道。在人流、物流路线上,在全院建立"医务人员路线""患者路线""污物路线",尽力实现三线不交叉,至少在发热门诊和隔离病区必须实现。通过物理隔断切断传播途径。

在医院布局和改造中,要遵循此项原则,可适当新建临时建筑或在原有建筑中临时加建隔板以满足需求。分管院长和医院感染管理处(科)、后勤保障处(科)应以图纸作业和实地考察相结合,确保分区、通道、动线符合院感要求。

三、规范、闭环管理发热门诊和隔离病房

(一) 发热门诊

1. 配置足够的诊室和隔离观察室、区分明确(有无流行病学史)的候诊和诊疗区域、规范的布局(三区三通道)、清晰明确的标识和流程以及符合要求的医疗设施和设备。

2. 患者管理　发热患者由专人引导前往发热门诊就诊,在发热门诊区域内闭环完成包括挂号、缴费、抽血、核酸取样、CT检查、取药、治疗等诊疗项目。对于不能排除传染性疾病的患者,应安排在隔离观察室或转至隔离病区继续排查和治疗。

3. 工作人员管理　在传染病流行期间,应选派认真、负责、有传染病知识背景、个人防护能力强的医护人员进入发热门诊和隔离病区工作。发热门诊工作人员包括医务人员和保洁人员等,必须做好个人防护以及传染病知识培训,减少与其他人员的非必要接触。遵循闭环管理原则,黄色响应级别时强调两点一线,橙色、红色响应时封闭管理。

(二) 隔离病区

隔离病区,一方面是为风险较高但又需要住院治疗的患者提供隔离诊疗区域,另一方面在院患者发现高危因素后,为其提供暂时的隔离缓冲区域。这有助于保障院内主要诊疗区域的安全,将风险控制在有限范围内。

与发热门诊需从大量发热患者中进行甄别不同,隔离病区面对的患者诊断相对明确。因此,其院感工作重点在于布局和流程管理。同时,谢绝探视、陪护,并保证患者在排除诊断前不离开病区。工作人员同样实行闭环管理。

(三) 缓冲病房

在疫情流行期间,虽然对患者要求病原学检测(如核酸检测)阴性方可住院。但实际工作中,可能会遇到急诊患者需要住院却暂时未能获得相关结果以及住院患者出现不明原因发热等情况,这时就需要各个病区合理设置缓冲病房,用于对上述患者进行传染病排查或确认。缓冲病房在患者离开后要严格进行终末消毒。

四、医疗废物管理

医疗废物的管理是医院感染管理处(科)、后勤保障处(科)管理重点,特别是医疗废物的处理流程、动线以及保洁人员的个人防护,通过反复培训、实际操作、考核,形成习惯。定期组织医疗废物处置技能大赛、院感防控案例学习,让全院共同关注和重视医疗废物管理。实际上,隔离酒店、高风险区域入境航班的垃圾也应按医疗废物进行规范处置。

五、出入口管理

传染源可能为患者、无症状感染者和处于潜伏期人员。识别传染源是院感防控的关键环节,但又十分复杂,重点需关注往来医院人员的筛查和管理。

1. 入口人员分流　由保安和预检分诊人员进行体温、症状、流行病学史、健康(行程)码的初筛。确保发热、存在可疑症状、有流行病学史、健康(行程)码异常的人员进入相应管控区域。核酸检测、发热门诊、急诊、门诊、住院患者和工作人员各自分流。此外,在出入口还需根据疫情防控响应等级进行病原学检测结果的查验。

2. 离院人员管理　禁止患者离开院区,存在本地病例时禁止陪护离开院区。一旦发现私自离院人员再进入医院,立即通知所在病区,并上报感染管理处(科)、医务处(科)、护理部;要求相应人员再次进行病原学检测;对多次出现类似情况的病区进行全院通报,对所在科室主任、护士长进行追责。

3. 外卖、快递和外包公司人员管理　禁止外卖、快递人员进入医院,可采取智能货架、智能购物等方法满足购物需求。外包公司人员参照本院工作人员管理,同样进行体温、症状、流行病学史、健康(行程)码、病原学检测结果、疫苗接种情况的询问和调查,相应部门负责人作为第一责任人。

六、门诊管理

1. 降低人群密度,保持社交距离　①分时段预约,分时段进入诊疗区域(含门诊、辅助检查、血液透析等);②隔位就座,电梯限载;③加强互联网医院建设,减少慢性病患者来院次数。

2. 做好二次预检分诊。

3. 保证一医一患一室。

4. 针对相对高风险诊疗科室或操作间,如口腔科、耳鼻喉科、内镜检查、肺功能测定、血液透析、门诊放疗、门诊手术等提出不同管理要求并落实。

七、住院管理

1. 总体要求和原则　病区护士长是住院管理第一责任人,应通过门禁系统或专人看守,保证无关人员无法进入病区。凡进入病区的患者、陪护、外包公司人员等,均应完成体温、症状、流行病学史、健康(行程)码、病原学检测结果、疫苗接种情况的询问和调查;本院工作人员通过每日上报科室完成。做好患者和陪护的入院宣教及封闭式管理,确保非必要不离开病区,明确告知其不得离开医院,离开后再返回须按要求重新进行病原学检测。

2. 病区早交班增设疫情专项　具体内容包括整体疫情形势,上级部门和医院关于疫情的通知、要求和任务,病区人员健康监测情况,督导、检查(含病区自我检查)中发现的问题和整改方案等。

3. 严禁加床,启用缓冲病房。

4. 严格管理探视和陪护。

5. 对住院患者和陪护进行体温监测,发现发热人员应及时进行相关排查,明确诊断,对不明原因发热患者应转入缓冲病房或隔离病区。

八、院感防控督导、反馈和追责

1. 杜绝侥幸心理　一个疏漏就可能造成经呼吸道传播的病毒院内感染。院内感染发生或是因为穿脱防护服不规范，或是因为没有规范佩戴医用防护口罩，或是口罩湿了没有及时更换，或是询问流行病学史疏漏等，一个简单的疏漏便可造成难以估量的后果。例如，在埃博拉病毒肆虐时，一位因感染埃博拉病毒去世的美国护士也仅仅是因为脱防护服时蹭到了面部。因此，在传染病院内感染防控中，每个人都是最后的防线，必须杜绝任何侥幸心理。

2. 坚持定期督导　在既往督导队伍中优中选优，成立专项督导小组，负责疫情防控期间全院各项院感督导工作，直接向医院防控领导小组汇报。领导小组组员应实行分片包干，压实责任，督导周期可根据疫情情况以及医院存在的院感问题进行调整。另外，各科室也应进行自我检查，及时发现问题并改正。

3. 及时反馈和追责　对于督导发现的问题要及时反馈，对于明显违反院感规则和制度的，即使没有造成不良后果，也应严肃处理；对于造成不良后果的，则启动追责程序。

4. 持续改进　对于发现的问题，要进行根本原因分析，第一时间思考能否形成新的制度、流程、培训考核方案等，保证问题得到系统性解决。

（姚　麟　陈俊榕）

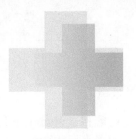

第三章

重点部门的防控建设

第一节　医院出入口管理

　　传染病控制要从控制传染源、切断传播途径、保护易感人群三个环节入手。医院是人流密集的公共场所,其出入口人流量大,人员繁杂,传播风险高,是疫情防控的难点和关键点。只有严格对医院出入口进行管控,尽可能甄别传染源,才能防止传染源进入主要诊疗区域;同时在疫情防控期间,对出入口以及主要通道的监控和管理也可及时、精准溯源,对可疑传染源经过的区域及早进行相关处理。

■【工作原则】

　　1. 准确区分风险等级　避免不同风险等级人群和车辆汇集混乱导致交叉感染。

　　2. 人车分流溯源清晰　确保发生特殊情况时,能及时、清晰地对人员、车辆的行动轨迹进行追踪分析,完成流行病学调查工作。

　　3. 进院动线规划合理　进院动线的规划应保证院内各类活动正常有序地开展。

■【重点和难点】

　　1. 医院人群高度密集,如何统筹兼顾有序管理、风险防控和秩序维护,避免交叉感染,保证院内各类活动正常有序开展。

　　2. 做好来院人员区分和初步甄别,特别是门诊、急诊、核酸检测、住院的患者及陪护,设计不同动线,尽早区分,避免在出入口过于集中。

　　3. 来院车辆类型复杂,包括送货车辆、负压救护车等,如何对其通行路径、停放消毒进行针对性管理,避免其彼此接触产生传播风险。

■【具体举措】

一、按防控必要性和风险程度对出入医院人群进行分类

1. 医院工作(或学习)人员　医院工作人员主要有医务人员(含研究生、进修生),教学医院实习、见习学生,外包公司长期在院工作员工(如保洁服务人员、安保服务人员、病区护理工人、水电热气空调维修人员、零星工程长期驻点人员等),以及合作企业短期、临时来院员工(如信息化专项建设人员、改扩建专项工程建设人员、各类物资配送人员等)。

2. 就诊患者　就诊患者是综合性医院最大的人流组成部分,包括门诊患者、急诊患者和住院治疗患者。在就诊患者人群中,需要重点关注的一类是发热以及出现呼吸道传染病主要症状的患者;另一类需要重点关注的为流行病学史(行程卡、健康码等)发现近期(按传染病潜伏期计算)去过中高风险区、重点关注区域的患者,意味着持有者有相对较高的潜在感染风险。尤其是在呼吸道传染病防控日益精准的情况下,医院应及时更新政府公布的重点关注区域,以保证出入口管理人员能准确识别此类人员(也包括医院工作人员、外包人员及陪护)。

3. 陪护人员　政策一般要求"不探视,非必须不陪护"。建议对于必须陪护的患者,有明确审批程序,比例控制在内科不超过20%,外科不超过30%。患者和陪护不得离开医院,非必要不离开病区。鼓励通过社交软件或视频等方式探视。但在本地无病例情况下,基于人性化要求,可否在严格控制时间和人员,准确了解流行病学史的前提下进行探视,值得探讨。

4. 物流配送人员　我国物流发达,外卖员和快递员也是医院人流的重要组成部分。疫情防控期间,医院应在门口设置取物点,尽可能减少物流配送人员进入医院。

二、合理规划不同人群出入医院动线

优化院内秩序,将车辆进出管理与行人分开,对进院行人进行分类管理,并设置不同专用通道(图1-3-1)。为减少非必要人员进入医院,疫情防控期间应控制在院人流量。

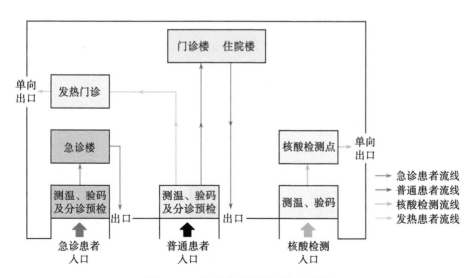

图1-3-1　各类患者人群动线示例图

1. 门诊、住院患者通道　门诊及住院患者是外来人员中人数最多的一类,该类人群出入口也是治安防卫和秩序维护压力最大的地方。所以,应充分考虑医院外围的交通、人流情况、医院门诊部和住院部的位置,将进出医院的主通道作为该类人群的进院动线。

2. 急诊通道　为确保急诊危重患者得到有效救治,最大限度争取抢救时间,保证急危重症患者抢救工作,应根据医院急诊楼位置,设置一条快速进院就诊的独立通道。

3. 发热门诊通道　医院的发热门诊区域应为设置独立、流程合理、管理封闭的场地。发热患者进院动线设置合理,通道专一且避开人群,是有序引导患者就医、把好进院防控第一关的关键。发热患者来院就诊,在入口处预检分诊后,医院工作人员将直接引导其通过专一通道前往发热门诊就诊。

4. 核酸检测通道　为减少院内聚集,避免交叉感染,开设核酸检测独立区域和通道。需要核酸检测的人员无须进入医院其他区域,通过互联网医院预约挂号和缴费,从专用通道进入核酸检测区域,经过测温、查验健康码和行程码,登记和采样一站式服务。采样后,从专用通道离开医院。

5. 员工专用通道　员工进出医院存在早上上班和晚上下班两个高峰期。设立医务人员专用通道,避免与患者交叉接触,是疫情防控重要环节。

6. 特殊人群绿色通道　疫情防控期间,为最大限度满足特殊人群救治与疾病管理需求,在做好疫情防控的同时,医院为孕产妇、儿童等重点人群和糖尿病、肿瘤、尿毒症、心脑血管疾病等特殊疾病患者开通就诊绿色通道。

7. 离院通道　医院出口处同样需要设置专人驻守岗位,防止逆向进入医院;同时禁止住院患者、陪护离院。

三、疫情防控响应等级指导医院出入口管理

根据不同人群进院动线,结合医院防控响应等级,应明确必要出入口及出入规则,不必要或可能导致无法闭环管理的出入口应及时封闭。同时,减少不必要出入口和门岗,也能释放医院安保资源,并将其用于防控专用通道管理工作。

医院出入口基本管理规则如下。

1. 防止人员聚集,各出入口安排人员24小时值班,非24小时使用的出入口在非使用时间关闭,防止人员进出;在所有出入口增加显眼的标识,并安排相关人员做好引导工作。

2. 所有出入人员佩戴口罩,入院时测体温正常并出示健康(行程)码,检查口罩佩戴情况。

3. 不同人群入院规则

(1) 职工:凭职工工牌从医务人员专用通道进出医院,相关信息可上报科室,由科室进行每日上报。

(2) 门诊患者:由普通患者通道凭预约信息进入医院,可在预检分诊处设置自助预约机或互联网医院二维码,保障预约完成。根据防控等级和政府政策要求提供核酸报告等病原学检测结果;对进行门诊手术、侵入性操作、血液透析的患者,可适当调高对病原学检测的要求。

(3) 急诊患者:体温小于37.3℃,无流行病学史的患者,可到急诊就诊;由急诊专用通道进入医院;就诊前登记并复核就诊人员、家属个人信息及健康(行程)码。

（4）发热患者、健康码为黄码或红码患者、中高风险地区来院患者：引导至发热门诊就诊；从专用通道、由专人带领进入医院发热门诊区域；加强发热门诊通道管理工作，感控督导员严格督导，保安加强巡视，做好登记，避免人员违反院感防控规定在通道内逆行。

（5）住院患者：凭住院通知单进入医院，进入医院后不得离开院区；凭手腕带进入住院大楼，非必要检查不许离开就诊病区。根据防控等级和政府政策要求提供病原学检测结果。住院患者离开医院后再次要求进入院区的，可要求重新提供病原学检测结果，进入病区后再次完成体温、症状监测，行程码、健康码查验，流行病学调查，并再次核实核酸报告等病原学检测结果。来自中、高风险区及重点关注地区的择期诊治患者，需经院内医疗救治专家组审核后，方可收治入院。

（6）探视人员：按政策要求实行"不探视，非必须不陪护"。鼓励通过社交软件或视频等方式探视。在本地无病例，又确需探视时，探讨"严格限制探视时间，每次限一人，探视人员防控要求等同于住院患者"的可能；来自中、高风险区及重点关注地区的住院患者不允许探视。

（7）陪护和陪同人员：①门诊、急诊限一人陪同，进入条件和门诊、急诊患者一致；②住院患者无特殊情况不允许家属陪护。对于一级护理和缺乏生活自理能力的患者，鼓励购买第三方陪护；存在语言沟通障碍的患者和已下达病重通知或终末期的患者在确需陪护时，仅限一人一陪；对于当日手术患者，可以凭手术通知书当日陪护。陪护（含家属和第三方公司）进入病区条件同住院患者。

（8）外包公司、后勤运输等外来人员：需预约或凭相关工作证明，进入要求其前往的目的地，如前往办公区域按本院职工要求；前往门、急诊按门诊患者要求；前往病房、手术室按住院患者要求。

4. 由于检查核酸报告、健康（行程）码等入院凭证，易导致人群在出入口聚集，可安排志愿者于各出入口督导管理，协助安保人员对进院人群进行指引，解决阶段性人员紧缺的情况。同时应加强智慧化设备建设，可将体温监测、健康码、行程码及预约信息查验一体化完成，提高进院人群通过效率（图 1-3-2）。

四、按防控必要性和风险程度对出入医院车辆进行分类

医院往往停车场空间不足，良好、科学的管理模式可以充分合理地利用停车场资源，维持医院良好秩序。院内车辆的有序管理，应做到人车分流和医患分流。

1. 职工车辆　医院内职工车辆进出及停放较为固定，应首先做好管理。职工车辆包括机动车和非机动车，医院应设独立的职工车辆通道和停车区域，设职工专用非机动车停车区域。非本院职工的同乘人员，防疫检查措施按其他外来人员来访管理。

2. 就诊患者车辆　为缓解患者入院车辆接受防疫核查而造成医院周边道路拥堵，医院应尽可能设置一条车辆停泊下客路线，尤其要考虑孕产妇、老人、残疾人、重症患者等，有通畅的行车及快速抵达就诊区域的路线。

3. 供货车辆　供货车辆保障医院正常运转的药品供给、能源供给、物资供应、货物搬运等车辆，统称为供货车辆。为减少出入口车辆拥堵及维护院内车辆秩序，供货车辆应分时段错峰来院，如：医疗物资供货时间为周一、周三和周五；生活用品、办公用品物资供货时间为周二和周四。此外，中午及夜间院内车辆及人员较少，可充分利用该时间段进行供货车辆物资运输。

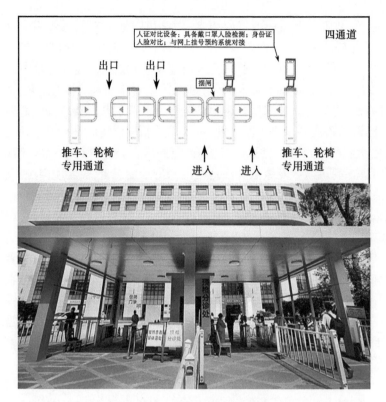

图 1-3-2 智慧化安检示意图

4. 特殊车辆 特殊车辆是医院特有的专业运输车辆,主要指 120 急救车和医疗废物运输车。该类型车辆一般运输频次不大,任务相对简单,但因其工作性质的特殊性,必须设有独立车道和专用停车区域,尤其是 24 小时持续运转的 120 急救车。防疫工作中,要特别加强管理的是 120 负压救护车。负压救护车出入口应靠近急诊楼,减少这类车辆在医院内部行驶和逗留,且独立设置专用停放场地。该场地应配置穿脱防护服的相应区域和设施。每次完成出车任务,应第一时间落实终末消毒工作。

5. 疫情防控下的车辆管理 结合疫情防控的要求,车辆管理要求见表 1-3-1。

表 1-3-1 疫情防控期间的车辆管理要求

车辆分类	风险等级	车上人员检查要点	防疫等级为黄色及黄色以上时,是否限制放行	防疫等级为黄色及黄色以上时,车上人员核酸检测要求	特殊要求
职工车辆	较低	测温、健康(行程)码	否	—	—
就诊患者车辆	中等	测温、健康(行程)码、预约诊疗凭证	是,仅放行特殊人群,如老人、孕妇、残疾人、婴儿等	48(72)小时内核酸检测阴性结果[注]	—
供货车辆	中等	测温、健康(行程)码、送货单	是,保证物资供应的情况下尽可能减少供货车俩	72 小时内核酸检测阴性结果	—
医疗废物运输车辆	中等偏高	测温、健康(行程)码	否	72 小时内核酸检测阴性结果	每次运完安排一次消毒

续表

车辆分类	风险等级	车上人员检查要点	防疫等级为黄色及黄色以上时,是否限制放行	防疫等级为黄色及黄色以上时,车上人员核酸检测要求	特殊要求
本院120普通救护车	中等偏高	不查验,快速放行	否	不查验,快速放行(由急诊完成车上人员的核酸检测)	每天消毒一次
120负压救护车	较高	不查验,快速放行	否	不查验,快速放行	每次返院进行一次消毒

注:对于病原学检测时间要求按当时防控政策,本时间仅供参考,下同。

五、出入口视频监控的安装及管理

院内秩序的日常维护和管理中,需使用视频监控对出入口人员行踪进行监控记录,当发生特殊情况时,可对院内往来人员行动轨迹进行追踪分析。疫情防控期间,及时清晰地溯源追踪是最关键的环节。因此,根据各类人员和车辆的动线,合理规划、安装及管理出入口视频监控,是医院出入口管理的重要组成部分。

（一）视频监控的安装

1. 性能 相关设备符合《视频安防监控系统工程设计规范》《出入口控制系统工程设计规范》等相关规范。视频监控应保证能不间断监控并录像,且可以随时同步显示照片;主机内存应充足,可以存储3个月以上监控录像。有条件建议安装出入口人证对比系统,实现对进出人员的自动化识别及管理,实现对于出入人员信息的查询、统计、出入人员的信息化管理等,减轻相关工作人员的工作量,提高工作效率。

2. 安装 安装位置和角度保证拍摄范围无死角覆盖整个出入口,尤其车辆出入口要确保能拍到所有进出车辆的车牌;摄像头应安装于人无法直接触及的高处,且尽可能减少污物和天气对其损害。

（二）视频监控的管理

1. 视频监控人员必须对所有出入口监控画面进行无间断视频监控,在发现异常时,应第一时间向分管领导汇报。

2. 每班次监控人员应对监控画面有无死角、画面清晰度、是否正常录制以及所录影像是否正常无间断进行检查并记录。在调阅监控录像时,严格按照相关流程执行。

3. 定期对摄像头及相关设备进行检查、保养,确保其不因污物、动物破坏或天气导致短路、损坏或画面模糊。

（张良友　林萌双）

第二节　急诊管理

急性呼吸道传染病流行时,急诊科人员流动性大、患者病种复杂、病情变化快,经急诊科收治入院的患者往往涉及多个临床科室。急诊科在高效完成急危重症救治任务的同时,需做好急性呼吸道传染病的常态化防控,通过优化急诊运作流程,合理布局各诊治单元,最大限度地降低院内感染风险。

【工作原则】

1. 首诊负责　不得以传染病防控为理由推诿需要急诊处理的患者,尤其是需要绿色通道处理的心脑血管疾病、重症孕产妇、多发创伤,以及危重婴幼儿患者。对于暂时没有病原学结果的急诊患者,应在做好防护的前提下积极救治,并不断缩短病原学检测报告时间。

2. 分区管理　合理设置隔离区域严格执行急救患者分区管理,同时考量急救患者的感染控制需要合理设置隔离区域。

3. 标准预防　急诊患者可能缺乏急性呼吸道传染病病原学检测结果,或因神志、急救等因素未能及时提供流行病学史、行程码、健康码等信息。因此,需进行标准预防,即将无法提供上述项目的患者都当作传染源进行预防。

【重点和难点】

1. 院前急救不确定性更高　急性呼吸道传染病疫情防控期间,急诊120出车时,由于目的地、患者及其家人健康状况及流行病学史等因素充满不确定性,一旦医务人员防护不足,极易造成感染及传播风险。因此,出车前应及时、准确地获取相关信息,从而调整医务人员相应的防护等级及行为。

2. 交叉感染风险高　急危重症患者在获取其流行病学史相关信息及病原学检测结果之前,需先给予紧急医疗救治。诊疗过程存在极高的交叉感染风险,对医务人员的防护等级、就诊人员的管理有更严格的要求。

3. 医务人员职业暴露风险大　医务人员常需处理各种紧急情况,在面对潜在传染源时,要避免防护不足导致的职业暴露及院内感染。

【具体举措】

一、急诊科内部管理

(一) 分区布局

急性呼吸道传染病流行期间,急诊科应实行封闭管理。设置明确的患者入口、出口、活动区域和人员流动线路,指引标识清晰明确,有明确的工作人员专用出入口和流动线路。

1. 合理设置专用预检分诊岗和核酸检测岗　急诊预检分诊台前移至急诊科门口或通道门口,并在合适区域设置核酸检测岗(图1-3-3)。所在区域应通风良好,设置"1m线"提醒以及"单向流动"导向标识。

2. 分区管理,防止交叉感染

(1) 急诊科诊疗区除有内科、外科、儿科、妇产科等诊室外,另将不毗邻的独立房间用于存

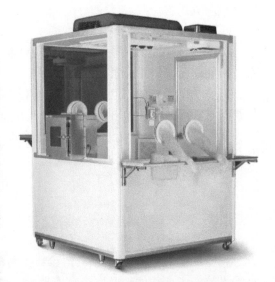

图1-3-3　简易核酸检测岗亭示意图

在感染风险的患者（如病原学检测结果未出或流行病学史不明患者）诊疗使用，并划分病原学检测结果等待区。

（2）急诊抢救室、急诊重症监护室（EICU）设置单间隔离抢救室，用于有感染风险患者的抢救。

（3）留观区应设置独立的隔离单间，用于可疑传染病患者的隔离救治。

（二）预检分诊

1. 疫情防控期间，急诊预检分诊需发挥以下功能：①筛查发热和/或有流行病学史患者（包括随行陪同人员）并引导其至发热门诊就诊；②按急诊分级分区管理标准，根据病情轻重缓急以四级分类法分到不同区域就诊，按病种再分诊至急诊内、外、妇、儿等不同诊室。上述工作可在安保人员协助下完成。

2. 分诊流程见图1-3-4，发热危重症患者尤其是Ⅰ级患者（濒危患者）应就地在急诊科隔离抢救室抢救。

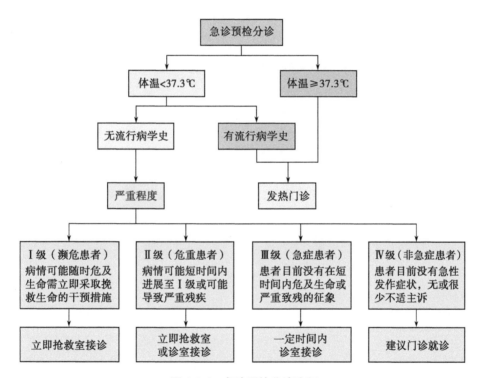

图1-3-4　急诊预检分诊流程

（三）防护要求

1. 工作人员防护要求　按《医疗机构内新型冠状病毒感染预防与控制技术指南（第三版）》进行个人防护。

（1）急诊科预检分诊、普通患者接诊及治疗等岗位，为相对低风险区，应佩戴医用防护口罩、工作帽、手套，根据操作内容必要时佩戴护目镜/防护面屏、或穿隔离衣/防护服等。

（2）院前急救一线救护车出车，常态化疫情防控下常规佩戴医用防护口罩、工作帽，根据操作情况佩戴护目镜/防护面屏，或穿隔离衣/防护服等。如黄色及以上响应级别时，所有随车人员(医护、担架工、司机)按二级防护。

(3) 负压救护车、转运车人员在转运全程中,需严格实行二级防护;对疑似或确诊急性呼吸道传染病患者进行气管插管等操作时需三级防护。

2. 就诊人员防护要求　就诊人员(包括陪同人员)需正确佩戴医用外科口罩,不可佩戴呼吸阀口罩。对有呼吸道传染病可疑症状的就诊人员,应发放医用防护口罩并指导其正确佩戴。

(四) 区域管理

1. 急诊科医务人员　设医务人员专用出入口、通道、更衣休息室、卫生间、淋浴间、用餐室、清洁库房等。生活区与工作区之间设专用缓冲区,该区可设存放及穿戴防护用品区、脱卸防护用品区及使用后防护用品收集区。急诊科医务人员结束工作后,进入专用缓冲区,严格按规定线路、流程脱卸个人防护用品,淋浴后更换生活服装才可离开。

2. 负压救护车　值班医务人员和司机在独立的建筑单元或区域另设专用的闭环管理人员缓冲区、生活区。

二、主动掌握院前急救信息,制订相应措施

急诊工作人员接到 120 急救指挥中心指令后,接线员应立即回拨待急救者(或家属)电话,再次核实患者(含家属)及身边人员常规个人信息及传染病相关信息,做好院前急救、院内医疗工作及与急救 120 指挥中心高度衔接。

1. 常规个人信息包括患者个人健康信息、主要发病症状,以满足急救基本需求。

2. 传染病相关信息包括患者(含家属)及身边人员健康(行程)码状态、呼吸道症状等,根据患者(含家属)及身边人员实际情况采取相应的防护措施。当不能准确获得时,按照有流行病学史对待。

3. 黄色及以上响应级别时,急诊患者转运方式及医务人员防护级别应依据患者情况分类选择(图 1-3-5)。

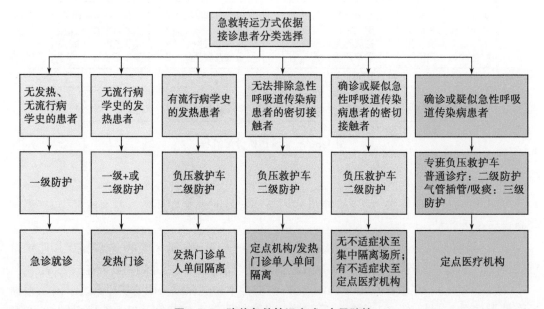

图 1-3-5　院前急救转运方式、人员防护

三、绿色通道管理（以急诊外科手术为例）

（一）急诊外科手术绿色通道

预检分诊时发现患者发热和/或健康码显示红码或黄码、行程码显示有中高风险地区旅居史，或者在手术前不能排除呼吸道传染病（如核酸结果未出、流行病学史不明确），但确需进行手术治疗时可按照如下处理方式。

1. 简单外科处理（如清创缝合等），需专人转送至发热门诊，急诊科医生二级防护进入发热门诊为患者行外科操作。

2. 需在手术室手术者，应在指定手术室完成，最好在负压手术室完成。同时考虑手术过程中血液、体液产生气溶胶可能性较大，职业暴露风险较高，手术操作者需二级防护，尽量减少操作人员；手术过程中尽量减少磨、钻等容易产生气溶胶的操作。

（二）急诊外科手术绿色通道流程

急诊外科手术绿色通道流程见图 1-3-6。

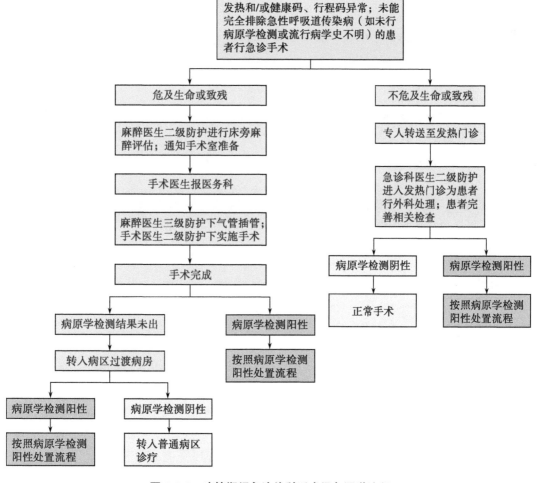

图 1-3-6　疫情期间急诊外科手术绿色通道流程

（吴桂昌　刘　倩　陈小兵）

第三节　发热门诊的建设与管理

发热门诊作为公共卫生管理体系的重要组成部分,是传染病防治关键哨点,其诊疗数据能预测急性呼吸道传染病流行情况,位于我国传染病防治链前沿。对医疗机构而言,要想防止传染病在院内传播和流行,就需要快速甄别并及时、有效地控制传染源,这是设置发热门诊的另一重要目的。设置规范合理、防护达标、闭环管理的发热门诊是防控急性呼吸道传染病流行和避免发生院内感染的关键。

■【工作原则】

1. 总体规划　必须将发热门诊纳入医院总体建设规划,严格按照相关标准进行规划新建或者升级改建。

2. 基本要求　发热门诊建设和管理应严格按照卫生行政部门和院内感染控制的要求,合理配置人力资源,实现流程合理、工作环境安全及功能运转通畅。

3. 常态督导　作为传染病防治的关键设置,应进行常态化督导。

4. 闭环管理　作为医疗机构暴露风险等级最高区域之一,出现本地疫情时应对患者及医院工作人员(含保洁、外包人员)实行闭环管理。

■【重点和难点】

1. 如何进行合理规划设计,既节约成本满足日常哨点作用,又能在流行期间快速响应,满足发热患者就诊需求,应对疫情挑战。

2. 在传染病流行期间,需根据发热患者有 / 无流行病学史,适当调整发热门诊的场地要求、工作流程和人员动线。

3. 规范发热门诊诊治流程,保证"零漏诊";加强医院感染管理,保证"零感染"。

4. 儿科医务人员相对紧缺,应平衡儿童发热门诊和急诊之间的关系。

■【具体举措】

参照国家相关法律、法规及各级卫生行政部门相关文件指引,结合抗击新冠肺炎疫情实际经验,具体举措如下。

一、发热门诊架构

1. 常态化设置,做好人员培养和储备　发热门诊作为常态化设置机构,在医院组织体系中予以明确,按中层干部任命程序任免主任、护士长(目前虽无明确文件要求,但此项措施有助于常态化管理和疫情时应对)。主任可由呼吸科或感染科副主任兼任,医生、护士设立专岗或轮岗机制,可依据发热患者季节性变化调整医护人员数量。

2. 战时医院第一线,全院支援疫情防控　期间,根据疫情响应级别,增加发热门诊人员和设备,确保发热门诊平稳、有序运行。由于儿科医务人员相对紧缺,应统筹儿科住院、门诊、急诊及发热门诊人员安排,同时儿童发热往往需要多次就诊,对于已排除本次流行呼吸道传染病导致发热(如病原学检测阴性)的患儿,可在普通儿科门诊就诊,尚不能排除的则前往发热门诊就诊。迫不得已时,在加强儿科二线医师的前提下,内科医生接受儿童发热、传染性疾病知识培训和考核后,支援儿科发热门诊。

3. 强化督导,落实主体责任　分管院感的院领导及院感督导部门应加强对发热门诊的督导,确保各项措施得到有力落实。其中,发热门诊主任、护士长为第一责任人,分管院感的院领导承担直接领导责任。

二、场地和功能区域设计

发热门诊各类功能用房应具备良好的灵活性和可扩展性,有条件的发热门诊应预留室外场地及设备管线条件,为以后快速扩建、转运等提供基础条件。突发重大疫情等应急状态下,发热门诊可全面开放,应急状态解除后,在保留普通发热病例和感染性疾病诊治功能的前提下,可用于其他相关用途,但须确保必要时能迅速恢复发热门诊应有的功能。可充分利用现有的房屋、设备等资源,按照填平补齐原则,通过适当改造升级满足需要。

(一) 发热门诊设置要求

1. 发热门诊应设置于医院独立区域的独立建筑内,标识醒目,具备独立出入口。

2. 医院门口、门诊大厅和院区内相关区域要设立醒目的指示标识,内容包括发热门诊方位、行走线路、接诊范围及注意事项等。

3. 发热门诊硬件设施要符合呼吸道传染病防控要求,与普通门诊、急诊及医院其他区域间设置严密的硬隔离设施,不共用通道,通道之间不交叉,人流、物流、空气流严格物理隔离。

4. 新建发热门诊外墙与周围建筑或公共活动场所间距不小于 20m。

(二) "三区三通道"设置

1. 三通道　设"医务人员通道""患者通道""污物通道"三通道,在人流、物流路线上,建立"医务人员路线""患者路线""污物路线",三线不交叉。各出入口、通道应设醒目标识,避免误入。如有条件,医务人员通道入口应设置门禁系统。

2. 清洁区　清洁区主要指医务人员休息区,应有独立的出入口,根据医院实际情况,设置医务人员出入口、值班室、更衣室、卫生间、淋浴间等。在医务人员穿防护用品区设有穿衣镜、免洗手消毒凝胶,并保持照明良好。

3. 潜在污染区　污染区和清洁区之间应至少设置缓冲一区和缓冲二区两个缓冲间,每个缓冲间应至少满足两人同时脱卸个人防护用品。缓冲间房门密闭性好且彼此错开,不宜正面相对,开启方向应由清洁区开向污染区。

(1) 缓冲一区:依次完成摘除护目镜/防护面屏,脱防护服、手套、鞋套等操作。应设有全身镜、一个大号黄色医疗垃圾桶(套双层黄色医疗废物包装袋),门口位置设置免洗手消毒凝胶、避污纸、乳胶手套、可对讲监控设备,墙上张贴脱防护用品流程图。

(2) 缓冲二区:依次完成脱医用防护口罩、脱工作帽、戴干净医用外科口罩和工作帽等操作。应设有全身镜、一个大号黄色医疗垃圾桶(套双层黄色医疗废物包装袋),门口位置设置免洗手消毒凝胶、避污纸、单独包装的医用外科口罩、工作帽、职业暴露应急箱、75% 酒精喷壶,墙上张贴脱防护用品流程图。

(3) 缓冲区的设置一般分为两种,一种是"同进同出"型,即医务人员由洁到污和由污到洁采用相同的通道;另一种是"循环"型,即医务人员由洁到污和由污到洁采用不同的通道,动线行程循环。根据政府相关文件,结合实际情况,可参照图 1-3-7 和图 1-3-8 两种布局。

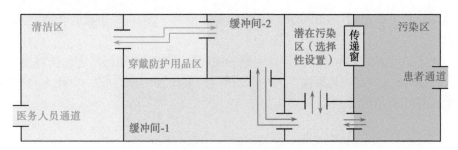

图 1-3-7 "同进同出"型进出流线布局流程示例图

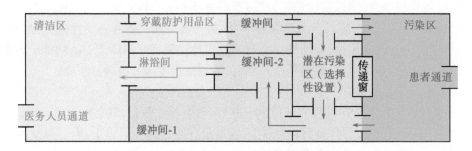

图 1-3-8 "循环"型进出流线布局流程示例图

视频 1-3-1 如何正确穿脱防护服

工作人员正确穿脱防护服流程见视频 1-3-1。

4. 污染区

（1）患者候诊区：独立设置，通风良好，必要时可加装机械通风装置、空气净化设施等。在确保安全距离（1m）的情况下，可同时容纳多人候诊。在传染病流行期间，应按有 / 无流行病学史对患者进行二次预检分诊，有 / 无流行病学史患者候诊及留观区域应分开设置。

（2）辅助功能区：包括预检分诊区、挂号区、收费区、药房、输液室、放射检查室、标本采集室、污物间、卫生间、医疗废物暂存间等，应设置齐全并配置相应的设备。预诊、分诊、挂号、收费、药房等宜充分利用信息化手段和自助服务技术，可有效避免人员聚集和交叉感染风险。检验科根据各医院具体情况，可设于辅助功能区之外。

（3）诊疗工作区：包括诊室和隔离留观室。

诊室的数量和面积应符合上级卫生行政部门最新文件要求。保证一医一患（含儿科陪护）一诊室。诊室应尽可能宽敞，设有规范手消毒设施、安装独立电话或配备对讲机。关于诊室数量是否可根据本院发热门诊具体情况进行适当调整值得探讨。隔离留观室的数量和面积参考上级卫生行政部门最新文件要求。设置发热诊室的乡镇卫生院也应设置隔离留观室。应单人单间收治患者。内有卫生间，标识明显，有外窗可开启，保持自然通风或机械通风，并加强消毒。有条件的可设置负压隔离留观室。隔离留观室应有专人管理，限制人员出入。隔离留观室数量是否可根据发热门诊和留观人员数量进行适当调整也值得探讨。

诊室和隔离观察室的数量均应保证留有余量，同时应考虑在疫情特别严重的情况下将医院门诊、住院病区转为发热门诊和留观病房的可能。

（三）设备设施

应遵循"填平补齐"原则，参照《发热门诊医疗设备配置参考目录》，配备与诊疗量相符合的基础类、放射类、医疗救治类、消毒类、检验类及药房,设置发热门诊专用 CT。发热门诊布局可参考图 1-3-9。

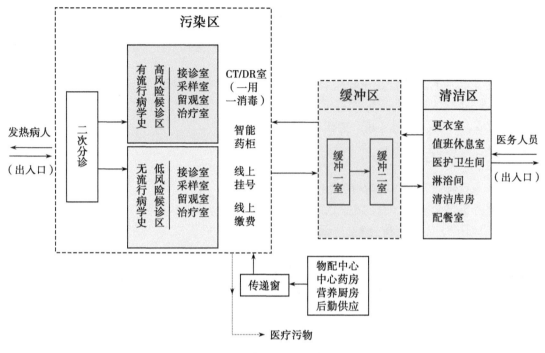

图 1-3-9 发热门诊布局示意图

三、工作流程

在传染病流行期间,应迅速将发热门诊调整为战时状态。严格实行首诊负责制,医生不得拒诊、拒收发热患者。对发热门诊留观患者,严格执行三级查房制度、交接班制度。

1. 预检和分诊 在门诊、急诊规范设置预检分诊点,由经培训的高年资护理人员值班。在发热门诊根据有 / 无流行病学史进行二次分诊,指引患者到相应区域诊疗。

2. 发热患者诊疗流程 医生详细询问病史及流行病学史、准确测量体温,按要求进行病原学检查及相关检查如血常规、肺部 CT 检查;对不明原因发热病例进行会诊;对就诊患者进行医疗救治。

设置传染病医疗救治专家组。负责发热门诊可疑传染病患者的会诊和医疗救治工作。专家组成员包括重症医学科、内科、外科、急诊科、妇产科、儿科、影像科、感染管理科、临床检验科等专家,建立多学科诊疗机制,及时对可疑患者及急危重症患者开展多学科、精细化诊疗。每天设一名专家组值班组长,负责组织当天相关病例会诊工作。

3. 疑似病例转诊制度 对拟诊为疑似传染病病例,应立即上报医政部门,申请上一级(如区级、市级或省级)专家组会诊,再根据专家组意见进行下一步诊治,需要转送至定点医院进行进一步救治的病例按要求进行转运。

4. 急危重症患者救治流程 发热患者病因多样、复杂,可能涉及多个临床学科。首诊医师应进行详细地病史询问和体格检查,必要时结合相应的专科检查,尽快找出发热原因,特别关注可能危及生命的病情和病情变化,比如急腹症合并发热的患者,应启动应急预案/绿色通道(图 1-3-6),在排查传染病的同时,给予及时的医疗救治,保证患者生命安全。

在处理发热症状外的其他紧急情况时,相关专科住院总医师或二线医师在接到急诊会诊通知后,应按相应的防护级别穿戴防护用品进入发热门诊,参加患者的抢救工作。会诊结束后发热门诊应追踪该患者的病原学检查结果,并及时告知医务部门、会诊专科和相关医生。

5. 标本转运管理流程 医院检验科如设置于发热门诊区域外,应制订标本院内转运路线,标本采集后立即密封处理,做好标识,第一时间通知专人密封运送至检验科。检验科必须独立成区,专人管理,制订并落实相应流程。

四、人员管理

(一)患者候诊、就诊、留观、接受治疗实行闭环管理

对患者实行全闭环诊疗流程。发热患者在二次预检分诊处接受信息登记、流行病学调查(简称"流调")、体温测量、健康(行程)码核实、分诊。护士发放医用防护口罩并指导患者正确佩戴,做好患者个人防护宣教。患者按分诊标准分别被指引到有/无流行病学史接诊区就诊,在相应区域内实现挂号、就诊、取药、检验、检查、留观、治疗全闭环诊疗流程。原则上患者应在发热门诊内部完成相关诊疗行为,如必须前往发热门诊外进行检查,患者移动路线应严格遵守"距离最短、接触人员最少,专人防护陪同"的原则,不与普通患者混乘电梯,检查室单人使用,接诊医务人员做好防护,患者所处环境做好消毒。

对诊断为传染病病例或疑似病例,医务人员应按照有关规定登记、报告、隔离、转定点医院进一步治疗,不得擅自允许患者自行离院或转院。一旦发现患者拒绝留观或自行离院,首诊医生立即将患者信息(包括姓名、电话、身份证号、居住地址、就诊时间、诊断、是否进行核酸采样等)报保卫科及医务处(科);及时跟进患者核酸检测结果。

如发热门诊患者核酸检测结果为阳性,严格按照疫情报告制度 5 分钟内报医院防控领导小组,立即启动院内应急响应机制(图 1-3-10)。患者就地隔离,联系疾控中心做好患者转运;在疾控中心指导下研判密切接触者(简称"密接")或密接的密接(简称"次密接"),按规定转至隔离点或定点医院(根据病情需要);所在医疗区域内相关工作人员虽然为二级防护,仍需严格排查有无职业暴露,如有则按密接/次密接处理;相应医疗区域严格管控,严禁人员出入;相应区域、患者动线做好终末消毒及环境病原学检测;所在区域内其他人员立即进行体温检测、健康监测、居家隔离或院内集中观察,核酸三天两检;全院其他工作人员做一次核酸检测;跟进密接及次密接诊断结果调整相应防控措施。

对明确诊断发热非传染病引起的患者,如需转入普通病房进一步诊治,而健康码虽经发热门诊解码,但由于系统数据更新滞后,仍为红码时,要先与相应收治科室沟通并做好交接工作,以免引起恐慌,并暂时入住缓冲病房,待健康码变绿后再转普通病房。一般情况良好的患者,由医护联系相应接收科室,指引动线,可自行办理入院手续;病情危重的患者,建议由收治病区派医护人员到发热门诊门口进行患者交接。

(二)医护人员的增补、培训、考核及闭环管理

1. 疫情流行期间人员配备和增补 医护配备数量应能满足实际工作需要,应选择有一定临床经验的高年资医师/护士。医生应具有呼吸道传染病或感染性疾病诊疗经验,护理

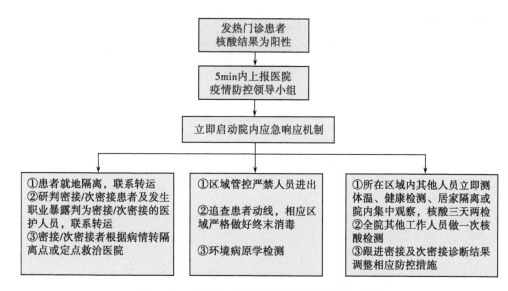

图 1-3-10 发热门诊患者核酸结果阳性处理流程

方面需考虑到儿科护理需求。工作人员应优先接种相关传染病疫苗。

2. 须完成相关的培训和考核 所有医护必须经过传染病、传染病相关法律法规、医院感染管理相关知识培训和考核,以及穿脱防护用品实操培训与考核,合格者方能上岗,保证其在岗位上能正确甄别、分流、隔离、救治患者,并能采取正确的感染防护措施。同时,还须具备指导保洁人员开展环境卫生、污物处理、终末消毒等工作的能力。

3. 严格实施闭环管理 在传染病流行期间,根据疫情防控响应等级和医院实际条件,实施发热门诊工作人员闭环管理,包括:①不得参与其他医疗、后勤等工作,教学和科研活动通过线上形式开展;②黄色响应级别时严格实行工作地点和休息区"两点一线"管理,不聚集,不乘坐公共交通工具,橙色、红色响应级别时实行封闭管理,在医院指定区域或隔离酒店进行休息;③监测健康状况,按要求定期开展病原学检测;④给予足够的人文关怀,后勤、工会等相关部门全方位配合,保障物资供应,做好心理健康监测,必要时提供相应的心理辅导。结束闭环值班的人员,结合所接诊病例筛查情况,按规定进行医学观察和传染病病原学检测,病原学检查结果阴性并经专家组评估后方可返回日常工作岗位。

(三)保洁人员的选择、培训、考核及闭环管理

发热门诊保洁人员承担高风险区域的环境和物表消毒、医疗废物处置等工作,是院感防控最关键的环节。但保洁人员多为外包公司人员,流动性大,且院感防控专业知识不足,因此也是院感防控最薄弱的环节。建议在发热门诊、隔离病区等重点区域,安排经验丰富的保洁人员来完成物品、环境等消毒消杀工作。保洁人员应与一线医护人员同等管理,必须经过严格培训,熟练掌握如何正确佩戴医用防护口罩、手卫生、穿脱防护服,熟悉进出发热门诊相关区域动线、熟知各区域各通道的标识等,并保持一人一岗。所有发热门诊、隔离病区等重点区域的保洁人员,同样严格执行闭环管理。健康监测和人文关怀等同一线医护人员。

(四)其他进出发热门诊人员的管理

应邀会诊的专科医生、负责信息维护的工程师、医务监督巡查员等相关人员进入发热门

诊,均应按照相应防护级别规范穿戴好防护用品,方可进入发热门诊区域。结束工作后按要求在缓冲区脱除防护用品,必要时进行传染病病原学检测。

（五）加强发热门诊工作人员通道的门禁管理

进出发热门诊的工作人员需提前提交申请,开通区域门禁权限,工作结束后及时关闭权限。

五、院感管理

院感防控是发热门诊工作的重中之重,也是发热门诊工作的生命线。除严格按照相应规范、流程防控外,还要特别注意以下几点。

1. 发热门诊应当保持自然通风良好。设置机械通风设施的,通风系统应按清洁区、潜在污染区(缓冲区)、污染区分别独立设置。空气压力由清洁区、潜在污染区(缓冲区)、污染区依次降低,使空气从清洁区向潜在污染区(缓冲区)、污染区单向流动。有压差要求的房间,门应由空气压力较高的房间向压力低的房间开启,并能自动关闭。

要求负压隔离病房、留观室采用全新风直流式空调系统。目前应急改造的临时负压病房与发热门诊多使用分体空调,内置过滤网,应每周对空调回风滤网清洗 1~2 次。空调末端机组至少要配置亚高效过滤器;采用外置式隔菌器(风机过滤器机组),使得进入室内机的气流无菌,以避免分体空调的室内机成为污染源。

2. 切实做好发热门诊物品、环境的消毒。可设置人机共存空气消毒机,并做好维护与消毒管理。可配备过氧化氢消毒机、紫外线灯 / 车等用于终末消毒。消毒液配置浓度符合要求,消毒方式正确,发热门诊区域落实专人专区工作。设置环境和空气清洁消毒登记本,登记内容包括消毒区域、方式、频次、持续时间、消毒剂的选用、浓度监测等。确诊或疑似病例转诊后及每日工作结束后,立即对诊室、隔离室、留观室等相关区域进行终末消毒。

3. 医院应通过优化诊疗流程、提高病原学检测效率,尽量缩短患者在发热门诊停留的时间。病原学检测结果为阴性并已排除相关传染病的患者,应尽快解除隔离,居家观察或转至相应专科继续治疗。

4. 规范处理发热门诊各类废弃物。发热门诊的污水、污物等废弃物应严格执行相关卫生法规、规范、标准的要求,如《医疗废物管理条例》《医疗卫生机构医疗废物管理办法》《医疗机构水污染物排放标准》《医疗机构消毒技术规范》等。疫情防控期间,发热门诊污水和医疗废物的处置应按照疫情防控有关规定执行。

5. 如为坐厕,患者使用结束后,应盖上盖子再冲水,以避免或减少气溶胶的形成和传播。厕所应尽量做到一用一消毒。

六、互联网＋医疗及人工智能在发热门诊建设中的作用

有条件的医院可利用互联网＋医疗及人工智能(artificialintelligence, AI)的发展,提高发热门诊信息化、自动化建设,在一定程度上减少人员参与,从而减少院内感染及传播风险。

1. AI 智能预检分诊　在预检分诊处设置或开发 AI 导诊、智能分诊、智能测温、人脸识别等功能,可协助正确分诊、分流可疑传染病患者或发热患者,弥补工作人员疏漏。利用人工智能完善信息登记系统,完整、准确登记 / 获取患者个人信息,自动、精准配合并完成信息上报。

2. 互联网＋挂号、缴费、出入院办理　实现全闭环服务医疗功能区可充分利用信息化手段和自助便捷服务技术,如设置自助挂号缴费机,通过互联网医院平台或医院的公众号进行挂号、缴费、出入院办理等服务,实现患者在管控区域内的闭环管理,有效避免人员聚集和交叉感染风险。

3. 实现报表及病历无纸化运行　发热门诊信息系统的建设符合相关规范如《全国医院信息化建设标准与规范(试行)》的要求,可建立具有发热门诊特色的电子病历系统;发热门诊宜推行无纸化、电子签名等服务,节约纸张,也大大减少医疗垃圾的产生及处理成本。

4. 智能药柜、智能护理、智能保洁、移动消毒机等的使用　智能药柜可实现患者在发热门诊管控区域内自助购药、取药;借助移动护理、智能可视化系统,形成诊疗指令,运用医护机器人、首诊一体化机等减轻护理行为的感染概率;引入经院感防控评估合格的智能保洁、移动消毒机,不但可减少保洁人员人工成本,还可减少人员感染的风险。

七、完善检查、督查机制,及时、持续整改

医政部门、医院感染管理部门、护理部应开展对发热门诊的不定期检查,内容包括发热门诊医务人员防护措施和院感防控措施的落实、发热患者就诊流程、医疗质量和安全等方面,以问题为导向,根据国家最新传染病防控相关文件精神,不断改进和提高发热门诊的管理水平。发热门诊管理者应善于与一线医务人员沟通,了解他们工作中遇到的问题和需求,尤其是流程问题、医疗安全隐患问题,及时总结梳理并向主管部门汇报和沟通,不断优化流程,积极处理医疗隐患。

（陈俊榕　黄建林　魏芳芳）

第四节　非定点医院隔离病区的管理

急性呼吸道传染病流行期间,多数综合性医院非传染性疾病定点收治医院。既要满足感染高风险人群或感染病例的临时收治要求,又要满足群众日常就医需求,通过建立隔离病区,可以实现感染风险和医疗风险的分级分类综合管理。另外,少数综合性医院按照当地政府及卫生行政部门统一部署,可能作为传染性疾病定点收治医院,其隔离病区需要更高的建设和管理要求。

对于非传染性疾病定点医院,一般无需长时间收治确诊病例。设置隔离病区的意义是,一方面为来院就诊尚未确诊但有高风险因素(如发热、红码等)的患者提供隔离诊疗区域,另一方面在院患者在诊疗过程中出现高风险因素(如发热、红码等),为其提供暂时的隔离缓冲区域。因此,设置隔离病区有助于保障院内主要诊疗区域的安全,避免院感事件的出现,将全院的风险控制在有限范围内。

隔离病区收治的患者主要包括以下几类。

Ⅰ. 发热门诊、急诊等科室初筛无法排除传染性疾病、但又需要住院治疗的患者。

Ⅱ. 仍处于隔离观察期,但又需要住院治疗的患者(根据政府文件要求确定)。

Ⅲ. 在院患者突然发现／出现高危因素,经专家组评估后需要进入隔离病区的。

Ⅳ. 阳性病例或疑似病例,因各种原因在短时间内无法转定点医院的患者。

Ⅴ. 其他,具体按政府指令执行。

■【工作原则】

1. 提前规划　非疫情流行期间,即应备有隔离病区选址、人员培训、制度流程等方面的提前预案,保证必要时可快速响应。

2. 风险隔离　隔离病区的建设和管理流程应与院内其他区域在空间、时间等方面进行隔离,以严格管控医院感染风险。

3. 防治并重　隔离病区应同时兼顾感染防控和原发疾病救治,保证医疗质量与安全,不可偏废。

4. 全面支持　作为医疗机构风险等级最高区域之一,需要全院各科室(部门)予以优先支持。

5. 闭环管理　疫情流行时,隔离病区应实行闭环管理,并加强闭环内外沟通。

■【重点与难点】

1. 非传染病医院往往没有理想的传染病病房,面对突发急性呼吸道传染病疫情,需快速、有效、经济地新建隔离病房或将原有建筑转变为隔离病区。在建设或改造过程中,应充分考虑实用性,可以考虑有负压的隔离病房。

2. 需快速组建临时的隔离病区工作团队并保证工作质量(包括医疗质量、感控质量和管理质量)。工作人员实施闭环管理。

3. 需兼顾患者隔离、感染防控与患者救治,满足患者全方面诊疗需求,诊疗过程应符合国家相关诊疗制度规范。

■【具体举措】

一、建设与改建

一般新建的隔离病区或具有传染病收治经验的医院,有可能达到理想隔离病区的要求。根据相关文件,要求隔离病区所在建筑能够独立设置,有独立的出入口,房间面积和室内高度均有严格的要求,并建立负压隔离病房。但在实际情况中,综合性医院的隔离病区多由普通病区改建而成,也可能为板房等临时建筑,其建筑要求难以完全达到理想隔离病区的水平,但从传染病控制和患者隔离管理的要求上,至少应做到以下要求。

(一) 独立选址

隔离病区应尽量选址在相对独立的场地,并与其他区域保持相对合适的距离,以方便隔离。根据实际情况的不同,一般有以下四种方式。

1. 某一独立区域新建　一般要求周边设置一定距离的安全隔离区,远离人口密集场所和环境敏感地,可参照相应规范或标准建设。

2. 某一独立院区改建　适用于多院区医疗机构,其中一个院区具备改造条件,满足结构安全和机电系统等要求,多院区之间具备闭环转运系统。

3. 单一院区内独栋新建或改建　应在院区内某一侧选址,建筑与其他区域有一定距离,尽量设置相对独立的出入口。设计时既应考虑与院内其他区域的隔离,也需考虑某些医疗功能的协同,如相互转诊,使用负压手术间或大型检查区等。

4. 一栋建筑内部分楼层改建为隔离病区　此种改造方式出现院内感染的风险最大,仅在迫不得已情况下选择。重点关注不同楼层间交叉感染问题,应选择完全独立的楼层或建筑的一端。必须充分考虑人员(医务人员、患者、保洁人员)通行、物资(含感染性废物)运输的线路及专用电梯的使用,需实现完全隔离或每次使用后均按终末消毒进行环境管理。另外,还需考虑空气流通、空调通风等情况,中央空调和新风系统均需进行评估,不能达到院感防治标准时,应予以停用。

(二) 隔离病房

1. 负压隔离病房　呼吸道传染病患者隔离诊疗的理想区域,采用空间分隔并配置全新风直流空气调节系统控制气流流向,保证室内空气静压低于周边区域空气静压,且采取有效室内气流控制和卫生安全措施防止交叉感染和传染的病房。

2. 非负压隔离病房　空气消毒和空调管理非常重要,需在每间病房内配置空气消毒机,进行房间内常规消毒。需配置单体(冷暖)空调,并严格做好室内空气排出前的消毒;若对原有中央空调的病房改造,应暂停中央空调的使用并进行必要封闭,加装单体空调,防止交叉感染。病房结构主体应有严格的防渗、防漏以及封堵等处理,以保证房间密闭性。

(三) 分区规范

规范划分"三区三通道"。清洁区、潜在污染区和污染区,工作人员通道、患者通道和污物通道分开设置,做到分区明确、标示醒目,清洁区与污染区、潜在污染区间保持物理隔断。

从污染区进入清洁区,需设立缓冲。在缓冲区应设立视频监控装置,用于对穿脱防护物品,尤其是脱防护用品时的意外情况进行监督,便于紧急应对。缓冲区的设置一般分为"同进同出"型和"循环"型两种。具体参照本章第三节发热门诊的建设和管理。

(四) 动线实用

在实际建筑设计或改造设计中,还需考虑建筑的实用性,因此在设计图纸完成前,建议针对隔离病区的功能场景,完成动线的沙盘推演。具体需考虑的动线通道包括但不限于以下方面。

1. 患者动线　包括:①新收入或转入隔离病区的患者动线;②患者前往其他诊疗区域完成检查、操作、手术的动线及返回的动线;③患者解除隔离从隔离病区转出至普通病房或出院的动线;④患者从隔离病区转出至定点医院的动线等。

2. 医务人员动线　包括:①隔离病区常驻医务人员进入污染区的动线和返回生活区的动线;②会诊医师进出污染区的动线;③其他管理、督导以及后勤人员进出动线等。

3. 物品动线　包括:①药品、饭菜进入隔离病区的动线;②患者标本从隔离病区取出送检的动线;③医疗垃圾运离隔离病区的动线;④医疗设备使用并消毒后搬离隔离病区的动线等。

(五) 设备配置

为应对呼吸道传染病,隔离病区需至少完善以下设施设备。

1. 基础医疗设备　病床、血压计、体温计、指尖血氧仪、指尖血糖仪、治疗车、轮椅。

2. 急救医疗设备　吸痰机、心电图机、除颤仪、抢救车/箱、心电监护仪、转运平车、简易呼吸球囊、中心供氧、输液泵、推注泵。

3. 其他设备　紫外线灯、医用空气消毒机。

隔离病区的设置主要是针对呼吸道传染病患者的隔离需求,其医疗设备的配置不可能全部齐全,必然存在某些医疗设备的不足。因此,应建立医疗设备紧急调拨制度,明确特殊情况下各种医疗设备的支援科室及决策审批流程。另外,调配的设备在使用后需完成终末消毒后方可返回原部门使用,需完善相关消毒指引,原则上应在隔离病区内独立房间完成消毒。

二、病区管理

(一) 工作人员管理

1. 管理模式　隔离病区工作人员应实行闭环管理,充分、全面了解工作人员工作、生活动态。在黄色响应级别时,采用非封闭管理,工作人员两点一线,不聚集不聚会,不乘坐公共交通工具。在橙色、红色响应级别时,建议采用封闭管理的方式,工作人员(包括医生、护士、保洁人员)在工作期间,休息在医院指定区域或隔离酒店,集中管理。在闭环管理期间同发热门诊一样,注意物资保障和人文关怀。完成隔离病区工作之后,根据政府相关要求、当地疫情形势、接诊患者情况和医务人员身心状况等,进行一定时间的隔离管理和健康监测后,方可返回普通岗位工作。

2. 医务人员管理

(1) 组织架构:隔离病区作为一个独立工作的区域,需建立独立的组织架构,包括主任、副主任、护士长等。建议采用隔离病区内外双负责制的方式,在闭环管理区域内有专职的医疗和护理负责人,完成内部管理;在闭环管理区域外有专职或兼职负责人,负责外部沟通协调、参加院内会议等。

(2) 选派:应选派有一定医院感染管理经验或参加过培训的医生和护士。医生在满足依法执业要求的前提下,可不特别限定专业,护士的选派建议由护理部门评估并统一调配,兼顾不同专科和不同年资进行匹配。医务人员数量应根据隔离病区床位数、值班要求、工作量进行配置,合理排班,杜绝因排班时间过长或班次过密导致医务人员过度疲劳的情况。一般隔离病区的护理工作量相对较重,又不得陪护,因此护士配置可参考重症医学科配置。

(3) 轮换:不同管理模式下可采取不同的人员轮换策略。非封闭管理模式下,若病区内患者数量不饱和、工作压力不大,可采用较长周期的轮换模式,甚至采用一组医护团队。在封闭管理模式下,或病区工作压力较大时,为防止医务人员在身体、心理方面出现问题,应进行动态轮换,轮换周期在2~4周为宜。轮换时,建议采取分批轮换的方式,保持"以老带新"的模式,保证有足够多经验丰富的医务人员,以保障医疗质量与安全,维持诊疗连续性。

3. 保洁人员管理　由于隔离病区对保洁人员的院感意识和消毒隔离有更高的要求,因此在选派保洁人员时,应尽量选派年轻、身体状况好、无基础疾病、具备一定学习能力的人员。保洁人员应在医务人员的管理和督导下完成消毒隔离等工作,必要时可由护士完成消毒液配置等工作,保证浓度和消毒质量。

4. 培训、考核与资质准入　所有进入隔离病区的工作人员均应至少完成以下培训内容。

(1) 熟练穿脱防护用品。

(2) 二级防护状态下完成本职工作(包括诊疗操作和消毒清洁)。

(3) 熟悉隔离病区内部各种管理制度和动线。另外,进入隔离病区后,也应和普通病区一样对疫情状况和院内防控制度进行更新,不断学习与培训。尤其对于保洁人员,建议不断强化院感防控意识和技能,强化规范操作,保障院感防控质量。

所有人员(包括医务人员和保洁人员)均需通过考核方可进入隔离病区工作。

(二)患者管理

1. 收治原则

(1)单间收治原则:隔离病区的患者应单人单间隔离收治,如无特殊情况,不得离开病房;检查和治疗应尽量在病房内完成;尽量避免跨区域、长距离转运。

(2)无陪护原则:原则上,隔离病区的患者均不得进行陪护,所需生活用品需家属交由工作人员转交患者。

2. 患者的准入和解除隔离　病区应有明确的准入原则,需明确隔离病区不应作为各病区不愿收治患者的缓冲站。患者准入和解除均应由病区主任或专家组会诊后决定。

3. 规范诊疗　①应严格落实医疗质量安全核心制度,尤其是三级查房制度、会诊制度等;②病区工作人员应加强国家诊疗规范的学习和知识更新,并更新病区内诊疗常规;③分型管理:密切观察患者病情变化,尤其是高龄、肥胖、孕妇、合并基础病、病情进展较快等患者,及时排查,避免发展为重症和危重症。

4. 会诊　在隔离病区住院的患者应尽快明确或排除呼吸道传染病诊断。此为每次会诊第一要务。会诊时,尽可能采取远程或视频会诊方式,如确有必要进入病房会诊,会诊医生需采用驻点医生相同等级防护,在穿戴防护用品后应由隔离病区常驻人员检查合格后方可进入,脱防护用品时应由隔离病区常驻人员督导。

对于Ⅰ类患者(患者分类参见本节引言相关内容)中病情发展较快的病例要组织院内呼吸、感染、重症医学等多学科协作诊疗;对病情较重、有进展为重症肺炎趋势的患者,要及时组织区级相关专家会诊。必要时,可请市级救治专家组专家会诊及指导转诊。

对于Ⅱ类患者,应明确会诊专科,由专科医生与隔离病区医生共同负责管理。

对于Ⅲ类患者,由转出专科和隔离病区医生共同负责管理。

对于Ⅳ类患者,应尽快联系转出。

5. 心理健康管理　面对突发急性呼吸道传染病,一方面由于对疾病不了解产生恐惧情绪,另一方面由于一段时间单独隔离在房间内产生思家和孤独情绪(无陪护),容易导致患者出现焦虑和心理压力较大的情况,甚至出现恐慌和过激行为,这些都会增大隔离病区的管理难度。因此,对患者进行心理上的关怀也非常重要,通过多种方式与患者进行沟通(当面沟通、社交软件沟通等),帮助患者疏解负面情绪,展现医务人员对患者的关爱。在没有明显呼吸抑制的情况下,适当使用镇静药物也有利于患者的恢复。

6. 应急管理　团队应对隔离病区内可能出现的紧急情况建立相应的处理流程,并进行演练,包括但不限于以下内容:①隔离患者出现紧急医疗情况;②无关人员在无防护状态下进入隔离病区或者隔离患者私自离开隔离病区;③闭环管理人员(包括医务人员和保洁人员)出现疾病而不能胜任本职工作,需进行值班调整和隔离管理;④闭环管理人员确诊为正在流行的传染性疾病。

7. 病历管理　①病历的书写:应严格按照病历书写规范执行,有条件的可以逐步过渡到无纸化病历、语音转换病历等;病区内可根据诊疗规范,建立表格病历,以记录患者每日症状、生命体征、病情变化、检查结果、治疗等。②病历的归档:纸质病历需经过严格的消毒程序后方可带出隔离区,消毒流程较复杂,一般需要专业的设备;推荐采用无纸化病历,由医师在隔离区内书写电子病历,直接保存至医院内网信息系统中;如确有需要,则在清洁区或病案科打印并归档。

(三) 生活管理

隔离病区是疫情防控期间全院最重要部门之一,应集中全院力量对其工作予以支持。尤其对于封闭管理下的工作人员,更应重点关心其身心健康和日常生活。

建议医院在封闭管理区域外建立工作专班,与隔离病区内部人员建立通畅的沟通协调机制,通过利用社交软件建立工作群等方式及时了解内部动态,进行必要调整。应为隔离病区内人员创造良好的生活环境,如提高餐饮标准、保障网络通畅,视条件设立活动区,以提高隔离病区内工作人员在非值班时间的生活质量。

另外,对于封闭管理人员可进行心理量表评估以及心理支持和辅导,必要时使用安眠药物保证充足休息。

三、发展与展望

随着物联网感知技术、5G 融合通信技术和人工智能技术等新兴技术的发展,隔离病房正向智慧化、无人化(少人化)的方向发展,未来的隔离病房将充分利用人工智能、物联网和机器人技术,建立一套包含隔离管理、消毒灭菌、后勤管理在内的一体化智慧管理系统。

1. 智能安全管理　为保障隔离病房的分流,严控出入口,可在隔离病区各个出入口部署严格的门禁管理系统,实现人脸识别、出入授权、体温测量等功能,降低交叉感染风险。

2. 智能机器人　通过人工智能技术,以机器人为载体,集成消毒、保洁、输送、污物回收等多方面功能,可以单独或协助内部工作人员完成定期、定量移动后勤任务,可降低保洁人员的工作强度和工作量,从而降低院感风险和人为失误风险。通过医院后台管理,对整个机器人系统进行后台监控,实时掌握隔离病区环境状况。

3. 可穿戴设备　随着可穿戴设备的准确性和便捷性日益提高,隔离病区患者的生命体征可通过可穿戴设备实时传输到医院信息系统(hospitalinformationsystem,HIS),减少医务人员的操作,进而降低暴露风险。

4. 智能药柜、收费系统　通过在隔离病区内设立智能药柜,可以减少药品进入隔离病区的转运次数,可由患者根据医嘱自行取药或辅以机器人配送药品。推广网上付费、电子发票,降低接触风险。

(赵云龙　杨日雯　刘艳平)

第五节　定点收治医院隔离病区的管理

传染病定点收治医院的隔离病区,作为疫情防控主战场之一,在患者诊治过程中,发挥前沿阵地的作用。科学有效地管理隔离病区,切实落实"早诊断、早隔离、早治疗"的原则,严格防控医院感染,避免隔离病区内医患交叉感染,确保医务人员及其他工作人员的身心健康,是隔离病区管理的重点和难点。隔离病区收治的病例主要包括疑似病例、确诊病例、集中隔离人员罹患其他疾病病例,针对不同类型病例,需采取相应的针对性管理模式,确保隔离病区安全、高效地运转。

■ **【工作原则】**

1. 疑似病例单间隔离、迅速诊断、及时分流。
2. 确诊病例集中隔离、分层施治、多学科协作。
3. 集中隔离人员罹患其他疾病病例专科专治、闭环管理。

■ **【重点和难点】**

1. 合理布局。
2. 合理配置人员。
3. 制订工作流程。
4. 严抓院感防控,确保医护零感染。
5. 全员岗前培训。
6. 多学科协作流程制订与实行。
7. 信息技术及人工智能技术在隔离病区管理中的应用。

■ **【具体举措】**

一、隔离病区的合理布局

1. 根据国家相关文件要求,定点医院隔离病区也需满足"三区三通道"设计要求,其布局与非定点医院类似。但鉴于定点医院收治患者风险更高,其功能用房需求更加细化。综合考虑满足诊疗救治、降低医务人员暴露风险、提升管理效率、合理控制成本等方面的需要,对清洁区、潜在污染区、污染区的功能用房设置推荐如下:①污染区宜设置病区(室)、处置室、设备间(物品准备间)、污物间、标本存放间、患者配餐间、患者活动区等;②潜在污染区可设置缓冲间、护士站、治疗准备室、库房、配液室等;③清洁区宜设置医生办公室、更衣室、淋浴间、会议/会诊室、清洁区库房、休息室及用餐区等。

2. 潜在污染区包括有相应功能设置的用房和无功能设置的用房两种基本形式。有相应功能设置的用房,原则上与污染区之间不设置人员出入口,物品通过符合设计要求的传递窗传递;无功能设置的用房,护士站、配液室、库房等宜在污染区设置,潜在污染区仅起通道和缓冲作用,可与规范设置的脱除防护用品房间或缓冲间合并设置。

3. 规章制度、工作流程、人员诊疗行为和防护用品的使用,应与各功能用房实际所在区域管理要求一致。

二、合理配置人员

根据收治病例的类型,合理配置医护人员,是保证医疗质量和安全的基本要求。通常要求床护比为1∶1,医护比为0.4∶1,并视疫情不同阶段、收治病例数量、病情严重程度适当增减。在安排岗位时,充分考虑医护人员所在区域,合理安排工作时间,建议主要在污染区工作的人员,工作时间以每天4小时为宜;主要在清洁区工作的人员,工作时间可每天6小时左右;建议工作时间不宜超过8小时。保洁和后勤人员工作时间参照护理人员标准。

专科医生配置方面,二、三线医生以感染科、呼吸与危重症医学科中高级职称为主,一般正高职称1名,担任行政主任,全面负责病区工作,副高职称2~3名;一线医生要求内科系统医生均可,如果人员紧张,外科系统医生亦可以参与,但需加强岗前培训;病区设置住院总医师1名,由感染科初中级医师担任。二、三线医生每天进行医疗查房,制订诊疗方案。一线医生工作分工按轮班制与床位分管相结合,床位按组分配,2~3名医生为一小组,设组长1名,主要负责所主管床位病例的医疗文书书写及病历质量控制。实行24小时值班制,每6小时一班,当班医生负责上班期间病区的医疗工作。住院总医师参与每天查房,并负责各种报表的填报、上传,协调会诊、转科等工作。

当隔离病区收治确诊病例较多时,可根据实际需要设立重症医疗组,针对病情较重或尚未稳定、合并其他严重疾病的病例;同时与ICU对接,负责从ICU转出的病例后续治疗。

三、制订工作流程

合理详尽的工作流程是隔离病区顺利运行的保障,一般包括新收病例、查房、值班、外送检查、出院等流程。根据不同医院的具体要求,合理制订隔离病区工作流程,尽可能做到全流程覆盖、详尽具体。

1. 新收病例流程　不同类型新收病例,流程稍有所不同。一般包括进入隔离病区前检查、详细询问病史(强调流行病学史应尽可能详细具体,包括时间、地点、交通工具、接触人群等)、开具医嘱、及时填报各种报表及传染病报告卡、告知并签署各种知情同意书等。特别提醒,污染区所有物品不能直接进入清洁区,必须彻底消毒处理后方可归档,建议患者住院期间所有签署的医疗文书,以图片形式存入运行病历中,患者出院后集中处理后送病案室归档。

集中隔离人员罹患其他疾病的病例收治,按"专科专治"原则,由医院职能部门根据病情,指定收治专科;专科成立患者诊治小组,指定主管医生;隔离病区医护人员提供基础医疗保障和隔离防护督导,注意加强专科医生与隔离病区医生的沟通和配合。

2. 外出送检流程　原则上,隔离病区病例非必要不外出检查,如确需要,且评估安全后,应事先与相应科室如放射科联系,并安排专人(医生护士均可)送检。送检人员必须熟悉往返路线,严格防护,必要时通知后勤保卫等部门,确保全程安全。流程必须附有送检路线图。

四、严抓院感防控,确保医护零感染

院感防控,责任重于泰山,切实落实"内外同防、医患同防、人物同防、三防融合",结合隔离病区具体情况,制订相关工作指引,形成监督考核机制。强调以下几点。

1. 隔离病区各区域,特别是出入口,要有明确标识。

2. 重要的区域张贴操作规范标准,如穿戴、脱除防护用品流程图等。

3. 实行院感督导制度,设立专职院感督导员。

4. 加强工作人员院感知识培训和考核,要求人人过关,做到不合格坚决不能上岗。

5. 指导患者正确使用口罩,注意手卫生、物品消毒等。

6. 加强病房管理,防范患者私自离开病房。

7. 加强污染区物品管理,杜绝污染区物品未经彻底消毒前外送,包括患者签署的医疗文书、患者的私人物品等。

五、全员岗前培训

加强工作人员岗前培训,重点是医护人员专业知识、院感防控等,难点是后勤、保洁、运输、安保等人员院感培训,确保所有人员安全、工作人员院内零感染。培训内容包括如下几点。

1. 政府官方发布的针对正在流行的呼吸道传染病的诊疗指南、防控方案等指导性文件。

2. 院感防控知识,特别是穿戴和脱除防护用品规范以及医源性暴露处置流程。

3. 隔离病区及医院布局,特别是医护人员工作区域动线图。

4. HIS 系统操作培训。

5. 隔离病区工作流程。

6. 心理疏导。

六、多学科协作流程制订与实行

根据医院实际情况,建立多学科协作机制。当临床需要时,如病情危重、合并症较多或病情变化时,可由主管医生提出,科主任同意,由住院总医师向医疗职能部门提出,组织多学科讨论。多学科病例讨论,可以在清洁区会议/会诊室开展,有条件也可以采取多媒体远程会诊模式。

七、信息技术及人工智能技术

相关应用请参照上一节。

(曹 红　崇雨田)

第六节　检验科应对疫情防控的管理

突发呼吸道传染病疫情时,及时诊断相关疾病,是控制传染源,切断传播途径,控制疫情的重要手段。检验科出具的病原体检测报告是诊断呼吸道传染病的重要依据,快速病原体检测是落实传染病"早发现、早报告、早隔离、早诊断、早治疗"要求的关键措施,而其他常规检测项目在呼吸道传染病的辅助诊断及相关患者的支持治疗方面也发挥了重要作用。

本章节参考检验科在新冠肺炎疫情防控和诊疗过程中开展的各项工作,重点阐述面对急性呼吸道传染病的流行,如何确保相关病原体检测的准确性、及时性和安全性。

【工作原则】

1. 病原体检测准确、及时　目前病原体检测是诊断呼吸道传染病最重要的标准,而及时、准确发现传染源是一切防控措施的根本出发点。因此,尽可能在最短时间内准确检测是检验科管理的最基本原则。另一方面,通过周密的工作流程保证准确性的基础上,要严格执行疾控部门对相关病原体核酸检测阳性结果的报告流程;同时,客观全面地认识相关病原体核酸检测阴性结果,分析实验室出现假阴性结果的潜在可能和原因,提高诊断准确性。

2. 安全　检验科需要接触包括咽拭子在内的众多标本,在呼吸道传染病流行期间,这些标本可能具有传染性,因此,检验科是需要进行严格院感防控的重点部门。

3. 具备快速增加检测量的储备能力   检验科建立应急管理体系,制订工作预案,加强物资和人员储备,以便高效快速响应大规模核酸检测任务。

■ 【重点和难点】

1. 准确、及时、安全地完成疫情防控期间的相关病原体核酸标本检测。
2. 实验室诊断及鉴别诊断相关的辅助检查。
3. 对潜在传染性标本的处理流程及措施。
4. 大规模核酸筛查标本检测的应对措施。

■ 【具体举措】

一、准确、及时、安全地进行病原体检测

在新冠肺炎疫情控制措施中,核酸检测工作无疑起到重要作用。准确、及时、安全的实验室检测工作是对传染病患者进行诊断和管理以及对密切接触者展开医学处置等措施的前提。本节内容将以新型冠状病毒(简称"新冠病毒")核酸检测为模板,从核酸检测"采、送、检、报"全流程来系统简述面对急性呼吸道传染病的流行,在保障平时日常工作的同时,如何能准确、及时、安全地出具相关病原体核酸检测报告。

(一) 把控标本采集、送检、接收流程,保证检测前标本质量

1. 标本采集   从事核酸检测标本采集的技术人员应当经过生物安全培训(培训合格),熟练掌握不同种类标本的采集方法、采集操作流程和注意事项,标本采集人员应结合受检者病程、临床症状,选择恰当的标本种类和采集时机,及时采集标本,确保标本质量符合要求。

2. 标本送检   标本采集完成后,应尽快运送至临床实验室进行预处理和检测。如果需要长途运输标本,为避免病原体核酸降解,应采用保冷方式进行保存,严格按照相关规定包装运输,整个运输过程中应避免标本反复冻融。

3. 标本接收   标本运送人员和接收人员对标本进行双签收。接收人员首先检查包装是否完整、标本是否泄漏,拒收不合格标本;核对信息和数量,及时查漏,避免标本丢失。

(二) 保证实验室检测质量与安全

1. 实验室检测人员培训

(1) 开展核酸检测前,要求对实验室检测人员进行规范化培训。实验室检测技术人员应当具备相关专业大专以上学历或具有中级及以上专业技术职务任职资格,并有 2 年以上的实验室工作经历和基因检验相关培训合格证书;同时重视生物安全方面的培训,以确保实验能够顺利进行,保证检验人员和标本的安全。

(2) 实验室检测人员必须熟练掌握检测流程相关内容,根据生物安全风险评估情况选择对应的防护措施。在分子诊断实验室,应严格培训防护用品的穿脱流程,以及 PCR 实验室清洁、消毒、相关实验用品和医疗垃圾处理等相关内容,要求每个检测人员通过培训考核后,方可上岗。

(3) 实验室检测人员的专业和数量应与所开展项目及标本量相适宜,以保证及时、熟练地进行实验和报告结果,并保证结果准确性。

2. 实验室质量控制

(1) 实验室建设须符合行业标准规范,完全按照《生物安全实验室建筑技术规范》和《实验室生物安全通用要求》设计实施。其中,分子诊断实验室审批指导依据还有《医疗机构临床基因扩增检验实验室管理办法》《临床基因扩增检验实验室管理暂行办法》《微生物和生物医学实验室生物安全通用准则》等。

(2) 检测试剂盒和方法学选择策略:选择经国家药品监督管理局批准带有批准文号的核酸检测试剂盒,考虑方法学的检测时间、易操作性、成本、通量、敏感性、特异性、精密度、所需仪器设备、对实验室环境条件的要求等因素。项目开展前,做好预实验和整个检测体系的性能验证,评估方法学的适用性和可行性。建议选择检测限低、灵敏度高的检测试剂盒。

(3) 实验室按照国家相关文件和指南要求,建立实验室质量管理体系,规范开展室内质控(包括阴性质控、弱阳性质控及阳性质控),监控标本检测全过程,及时分析失控原因并对应执行纠正措施,定期分析和回顾室内质控情况,确保检测结果准确可靠。实验室应定期参加国家级或省级临床检验中心组织的室间质评活动。

(4) 若同时使用多台仪器做同一项目时,要定期做不同仪器间的比对。所有设备应经过必要的检定 / 校准,按照仪器设备使用、维护、检定、校准的程序文件严格执行。

(5) 分析后质量控制主要是对结果的分析,需要与临床沟通,将结果和受检者临床症状相结合进行分析,以确保检测结果正确。

(三) 保证质量的前提下,及时出具核酸检测报告

1. 标本采集时优先将发热门诊、急诊、黄码等急需出具核酸检测报告的标本进行分区分类,做好特殊明显的标记,与普通标本区分开,实验室收到加急标本后优先检测并及时报告。

2. 医疗机构可通过增设 PCR 实验室、设定专岗、增设夜班和节假日值班,提高核酸检测能力,做好核酸检测服务。

3. 为满足临床诊治及流行病学调查对检测结果时效性的要求,实验室可通过以下措施优化检测全流程:做好信息化样本管理工作;把控关键检测步骤,保证检测质量;做好人员和仪器的测算和配备,适当增加班次和仪器设备,统筹调配人员,优化升级仪器,缩短检测时间,提高检测能力;根据检测人员之间配合的默契度,进行专人定岗,固定搭配,最大程度提高检测效率;针对临床需要紧急报告的情况,灵活安排和选择符合环境要求的实验室地点,考虑引进快速检测技术,购买快速检测试剂及设备。在确保质量的前提下,以最快速度为临床提供诊断依据。

(四) 核酸检测阳性结果报告流程

核酸检测结果为阳性时,应严格按照国家或当地疫情防控指挥部办公室要求,进行阳性结果的上报。

1. 检测人员应按照可疑阳性 / 阳性标本复查及上报流程,第一时间上报科室负责人,科室负责人向医务处(科)汇报,医院启动传染病阳性结果报告流程及相关应急处置流程。同时,分子诊断实验室采用另外 1~2 种更为灵敏且扩增区域不同的核酸检测试剂,对原始标本进行复核检测。

2. 传染病报告流程应严格遵循疫情报告属地管理原则,按国务院或国务院卫生行政部门规定内容、程序、方式和时限报告执行。对检测结果为阳性的标本,坚持逢阳必报、逢阳必

处原则,严禁多次复核延误应急处置,从而造成疫情扩散蔓延或重大影响等后果。

3. 严禁漏报、谎报阳性结果。未经允许,不得随意扩大或泄露报告信息。

二、实验室诊断及鉴别诊断呼吸道传染病的辅助检查项目

(一)充分认识核酸检测假阴性结果

临床实践中并非所有呼吸道传染病患者均可通过常规采样标本检测出呼吸道病原体核酸。按照《新型冠状病毒肺炎实验室检测技术指南》(第五版)的要求,每例疑似病例和聚集性病例均须采集急性期上呼吸道或下呼吸道标本;重症病例优先采集深咳痰液、肺泡或支气管灌洗液等下呼吸道标本。但由于多数患者咳痰等下呼吸道标本取样操作困难,且生物安全风险极大。因此,临床常规采集呼吸道标本仍以鼻咽拭子、咽拭子为主;而拭子样本采用现有实时荧光 RT-PCR 方法,在病程不同阶段阳性检出率差别很大,存在假阴性可能。甚至有的确诊阳性者先前多达 9 次核酸检测均呈阴性,严重影响临床诊疗。

出现假阴性的原因笔者归纳有以下几点。

1. **样本自身的原因** 受检者体内病原体含量低,样本中的病原体含量未达到试剂的最低检测下限,或者样本含已知抑制物如肝素、血红蛋白等,均可造成检测结果假阴性。

2. **实验室检测试剂的有限性** 检测试剂灵敏度不够高,当病原体含量低时极有可能漏检,容易造成假阴性。

3. **临床采样方式和时机影响** 为提高检出率,对于肺炎患者通常选取下呼吸道标本,从而获得更高的病原体含量。但获取肺泡灌洗液等下呼吸道样本操作要求高,且易喷溅,传播风险高,耗时。在各种核酸检测样本采样中,鼻咽、咽拭子作为最普遍的采样方式,其检出率与感染进程密切相关,因此选择正确的采样方式和时机、规范采集流程,确保采集到足量的标本,可降低假阴性发生率。

4. **实验操作的因素** 实验室未严格执行临床基因扩增检验质量管理,检测人员未严格按照标准操作程序文件执行,如标本灭活后未及时进行提取,操作时核酸样本中混入去垢剂等有机溶剂,导致假阴性。因此,实验室需定期对核酸检测人员进行深入培训和强化考核,规范检测流程,提高检测人员的技术水平。

5. **病毒变异的可能性** 如新冠病毒属于不稳定、易变异的 RNA 病毒,针对其变异频率及突变热点等问题暂时难以进行大规模临床样本的验证。病原体在流行过程中发生基因突变,可能导致个别样本扩增区突变而出现检测结果假阴性。

目前,病原学检查常用、快速的方法学仍是采用实时荧光 RT-PCR 技术的核酸检测,临床上对于核酸检测为阴性或阳性的受检者需谨慎对待,应充分考虑各个环节中可能造成结果不准确的因素,或借助实验室其他诊断项目联合诊断,如实验室血清学特异性抗体检测等。

(二)临床实验室辅助诊断项目

1. **血清学特异性抗体检测** 人体遭遇细菌或病毒入侵时,机体细胞可针对细菌或病毒中的特异性抗原产生特异性抗体,特异性抗体随着病程进展呈动态变化,掌握特异性抗体变化规律,有助于充分发挥特异性抗体对呼吸道传染病辅助诊断效用。此外,针对病原体不同抗原表位产生的多种抗体,其产生时间、滴度水平还与患者病情的轻、重分型有关。总体而言,轻症患者特异性抗体出现时间和到达峰值时间早,但滴度水平较低。根据特异性抗体产

生的特征,可以认为各类型抗体的产生情况和抗体水平均与疾病进展有关,通过检测各类型抗体存在情况及其滴度可以推测机体的感染状态。

将抗体检测与受检者流行病学史、临床资料等结合,是辅助核酸检测阴性的呼吸道传染病患者明确诊断的有效方法。

2. 相关病原体抗原检测　为进一步加快发热患者分类救治,早期发现、隔离可疑呼吸道传染病病原体感染者,可增加抗原快速检测作为现有检测手段的补充,检测重点人群口咽拭子、鼻咽拭子样本中新冠病毒抗原。相比较于病毒分离和核酸检测,该方法具有无需特殊检测仪器、操作简便、测试时间短、成本低廉等优势。检测时间在20分钟以内,在急性感染期病原体含量较高时,能够快速检出阳性病例,可用于疑似人群进行早期分流和快速管理。

抗原检测的结果受到诸多因素的影响,包括检测试剂、标本质量、操作过程中反应条件等。要得到准确的结果,必须严格按照标准化步骤操作,避免不良因素对检测结果的影响。

3. 常规支持性检测项目　在确诊患者以及早期未能检测出核酸结果阳性的疑似感染者的诊疗过程中,检验科日常开展的各项常规、血液、生化、免疫检测项目结果,能够帮助临床医师鉴别诊断,监测受检者的生命体征,及时采取相应治疗,掌握用药反应,以免贻误最佳治疗时期。

在新冠肺炎诊疗过程中,检验科医生出具的医学检验报告发挥了重要作用。除核酸检测以外,血细胞分析和白细胞形态、生化指标、免疫指标等均可辅助或鉴别诊断感染状态,同时也可反映疾病的严重程度、功能性失衡及器官损伤、治疗方案是否有效等。

三、对潜在传染性标本的处理流程及措施

新冠肺炎疫情流行最初阶段既已明确其传播途径主要为飞沫传播,通过呼吸道感染人体,并从患者的呼吸道样本中提取到病毒样本。而随着对新冠病毒的研究和认识不断深入,研究者在患者的粪便、尿液、腹水、血液等体液中发现并培养出新冠病毒。因此,新冠肺炎患者检查留取的相关样本,应视为潜在感染性生物因子。在实验室内,应制订严格流程管理和处理这一类标本,以消除感染性因子感染实验室工作人员和造成环境传播的可能性。

(一) 设立专岗,针对性处理感染患者或无症状感染者阳性标本

疫情防控期间设立专人专岗严格管理阳性标本,明确岗位职责,细化岗位事项,对岗位工作人员进行严格培训,制订严格的考核制度,以保障岗位职责安全有效地执行,最大限度降低传播风险。

在人员安排方面,一个核酸检测班次安排一个专项岗位班次,每个专项岗位班次相应安排两名岗位人员,保障标本管理工作的双人核对制。同时,注意人员储备,以保障该专项岗位的可持续性运行。

(二) 严格管理标本安全

标本包装应符合国家卫健委《新型冠状病毒实验室生物安全指南》(第二版)分类包装要求。疑似或确诊受检者标本应标示特殊标识,并单独转运。检测完成后的剩余标本,可在结果报告发出并达到其保存时限要求后,若为检测前非灭活标本,则装入专用密封废物转运袋中进行压力灭菌处理,随后随其他医疗废物一起转运出实验室销毁处理;若为检测前已灭活标本,则无需高压灭菌,直接按医疗废物转运出实验室进行销毁处理。

（三）制订严格的环境处理流程

1. 实验室空气清洁,可采用房间固定和 / 或可移动紫外线灯进行紫外线照射 2 小时以上。

2. 工作台面清洁,使用有效氯含量为 2 000mg/L 的含氯消毒液或 75% 酒精进行台面、地面清洁。

3. 生物安全柜消毒,使用有效氯含量为 2 000mg/L 的含氯消毒液或 75% 酒精喷洒消毒其外表面。手消毒后将垃圾袋带出生物安全柜放入实验室废弃物转运袋中。试管架、实验台面、移液器等使用 75% 酒精进行擦拭。随后关闭生物安全柜,紫外线灯照射 30 分钟。

4. 转运容器消毒,转运及存放标本的容器使用前后均需使用有效氯含量为 2 000mg/L 的含氯消毒液或 75% 酒精进行擦拭或喷洒消毒。

5. 塑料或有机玻璃材质物品清洁,使用有效氯含量为 2 000mg/L 的含氯消毒液或过氧乙酸或过氧化氢擦拭或喷洒。

（四）实验室生物安全操作失误或意外的处理(针对新冠病毒核酸检测阳性受检者相关标本)

参考《新型冠状病毒实验室生物安全指南》(第二版)相关规定进行实验室消毒处理。

1. 新冠病毒毒株或其他潜在感染性材料污染生物安全柜操作台造成局限污染 使用有效氯含量为 5 500mg/L 的含氯消毒液,消毒液需要现用现配,24 小时内使用。此后内容中有效氯含量参照此浓度。

2. 病毒培养器皿碎裂或倾覆造成实验室污染 保持实验室空间密闭,避免污染物扩散,使用有效氯含量为 5 500mg/L 的含氯消毒液浸泡的毛巾覆盖污染区。必要时(大量溢洒时)可用过氧乙酸 $2g/m^3$ 加热熏蒸实验室,熏蒸过夜;或使用气溶胶喷雾器喷洒 20g/L 过氧乙酸,用量为 $8ml/m^3$,作用 1~2 小时;或用高锰酸钾 - 甲醛熏蒸,高锰酸钾 $8g/m^3$ 放入耐热耐腐蚀容器(陶罐或玻璃容器),后加入 40% 甲醛 $10ml/m^3$,熏蒸 4 小时以上。熏蒸时室内湿度 60%~80%。

3. 清理污染物 严格遵循活病毒生物安全操作要求,采用压力蒸汽灭菌处理,并进行实验室换气等,防止次生危害。

四、检验科应对大规模核酸筛查的措施

为应对大规模核酸筛查,检验科建立实验室质量管理体系和应急管理体系,制订工作预案,加强物资储备,强化人员技术培训,提高应急反应能力,确保接到检测任务后,可立即激活应急管理体系,短时间内人员到位、设备到位、物资到位,样本送达后即刻开展检测。

（一）大规模核酸检测实验室资质的申请

依据相关法律法规要求,检验科经过自我评估,向省级卫生行政部门提出大规模核酸检测实验室审核申请,通过后在临床基因扩增检验实验室技术审核合格的证明文件中,可加注"大规模核酸检测",即获得大规模核酸检测实验室资质。

（二）检测能力储备

根据实验室单人单管每天的最大检测量,计算拟承接的筛查任务量,结合检测任务时限,检验科做好人员和仪器的测算、配备,并在此基础上增加 20% 人员、设备配置作为检测能力储备。每日检测 1 万管(单管为 1 万人份、5 混 1 为 5 万人份,10 混 1 为 10 万人份)所

需要准备的检测能力配置如下：核酸检测人员 24~25 人，相关辅助人员 15 人，96 孔核酸提取仪器 4~6 台，96 孔 PCR 扩增仪器 10~12 台，A2 型双人生物安全柜 3 个。

1. 检测人员储备通过检测人员培训，储备后备力量

（1）大规模核酸检测实验室检测人员按照规定接受技术培训并考核合格，持有临床基因扩增检验技术人员上岗证，签发核酸检测报告的人员还应当同时具备相应资质。同时，重视生物安全方面培训，组织开展针对标本溢洒和实验室污染等突发情况的应急演练，以确保实验顺利进行，保证检验人员和标本的安全。

（2）实验室检测人员必须熟练掌握检测流程相关内容，根据生物安全风险评估情况选择对应的防护措施，培训考核通过后方可上岗。

（3）针对核酸检测各个环节，组织在岗及储备检测人员持续学习，提高人员素养，确保检测和报告质量。

（4）保证实验室检测人员数量与目标任务量相适宜，及时地进行实验和报告结果，保证结果的准确性。

2. 实验室场地及物资储备　检验科为应对大规模核酸检测，应预留相应的场地和仪器设备、检测试剂、耗材以及防护用品作为储备，以便接到检测任务可以立即投入运行，大幅提高核酸检测能力。

（1）核酸提取试剂、提取仪和扩增仪器要求：核酸提取试剂与核酸提取仪配套使用，选用扩增检测试剂盒指定的核酸提取试剂和扩增仪。所有设备经过必要的检定/校准，建立仪器设备使用、维护、检定、校准的程序文件，并按照程序文件严格执行。其他八通道移液器、板式离心机、涡旋混匀仪等配套使用。

（2）试剂、耗材准备：按照混采或单采准备相应数量的试剂。除常规检测试剂外，准备 1~2 种灵敏度更高的，且与常规检测扩增靶点不同的其他试剂用于结果复核。配备相应数量的耗材，包括 PCR 扩增板、加长型吸头、试管架等。

试剂与检测仪器相匹配。选用包含针对新冠病毒开放读码框 1ab 和核壳蛋白基因区域的试剂。扩增试剂应当选用国家药品监督管理局批准带有注册文号的试剂盒。选择检测限低、灵敏度高的检测试剂盒（检测限 ≤500 拷贝/ml）。

（3）防护用品准备：医用防护口罩、医用外科口罩、隔离衣、防护服、无粉乳胶手套、鞋套、防护面屏或护目镜、工作帽、洗手液等，按每人每天一套配置 2~3 天用量。按人员体型配置不同型号防护用品。

（三）实验室大规模核酸检测结果的报送

在大规模人群筛查时，人群流行率极低（<0.1%），当混采检测结果为阳性、临界值或单个靶标阳性时，应坚持"逢阳必报、逢阳必处"的原则，实验室发现初筛阳性人员后，第一时间上报，同时开展复核。

实验室信息系统完成与"公众检测信息系统"的直接对接，阴性检测结果直接上传至系统。从采样到报送检测结果控制在尽可能短的时间内完成。

准确、及时、安全地实验室检测可为疫情防控和临床诊疗提供关键技术支撑、发挥核心作用。检验科要勇担重任，建立完善及健全的病原体核酸检测体系，为可能出现的呼吸道传染病疫情，储备充足的检测能力。

（肖艳红　贾会真　刘焕亮）

第七节　普通门诊管理

门诊作为医疗机构开展救治工作的一线场所,专科设置多、人员来源复杂、人群密集且流动性大,是疫情防控的重点和难点区域。综合性医院有门诊血液透析、放射治疗的患者。这些患者往往自身免疫力低下且需长期往来医院,更易发生院内感染。此外,口腔科、耳鼻喉科门诊,胃肠镜、纤维支气管镜等检查需要患者张口、医护人员进行近距离操作,发生院内感染的风险大大增加。如何全面落实门诊防控工作,保障非急诊患者的医疗需求,同时有效避免院内交叉感染,成为门诊管理的关键。

【工作原则】

1. 严格落实两次预检分诊　在医院入口处进行首次预检分诊。包括体温监测、健康(行程)码查验、流调初筛。各诊区分诊台严格落实二次预检分诊,一方面维持诊区秩序,另一方面进行准确流调,尽早发现可疑风险,如筛查出流行病学史异常如近期有中高风险区(含国外)旅居史的人员,由专人指引至发热门诊就诊。在呼吸道传染病防控越来越精准的情况下,医院应及时更新政府指明的重点关注区域,门诊的两次预检分诊均应严格、准确识别此类人员,引导至发热门诊就诊。

2. 根据风险等级合理调整布局和开诊条件　对于口腔科、耳鼻喉科门诊,胃肠镜、纤维支气管镜、肺功能检查等可调整其布局,必要时增加隔断,增加开诊条件,如要求有效时间内的核酸检测结果;在橙色及红色响应等级时除急诊外,口腔科停止普通诊疗活动。

3. 控制人流密度　可通过互联网医院管理慢性病患者,分时段预约诊疗等方式限制门诊区域人员数量,避免人群聚集。

【重点和难点】

1. 形成二次预检分诊长效机制,及时发现和引导发热或流行病学史异常患者前往发热门诊就诊。

2. 根据疫情防控等级,开展全预约诊疗,引导患者分时段就诊。

3. 对不同风险等级专科及人流密集处进行科学合理的布局规划,调整场地安排,减少人群聚集,避免交叉感染。

4. 做好出诊医生、分诊护士传染病相关知识培训,规范门诊诊治流程,保证"零漏诊"。

5. 切实落实"一医一患一室"。

【具体举措】

一、调整科室布局,降低人群密度

1. 调整科室布局　结合门诊实际情况,按照专科风险等级及人流密集度,重新考察门诊布局。对于高风险科室,如口腔科、耳鼻咽喉科、眼科、呼吸内科等专科门诊,采取物理隔断措施,或调整诊室至相对独立区域;对于就诊人员密集的诊区或诊室,适当调整至人流量较少的区域。

2. 降低人群密度　诊室采取"一医一患一室",候诊区域隔位就座。

二、根据疫情防控响应级别,严控线下门诊诊疗人数

1. 提供互联网医院服务　开通互联网门诊,对群众提出的有关疾病诊疗、个人防护问题提供免费咨询服务,引导有相关流行病学史的群众到发热门诊排查。开展线上问诊、线上预约以及慢性病配药等医疗服务,减少门诊患者线下来院就诊次数(详见第十五章互联网医院和人工智能在疫情防控中的应用)。

2. 适当控制来院就诊人次　结合疫情防控响应级别,动态调整线下门诊号源量,引导线下患者到互联网医院就诊。高风险科室根据疫情发展形势决定正常开诊、部分开诊或全面停诊。精准设计预约时段,合理安排各时间段号源量,避免预约患者扎堆就诊。

3. 实施门诊挂号非急诊全预约　全面实施门诊非急诊全预约、分时段挂号;开展多渠道预约挂号方式,引导患者分时段预约诊疗;根据疫情形势可暂停现场挂号和加号;避免院内各区域人群聚集。

4. 开展"流行病学史预调查"　建立先线上后现场的流行病学史预调查,有发热或流行病学史异常的患者指引至发热门诊就诊排查,不予预约专科门诊。

三、完善首次预检分诊及二次分诊流程

(一) 规范首次预检分诊

1. 预检分诊点设置要求　①预检分诊点应设置在门诊、急诊醒目位置,标识清楚,相对独立,通风良好,流程合理,具备消毒隔离条件;②预检分诊点应配备医用外科口罩、非接触式体温枪、水银体温计、手卫生设施、医疗废物桶、预检分诊登记表、预检分诊流程图、对讲机等。

2. 首次预检分诊岗位职责　在门诊和急诊规范设置预检分诊点,对就诊患者进行流行病学史调查及体温筛查,及时甄别发热或流行病学史异常患者。所有进入医院的患者均应经过预检分诊后进入诊区。同时,对患者及家属进行健康教育,如正确佩戴口罩、落实手卫生、咳嗽礼仪、保持社交距离等。

3. 异常情形处理流程　预检分诊点检出发热(体温≥37.3℃)、健康(行程)码异常或流行病学史异常的患者时,立即在《预检分诊登记表》中登记,联系发热门诊,由预检分诊护士引导患者至发热门诊排查,做到"早发现、早诊断、早报告、早隔离、早治疗"。

(1) 指导并确认患者及家属正确佩戴医用外科口罩,要求患者留在指定地点(与其他患者保持至少 1m 距离),使用水银体温计复测体温,认真询问、指导患者填写流行病学史调查问卷并签名,填写"预检分诊登记表"。

(2) 对可疑呼吸道传染病患者(如发热并伴明确流行病学史的)进行上报;按照应急预案更改患者入口;患者离开后及时对接诊台、候诊区等实行终末消毒。

(3) 专人佩戴医用外科口罩,根据情况戴工作帽、手套,加穿隔离衣,按指定路线将患者引导至发热门诊就诊。

4. 加强对预检分诊点的督导,每天两次质量检查。

(二) 落实候诊区二次分诊

就诊区域分为候诊区、诊区、诊室,候诊区由分诊护士管理,落实二次分诊;诊区、诊室由诊区护士管理;另专设巡查护士,负责全面监督各区域工作落实情况,发现问题及时向门诊

管理部门反映。

1. 二次分诊点设置要求　①二次分诊点应设在候诊区,相对独立,有充足空间容纳患者,离诊区有一定距离,并配备专人分诊;②二次分诊点需配备医用外科口罩、非接触式体温枪、水银体温计、手卫生设施、医疗废物桶、二次分诊流程指引等。

2. 二次分诊岗位职责　①管控进入诊区的人员,查看预约凭证,严格执行"五必查一询问",即必查健康码、体温、口罩佩戴情况、健康申报卡(替代纸质流行病学调查表),询问有无发热、干咳、腹泻等十大新冠肺炎相关表现,必要时查验急性呼吸道传染病病原学检测阴性报告;②加强与诊区护士沟通交流,掌握门诊诊区实时就诊情况;③分时段、分批次适量限制患者进入诊区;④维护候诊区秩序,使用临时警戒线和1m线引导患者隔位就座,保持安全距离,避免人群聚集;⑤遇发热或流行病学史异常患者,派发并指导患者及陪同人员正确佩戴医用外科口罩,由专人护送至发热门诊就诊。

(三) 规范门诊就诊流程

1. 严格执行"一医一患一室",加强对诊区人员的活动管理,非就诊人员尽量避免在诊区间穿行。

2. 落实医生首诊负责制,加强对患者流行病学史的问诊和甄别,重点询问是否有发热、干咳、乏力、鼻塞、流涕、咽痛、结膜炎、肌痛、腹泻以及嗅觉、味觉减退或丧失等疑似症状。

3. 复核患者流行病学史。对于近期从中高风险区返回的患者应使用专门的独立诊室。

四、发现发热或流行病学史异常患者的处置流程

在二次分诊点复测体温,如发现体温异常,立即指导正确佩戴口罩,由专人按专用路线引导至发热门诊进一步就诊。对可疑呼吸道传染病患者(如发热并伴明确流行病学史的)相应路线做好终末消杀工作。

如在诊室内,发现患者隐瞒流行病学史,则按图1-3-11处理。发热或流行病学史异常的患者经发热门诊排查急性呼吸道传染病并出具相关证明后,方能在专科门诊就诊。

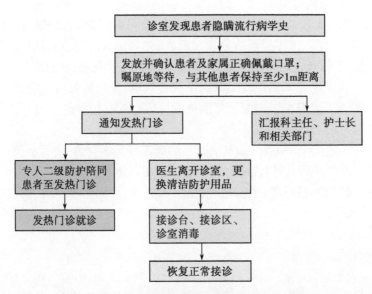

图1-3-11　诊室发现隐瞒流行病学史患者处置流程

五、协助高龄的老年患者智慧就医

1. 制作并发放疫情防控期间的就医指引,引导老人亲友协助就医。

2. 在空旷、通风场所安排医务人员及自助设备协助老人和其他有需要的人群预约挂号。

3. 在空旷、通风场所设立爱心服务点。由导医、志愿者、社工为高龄老年人服务,协助不会使用自助就医设备的老年人以及优抚对象就诊、开药。

4. 在服务点为高龄老年患者提供测温、健康(行程)码查验、流行病学史调查、挂号、开药、缴费、打印检验检查结果、取药等服务。

六、环境和物表消毒

预检分诊点安装空气消毒机,实施至少 12 小时(7:00—19:00)连续空气消毒;物表、物品预防消毒与随时消毒相结合,每日至少 2 次,有明显污染及时消毒;高频接触的物体应增加消毒频次(清洁范围、消毒方法等具体内容,参见本书后勤保障章节)。

(钟焕均　严淑红　彭艳)

第八节　近期中高风险地区／境外返回人员的就诊管理

中高风险地区／境外返回人员虽然已进行隔离观察或居家健康监测,但多地仍发生此类人员在解除隔离／监测后出现核酸检测阳性的情况。因此,在门诊工作中需要加强对这类人员的管理(表 1-3-2)。

表 1-3-2　近期中高风险区返回人员就诊防控措施

患者就诊时所处时期	体温≥37.3 ℃和／或合并咳嗽、咳痰等呼吸道症状者	急危重症患者	需要定期治疗的人员(如血液透析患者、肿瘤放化疗患者、慢性病开药患者、孕产妇)
14 日集中隔离期	闭环转运至定点医院救治		
已完成 14 日集中隔离仍处于 7 日居家隔离期内	1. 按有流行病学史发热门诊就诊; 2. 单人单间留观等待病原学检测结果; 3. 报告患者所属社区、公安; 4. 主动上报区疾控中心	1. 急诊单人单间诊治; 2. 医护人员二级防护; 3. 完善病原学检测、血常规检测等; 4. 必要时完善病原学抗体检测、胸部 CT 等	1. 专科医护人员二级防护至急诊诊治患者; 2. 有入院指征的需请示疾控中心是否转定点医疗机构治疗; 3. 慢性病开药患者推荐使用互联网医院为其开立处方,由社区提供配送服务
已完成 14+7 隔离期仍处于 7 日自我健康监测期内			1. 门诊行侵入性操作(需患者摘除口罩或有体液喷溅的操作)需提供 48 小时内病原学阴性报告; 2. 入院需提供 24 小时内病原学阴性报告,危重症患者无病原学阴性报告前需收治在缓冲病房,固定医护人员; 3. 择期诊治患者需经院内专家组排除急性呼吸道传染病

注:本表的 14 日、7 日等时间仅为参考,具体根据呼吸道传染病潜伏期、国家相关政策等予以确定。

■【工作原则】

1. 首诊负责制　不得拒绝、推诿来自中高风险地区/境外返回的患者。

2. 区分准确　需对这类患者处于隔离/监测的哪个阶段予以明确,进行适当区分;同时重点保障发热患者、急危重症患者的医疗需求,保障孕产妇、儿童、老年人等重点人群的医疗服务。

■【重点和难点】

1. 预检分诊　和二次分诊与普通门诊管理一样,准确的预检分诊和候诊区二次分诊是甄别这类人员的关键。

2. 流程规范　在正确分诊的基础上,发热门诊、急诊及普通门诊均应设立独立诊室,用于接诊中高风险地区/境外返回人员;要求相关医务人员标准防护,避免院内感染的发生。

■【具体举措】

一、严格落实呼吸道传染病预检分诊工作

1. 完善组织框架　医院应当指定专门部门或安排专人,具体负责本院的呼吸道传染病预检分诊工作。

2. 规范预检分诊工作流程　预检分诊工作人员,需熟练掌握疫情防控政策、每日中高风险区(含重点关注地区)变化情况,对所有进入诊疗区域的来诊患者和陪同人员(尤其是近期中高风险地区/境外返回人员)预先进行有关呼吸道传染病甄别、健康(行程)码查验等,并采取必要防控措施,做好预检分诊与发热门诊及其他相关科室分工协调工作。

3. 加强二次预检分诊工作　建议所有就诊区域规划出入口,实行单向通行,入口处设立相对独立的二次预检分诊点,引导就诊患者首先到此处复测体温,在查验健康(行程)码的基础上,就诊人员需填写流行病学史调查问卷(推荐电子问卷),初步排除特定传染病后,再到相应的科室就诊,避免分诊疏漏产生传播风险。

二、细化就诊流程感控措施

1. 做好发热患者的就医管理　对于近期中高风险地区/境外返回人员出现发热,医院要做好就医管理工作,按照有流行病学史的发热患者进行管理。

2. 做好急危重症患者的医疗救治　对于需要紧急救治的患者,综合性医院应当按照相关制度和诊疗规范给予及时救治,不得以疫情防控为由推诿拖延。需要入院的患者,首先收入缓冲病房,排除呼吸道传染性疾病后转至普通病房。

3. 做好需要定期治疗患者的医疗安排　对于需要定期检查治疗的中高风险地区/境外返回人员,如血液透析患者、肿瘤放化疗患者、孕产妇等,医院要通过预约诊疗、分时段就医、加强医务人员防护和院内感染防控等方式,安排好医疗服务,保证患者治疗的连续性。

(1) 慢性病患者长期服用药物推荐使用互联网医院为其开立处方,尽可能配送到家。

(2) 择期诊治患者需经院内专家组排除急性呼吸道传染病。

(刘　倩　管珊珊)

第九节　发热患者 CT 检查管理

CT 检查因简便、快捷以及对细微肺部病变的显示能力,成为明确发热患者是否存在肺部病变、肺部病变种类以及肺部病变严重程度的重要手段。疫情流行期间,发热患者常需进行 CT 筛查以排除肺炎,因而 CT 检查大量增加。CT 检查室环境密闭、机房及候诊大厅人流密集、流动性大,存在潜在交叉感染和疫情扩散风险。因此,设立发热患者专用 CT 检查室是保障医院实现"零漏诊"和"零感染"的重要手段。

■【工作原则】

以疫情防控为第一出发点,在坚决杜绝交叉感染的前提下,优化发热患者 CT 检查的相关环节管理。

■【重点和难点】

1. 如何快速有效地建立起发热患者专用 CT 检查室。
2. 细化患者与工作人员防护和检查流程,避免发生院内感染。
3. 规范发热患者专用 CT 检查室与设备消毒的相关要求。
4. 优化发热患者的 CT 诊断报告流程,准确快速形成诊断报告。

■【具体举措】

一、发热患者专用 CT 检查室的设置

发热患者专用 CT 检查室,采用"三区三通道"设置,即:清洁区、污染区、潜在污染区(缓冲区),以及工作人员、患者、污物三个通道,各分区之间应当有物理隔断,各区域和通道出入口应当设置醒目标识。各区域功能及配置如下:

1. 清洁区工作人员用餐、饮水、休息和存放防护用品的区域。

配置要求:空气消毒机、免洗手消毒凝胶、桌椅、储物柜(存放医疗用品及防护用品,包括医用防护口罩、工作帽、手套、鞋套、隔离衣、防护服、护目镜/防护面屏等)。也可根据场所的大小,增设更衣室、淋浴间、人员休息室及用餐区等。

2. 污染区为 CT 检查室,发热患者在此接受 CT 扫描。

配置要求:一次性垫单、黄色医疗垃圾桶、紫外线灯、空气消毒机、免洗手消毒凝胶、75%酒精。

3. 潜在污染区分为缓冲一区(与污染区相邻)和缓冲二区(与清洁区相邻)。

(1) 缓冲一区:为污染区与 CT 控制室(缓冲二区)之间的过渡区间,医护人员经此进入污染区;或在此摘除护目镜/防护面屏、脱除隔离衣/防护服、鞋套和手套,进行手卫生后,进入缓冲二区(CT 控制室)。区域配置要求:紫外线灯、空气消毒机、免洗手消毒凝胶、黄色医疗垃圾桶。

(2) 缓冲二区:为 CT 控制室,即放射科技术员进行 CT 扫描的工作区域。配置要求:紫外线灯、空气消毒机、免洗手消毒凝胶、黄色医疗垃圾桶、75%酒精。

二、发热患者专用 CT 室的检查流程与人员防护管理

(一) 患者就诊、检查环节的管理

1. 患者就诊、检查路线设置　发热患者(含发热门诊和住院发热患者)的就诊和转运路线需要进行统一规划,并设置明确的标识。门诊发热患者区分有无流行病学史进入候诊区;对于住院发热患者,应严格按照医政部门统一规划的发热患者固定转运路线转运患者;使用专用电梯并配备消毒设施。严格落实转运人员防护要求,检查完成后应做好途径密闭空间(如电梯)的终末消毒。

2. CT 检查过程中患者及场所防护

(1) 院感防控注意事项

1) 严格控制候诊区人数,按照预约时间,由做好防护的工作人员带领患者前往 CT 检查室。

2) 病情允许的情况下,患者就诊全过程需要严格佩戴医用防护口罩,非必要不得取下。

3) 检查前由发热门诊工作人员提前告知患者 CT 检查注意事项,做好知情同意等工作,提高工作效率,缩短检查和等候时间。

4) 每个患者接受检查均使用一次性垫单,一人一更换,检查完毕后立即撤下并丢弃入黄色医疗垃圾桶。

5) 检查完毕后由专职消杀人员进行 CT 检查室的终末消毒。

(2) 辐射防护等其他防护:参照常规 CT 检查要求,注意三查三对、辐射防护及患者安全。儿童患者可在高端 CT 上采用低剂量宽探测器容积扫描代替普通 X 线摄影检查。对病情危重患者防止坠床及其他意外事件发生。

(二) CT 室技术人员防护与操作管理

发热患者专用 CT 检查室应由相对固定的技师操作,各项防护遵循以下流程。

1. 医护人员进入 CT 机房(污染区)的路径及防护建议　医护人员做好二级防护后进入 CT 控制室(缓冲二区)。

2. 医护人员离开 CT 机房的路径及防护建议　医护人员完成污染区(CT 机房)操作后,首先进行手卫生,而后进入缓冲一区,再次手卫生,依次摘除护目镜/防护面屏、脱除防护服/隔离衣、鞋套、手套,手卫生之后进入缓冲二区(CT 控制室),再次手卫生、戴手套后进行 CT 操作。任何情况下,医护人员的防护用品被患者血液、体液、分泌物等污染时,应当立即更换。

(三) CT 检查流程

1. 检查前准备　患者前往 CT 室检查前,由发热门诊或住院部提前电话通知放射科技师。放射科技师评估患者是否适合执行全程无接触 CT 检查,并在医学影像管理系统上登记检查项目信息。尽可能采用无纸化电子申请单,减少经物表传播病原体的机会。前期对发热患者专职陪检人员进行简单的 CT 检查室常见事项培训,内容包括:CT 机房环境、为 CT 机铺设及撤除一次性垫单、纸质申请单的摆放区域、胸部 CT 扫描的患者摆位等。

2. CT 检查方式选择建议　对于意识清醒、行动自主,并且能够与医务人员顺利沟通和交流的患者进行无接触 CT 检查;对于行动不便、意识不清或儿童患者,按照不能自主配合的患者或重症患者检查流程进行检查。

(1) 无接触 CT 检查步骤:患者进入机房后,放射科技师再次通过对讲机核对患者姓名

及检查部位,并告知检查注意事项(如去除检查范围内的金属饰物、扫描过程中屏住呼吸等),同时引导患者快速到达检查床,尽可能减少患者与机房内其他物品的接触。语音指导患者铺一次性检查床单并按照检查项目要求平卧于检查床,期间密切观察患者安全,提醒患者严防跌倒坠床。嘱患者盖上铅床单,尽可能遮挡身体非检查部位。对于配置了人工智能可视化系统(天眼系统)的 CT 机型,可直接在操作间内控制 CT 检查床升降,实现一键自动摆位并完成检查,能够保证摆位的准确性和标准性。

(2) 不能自主配合的患者 CT 检查:对于因身体或精神原因不能自主配合检查的患者,可在放射科技师的语音指导下,由陪检人员协助完成铺一次性检查床单和患者摆位,扫描时陪检人员到防辐射门外的候诊区等待完成检查。

(3) 重症患者 CT 检查:对于重症患者,转运陪检人员可能无法独立完成给患者过床等 CT 检查前准备,此时放射科技师需要在做好防护的基础上,进入机房协助搬动患者完成检查摆位。建议工作人员头部尽量远离患者呼吸道;接触患者前后及时进行手卫生。陪同人员也应按要求做好二级防护和 X 线辐射防护(穿戴铅衣、铅围脖等)。

(四) 检查结束后的注意事项

检查过程中,放射科技师需要即时预览图像,确认图像是否符合诊断要求,确认无误后结束检查,并及时将患者图像数据完整传输至 PACS。督导和协助保洁人员按照一人一床单、一次一消毒的原则,完成终末消毒。

三、发热患者专用 CT 室与设备消毒的相关要求

1. 空气消毒　①无空气消毒机的情况下,采用紫外线灯照射进行空气消毒,需要在无人状态下,每次 30~60 分钟;②有空气消毒机的情况下,建议每 24 小时开启臭氧消毒模式,每次 60 分钟,消毒结束后通风后使用,有助于彻底杀灭环境中隐藏的病毒。

2. 机床的消毒　患者每次检查后使用 75% 酒精擦拭,作用时间不少于 30 分钟。

3. 墙体、物体表面、地面的清洁和消毒

(1) 墙体、地面:使用有效氯 1 000mg/L 的含氯消毒液擦拭或喷洒消毒,按照先上后下、先左后右的顺序依次进行,作用时间不少于 30 分钟,每天两次。如遇被患者分泌物、呕吐物污染时,应先使用一次性吸水材料沾取有效氯 5 000~10 000mg/L 的含氯消毒液完全清除污染,再进行常规消毒。

(2) 耐腐蚀的物体表面如门把手、电源开关、台面、空气消毒机通风口等:使用有效氯 1 000mg/L 的含氯消毒液擦拭或喷洒物体表面,消毒 30 分钟以上用清水擦拭干净。

(3) 不耐腐蚀的物体表面,如检查床、高压注射器等:使用 75% 酒精擦拭消毒 2 次,消毒间隔时间 30 分钟。

(4) 浸泡消毒,如护目镜、防护面罩等:使用有效氯 1 000mg/L 的含氯消毒液浸泡 30 分钟后,清洁晾干备用。

4. 患者用后物品处置　①患者检查后使用的一次性垫单应立即撤走,丢弃入黄色医疗垃圾桶,一患一更换;②患者使用的被罩用有效氯 500mg/L 的含氯消毒液浸泡 30 分钟后常规清洗,或采用水溶性包装袋盛装后直接投入洗衣机中,保持 500mg/L 的有效氯含量进行洗涤消毒 30 分钟。

5. 机房内产生的医疗垃圾　应每班打包撤离清走,后勤人员送至医院"特殊感染"医疗

废物暂存点区域。

四、优化 CT 诊断报告流程

1. 无纸化系统的应用　检查申请单、诊断报告书、知情同意书等书面文件,尽可能采用无纸化电子系统。

2. 快速、准确出具报告的注意事项

(1) 所有发热患者 CT 检查按照急诊处理流程需要第一时间出具初步报告和审核报告,以便快速隔离疑似患者,减少暴露风险,因此建议建立远程诊断系统,实现 24 小时无限制远程登录诊断。

(2) 在肺炎的诊断和鉴别诊断中,流行病学史和实验室检查,如白细胞总数、中性粒细胞、淋巴细胞计数和比例等是重要的辅助诊断依据,建议在接受 CT 检查前先完成上述基本信息的采集和检查。

(3) 所有放射科报告均采用二级审核制度,由一线医师出具初步报告,二线医师进行审核,必要时请示三线医师进行会诊。为保证报告的准确性,二线医师至少应具有主治医生以上资质;三线医师至少已具有副主任医师以上资质。

五、发热患者 CT 检查价值及适用建议(以新冠肺炎为例)

自新冠肺炎疫情发生以来,CT 图像通过显示磨玻璃样病变或实变、铺路石征、白肺等重要征象,在新冠肺炎诊断及治疗决策中发挥重要作用。当缺乏有效的核酸检测技术或各种原因导致核酸检测时效性不能满足的情况下,胸部 CT 检查被作为一线选择广泛用于患者筛查,使尚未获得核酸阳性检查结果的高度可疑病例得到隔离,对于有效防控疫情扩散起到积极作用。同时,大量研究及临床实践也已发现,新冠肺炎患者胸部 CT 表现与疾病分期、肺损伤严重程度和是否发生合并症有关。典型 CT 表现常出现在发病后 3~14 天,相当比例的确诊患者在早期初次 CT 检查中呈阴性表现。因此,CT 检查阴性结果并不能完全排除新冠肺炎的诊断。密切结合患者的流行病学史、症状、体征和实验室检查进行综合判断,有助于降低漏诊风险。在其他类型肺炎诊断中也存在类似问题。因此,医务人员应当正确看待 CT 检查在发热患者病因筛查及患者救治中所能发挥的作用。

(孟晓春　管珊珊　潘希敏)

第十节　住院病区管理原则

住院患者在病区接受治疗,同时还要进行饮食、睡眠活动,不可能做到随时随地佩戴口罩;另外,他们的免疫力相对较低,属于呼吸道传染病易感人群。一些患者病重、病危、生活不能自理或手术前后需要陪护或者家人的陪伴,也增加了疫情传播风险。尽最大可能防止"传染源"进入普通病区是病区管理的关键。

■【工作原则】

1. 压实主体责任　科室主任为病区疫情防控管理责任人,负责统筹安排病区疫情防控工作;护士长为病区疫情防控直接责任人,负责病区疫情防控日常管理工作。

2. 健康监测无漏洞、无死角　对于进入病区所有人员,包括医务人员、保洁人员、患者、陪护(含医院提供和患者家属)、外包人员、临时外来人员等,都需要进行每日健康监测,包括发热情况、传染病疑似症状、流行病学史、健康(行程)码等。在呼吸道传染病防控越来越精准的情况下,医院应及时更新政府指明的重点关注区域,避免重点关注区域人员在无病原学检测阴性结果的情况下进入病区。

3. 严格出入管理,规范陪护实行　病区不探视,非必要不陪护。疫情防控期间,鼓励通过视频、电话等方式进行探视。

4. 预留缓冲病房　必须预留缓冲病房,位于病区的一端,单人单间,用于收治暂无病原学检测阴性证明或无法完全排除呼吸道传染病的急诊患者。使用完毕后进行严格终末消毒。

■【重点和难点】

1. 病区一般存在多个"出入口",如主通道、污物通道、消防通道等,疫情防控期间需进行严格管理,限制人员进入病区,非必要禁止患者及陪护外出。

2. 按要求相应调整床位使用率,找到医疗服务与疫情防控之间的平衡。

3. 设置缓冲病房,进行风险隔断。

4. 做好人文关怀,保障患者在控制陪护、限制探视时的心理状态。

■【具体举措】

一、严把出入口,做好医患行为管理

(一) 封闭管理与门禁设置

病区实行封闭管理。认真梳理各个通道,尤其是污物通道和消防通道,设置门禁系统。但要注意停电时,消防通道仍能保持畅通。在暂不能使用门禁系统时,应有人员进行管控。

(二) 病区出入管理要求

1. 明确责任主体　病区护士长是住院管理第一责任人,其余工作人员则是病区疫情防控管理执行及维护者,全体人员在出入口管理上均需严格按照医院防控管理规定执行,如有违背,严肃追究相关责任。

2. 出入口登记管理要求　①对所有进入病区的人员应严格了解体温、相关症状、健康(行程)码、流行病学史等情况,必要时要求提供核酸检测结果,并做好详细登记,不能提供或有异常者,不得进入病区;②对于本科室医务人员,可以通过工作群等方式登记上述内容,同时还需了解他们共同居住人员的健康监测情况。

3. 严格管理患者及陪护出入　做好患者宣教及告知工作,确保患者非必要不离开病区,并明确告知不得离开医院,离开后再返回,可要求重新进行病原学检测。病区不探视,非必要不陪护。对于确有必要陪护的,例如没有生活自理能力的患者,鼓励请医院陪护;当日手术、病危、病重患者,可考虑家属陪护。对于陪护的管理要求和患者一致。可在门禁系统加入陪护二维码,进行智能管理。疫情防控期间,按现有规定谢绝探视。鼓励通过视频等方式进行探视。

二、明确收治标准，平衡疫情防控与医疗服务提供

患者入院收治标准

健康码为绿码同时满足行程码无中高风险地区旅居史，无不明原因发热、干咳、咽痛等呼吸道症状，无流行病学史、接触史，同时应提供核酸检测阴性结果报告。

1. 急诊入院　在无核酸检测结果或流行病学史不明确时，可收入缓冲病房进行专科诊治，待排除急性呼吸道传染病后转入普通病房。

2. 限期入院　限期治疗的患者（肿瘤及其他需要维持定期治疗的患者），符合入院收治总体要求，可予办理入院手续。

3. 择期入院　适当控制入院。接诊医师评估患者病情，对确需住院治疗的，按照医院防控等级进行相应审批（例如黄色响应级别时由治疗组长审批，橙色、红色响应级别时由科主任审批）。

三、设置缓冲病房，落实环境规范化管理

（一）选址及配套

1. 选址优先病区末端，需有外设窗户连通户外，可开窗通风，并和病房其他区域保持距离，设置脱卸防护用品区域。

2. 尽量靠近垃圾暂存间及污物转运电梯等，满足医疗废物处置及就近转运患者的需求。

3. 要求配置独立卫生间，避免交叉感染；有外设窗户，可通风换气；通风条件欠佳的病房可安装空气消毒机，在无人状态下，能够满足持续或定时进行空气消毒的目的；卫生间安装悬吊式紫外线灯，无人状态下，定时开启，对卫生间进行环境空气消毒。

4. 实行单人单间，设有明显标识，如门牌或地标等，限制无关人员出入。

5. 设置专人专用的诊疗器械等物品，如体温计、血压计、听诊器、治疗车、黄色医疗垃圾桶等。

6. 缓冲区应配置足量的必要防护用品，如医用外科口罩、医用防护口罩、护目镜/防护面屏、隔离衣、防护服、手套、鞋套和胶靴、免洗手消毒凝胶、消毒湿巾、盛装有效氯1 000mg/L的含氯消毒液喷壶等。

7. 如有条件，可安装视频监控。

（二）缓冲病房的患者管理

1. 缓冲病房的患者，应尽快明确或排除急性呼吸道传染病，如确诊则立即联系转定点医院；如排除则转入普通病房进一步治疗。

2. 集中诊疗和护理，减少出入次数。患者的生活和医疗活动，必须在病房内完成。

3. 固定陪护。每日对患者及陪护的体温和症状进行监测，如有发热或出现呼吸道症状应立即上报相关部门。

4. 患者需外出检查时，在检查单上注明"无核酸结果患者"等标识，电话通知相关医技科室，按固定路线送至医技科室检查，一般安排在当天最后一班进行，接诊人员需按照病房防护级别为患者实施检查操作。患者全程佩戴口罩。操作完毕后应对设备、仪器物表、检查室进行严格终末消毒。如有条件，尽量床旁检查，避免外出。

（三）工作人员管理

1. 医务人员应加强个人防护　　正确实施手卫生及穿脱防护用品，防止职业暴露及交叉感染。进入缓冲病房前，在清洁区穿防护用品；离开污染区时，通过缓冲区脱去防护用品，并进行手卫生。防护用品被患者血液、体液、分泌物等污染时，应当及时更换。

2. 严格执行职业暴露及锐器伤防范措施。

（四）消毒要求

参照本书第五章第八节医院环境保洁消毒内容中，隔离病房、发热门诊等重点区域的消毒。在患者排除呼吸道传染病可能，转入普通病区后，应按《医疗机构消毒技术规范》进行终末消毒。

四、病区环境规范化管理

1. 进入生活区先脱下工作衣，做好手卫生，尽量减少对生活区的污染。

2. 加强空气通风，每日至少开窗通风2次（可先关闭中央空调），通风时间至少30min/次。

3. 咳嗽或打喷嚏时用纸巾或手肘盖住口鼻，接触呼吸道分泌物后立即实施手卫生，与其他人保持1m社交距离；避免多人同时同房间进餐，减少不必要的人员聚集。

4. 手机等个人物品在每班次结束后，使用75%酒精或消毒湿巾做好物表消毒，做好个人防护，同时也保障家人。

5. 及时提醒患者及陪护佩戴口罩，注意咳嗽礼仪、手卫生；要求患者及陪护不串病房，不聚集聊天。

6. 在黄色以上响应级别时，建议工作衣每日更换送清洗。

7. 在黄色以上响应级别时，每班次工作开始前，使用75%酒精或消毒湿巾擦拭工作台面及物品。

五、病区特殊患者规范化管理

1. 发热患者上报管理　　住院患者出现发热（≥37.3℃），医生需填写发热患者信息采集表；不明原因发热需复测两次核酸，采样间隔大于24小时，并在HIS系统内上报，收入缓冲病房隔离诊疗，安排固定医护团队人员处理。

2. 中、高风险地区旅居史患者管理　　入院后新发现存在中、高风险地区旅居史的患者，按当地防疫指挥部对该类人员的管控措施进行管理。建议转入缓冲病房，复测两次核酸，采样间隔需大于24小时。

3. 普通病区发现住院患者核酸阳性/疑似病例，因相关接触人员包括医护、后勤人员、其他患者等，均非二级防护，故对于患者动线追踪、密切接触者及次级密切接触者的研判、其他人员的管控及健康监测、相关医疗区域的终末消毒则需要比发热门诊、隔离病房更加严格、规范，具体处理流程见图1-3-12。同时严格按卫生行政部门相关指引进行诊疗行为调整。

六、提升服务能力，做好疫情下的人文关怀

由于疫情防控期间陪护及住院患者非检查不得离开病区，但是在实际病区管控工作中，常出现患者因缺少生活用品、自备药品、自备耗材等物品或特殊餐食，希望外出购置的情况，一定程度上为疫情防控期间的出入口管理造成困难。

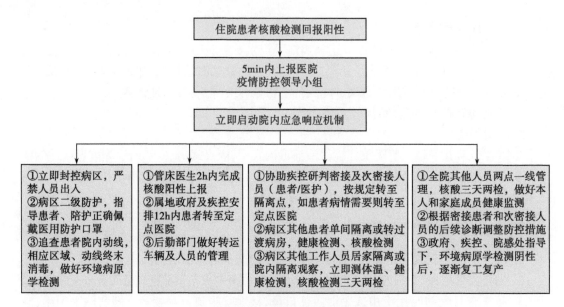

图 1-3-12　普通病区发现住院患者核酸阳性处理流程

1. 针对患者及陪护的多样化需求,建议医疗机构制订调查问卷结合实地调研的方式,分析患者及陪护需要外出的主要原因,如针对患者反馈餐食难吃的问题,可联同后勤处等相关部门,制订多样化菜单丰富选择,满足术后及消化道功能较差患者的饮食需要。

2. 针对患者在院期间生活物品、自备药品及自备耗材缺乏的问题,建议完善入院前患者指引及温馨提醒,提醒患者及陪护提前购置齐各项必需的生活用品。引入相关网络平台,方便患者及陪护在院期间自行登录购买,老年人可支持电话订购生活用品及饭菜。同时打通运送环节,每日由专人配送至患者病房。

3. 对于调研中患者反馈的意见及建议,应充分重视并安排专人跟进,定期进行总结、反馈、持续改进,提升患者就医体验。

(姚 麟　李安琪　叶新梅)

第十一节　获知患者为密接或次密接者的管理

因为交通的便利和流行病学调查的深入和完善,即使医院在出入口、门诊、病房全面开展查验健康(行程)码和流行病学调查,仍有可能发生患者(特别是住院患者)被疾控部门认定为密接或次密接等情况,医院相关部门接到通知后应立即启动相应应急预案,并按规定上报,规范处置。

■【工作原则】

1. 严格按照传染病防控要求进行精准追踪、筛查,对涉及人员(含患者、医务人员及其他人员)采取集中隔离、居家隔离、健康监测等防控手段。

2. 对密切接触者停留过的环境进行终末消毒,并进行环境病原学检测。

3. 妥善安置其他患者,做到既防控疫情,又保障医疗救治,必要时可寻求卫生行政部门和兄弟医院协助。

4. 根据密接者、次密接者在隔离期间的情况变化,调整相应的防控策略。

【重点和难点】

1. 将医院的场地迅速区分为密接或次密接者进行诊疗行为的场所和未前往的场所。
2. 根据其路径,对其接触人员根据是否进行有效防护区分。
3. 在其路径以外的人员管理。
4. 对其前往的诊疗场所进行终末消毒。

【具体举措】

一、上报和启动流程预案

一般为疾控部门通知医院院感或医务部门,也可能通知病区医生或护士,接到通知后应立即启动相关预案,并在 15 分钟内通知医院防控领导小组。组长或常务副组长应进行靠前指挥。

二、属于密接或次密接进行相应处理

属于密接或次密接进行相应处理的流程见图 1-3-13,具体可参考当地疫情防控指挥部要求。

(一) 属于密接人员

1. 立即对患者所在病区进行封控,严禁人员进出。
2. 根据病情,配合疾控部门将患者转至隔离观察点(病情相对平稳,暂不需立即特殊治疗)或定点医院(所患疾病需要立即治疗)。
3. 通过询问患者、医务人员,查看信息系统等方式了解患者住院期间完成的检查和治疗,确定在医院的行动路线。
4. 同病房患者可定义为次密接,同病区和该患者检查、治疗期间接触的未能进行有效防护的人员(包括患者和医务人员、其他工作人员)也可以定义为次密接。这些人员按照防控要求采用隔离观察或居家健康监测:①对于需要隔离观察的患者根据病情分别转往隔离观察点或定点医院;对于需要居家健康监测的患者可根据病情分别出院居家观察或在缓冲病房隔离治疗;②对于医务人员和其他人员严格按要求进行隔离观察或居家健康监测。
5. 对于医院其他人员严格执行两点一线管理,不得聚会、乘坐公共交通工具,进行核酸三天两检,并做好本人和家庭成员健康监测,并根据密接患者和次密接人员的后续诊断调整防控措施。
6. 对密接患者所在病区以及前往检查、治疗的区域进行终末消毒,完成环境病原学检测。

(二) 属于次密接人员

1. 根据病情,配合疾控部门将患者转至隔离观察点(病情相对平稳,暂不需立即特殊治疗)或定点医院(所患疾病需要立即治疗)。
2. 和次密接患者同病房的患者,收住缓冲病房。

3. 通过询问患者、医务人员,查看信息系统等方式了解患者住院期间完成的检查和治疗,确定其在医院的行动路线,对于同病区以及在检查、治疗期间可能接触的人员(包括患者、其所在病区和为其提供直接诊疗服务的其他科室医务人员、其他工作人员)立即测体温,进行核酸三天两检。

4. 对于医院其他工作人员严格执行两点一线管理,不得聚会、乘坐公共交通工具,做好本人和家庭成员健康监测,并根据密接患者和次密接人员的后续诊断调整防控措施。全院其他所有人员完成一次核酸检测,并根据情况相应调整防控策略。

5. 次密接患者所在病区以及前往检查、治疗的区域进行终末消毒,完成环境病原学检测。

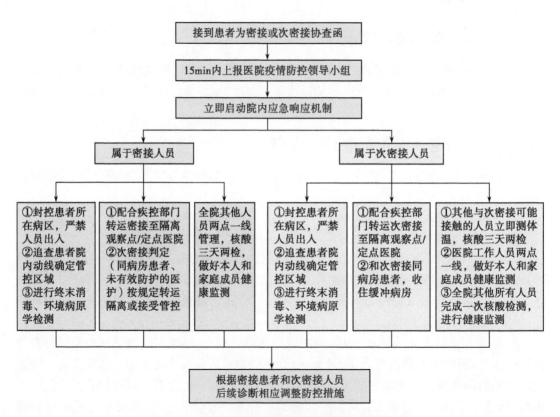

图 1-3-13   获知患者为密接或次密接者的管理流程

(胡 浩 韩旻雁 陈俊榕)

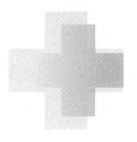

第四章

与疫情相关的员工健康监测与管理

第一节　监测管理制度

　　疫情期间,综合性医院属于高风险机构,医院员工比一般社会人员接触传染源的风险更大,尤其是派驻定点医院、隔离酒店、发热门诊、隔离病房、急诊的工作人员,具有更高的感染可能和风险。而作为专业人士的医院员工若发生感染,对社会造成的负面影响更大。另外,员工及其家人同样存在流动性,为防止将院外发生的感染带回医院,必须对员工和家人进行体温、健康(行程)码的管理。除此之外,由于防控任务重、存在感染风险以及相对封闭管理,会给员工心理造成干扰和影响,因此心理健康管理同样重要。

■【工作原则】

　　1. 定期检测,应检尽检　根据工作人员的岗位不同,疫情响应级别不同,确定不同的核酸检测频率,严格按规定进行全覆盖的核酸检测。

　　2. 全员每日健康监测　全员、全覆盖地监测员工及家人每日健康状况、体温、健康(行程)码。在呼吸道传染病防控越来越精准的情况下,医院应及时更新政府公布的重点关注区域,对相关工作人员及时进行病原学检测。

　　3. 切实落实各项个人防护策略　疫情流行期间,严格管理就是关爱员工。

　　4. 关注员工心理健康　第一时间开展关心、关爱活动,及时开展心理健康评估,必要时进行干预。

■【重点和难点】

　　综合性医院的工作人员结构类型复杂,工作场地多变,既有本院的医生、护士、行政后勤人员,也有常驻的外包公司人员如后勤、保洁、安保、工程人员,还有实习生、进修生、研究生、规培生,及临时来院的工作人员,如媒体人等。如何保证全员、全覆盖健康监测是本项工作的难点。

另外,对发热门诊、隔离病房、医疗废物处理岗位,以及外派医疗队员、有中高风险地区旅居史和可能存在焦虑、抑郁等心理问题的员工,应予以重点关注。

■【具体举措】

一、建立健康管理架构,压实管理责任

实行员工 - 所在科室 - 相关职能部门 - 医院防控领导小组四级管理架构。员工本人是个人健康管理的直接责任人,各科室主任是科室健康管理的第一责任人,各相关职能部门负责人承担管理责任。

1. 人力资源管理部门负责本院在岗职工。
2. 后勤保障部门负责后勤、保洁、安保、餐饮等与后勤保障相关的人员。
3. 教学部门负责实习生、进修生、研究生、规培生等与教学相关的人员。
4. 信息、工程、宣传等职能部门负责相应外包工程师、施工人员、媒体记者等。

二、健康监测管理内容和实施方法

1. 健康监测"五要点" 疫情期间日报员工和共同居住家人的健康监测"五要点",即健康码、行程码、症状(体温)、疫苗接种及病原学核酸检测情况。

各科室通过工作群等方式建立相关电子文档,员工每日上班前进行自我健康监测和申报,科室主任(含行政后勤科室)指定专人质控核对,确保自我健康监测的真实性、准确性、有效性和全覆盖。

2. 定期核酸检测、应检尽检 严格按照工作岗位、疫情防控等级制订核酸检测频率。各临床科室人员(含实习生、进修生、研究生、规培生、保洁员、陪护)在各自临床科室完成,其他人员由预防保健科组织完成。外派人员(含支援定点医院、隔离酒店人员)在所在场地按相关要求完成。

通常,外派人员和发热门诊、隔离病房、急诊以及口腔、耳鼻喉、内镜检查等科室的工作人员检测频率要更高一些。另外,对于外出进行核酸采样、疫苗接种等人员,在其完成任务返回后要组织一次核酸检测,但要注意疫苗接种和核酸检测之间时间间隔,避免疫苗接种人员出现核酸检测假阳性。外出离开省域或市域返回医院工作人员可根据国内疫情情况在上班前进行核酸检测。

3. 心理健康监测 对需要进行闭环管理尤其是封闭管理的工作人员及时开展心理健康评估,必要时进行干预(详见精神心理管理章节)。

三、特殊情况管理

1. 对于有接触风险或潜在风险的员工,督促其严格按照政府防疫管理规定落实隔离观察、居家健康观察等措施。
2. 对于有中高风险区或重点关注地区旅居史的员工,可以在居家健康观察的前提下实施三天两检的核酸检测。

3. 有发热等不适症状的员工应严格按规定在发热门诊(如有条件时,可建立员工专用发热门诊)进行相关筛查以明确诊断。

4. 封闭式管理重点人群的鉴别。以下类别员工应列为健康管理的重点工作:高风险抗疫工作进行中、高风险抗疫工作结束后进行医学隔离观察的员工,疫情防控需要进行隔离管理或居家健康监测的员工。人力资源管理部门应有专人跟进监管,党支部、工会、后勤等部门也需共同参与,给予关爱和帮助。

(姚　麟　胡　浩　杜彩虹)

第二节　高风险工作人员的闭环管理

隔离是将传染期内的传染病患者或病原携带者安置于指定地点,避免与周围人群接触,以控制传染源,防止病原体扩散的措施。在呼吸道传染病暴发流行时,针对传染源或可能的传染源(密切接触者、次级密切接触者),采取适当类似隔离的管理措施,可以最大限度地减少传染病传播机会。

综合性医院中发热门诊、隔离病房、负压转运救护车、外派医疗队和外派隔离酒店人员属于高风险工作人员(包括医生、护士、保洁人员,下同),急诊工作人员则需根据本地疫情情况予以判断和调整。这类人群可能与确诊或疑似病例直接接触,其感染的风险较高。因此,应对该类人群进行闭环管理,必要时进行封闭管理。

■【工作原则】

强调高风险工作人员需要进行闭环管理。闭环管理是指医疗机构全面管理高风险工作人员工作、生活以及结束本期工作后的休整,并有效监督各个环节和流程。在工作期间可区分封闭管理和非封闭管理。在休整过程中,可进行集中隔离或居家健康监测。应按照政府指令要求进行闭环管理。

一、本期工作内

1. 封闭管理工作人员不离开工作区域,休息时间在就近指定区域集中管理。一般来讲,外派隔离酒店以及支援定点医院的工作人员应进行封闭管理;橙色或红色响应级别时,发热门诊、隔离病房的工作人员也应进行封闭管理。

2. 非封闭管理工作人员实行两点一线管理,不聚集、不聚会,尽量不乘坐公共交通工具。一般来讲,黄色响应级别时发热门诊和隔离病房可以采用;橙色以及红色响应级别时,全院都应该采取两点一线的闭环管理。

二、完成本期工作后进行休整

休整方式包括集中隔离和居家健康监测两类,以在工作期间是否接触确诊病例(含核酸阳性者,下同)为主要选择标准。

1. 集中隔离　在工作期间,如接触过确诊病例,结束后还需进行一定时间的集中隔离。

2. 居家健康监测　在工作期间,如未接触过确诊病例,可进行居家健康监测。

■【重点和难点】

1. 医疗机构根据疫情形势、岗位特点、风险程度,进行精准闭环管理。在工作期间采取封闭管理和非封闭管理;在休整期间实施居家健康监测和集中隔离管理。

2. 对闭环管理人员进行充分教育和全面管理。强调传染病防控的重大意义,督促非封闭管理人员自觉遵守两点一线管理规定;确保封闭管理人员不离开工作和指定生活区域。

3. 优化封闭管理流程。开展封闭管理时,为控制风险,应规范管理,并对工作和生活流程进行优化,最终达到零感染、零扩散、零差错目的。

4. 封闭管理的休息场所和集中隔离的环境与配置。医疗机构应对这些生活地点进行合理选址,优化布局,完整配置。

5. 封闭管理和集中隔离的人文关怀。工作人员采取独处模式,且周期长,个体差异性大,医疗机构应开展个性化的人文关怀,严防不良事件发生。

6. 封闭管理的休息场所和集中隔离区域的清洁消毒与医疗废物处置。因为其可能具有传染性,所以产生的所有物品(包括生活垃圾),都纳入医疗废物,规范处置。

■【具体举措】

一、工作期间的闭环管理

(一)非封闭管理

1. "两点一线"(医院、住所往返)

(1)实施行为管制:尽量避免乘坐公共交通工具,如必须乘坐,应正确佩戴医用外科口罩;避免前往人群聚集区域;保持人际交往距离。

(2)实施健康监测:每日清晨上报1次健康(行程)码;每日早晚2次监测体温并进行健康状态告知,如有无发热、干咳、乏力、腹泻等不适症状;每2日至1周(视当地疫情而定)接受1次急性呼吸道传染病病原学检测。

2. 个人良好感控行为 在生活和工作中,注意养成良好的感控行为,如不串门、不聚餐、不堂食、保持人际交往距离、戴口罩、手卫生等,工作期间注意清洁区、污染区、潜在污染区的行为规范。

(1)上班时,根据诊疗行为,正确进行个人防护,避免发生职业暴露。下班时,完成个人卫生处置。

(2)回家后,对居家环境进行洁污分区,在家门口设置"缓冲区",放置简易衣架、外出服、外出鞋、口罩、免洗手消毒凝胶、垃圾桶等。进家门之后,先脱外出服、外出鞋,放置在"缓冲区"的简易衣架上。也可在"缓冲区"放置居家服,但外出服和居家服要分开间隔放置,不能接触相互污染。不需要带进家里的物品,可留在"缓冲区"靠门一侧;需带进家里的物品,如手机等,可以用75%酒精或消毒液擦拭其表面后,带进室内;最后,进行手卫生后,再进入洁净的居家环境。

(3)外出衣物或鞋子表面有肉眼可见的污渍,需先去除污渍,再用含氯消毒液浸泡,最后再进行常规清洗。若无明显污渍,放在干燥通风处即可。外出用的口罩丢入专用垃圾袋内,扎紧垃圾袋口,丢弃至垃圾桶。

（二）封闭管理

1. 工作期间严格个人防护，防止过于疲劳。需要进行封闭管理的人员属于高风险区域或岗位工作人员，其感染风险较大，必须正确做好个人防护，在脱除防护装备时，应有视频或专人监控。在排班时，每班次不宜太长（4小时为宜）。

2. 休息期间在指定区域集中隔离休息可根据具体情况在医院或附近酒店选择合适场地进行集中隔离休息。

（1）下班后直接前往休息场所：如在医院内部，其行走路线应注意避免和其他区域重叠；如在酒店，应有专用班车往返，驾驶室尽量相对隔离，司机佩戴医用防护口罩，同时也进行封闭管理。

（2）单人单间：饮食在房间内完成；房间内外设窗户，满足日常开窗通风换气的需求；配置独立的冷暖空调，不使用中央空调；提供电视、网络支持，方便与外界沟通，保持良好的人际交往习惯；房间内尽量减少织布等消毒困难的物品。

（3）实施健康监测：每日清晨上报1次健康（行程）码；每日早晚2次监测体温并进行健康状态告知，如有无发热、干咳、乏力、腹泻等不适症状；每2日至1周（视当地疫情而定）接受1次急性呼吸道传染病病原学检测。

（4）进入房间前注意个人健康行为：进行洁污分区，设置"缓冲区"，注意包括随身物品、衣物及鞋子的处理，可参见上文。

（5）进入房间后：第一时间洗澡（热水，大于30分钟）、洗头发、冲洗眼睛、耳朵、鼻腔、口腔。

（6）日常通风：每天对外开窗通风3次，每次至少半小时。空调开放期间，外设窗户可适当留缝通气。

（7）垃圾处置：产生的垃圾及丢弃物品，均作为医疗废物处置。签订协议，由专业医疗垃圾处理公司处理。

（8）人文关怀：医院应成立人文关怀小组，提供心理支持与疏导，帮助隔离人员，排解孤独寂寞，保持积极乐观心态。开展心理咨询活动时，建议实行点对点心理咨询工作。同时，还可以利用网络，组织线上视频。加强身体锻炼，调节情绪，缓解压力，帮助睡眠。

二、休整期间的闭环管理

高风险岗位人员（尤其是隔离点、发热门诊、隔离病区且进行封闭式管理的工作人员），建议工作时长不超过1个月。工作结束后应进行适当休整。一方面是对于结束高风险工作后的调整和放松，便于投入下一阶段的其他工作；另一方面也是对其健康状况的监测和管理，进一步避免可能存在的潜在感染导致传染病传播。根据其工作期间是否接触确诊病例，可分为居家健康监测和集中隔离。健康监测期/隔离期时长参考流行的急性呼吸道传染病最长潜伏期，一般休整期等于或略长于健康监测期/隔离期。

（一）居家健康监测

对于工作期间未接触过急性呼吸道传染病确诊病例，工作结束后可进行居家健康监测，监测期参考流行的急性呼吸道传染病最长潜伏期。

1. 应独立单间居住，不得外出。卫生间最好独立使用，如不能独立使用卫生间，则使用后立即做好物体表面消毒工作，尽可能减少与共同居住人员接触，做好居家环境清洁与消毒。与居家健康监测人员接触的工作人员,应当做好呼吸道飞沫和接触传播的防护措施。

2. 实施居家健康监测时,还应注意以下几点。

(1) 当日开始,分别在第 1、7、14 日,进行 3 次病原学检测。每天早、晚各进行 1 次体温测量。

(2) 即使病原学检测阴性,也仍需持续至居家健康监测满。

(3) 居家健康监测期间,一旦出现任何症状(如发热、干咳、乏力、腹泻等症状),立即向当地疾控机构报告,并按规定送定点医疗机构诊治,采集标本,开展实验室检测与排查工作。如排查结果为急性呼吸道传染病确诊病例,应对其密切接触人员进行调查和医学观察。

(二) 集中隔离管理

主要适用于工作期间接触过确诊病例,休整过程则需要集中隔离管理。其期限从和患者接触的最后一日开始,直至急性呼吸道传染病最长潜伏期结束。严禁在隔离期间外出,不得以任何原因私自离开隔离房间、与外界人员(包括家人、朋友)直接或间接接触。细节可参见本章工作期间封闭管理相关内容。

(姚　麟　崇雨田　吉芳芳)

第三节　进修生管理

综合性医院接收外单位进修人员申请时,需充分考虑当前疫情防控形势,明确制订疫情期间进修生外出审批流程、返院流程和日常监测报告制度等进修生管理方案。同时根据当地疫情形势,结合最新疫情防控要求,及时更新和调整针对进修生的疫情防控措施,保障如期实现进修培训工作,并避免院内感染发生。

【工作原则】

1. 实行临床科室和行政管理部门双线管理。

2. 科室督促落实进修生遵守各项防疫工作要求,指导其疫情期间安全有效地开展学习和工作。

3. 教务处严格动态监控在院进修生的健康监测和行程管理工作。

【重点和难点】

1. 建立多部门及临床科室的联动及快速响应机制,做好进修人员防疫工作安排。加强科室负责人对进修生管理的责任感。

2. 进修生人数众多、来源地复杂、在院分布广泛,需快速、准确地掌握进修人员健康状态、排查健康风险问题。

【具体举措】

一、招收管理

1. 根据医院疫情防控等级要求,评估进修生来源地风险等级后进行分类安排,稳步启动进修生招收和新一期进修生报到工作。

2. 为保障教学进度,教务处组织网络培训课程,包含入院常规培训和防护培训,供进修生在隔离期间学习。培训合格而隔离期满未有任何急性呼吸道传染病症状的进修生,正常安排来院进修手续,参加临床工作。

二、日常管理

1. 健康监测管理按照本院医务人员监测标准,由教务处实施健康监测日报,及时精准地掌握在院进修生健康动态信息。报告内容包含健康(行程)码、病原学检测、流行病学史调查等信息。同时还应了解其居住地和共同居住人员情况(扩大至单元或小区)。

2. 加强精准排查、动态管理,发现情况及时报告、及时采取措施。要求所在科室,如遇进修生发热待查、涉疫情相关人员接触史、疫区旅居史等特殊情况,需第一时间直报教务处,教务处负责追踪完成相关流行病学调查,指导进修生按医院相关防疫要求进行就诊或隔离观察。

3. 加强培训考核工作,定期组织疫情防控培训和考核,如基础防护技能、穿脱防护服技能、职业暴露处理、院内发现疑似急性呼吸道传染病患者的处理流程等。

4. 人员外出及返院管理

(1) 根据医院疫情防控等级要求,对离院外出进修生进行严格管理,严禁前往疫情中、高风险区。因个人或单位重要特殊原因或原单位来函要求返回的,经审批后方可离开。

(2) 进修生返院管理:从中高风险地区返回至少隔离2周,核酸检测结果阴性后可返院;从低风险地区乘坐公共交通返回且路程较远的,建议居家健康监测1周。可根据疫情情况以及医院疫情防控等级要求,做必要调整。相关检查结果无异常且无急性呼吸道传染病症状等异常健康情况的进修生,经个人申请、科室负责人同意、教务处完成备案(表1-4-1)后,方可返院。

表 1-4-1　进修生外出申请表及流程

姓名		联系电话	
单位名称		进修科室	
离开时间	年　月　日	计划返回时间	年　月　日
前往地区	省　市　区	风险等级	□低　□中　□高
前往方式	□飞机　□火车　□大巴　□自驾车　　航班、车次号:		
申请原因	本人承诺外出期间不聚集、不流动,不前往与申请地点不一致区域,每日向科室汇报行程和健康状况,返岗前进行核酸检测。 　　　　　　　　　　　　　申请人签字:　年　月　日		
进修科室意见	□同意　□不同意 　　　　　　　　　　　　　科室主任签字:　年　月　日		
教务处意见	□同意　□不同意 　　　　　　　　　　　　　签字:　年　月　日		
分管院领导审批意见	□同意　□不同意 　　　　　　　　　　　　　签字:　年　月　日		

续表

	本申请表格一式两份,继续教育科留存一份,本人留存一份并在返院前填写以下内容:	
返回登记	返回本市时间：　月　日何地返回:省市区 返回方式:□飞机□火车□自驾车　航班、车次号: 是否有发热或呼吸道疾病相关症状:□是□否 是否与高危人群(疑似、确诊病例或病原学检测阳性者)接触:□是　□否 核酸检测时间: 结果:	
教务处意见	□同意,建议居家观察天后,健康(行程)码无异常、核酸检测结果阴性,可返岗工作。 □不同意。 <div align=right>签字：年　月　日</div>	
分管院领导 审批意见	□同意　□不同意 <div align=right>签字：年　月　日</div>	

(陈柏权　刘广健)

第四节　学　生　管　理

学生是医院重要人群,包括实习生、见习生、研究生、住院医师规范化培训(简称"规培")学员等。其在院期间的疫情防控,应由医院教学管理部门承担主要管理职责。并负责制订疫情防控期间学生管理方案,包括出行审批、健康监测、考勤管理、宿舍管理和教育引导方案等。

■【工作原则】

根据学生群体特点进行分类管理,落实临床科室统筹,强调导师教育引导,充分发挥学生主观能动性,加强党建与思政教育引导,与院校进行有效沟通。

■【重点和难点】

1. 疫情防控期间,组织学生常规开展教学活动,保障疫情期间人身安全。
2. 谨慎调动优秀青年学生力量参加抗疫工作,妥善做好学生健康与行程监测、思政教育和心理引导。

■【具体举措】

一、明确学生管理范畴,把控学生抗疫风险点

医院学生管理范畴通常包括规培学员(博士后、社会人员和并轨培养专业型研究生)、研究生、实习生和本科见习生。其中,参加规培的博士后、社会人员按照医院职工管理,并轨培养专业型研究生纳入学生管理。

疫情防控期间,各类学生按照学校相关要求进行学习、研究和临床工作,不建议没有获得医师资格证书、医师执业证书的各类学生参与急性呼吸道传染病暴露高风险的临床工作。

二、落实主体责任，加强管理纪律

临床科室是学生学习和工作的主要场所，同时也是疫情防控的主战场，所有学生均应纳入科室疫情防控的人员管理中。

1. 规培学员管理 规培学员纳入本院医师管理范畴，由科室、教学管理部门共同管理。

2. 研究生管理 研究生导师作为研究生培养的第一责任人，应合理安排学习任务，加强纪律教育，引导学生遵守各项疫情防控要求。

3. 见习生、实习生管理 见习生、实习生的学习计划由医学院校总体规划，并由医院教学管理部门根据疫情防控情况进行调整。

三、出行管理要点

学生出行要求与医院职工保持一致，遵守区域防控政策，严禁前往疫情中、高风险区。特殊出行计划需报所在科室、教学管理部门和主管院领导审批，见习生、实习生还需院校管理部门相关负责人审批同意。

四、学生住宿与健康监测管理

(一) 健康监测管理

1. 健康监测管理职责 医院教学管理部门应清晰掌握学生每日健康监测信息，并如实、按时上报学校。不断强化学生防护意识，告诫学生当健康监测有异常时，应及时报告导师、科室负责人及医院教学管理部门。

2. 异常健康情况处理

(1) 责任教学人员详细了解学生异常健康情况后，应及时指导并协助学生进行相关诊疗处理，坚决不允许学生带病上岗。

(2) 学生如出现发热、咳嗽等呼吸道感染症状，可参照医院职工就诊流程进行就诊。医院在需要时给学生提供防护用品、就诊渠道、隔离空间和生活物资等支持。

(二) 考勤管理

临床科室及导师负责学生考勤，对于因病缺勤者应及时了解情况，必要时报教学管理部门。

(三) 学生住宿管理

1. 宿舍卫生管理 要求学生做好个人防护及宿舍清洁卫生工作，公共区域戴口罩，做到勤洗手、多通风、少聚集，每天整理好个人内务卫生，定期清理房间内垃圾等杂物，彻底清除各类病媒生物孳生环境。

2. 外来人员管理 外来人员(访客等)不得进入宿舍，相关工作人员进入宿舍需核实工作证件，并进行体温测量、登记，无异常方可进入。

3. 院外住宿管理 院外住宿的学生需得到医院教学管理部门同意，并登记详细地址、住宿人员和紧急联系人。医院教学管理部门和后勤管理部门不定期上门检查住宿环境、水电安全和内务卫生，重点了解周边人员情况。

(四) 学生教育和引导

1. 正确引导学生认识防疫工作 引导学生认真学习防护知识、防控要点和注意事项，正确认识疫情,消除不必要的紧张和恐惧,积极配合防疫工作,杜绝个人通过自媒体或社交软件等传播和扩散不实疫情信息及发表不当言论的情况发生,强调重大公共卫生事件信息均以政府部门公布信息为准。

2. 加强防疫培训　定期组织疫情防控培训和考核,增强自我保护和应急处理能力。

3. 坚守防疫底线　对不遵守学校、医院防控管理要求,不如实报告(包括漏报、瞒报)每天健康情况及相关流行病学史的学生,将严肃处理对学生防疫教育与管理不到位的导师及科室。

(秦启元　刘广健)

第五节　外包公司人员管理

医院后勤保障服务人员包括保安、保洁、陪护、被服清洗消毒、污水处理、医疗废物处置、维修等岗位工作人员,这类人员的工作范围覆盖医院各个角落,会与院内其他人员面对面接触,涉及院内传染性疾病高风险区域。同时,这类人群常为外包公司即第三方管理,流动性大,且受院感防控专业培训、知识结构背景等限制,成为急性呼吸道传染病流行期间院感防控最薄弱的环节。例如,某机场保洁业务外包,日常管理松懈,没有严格落实疫情防控责任及相关防疫规定,导致较为严重的疫情扩散。

■【工作原则】

提高实时监管能力,分清医院与外包公司责权,发挥医院主体引领示范作用,稳定外包服务人员队伍,确保后勤与一线有机融为一体。

■【重点和难点】

由于外包服务人员流动性大、院感防控专业知识不足,且疫情期间物资储备存在短板,因此外包公司承担后勤保障的稳定性和可控性变弱。医院对于外包公司的防疫物资进行评估,未达标者需禁用;必要时,医院可以短期内无偿提供应急物资。

■【具体举措】

一、实行医院、外包公司、外包服务人员三方的层级负责制

通过签订合同、承诺书等手段明确各自的职责,公司对员工健康状况负责,医院加强对公司及员工行为管理,使其自觉约束行为举止。

二、建立有效的后勤服务运行评价机制

签订业务外包合同要明确双方的权利义务、业务外包的范围、业务外包工作的标准和规范、应对突发事件外包公司的管理责任等条款,医院应加大外包公司的监管,一旦发生偏离合同目标或质量达不到目标要求的情形,及时要求外包公司调整改进。若构成重大违约,可要求外包公司进行赔偿或是解除服务合同,以增加对外包公司的约束力。同时,医院应该有未雨绸缪的意识,预先制订各种有针对性的后勤保障应急预案,以备不时之需,最大限度地

减少突发事件所造成的影响。

三、建立员工健康监测制度

1. 每天组织体温、呼吸道症状及有无流病学史的监测严格执行疫情"日报告,零报告"制度,每天上班前向医院主管部门报告,医院行政主管部门做好日常监督落实工作。

2. 建立员工健康档案,并应保存至疫情结束。提倡使用小程序(APP)方式进行个人申报或档案记录,提高效率。档案内容应包括每日体温(症状)、健康(行程)码、核酸检测结果、疫苗接种、外出情况等。

四、严格开展人员培训、考核和监督

针对外包人员的文化层次,开展有针对性的培训。培训由院感、后勤总务、教学部门等组织落实,具体应注意以下方面。

1. 按具体工作岗位、职责、流程进行分类培训。

2. 对涉及高风险区域(如发热门诊、隔离病房)、高风险环节(如确诊 / 疑似病例的污物处理)、高风险设施(如负压救护车、感染性医疗废物处置站)的人员进行重点培训。

3. 培训个人防护装备的使用,重点为不同防护等级、不同风险区域防护装备的着装,尤其是脱除过程。

4. 培训完毕后应进行逐一考核,确保合格后上岗。

5. 在实际操作过程中,院感和护理部门要随时督导,进行持续改进和再培训。

五、人员管控措施

1. 员工应杜绝不必要的外出、聚餐、购物等活动,提倡"上班回家两点一线",不聚会、不聚餐、不去商场等人员聚集的地方。

2. 应建立疫情期间外出报备制度,原则上取消休假及探亲、访友,如有特殊原因确需外出,必须严格执行报批程序,经医院主管科室审批同意后才能外出。

3. 对新聘人员应详细了解其流行病学史,暂停招聘疫情中高风险地区人员,完成健康体检后,经医院主管部门同意后才能聘用。

4. 公司要全面了解返岗员工疫情期间动态,并向医院主管部门登记备案。有疫情发生地区旅居史及与确诊病例、疫区人员有密切接触情况的员工,应在返岗前进行隔离观察或居家健康监测,并按要求完成核酸检测。如有出现发热、感冒相关症状的员工,应当及时前往发热门诊就诊。

六、落实"应检尽检"制度

要将外包人员纳入医院"应检尽检"范畴,做到主动发现、快速处置,避免院内感染传播。

七、疫情防控教育

1. 针对高风险部门的工作人员,应进一步完善工作流程。工作手册和岗位流程应以图文可视化形式呈现,做到标准流程可视化、颜色分区可视化、区域定位可视化、洗手流程可视

化、荧光标记引导可视化,做到步骤清晰、操作性强,工作人员一看就懂,一学就会。要根据不同情形下的应急预案要求,组织工作人员开展应急演练。

2. 关注疫情期间员工的心理状况,重点开展疫情预防知识宣教,宣传的内容包括疾病临床表现、作业场所卫生要求、传播风险与途径、个人卫生防护及传染病相关知识,尽可能消除员工恐慌和焦虑,稳定员工队伍。对一些高风险岗位,如发热门诊和隔离病区的保洁员,应适当给予关心和物质奖励,以激励他们与医务人员并肩作战的决心。

3. 开展疫情防控专项法治宣传教育,引导员工不对疫情情况夸大事实,不恶意炒作,不传谣、不造谣。

八、关注外包公司物资储备

疫情期间外包公司的防疫物资采购困难,而双方合同普遍不包括该项内容,易出现外包公司不能按照防疫要求执行防疫措施的情况。因此,应将外包公司防疫物资需求也纳入医院整体物资保障规划,采取代购或定人、定额免费提供的方式。

九、集体(员工)宿舍管理

1. 严格出入口管理　集体宿舍应在楼栋出入口设置卡口,非宿舍入住人员禁止进入。进入宿舍的所有人员进行体温检测、健康状况监测并做好记录;对体温≥37.3℃的人员和身体状况明显异常的人员,禁止进入。

2. 分类安排入住　集体宿舍预置隔离房间,隔离房间单人单间,尽量安排独栋或独层宿舍,使不同区域相对隔离。对于需要居家隔离的员工应安排在隔离房间,不得与其他员工混住。

3. 压减单间入住人数　尽量减少每间宿舍住宿人数,床位之间尽可能隔开,床铺采用分隔措施。

4. 加强通风　关闭中央空调,加强宿舍通风换气,若自然通风条件不足,应安装鼓风机、风扇等机械通风装置,确保室内充分通风透气。每天至少通风2次,每次不少于30分钟。

5. 严格住宿行为管理　杜绝员工在不同宿舍间相互串门或聚集,离开房间进入公共区域时,必须佩戴口罩。要求勤洗手、勤换洗、勤清理垃圾,保持地面干爽。暂时关停一些公共场所,比如娱乐室等。

6. 加强保洁消杀　加强宿舍清扫、消毒次数,每天早晚2次对集体宿舍进行清洁消毒,每日至少用有效氯500mg/L的含氯消毒液对楼梯扶手、电梯按钮、门把手、房间地面等进行1次消毒。

(朱炳强　张良友)

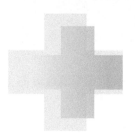

第五章

后 勤 保 障

第一节　医院区域风险划分与管理

医院常根据功能划分为行政办公区、住院部、辅助检查(含手术)室、门诊、急诊、发热门诊、隔离病房等不同区域。在呼吸道传染病流行时,这些区域存在传染源的风险不同。另一方面,如存在可能产生飞沫、气溶胶等的动作(例如进食、咳嗽、张口操作等),风险也将增加。因此,有必要将上述区域根据风险进行划分,分类进行管控,特别是对于发热门诊和隔离病房区域。某市三甲医院因院内感染引发本土聚集性疫情,暴露出医院没有严格实行医疗区域分类管控的问题。

■【工作原则】

1. 风险区域管理原则

(1) 避免非必要人员进入相对低风险区域,严防输入。对于行政办公区域、工作人员生活区等,应加强门禁管理,防止无关人员进入。

(2) 对于普通病房,减少人员之间流动、交流,防止已经完成传染病筛查的住院患者(陪护)离开病区(院区)。特别加强缓冲病房的管理。

(3) 对发热门诊和隔离病房实施相对隔离,闭环管理。严格管控进入该区域的人员,对该区域人员应重点考核个人防护,并加大健康监测和核酸筛查的力度。

2. 防护适应原则　所有人员的穿戴防护级别应严格适应所在区域。

3. 公共区域监控原则　做好视频监控设计,保障人员动线和行为的可追溯。

■【重点和难点】

1. 如何区分医院各区域的风险。

2. 如何制订具体措施、合理动线,既保障医疗业务正常开展,又保障风险可控。

【具体举措】

一、做好各区域风险分析

各区域风险分析见表1-5-1。

表 1-5-1   各区域风险分析

院内区域	人员	定期核酸检测	准确健康(行程)码	产生飞沫、气溶胶可能	分泌物、排泄物接触可能	个人防护	风险
行政办公区域(含住院部办公区)	本院员工	能	绿码	低	低	医用外科口罩、普通着装	低
	外来合作人员	严格管理后能	严格管理,绿码				
住院部普通病房	完成核酸筛查	单次	绿码	中等	中等	医用外科口罩	较低
住院部缓冲病房	未完成核酸筛查	未能	绿码	中等	中等	患者医用外科口罩,医务人员一级防护+	中等
门诊	非发热患者	根据疫情防控级别指引	绿码	中等	中等	患者医用外科口罩,医务人员一级防护+	中等
急诊	非发热急诊患者	不能(可在诊前要求或诊后补做)	绿码或不能明确	中等	中等	患者医用外科口罩,医务人员二级/一级+防护	中等偏高
内镜检查、口腔科、耳鼻喉科等		必须完善(急诊例外)	绿码(急诊例外)	高	高	患者无口罩,医务人员一级防护	较高
发热门诊	发热患者	必须完善	绿码或不能明确	有呼吸道症状时高	有呼吸道或消化道症状时高	医用外科口罩,医务人员二级防护	高
隔离病房	不能除外呼吸道传染病						

二、各区域的管控

1. 普通病房管理责任人为各病区护士长。患者非必要不离开病区,不得离开院区。非必要不陪护、不探视,按现有规定可谢绝探视。鼓励家属使用电话、视频手段进行探视。

疫情期间原则上不允许留陪护,对于缺乏生活自理能力、语言沟通障碍、已收到病危或病重通知、被诊断为疾病终末期的患者,可申请留陪护家属1名。陪护需完成健康体检及流行病学调查后方可进入病区,视同患者本人纳入病区人员管理。

入院须知中应明确告知上述内容。科室应通过门禁系统管理病区各出入口,科主任和医生在查房时应进行强调。

2. 急诊、发热门诊、隔离病房、预检分诊处、手术室、重症监护病房、产房、检验科、血液透析中心等区域责任人为该区域护士长、预检分诊护士。禁止外来人员探视,工作人员实行分类分区授权进入管理,非授权人员禁止进入上述区域。工作人员应尽量减少人员流动并缩小活动区域。

3. 行政办公室、工作人员生活区责任人为院办负责人。非本科室工作人员原则上不得进入。提倡网络办公、网上会议,减少人员接触机会。确因工作需要的,接待科室应采用来访预约。预约时询问来访人员来源地、工作单位、是否接触过疫情发生地区人员等情况后做好登记。并按预约时间来院,进院前测量体温,查看健康(行程)码、了解近期病原学检测结果。

4. 集体食堂责任人为后勤负责人。实行网络订餐、电话订餐,统一配送餐。必要时取消堂食,开放堂点。疫情期间,任何与工作无关者禁止进入厨房区域,谢绝一切参观。必须进入厨房区域的人员应经过二次更衣。

5. 会议室责任人为院办负责人。按照"非必须,不举办"的原则,尽量减少和避免举办大型会议,如必须开会建议召开视频或电话会议,现场开会的参会人员佩戴好口罩,保持一定距离(如隔位就坐)。

三、督导责任人为分管院感的院领导

可通过查看监控、现场督导、询问了解等方式,了解各项措施知晓以及执行情况。可在医院出入口严格登记、管理离开院区患者、陪护,上报医务、护理等部门,通知病区护士长、主管医生认领,并进行通报以及质控。

(朱炳强　张良友)

第二节　防疫物资的储备与使用

医疗机构作为疫情防控的重点单位,面对种类多样的防疫物资,往往供需紧急、使用量大。建立健全统一的防疫物资应急储备保障体系,优化物资储备区域管理,提高应对突发公共卫生事件时的物资调配和有效供给保障能力,是确保医疗机构防控工作顺利开展,保障患者及医护人员生命安全的基础任务。同时医疗机构需要将有限的防疫物资规范有序、科学高效、正确合理地使用,避免医护人员防护不到位或防护过度。在保障人员健康安全的同时防止物资浪费,同样是防疫物资管理的重点工作。

■【工作原则】

1. 齐备原则　防疫物资种类多样,根据不同防护级别配备相应的防疫物资。
2. 合规原则　防疫物资是避免出现院内传播的关键,其性能必须合规、达标。
3. 高效原则　在防疫物资的使用过程中,医疗机构各部门分工明确、各司其职,保证物资从申领到使用结束整个流程的顺畅高效、合理安全,做到物尽其用。

■【重点和难点】

1. 准确评估防疫物资储备量,通过多渠道采购筹集物资。
2. 实时动态掌握物资使用情况,及时补充库存。

3. 建立安全库存机制,保障物资的储存和使用。

4. 必须在极短的时间内准确预备各项防疫物资(保证品质、数量),供临床使用,既保证充足又避免浪费。

【具体举措】

一、防疫物资的储备

(一) 完善防疫物资管理机构和职责

医疗机构在防控领导小组下成立物资保障小组。具体分工如下。

1. 采购部门负责防疫物资的日常采购遴选和应急采购工作。

2. 物资管理部门指定专人负责防疫物资的储备和管理,负责防疫物资的采购订货、到货验收、进销存管理、发放配送,建立动态台账、定期向医疗机构防控领导小组和上级卫生行政管理部门报告物资库存和消耗等情况。

3. 院感部门负责规定各部门的防护级别、各级别所需的防护物资、物资使用的更换频次等,制订防疫物资的标准和使用监督。

4. 使用过的防疫物资为医疗废物,总务部门负责进行统一处理。

(二) 建立防疫物资目录及标准,完善库存

1. 建立防疫物资目录和标准 建立防疫物资目录和标准是物资管理的首要工作,根据各医疗机构的防疫任务和各地区响应级别的不同,建立的目录和标准会有所区别,各省市如有出台指导文件可作为参考。例如广东省发布了《广东省卫生健康委办公室关于印发突发公共卫生事件应急物资最低储备参考目录的通知》(粤卫办应急函〔2020〕28号)对定点医疗机构和其他各级别医疗机构做了不同的物资目录及储备要求。

在防疫物资的种类和技术标准选择上应充分征求医疗机构院感科的指导意见。防疫物资目录包括个人防护物资、消毒产品以及用于抗疫的医疗器械等,并根据疫情的态势进行实时动态调整(表1-5-2、表1-5-3和表1-5-4)。

表1-5-2　个人防疫物资目录及标准

序号	物资名称	技术标准	备注
1	医用一次性防护服	具备医疗器械注册证 符合 GB19082—2009 标准技术要求	必备
2	一次性使用手术衣	具备医疗器械注册证 符合 YY0506—2016 标准技术要求	必备
3	医用防护口罩	具备医疗器械注册证 符合 GB19083—2010 标准技术要求	必备
4	一次性医用外科口罩	具备医疗器械注册证 符合 YY0469—2011 标准技术要求	必备
5	防护眼镜	符合 GB14866—2006 标准技术要求	必备
6	防护面屏	符合 GB14866—2006 标准技术要求	必备
7	一次性使用靴套	符合 GB19082—2009 标准技术要求	必备

续表

序号	物资名称	技术标准	备注
8	一次性使用无菌医用帽	具备医疗器械注册证 符合 T/CSBME015—2019 标准技术要求	必备
9	一次性使用医用橡胶检查手套	具备《医疗器械备案证》 符合 GB10213—2006 标准技术要求	必备
10	全面型呼吸防护器	符合行业标准	依据实际备置
11	正压防护头套	符合行业标准	必备
12	动力送风过滤式呼吸器	符合 GB 30864—2014 标准技术要求	依据实际备置

表 1-5-3 消毒物资目录及标准

序号	物资名称	技术标准	备注
1	75% 酒精	具有全国消毒产品信息网备案证明	必备
2	含氯消毒液	具有全国消毒产品信息网备案证明	必备
3	*免洗手消毒凝胶	具有全国消毒产品信息网备案证明	必备
4	碘伏消毒液	具有全国消毒产品信息网备案证明	必备
5	过氧化氢消毒液	具有全国消毒产品信息网备案证明	必备

*应注意免洗手消毒凝胶的适用范围,有部分仅对大肠杆菌等细菌有效。

表 1-5-4 医疗器械目录及标准

序号	物资名称	技术标准	备注
1	负压救护车	符合行业标准	必备
2	负压担架	具备医疗器械注册证	必备
3	无创呼吸机	具备医疗器械注册证	必备
4	有创呼吸机	具备医疗器械注册证	必备
5	转运呼吸机	具备医疗器械注册证	必备
6	监护仪	具备医疗器械注册证	依据实际备置
7	可视喉镜	具备医疗器械注册证	依据实际备置
8	呼吸湿化治疗仪	具备医疗器械注册证	依据实际备置
9	连续性血液透析机(CRRT)	具备医疗器械注册证	依据实际备置
10	体外膜肺氧合器(ECMO)	具备医疗器械注册证	依据实际备置
11	注射泵	具备医疗器械注册证	依据实际备置
12	输液泵	具备医疗器械注册证	依据实际备置
13	营养泵	具备医疗器械注册证	依据实际备置
14	除颤仪	具备医疗器械注册证	依据实际备置
15	制氧机	符合行业标准	依据实际备置

续表

序号	物资名称	技术标准	备注
16	便携式彩超	具备医疗器械注册证	依据实际备置
17	心电图机	具备医疗器械注册证	依据实际备置
18	震动排痰仪	具备医疗器械注册证	依据实际备置
19	咳痰机	具备医疗器械注册证	依据实际备置
20	降温机	具备医疗器械注册证	依据实际备置
21	移动式空气消毒机	符合行业标准	依据实际备置
22	过氧化氢消毒机	符合行业标准	依据实际备置
23	紫外线消毒车	符合行业标准	依据实际备置
24	测温仪/测温机器人	符合行业标准	依据实际备置
25	额温枪	具备医疗器械注册证	依据实际备置
26	脉搏血氧仪	具备医疗器械注册证	依据实际备置
27	核酸提取仪	具备医疗器械注册证	依据实际备置
28	PCR扩增仪	具备医疗器械注册证	依据实际备置
29	A类运输箱(含辅助包装材料)	符合PI650和PI602标准	依据实际备置
30	B类运输箱(含辅助包装材料)	符合PI650和PI602标准	依据实际备置

另外,若成为定点医院,需要评估医院的供氧能力,在大规模吸氧需求的前提下,中心供氧可能存在不足,这时要考虑瓶装氧、制氧机的储备。

2. 建立安全库存机制 物资管理部门在物资储备时要尽可能考虑机构内各类人员、不同防护级别的需要,在动态掌握医疗机构各阶段使用量的基础上,坚持"宁可备而不用,不可用而不备"原则,想尽一切办法、利用一切资源,主动备足库存量,做到有备无患。

医疗机构应建立安全库存机制,可根据疫情响应级别、医疗机构规模、性质及日常业务开展实际消耗情况确定储备基数,三级响应时应至少按日常满负荷运转30天的消耗量进行储备;二级响应时应至少按满负荷运转90天的消耗量进行储备;以此类推,防疫物资储备量应随响应级别的升高而逐级递增。

(三)防疫物资来源

1. 医疗机构采购 包括常规采购和紧急采购,前者是指防疫物资产能正常的情况下,供货量和价格保持相对稳定,通过常规招采程序确定防疫物资的品牌和供应商,进行常规采购供应。后者是指物资紧缺时期,医疗机构需建立应急通道采购管理办法,紧急情况按照应急通道进行采购,以快速有效的方式保障应急物资到位。

2. 上级政府部门调拨 物资紧缺时期,上级政府部门充分发挥在疫情防疫物资储备制度中的宏观调控作用,通过多方协调、共同作战的应急协作机制给予医疗机构一定的物资资助;接收单位需与配送企业当面核对物资、单据等材料,当面清点数量,确认无误后办理入库手续,做好台账登记。

3. 接受社会捐赠

(1) 合法合规接受社会捐赠,详见医院篇第十四章第二节"社会捐赠管理"。

(2) 社会捐赠的防疫物资品牌和标准较多,需要对捐赠的物资进行甄别和分类分级管理,接收捐赠物资前要判断物资的质量和资质是否符合国家标准与要求,确定适用的防护级别和使用范围,如果不达标或不符合防护级别要求则应予以退回,并及时反馈捐赠人。

(3) 医疗机构物资管理部门应对捐赠物资的来源和风险进行把关,不得与医疗机构采购物品或服务挂钩、不得涉及商业营利性活动、不得涉嫌不正当竞争和商业贿赂,保障捐赠行为的公益性和廉洁度。

(4) 捐赠物资的派发使用应充分尊重捐赠人意愿,如捐赠人有指定使用科室或用途,应尽量按照捐赠人的意愿派发使用;如捐赠人没有指定,则应由物资管理部门统筹分配使用,达到物尽其用的目的。

(四) 防疫物资储存管理

1. 仓库管理　医疗机构应设置专用的防疫物资存储仓库,如院内空间紧缺或环境条件不足者,可在院外交通便利的地点租用仓库,确保能向院内紧急供货即可,仓库需配备专人管理并做好定点定时配送服务。日常应做好仓库环境的温度、湿度监测和记录(温度应在18~24℃范围内,湿度应≤70%),注意防潮、防虫,按类别和防护级别整齐摆放,便于快速拣货。管理人员应定期检查物资的有效期,确保各类物资在有效期内安全使用,每个月末进行实物盘点,确保账实相符。

2. 物资管理　存储的防疫物资种类、批次较多,利用智能化物流管理信息平台能有效解决管理过程耗时耗力的问题。通过信息化手段进行物资进销存动态实时管理,并合理设定安全库存下限值,自动监控和预警库存,及时保障物资的应急储备,可有效减少管理成本。

(五) 防疫物资仓储环境管理

1. 物表消毒　外来物资的表面可能有携带病原体的风险,因此要选择适合的措施对外来物资进行消杀,消毒液喷洒方法简单但并不适合对纸箱外包装的消杀,可建立物资进库缓冲区,在缓冲区设置 $1.5W/m^3$ 的紫外线灯照射外包装,照射之后再进入仓库上架存储,仓库内也安装紫外线灯,每天下班后用紫外线灯辐照 1 小时对外包装物表进行再次杀菌消毒。

2. 环境消毒　由于紫外线灯存在平面照射、光线遮挡、人员活动受限等弊端,仓库可安装空气消毒机,每天上班时间开机 8 小时进行环境杀菌消毒,夜间采用臭氧消毒模式。

(六) 外派医疗队紧急支援时的物资保障

面临突发公共卫生事件,医院时常需要履行紧急医疗外派支援工作,物资管理部门应预先确定好各派遣任务所需的物资目录并预判需求量,保障应急物资及时到位。

1. 支援定点收治驻点医疗队　该医疗队服务于确诊病例,面临较大的感染风险且时间较长。一般而言,所需物资由驻点医疗机构提供。但在突发紧急情况下,也有可能需要派出医疗机构准备。这时应根据人员数量、医疗班次来预估需求量。防疫物资目录通常包括正压防护头套、全面型呼吸防护器、动力送风过滤式呼吸器、医用一次性防护服、一次性使用手术衣、一次性医用外科口罩、医用防护口罩、防护面屏、护目镜、一次性使用无菌医用帽、一次性使用靴套、一次性使用医用橡胶检查手套、病毒采样管、标本运送箱、眼镜防雾剂、免洗手消毒液、酒精、生理盐水、碘伏消毒液、过氧化氢消毒液、含氯消毒液、纸尿裤、额温枪等。

2. 支援医学观察点医疗队　该医疗队服务的观察对象为疑似或密接人员,服务时间周期较长,面临一定的感染风险。防疫物资目录通常包括医用一次性防护服、一次性使用手术衣、一次性医用外科口罩、医用防护口罩、防护面屏或护目镜、一次性使用无菌医用帽、一次性使用靴套、一次性医用中单、医用棉签、压舌板、检查手套、免洗手消毒液、酒精、生理盐水、碘伏消毒液、过氧化氢消毒液、含氯消毒液、氧气袋、血压计、听诊器、医用输液贴、额温枪等。

3. 核酸采样医疗队 该医疗队通常为临时组建,时间紧、任务重,需要在短时间内完成核酸检测,采样人员近距离接触众多健康状况未知的人群。防疫物资目录通常包括医用一次性防护服、一次性使用手术衣、一次性医用外科口罩、医用防护口罩、防护面屏、护目镜、一次性使用无菌医用帽、一次性使用靴套、一次性使用病毒采样管、标本运送箱、一次性医用中单、医用棉签、压舌板、检查手套、免洗手消毒液、酒精、生理盐水、碘伏消毒液、过氧化氢消毒液、含氯消毒液、洗手衣、洗手液、饮用水、擦手纸、雨衣、喷壶、垃圾袋、食品等。

4. 疫苗接种医疗队 该医疗队通常在环境相对密闭的空间进行,工作人员近距离接触被接种人群,风险相对小。防疫物资目录通常包括一次性使用手术衣、一次性医用外科口罩、医用防护口罩、一次性使用无菌医用帽、一次性使用靴套、一次性医用中单、医用棉签、检查手套、注射器、一次性换药盘、免洗手消毒液、酒精、生理盐水、碘伏消毒液、过氧化氢消毒液、含氯消毒液、洗手衣、洗手液、饮用水、擦手纸、雨衣、喷壶、垃圾袋、食品等。

二、防疫物资的使用

(一) 防疫物资申领、审核及发放

1. 申领程序

(1) 各科室根据防控要求和本科室实际使用情况,确定本科室需求量。

(2) 专人负责。定期填报防疫物资科室库存量及需求的种类和数量,申领周期可根据院内物资储备情况而定。申领填报程序应以简便快捷为原则。

(3) 在紧急情况下可先保障使用,用后再进行补录登记。

2. 审核程序 为提高医用防护用品分配效率,所有来源的防疫物资均按照"战备物资"进行全院统筹管理和调配,物资管理部门和医务部门联合,统一对科室的需求计划进行评估和审批,可根据每天出勤人员排班情况、防护级别、防疫物资更换频次评估所需的物资种类和数量,重点部门重点保障,急需部门优先保障。

3. 发放管理 经审核程序后,物资管理部门将物资需求表下达防疫物资仓库,由仓管人员按物资有效期由短到长拣货出库,并由指定物流人员配送至各需求科室,双方当面进行清点、签收。

(二) 防疫物资的使用管理

1. 使用培训 医务部门依据不同的工作场所和风险级别,分别组织防疫物资的使用培训及考核,要求人人达标。

2. 防护级别管理 防疫物资管理部门对防疫物资实行防护级别动态管理,根据疫情防控状态联合医务部门、院感部门对科室的防护级别及防护用品适时调整,及时对物资种类和数量的审核标准进行调整。

3. 使用过程管理 医疗机构可组织督导小组,对各岗位的防护措施进行监督检查,监督防护措施是否符合相应防护级别的同时,还要注意使用过程中严格落实医疗机构感染管理有关规定,一次性使用的防疫物资不得重复使用。

4. 使用后处理　防疫物资使用后属于医疗废物,应严格按照《医疗废物管理条例》等有关规定统一处理。

(黄蓓丽　闵登梅)

第三节　防疫临时建筑的建设与管理

医院在既往建设过程中由于各种原因,常缺乏固定场地和合适的硬件设施以应对呼吸道传染病的流行。对此,有效办法是采用临时建筑,在最短时间内建设符合院感要求的核酸采集点、发热门诊和隔离病房等。

■【工作原则】

改造或新建涵盖清洁区、潜在污染区、污染区的防疫用房,设置患者通道、医护通道和污物通道,同时满足防疫所需院感要求和常规建筑规范。

1. 改造与新建建筑相结合　根据所需防疫用途,改造现有建筑与新建建筑两种方式结合实现。

2. 平疫结合　充分考虑建筑在疫情期间防疫使用功能,以及非疫情时期常规使用功能。

3. 快速投入使用　充分考虑材料选择,施工人员准备等措施,加快施工进度。

■【重点和难点】

1. 如何对现有建筑进行改造以满足防控需求。

2. 新建防疫临时建筑需从规划开始符合院感防控要求,同时满足科室日常使用功能需求。

3. 改造和新建建筑,动线设计符合院感防控要求。

■【具体举措】

一、明确所需临时建筑

防控领导小组应第一时间根据疫情防控需要,梳理现有建筑、流程、动线,明确需要改建或新建的临时建筑。对现有建筑进行临时改造比新建临时建筑所需时间更少,能更快投入使用,但受限于原来的建筑布局、给排水及暖通等环境影响,不如新建临时建筑契合院感要求。

二、做好建筑选址、区域划分及路线设计

1. 对原有建筑改造重点在于区域选择、物理隔断、路线设计(包括医务人员、患者、物资、医疗废物等),应由多部门进行充分论证。既保证院感要求,又便于临床使用,同时注意控制施工难度。

2. 对于新建临时建筑应考虑临时建筑用于核酸采集、发热门诊、隔离病房等防疫用途的功能需求,同时也要考虑非疫情时间临时建筑用于日常医疗用房的需求,避免临时建筑在

非疫情时期闲置,导致资源浪费。医院新建病区应按"平疫结合",参照国家印发《综合医院"平疫结合"可转换病区建筑技术导则(试行)》执行。

三、立项报建

1. 对于新建临时建筑,医院应按规定向当地疫情防控领导小组申请,建设临时建筑用于疫情防控工作,以批复文件作为立项依据。根据立项文件,向规划部门申请相关许可证(如临时用地规划和建设工程规划许可证);向建筑主管部门、城管部门、街道申请相关建设许可证,向消防主管部门申请建筑工程消防设计审核意见书。

2. 对于改建项目,满足防疫所需的改建项目工程量较小,严格按医院相关流程完成项目申请和内部立项。两者均应特事特办,按"绿色通道"进行。

四、建筑施工

1. 临时建筑类型　根据防疫需要选择不同的类型,包括集装箱式,例如火神山医院、雷神山医院,以及采用钢结构式临时建筑。集装箱式临时建筑施工时间较短,结构较简单,能较快速投入使用。钢结构式临时建筑,结构较坚固,施工时间较集装箱式长,使用年限较长。

2. 临时建筑的材料选择

(1)改建项目材料选择:若改造时因疫情暴发,面临建筑市场封闭、材料无法供应以及施工人员无法配齐的情况,宜采用常用、方便收集以及工艺简单的施工材料,一般宜选用轻钢龙骨和夹板。

(2)新建临时建筑:集装箱式临时建筑一般采用轻质钢结构加普通彩钢板;钢结构临时建筑,主体采用钢结构,隔墙用轻质砖加玻镁彩钢板。

3. 临时建筑的施工管理

(1)施工准备:完成施工现场的三通一平;快速完成施工临时设施按防疫要求组织施工人员进场,制订并落实施工现场防疫措施;采取有效措施切实保证建筑材料的供应,并快速进场;组织施工机具进场。

(2)施工过程管理:根据设计图纸及现场情况制订施工进度计划和施工方案,严格按照施工规范推进项目进度,保质保量快速完成项目建设。

(3)临时建筑验收:临时建筑完成施工后组织院感部门、医务部门、设计单位、施工单位进行验收,完成验收后投入使用。

五、举例说明

1. 隔离病房　如为原有病房进行改造,根据防疫规定,需设置独立的隔离病房用于收治发热患者;负压救护车、发热门诊、隔离病房等工作人员需单独设置区域进行隔离。原有病房是按照标准病房建设和配置,需对相对独立的病区进行改造,设置成符合疫情防控要求的临时隔离病房。如新建临时建筑用于疫情时期标准隔离病房使用,非疫情时期作为普通标准病房使用,在新建时图纸设计应严格按照"平疫结合"原则,符合各项院感要求。

2. 发热门诊　对原有不符合防疫要求的发热门诊进行改造,可结合原有规模和设置,通过增加隔断进行区域分割,并扩大规模,达到满足院感防疫要求。所有发热门诊区域均配紫外线灯、非手触式洗手池、独立空调。

也可在医院合适场所新建发热门诊。新建发热门诊可以很好地完成各项功能要求,特别是区分有无流行病学史患者。应兼顾考虑平时用途,一般可考虑作为门诊使用,非疫情时期兼顾发热门诊常态化功能和普通门诊功能,疫情时封闭独立管理,将有无流行病学史患者分区诊疗。

3. 核酸检测点 疫情期间,急需设置普通人群核酸采集点用于疫情筛查。可利用原有的相对独立建筑,采用轻钢龙骨和夹板进行简单的隔断,加装照明、紫外线灯、给排水、隔断门,用最短时间完成改造并投入使用。

但考虑到普通人群大规模核酸采集点若设置在主体建筑群里有院感风险,可考虑新建于在相对独立区域,同时考虑到时间紧迫,可采用集装箱式临时建筑,见图1-5-1,受检人群设置单向动线。同时在入口处标注线上核酸检测预约二维码,充分利用互联网医院核酸检测预约功能,实现实时、便捷、非接触式预约及缴费,可较大程度避免人群聚集及交叉感染风险。

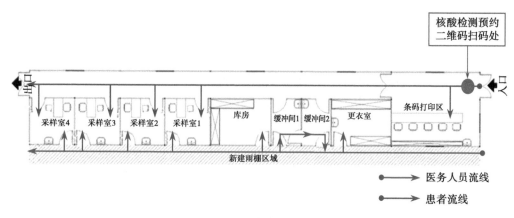

图1-5-1 集装箱式板房图纸

(张良友 高敬华 李远征)

第四节 负压救护车和标本转运车的管理

负压救护车、标本转运车是急性呼吸道传染病确诊、疑似患者及医用标本转运工作的主要交通工具,其车厢空气及物体表面存在严重污染可能。做好车辆清洁消毒和人员管理,避免转运过程中发生人员感染或疫情传播,是有效预防交叉感染的重要措施。

■【工作原则】

独立原则:独立管理物品转运车、负压救护车,有针对性地采取消毒、杀菌、清洁、隔离等防护措施。

■【重点和难点】

负压救护车管理往往是被忽略的薄弱环节,其具有流动性大、工作连续性强、感染风险高(转运的人员为确诊或疑似患者、密切接触者)的特点,如果工作人员缺乏必要的防护和消毒灭菌意识,容易造成交叉感染发生。

【具体举措】

一、车辆使用

负压救护车、标本转运车应专车专用,不与普通车混用,转运患者时应一人一车,驾驶室与车厢严格密封隔离。车上人员严格按照相应防护等级做好防护,车内设专门的污染物品放置区域,配备防护用品、消毒液、免洗手消毒凝胶。

二、车辆停放位置选择

为防止交叉污染,车辆须停放在指定的通风状况良好的专用固定洗消位置,与其他车辆、建筑物保持适当距离,停放点不得选择在地下室。对该区域也应进行适当消毒工作,防止附近环境被污染。

三、车辆消毒及医疗废物处理

运送患者后要及时进行消毒,消毒完成后才能继续使用。对负压救护车的消毒必须全面,由内而外,自上而下,从轻度污染区域到重度污染区域依次清洗消毒。每周进行一次全面清洁消毒,并进行终末处理。具体可参照视频 1-5-1 负压救护车消毒,详见本章第八节。

四、车辆维护管理

1. 车辆离院送修前需进行一次全面终末消毒处理。

2. 负压救护车的负压设备需进行维护

(1) 为达到负压隔离效果,需经常检查舱内负压值,启动负压装置时,负压值需达到 $-30Pa\sim-10Pa$,过滤分离率达 99.9%,每小时换气 20 次。若出现以下条件之一,建议更换 HEPA 高效过滤网:①连续使用 3~6 个月;②未用闲置 6 个月;③滤网阻力值超 100Pa。

(2) 维修人员进行操作时,需穿着防护服、鞋套、医用防护口罩、手术帽、医用手套、防护面屏。使用过的防护用品及过滤网需按感染性医疗废物处理,不能随意丢弃。

五、相关工作人员管理

1. 负压救护车、标本转运车工作人员应按《特定人群个人防护指南》要求穿戴个人防护用品。

2. 转运结束后,所有工作人员都要按照流程脱防护用品,并由护士首先监督司机脱卸防护服,医护人员再相互监督脱卸防护服,最后由监督人员进行登记并签字。

3. 工作人员应减少人员流动并缩小活动区域,定期进行健康体检。承担转运确诊或疑似患者工作的司机、担架员实施闭环管理,集中安排住宿,不再参与医院日常医疗工作,加强健康监测。

(朱炳强　胡国成)

第五节 食堂管理

集体食堂是人员密集场所,呼吸道传染病流行时,医院对供餐方式、工作人员管理、环境消杀、原料安全、食物加工等都应进行明确的要求和规定。

■【工作原则】

1. 人员监控 对于食堂工作人员、送餐人员、进入食堂人员按照疫情防控等级进行体温、症状、健康(行程)码和病原学监测登记。

2. 食材可追溯 对于购买的食材应进行严格管理,可追溯来源,防止病原体通过冷链传播。

3. 控制聚集 根据疫情防控等级,控制堂食人数或禁止堂食。

■【重点和难点】

1. 医院食堂人员繁杂,需开展人员健康状况监控,并采取有效措施避免就餐人群聚集。

2. 新冠肺炎疫情期间,冷链也是传播途径之一,须管理好食材供应渠道,保证来源可追溯。

3. 针对食堂特殊性进行有效环境消杀。

■【具体举措】

一、从业人员管理

1. 加强对食堂工作人员的健康监测,并记录存档,个人档案应保存至疫情结束后,以便进行流行病学追踪。

2. 重点监管经常接触肉禽类生鲜材料的食材采购员、验收员及冰鲜类加工人员、送餐员等风险程度较高的人群健康状况。接触肉禽类、生鲜材料时应佩戴手套,避免直接用手接触导致交叉感染的可能。

3. 疫情期间工作应做好个人日常防护,佩戴好口罩。工作场所应为其提供有效便捷的手卫生设施和干手用品,加强工作人员手卫生依从性监管。

4. 使用后的口罩、隔离衣等按医疗废物处理,不能随意丢弃。

二、食材采购、加工、储存管理

1. 为减少外出采购,可适量储备耐储存的冷冻肉类制品、根茎类蔬菜等。

2. 不购买、不食用野生动物,不自行宰杀活畜禽,不烹饪来源不明的畜禽肉及其制品。

3. 密切关注政府相关部门公布的疫情情况,做好食品索证索票工作,做到食材来源可溯源。严禁采购、使用疫区的畜禽肉类及肉制品。

4. 所有食品必须经过高温加工。冷荤间在疫情期间严格执行暂停使用,生冷食物未经高温处理,是病原体最有可能沾染及存活的地方。

三、场所、餐具用品清洁消毒

1. 食堂各区域(设施)消毒要明确具体责任人,每天按标准做好消毒工作并做好台账记录。

2. 整体空间可在非用餐期间,采用 84 消毒液、含氯消毒液等进行空气和物表消毒。对高频接触的物体表面(如电梯间按钮、扶手、门把手等),可用含氯消毒液进行喷洒或擦拭,也可采用(高浓度含氯消毒液)消毒湿巾进行擦拭。厨房和餐厅由于存放有食品,对食品有影响的消毒剂不建议使用。一般不使用酒精进行消毒,如必须时,避免明火及静电,防止酒精或酒精蒸气爆燃、爆炸。

3. 增加对食品处理区、人员通道、食品货梯的清洁消毒频次,每天不少于 2 次。

4. 保持食堂内空气流通,每天通风换气不少于 3 次,每次不少于 30 分钟。

5. 餐具及厨杂的洗涤消毒工作按原有规程操作,餐具必须进行高温及紫外线消毒,由于臭氧消毒效果尚未得到官方证实,故不建议使用。

6. 送餐车、保温箱等应按区域相对固定使用,避免交叉混用,防止引起交叉感染风险。每餐后使用含氯消毒液对送餐车、保温箱等物体表面擦拭消毒。

7. 工作服每日下班后进行紫外线或高温消毒,增加工作服的清洗及更换频率。更衣室等易发生交叉感染的区域,要控制每次进入更衣的人数,同时可采取紫外线灯在无人期间进行紫外线消毒。

四、集体用餐管控

1. 取消堂食,限制堂点。适当延长供餐时间,采取分时取餐,对每日进入餐厅的人数采取限流措施。采取措施控制排队取餐的人员间隔,做到人与人之间保持 1m 距离。

2. 在食堂入口、卫生间出入口处配备洗手、消毒设施及清洗、消毒指引,供餐前进行手部消毒。

3. 使用网上订餐、电话订餐、统一配送的方式,减少人员流动并避免人员聚集。

4. 将散点方式变更为盒饭套餐方式,餐品在厨房即可完成食物的分发及包装。

五、患者用餐配送管理

患者用餐配送原则上送到病区指定交接处,由病区内的驻点后勤人员协助发放。送餐员应注意送餐过程的个人防护,并在送餐完毕后对餐车进行消毒。对于隔离病区、发热门诊的送餐应进行"三专",即专人、专车、专线;该类患者的厨余垃圾按感染性医疗废物处理。

(朱炳强　胡国成)

第六节　疫情期间快递物流管理

疫情期间为加强院区管理,减少人员交叉感染,医院应执行严格的出入限制措施,全面禁止快递、外卖进入医院区域,但需要平衡工作人员和患者生活所需的采购。医院物资采供往往有长期采购合同,参见本书出入口和人员管理等章节。

■【工作原则】

1. 非接触原则 避免网购人与送货人直接接触。
2. 不聚集原则 避免人员和货物过度聚集。

■【重点和难点】

网上购物作为群众工作、生活必需的需求,原有物流配送流程及方式不能适应疫情防控措施,需要在短时间内做出调整。

■【具体举措】

1. 因地制宜,在院外方便收发的地方设置快递投放点。快递公司、外卖等所配送的物品应送至指定存放区域进行临时存放,提倡采用非接触方式收发快递,推荐通过快递柜收取快递。
2. 对于大件物品需要快递公司送至院内指定位置的,由相关科室提出申请,按外来人员出入口管理规定执行。
3. 快递投放点应设置喷壶消毒剂及免洗手消毒凝胶,方便取快递时喷洒物表进行消毒及手消毒。快递投放点需定时进行消毒,建议每天不少于 2 次。
4. 个人采购物品建议不寄往医院,以避免快递过于集中引起人员及货物聚集。鼓励院内人员购买医院内部餐品,以减少通过外部购买食品带来的传播风险。
5. 在收取快递时应做好个人防护,佩戴好口罩,可佩戴手套,需要当面签收时自带签字笔。快递建议尽量就地拆封处理,拆封后做好手部消毒再取出物品,尽量不将快递外包装带进院区。
6. 取件可按科室、部门划分收取快递时间段,引导错峰取件,避免人员聚集。有条件的医院可由后勤人员提供统一收、派件服务。
7. 住院患者及陪护执行非必要不离开病区的防疫规定,医院应提供生活用品网上商城服务,患者在网上商城购买物品后由医院统一派送至患者手上,避免患者及陪护与外界接触引起的感染风险。配送人员参照送餐人员管理。

(朱炳强 张良友)

第七节 疫情期间医疗用气管理

对呼吸道传染病患者要及时给予有效氧疗措施,包括鼻导管或面罩给氧等。重症患者需要不间断吸氧,危重患者需要使用呼吸机,均对氧气有较大的需求量。因此,在急性呼吸道传染病流行期间,需确保医用氧气正常供应甚至加量供应,为呼吸道疾病治疗提供保障。

■【工作原则】

保证医用氧气系统安全运行、充足供给。

■【重点和难点】

医院已进行常规的医用氧气建设,可满足日常需要。但在发生急性呼吸道传染病时,用氧需求量远远大于日常需求量,尤其是收治较多重症患者的定点医院。

■【具体举措】

1. 严格按照《医用气体工程技术规范》(GB 50751—2012),医院医用氧气气源必须建设有主气源、备用气源和应急备用气源,加强设备的日常维护保养,确保设备正常运行,随时可启用。备用气源不能由已作为主气源的分子筛制氧系统或液态氧供应。

2. 目前医院常见的集中供氧采用汇流排、液氧罐和制氧机三种方式。采用汇流排、液氧罐方式供氧的医院要增加氧气储备和灌装频率;瓶装氧气的储存量可设定为日常的 2~3 倍;采用制氧机集中供氧的医院要做好制氧设备长时间运行的准备,并备齐常用易损易耗元件。

3. 根据医院实际情况制订供氧中断应急预案,如依靠调配氧气钢瓶作为应急备用气源,就应准备足够的备用气瓶及配套装置,每个使用科室至少备有一套安装扳手。固态氧可以在短时间内快速发生化学反应产生氧气,并不易受外界因素的影响,十分适合用作应急供氧装置。

4. 医用氧气湿化瓶为开放瓶,易滋生细菌而成为传染源,特别是呼吸道疾病患者自身抵抗力低,更易受到感染,因此要关注和加强氧气湿化瓶的消毒处理效果。

5. 转运确诊或疑似病例的救护车使用过的氧气瓶要及时消毒,以避免造成交叉传播。

6. 建设临时隔离病房等临时建筑,须符合应急管理部消防救援局制定的《临时医院防火技术要求》,储存医用氧气的供氧设备应远离热源、火源和易燃易爆源。采用液氧供氧方式时,大于 500L 的液氧罐应设置在室外。室外液氧罐与办公室、病房的距离应大于 7.5m。

(朱炳强 张良友)

第八节 医院环境保洁消毒

环境保洁消毒是医疗机构院感防控关键点,是严防医疗机构院内交叉感染的重点环节。呼吸道传染病疫情期间,因保洁消毒和医疗废物处理不当造成的院内感染案例并不少见。因此,完善保洁工作岗位流程,制订步骤清晰、操作性强的环境保洁消毒标准化操作规程,指导和规范日常工作,保证个人防护准确到位,对预防和控制急性呼吸道传染病流行期间医院感染的发生有着重要的意义。

另外,保洁消毒、污物处理涉及的工作环境较为脏、乱,可能存在多种病原微生物,而使用的消毒制剂对人体健康有一定的影响。因此,人工智能如污物转运机器人和发热门诊(隔离病区)清洁消毒机器人值得推广。

■【工作原则】

针对呼吸道传染病特点应遵循先清洁再消毒的原则,按不同风险等级区域,采取不同的环境清洁及消毒方式,制订标准化操作规程,有效降低病原体在医院内传播的潜在风险。

■【重点和难点】

对于不同医院、不同科室,其工作内容、工作方式、配合需求等各有不同,通用的消毒指南只是大原则,需在具体的实施过程中进一步明确细化。

■【具体举措】

一、毛巾分类与消毒剂配比

一般采用有效氯含量 500mg/片的片剂消毒剂,如选用粉剂、水剂等其他类型消毒剂时,需根据其使用说明书进行配制;亦可选用等效的其他化学成分消毒剂(如过氧化氢、过氧乙酸、75% 酒精、复合季铵盐等)或国家有关部门认可的消毒湿巾进行消毒(表 1-5-5)。

表 1-5-5 毛巾的分类与消毒

分类		毛巾颜色	有效氯浓度 /mg·L⁻¹	消毒剂(片剂)
区域	清洁区	蓝色	500	1L 水 +1 片
	潜在污染区	黄色	500	1L 水 +1 片
	污染区	红色	1 000	1L 水 +2 片
			2 000	1L 水 +4 片
床单元	普通病房	白色	500	1L 水 +1 片
	隔离病房	红色	1 000	1L 水 +2 片
			2 000	1L 水 +4 片

二、消毒液配制及洁具消毒流程

1. 配制前准备　做好个人防护(手套 + 口罩 + 工作帽);准备有刻度的容器、消毒剂和测试纸。

2. 含氯消毒液配制方法　首先,加水至 5L;根据所配置不同浓度含氯消毒液加入适量片剂消毒剂,要求配置浓度为 500mg/L 则加入 5 片消毒片、1 000mg/L 加入 10 片消毒片、2 000mg/L 加入 20 片消毒片;待完全溶解后用试纸测试有效浓度。

3. 使用后处置　使用后送至保洁工具集中消毒中心或浸泡消毒容器(使用有效氯 500mg/L 的含氯消毒液,疫源地消毒后使用有效氯 1 000mg/L 的含氯消毒液),浸泡 30 分钟;摘除个人防护用品并做好手卫生。

三、运送确诊或疑似病例后救护车的终末消毒

操作人可为护士或保洁员,按二级防护着装(医用防护口罩、工作帽、防护服、护目镜、手套、橡胶长手套、水鞋)。具体步骤如下,见视频 1-5-1。

1. 使用有效氯 1 000mg/L 的含氯消毒液均匀喷洒消毒,无水滴状,关闭车厢作用 30 分钟,后对救护车开窗通风。若车厢内壁、地面受到血液、体液等可见污染时,先用一次性吸湿材料蘸取有效氯 5 000~10 000mg/L 的含氯消毒液完全清除可见的污染物,之后再进行常规消毒。

2. 使用过的床单、被罩等物品放入双层黄色医疗废物包装袋中封扎,建议使用水溶性专用包装袋盛装,标明"感染性"送洗涤中心清洗消毒。

视频 1-5-1 负压救护车消毒

3. 选用有效氯 1 000mg/L 的含氯消毒液对救护车空调出风口、物品表面、车厢内外壁、桌面、座椅、担架车床、地面等进行擦拭消毒,作用 30 分钟后再用清水擦拭干净。

4. 接触患者的精密仪器设备,表面使用 75% 酒精擦拭消毒 2 遍,或使用消毒纸巾擦拭消毒 2 遍。

5. 消毒后关车窗、车门,打开紫外线灯消毒 60 分钟。

6. 通风 30 分钟。

7. 放置"已消毒"标识牌,做好记录。

四、阳性或疑似病例检查后的环境清洁消毒

操作人可为护士或保洁员,按二级防护着装(医用防护口罩、工作帽、防护服、护目镜、手套、橡胶长手套、水鞋)。具体步骤如下。

1. 若地面受到血液、体液等可见污染时,先用一次性吸湿材料蘸取有效氯 5 000~10 000mg/L 的含氯消毒液,完全清除可见污染物后常规消毒。

2. 使用过的床单、被罩等物品放入双层黄色医疗废物包装袋中封扎,建议使用水溶性专用包装袋盛装,标明"感染性"送洗涤中心清洗消毒。

3. 选用有效氯 1 000mg/L 的含氯消毒液对空调出风口、物品表面、桌面、座椅、地面等进行擦拭消毒,作用 30 分钟后再用清水擦拭干净。

4. 接触患者的精密仪器设备,表面使用 75% 酒精擦拭消毒 2 遍,或使用消毒纸巾擦拭消毒 2 遍。

5. 对室内所有物体进行擦拭消毒后关闭门,打开紫外线灯消毒 60 分钟。

6. 通风 30 分钟。

7. 放置"已消毒"标识牌,做好记录。

五、电梯的清洁消毒

(一) 电梯日常清洁消毒

1. 按一级 + 防护着装(医用防护口罩、工作帽、手套、隔离衣、护目镜、水鞋)。

2. 准备用物(毛头、地拖、地拖桶、75% 酒精、一次性消毒干巾)。

3. 使用 75% 酒精对轿厢壁喷洒消毒。

4. 使用 75% 酒精对轿厢内外按键擦拭消毒。

5. 使用有效氯 500mg/L 的含氯消毒液清洁消毒地面,30 分钟后再用清水拖地。

6. 放置"已消毒"标识牌并做好记录。

(二) 确诊或疑似病例使用过的轿厢消毒(视频 1-5-2)

确诊或疑似病例使用过的轿厢消毒见视频 1-5-2,具体如下。

1. 按二级防护着装(医用防护口罩、工作帽、防护服、护目镜、手套、橡胶长手套、水鞋)。

2. 准备用物(毛头、地拖、地拖桶、有效氯 1 000mg/L 含氯消毒液、小方巾)。

3. 使用有效氯 1 000mg/L 的含氯消毒液对轿厢壁喷洒消毒,锁梯作用 30 分钟。

4. 30 分钟后,使用清水毛巾擦拭轿厢内壁。

视频 1-5-2 转运疑似病人后电梯消毒

5. 使用 75% 酒精对轿厢内外按键擦拭消毒。

6. 最后用地拖清洁轿厢地面。

7. 放置"已消毒"标识牌，并做好消毒登记。

8. 医疗废物的处理按《医疗废物管理条例》严格执行。

9. 操作完毕后，严格按照二级防护穿脱顺序，解除个人防护。

六、对呼吸科、ICU、急诊、发热门诊、隔离病房、发热患者专用 CT 检查室等重点科室的消毒

按照二级防护标准进行个人防护。

1. 物体表面消毒　预检分诊台、椅子、诊台、消毒机、洗手池等物体表面首选有效氯 1 000mg/L 的含氯消毒液擦拭消毒，每天 2 次，遇污染随时消毒。有肉眼可见污染物时，应先使用一次性吸水材料蘸取有效氯 5 000~10 000mg/L 的含氯消毒液，完全清除污染物，然后再使用有效氯 1 000mg/L 的含氯消毒液擦拭消毒。清理的污染物按医疗废物集中处置。

2. 地面消毒　预检分诊区、诊室、DR 室、筛查室、穿脱防护用品区、卫生间等地面，无明显污染物时，可用有效氯 1 000mg/L 的含氯消毒液擦拭消毒，每天 1~2 次，遇污染随时消毒。有肉眼可见污染物时，应先使用一次性吸水材料蘸取有效氯 5 000~10 000mg/L 的含氯消毒液，完全清除污染物后，再使用有效氯 1 000mg/L 的含氯消毒液拖拭消毒。

3. 终末消毒　发热患者等候区、筛查室、DR 室等终末消毒，可先用有效氯 1 000mg/L 的含氯消毒液喷洒天花板、墙壁等表面，作用 30 分钟（操作人员离开现场）后，再用有效氯 1 000mg/L 的含氯消毒液对重点污染部位、物品、地面等进行消毒处理，即执行两次消毒。消毒后，清水擦拭干净，确保终末消毒后的场所及其中各种物品不再有病原体存在（特别注意患者接触过的物表消毒）。

4. 清洁工具处理

（1）毛巾、一次性抹巾：蘸含氯消毒液作业，使用后按医疗废物处理。毛巾用有效氯 1 000mg/L 含氯消毒液浸泡后用于物表消毒；使用后的毛巾使用有效氯 500mg/L（疫源地消毒后使用有效氯 1 000mg/L）含氯消毒液浸泡 30 分钟，再清水清洗晾干。

（2）浸泡桶：浸泡桶应区分清洁区、污染区、潜在污染区专用，做好明显标识。

（3）地拖：按区域分开使用，分为清洁区专用、污染区专用（预检分诊区、诊室、DR 室、筛查室等）、终末消毒专用（确诊或疑似病例离开后），各区有明显标识，用后使用有效氯 1 000mg/L 的含氯消毒液浸泡 30 分钟。

重点医疗区域如隔离病区的终末消毒见视频 1-5-3。

高风险区域如发热门诊患者污物处置见视频 1-5-4。

视频 1-5-3　隔离病区终末消毒

视频 1-5-4　发热门诊患者污物处置流程

七、发热门诊和隔离病房（酒店）医疗废物的管理

发热门诊和隔离病房（酒店）医疗废物的管理见视频 1-5-5。操作人可为保洁员或收运员，按二级防护着装（医用防护口罩、工作帽、防护服、护目镜、手套、橡胶长手套、水鞋）。具体步骤如下。

视频 1-5-5　特殊感染性医疗废物交接

1. 所有废物使用双层黄色医疗废物包装袋,规范收集后放暂存间暂存。

2. 收运员携带喷壶和垃圾袋在门外等候。

3. 收运员打开带来的垃圾袋,保洁员将废物放入。

4. 收运员在垃圾袋里面和外面喷洒有效氯 1 000mg/L 的含氯消毒液后,打鹅颈结,垃圾袋外面粘贴"感染性废物"标签。

5. 医疗废物严格按《医疗废物管理条例》视频 1-5-5 处置,并上传相关数据。

消毒结束后,必要时对上述重点医疗区域及高风险区域进行环境病原学检测。

(朱炳强　韩旻雁　童新明)

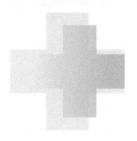

第六章

疫情防控专业培训

面对急性呼吸道传染病流行,疫情防控知识培训对提高诊断准确率、及时发现潜在传染源、夯实院感薄弱环节、避免院内疫情扩散有至关重要的作用。教务部门需快速有效组织各临床科室、平台科室以及行政后勤人员参加培训,在全员培训的基础上重点加强关键岗位及关键人员培训。

■【工作原则】

1. 全员参与　院内所有医生、护士、技师、药师、工人、学生、保洁、保安、行政等全员完成培训。

2. 重点突出　急诊、发热门诊、隔离病区、核酸采集点医务人员及外派医疗队员为重点培训人群。医疗废物处理岗位人员及上述部门的后勤保洁人员是重点中的重点。

3. 分层分类　核心教员 - 科主任 / 护士长 - 分管员工分层培训,同一科室按职务分层、按工种分类,依据不同工种暴露风险等级安排分类培训。

■【重点和难点】

1. 组织选拔具有丰富疫情防控工作经验和较强带教能力的专业培训教员。

2. 根据疫情变化形势,持续更新培训资料,并针对不同人群、不同工种,制订相应的培训课程,明确培训考核合格标准。

3. 做好跨部门(医政、人事、院感、后勤、护理等)培训协调,纪检部门督促,落实培训计划。

【具体举措】

一、完善组织架构,组建专业培训管理队伍

1. 疫情防控培训由分管院领导牵头,教务部门细化分工、制订计划,医务、护理、院感、后勤等多部门联合举行。

2. 根据不同岗位和工作场地风险等级进行分类,明确不同类别人员需要掌握的技能,制订不同培训内容和计划。

二、明确培训人员类别,制作个性化培训课程

1. 理论培训包括流行病学特点、诊断与鉴别诊断(及时识别和发现传染源)。

2. 临床诊疗规范。

3. 基础防护技能包括手卫生、防护级别选择、正确穿戴医用外科口罩和医用防护口罩等。

4. 应急预案包括病区发现疑似急性呼吸道传染病患者的处理流程和病区发现发热患者的检查及转运处理流程。

5. 鼻咽拭子或咽拭子标本采集。

6. 医疗废物处理根据暴露风险等级,将培训人员划分为以下六类:第一类,普通病房医务人员;第二类,急诊、发热门诊、隔离病区及外派医疗队医务人员;第三类,普通病房保洁人员;第四类,急诊、发热门诊、隔离病区保洁人员;第五类,可能接触病原标本的检验输血人员;第六类,医院其他工作人员。

科主任和护士长是科室院感第一责任人,需要压实培训责任,确保全员培训到位,将与专科工作相关的各项防疫培训内容在科内贯彻实施。

三、分层分类制订培训内容

根据岗位类别不同,培训内容不同(表1-6-1)。

表1-6-1　培训内容简表

人员分类	理论培训及基础防护技能	现场培训							
		防护环境认知	穿防护服	脱防护服	防护意外处理	核酸采集	体液处理	医疗废物处理	标本运输与接收
第一类	√	√	√	√		√			
第二类	特别加强	√	√	特别加强	√	√(护士)	√	√	√
第三类	√	√	√	√	√			√	
第四类	√	√		特别加强	√			特别加强	√
第五类	√	√	√	√					√
第六类	√	√							

四、教员选拔及工作方案

1. 培训教员选拔由教务处(教育科)、医务处(科)、感染管理处(科)、护理部进行资质认定。构建以援鄂医疗队、隔离酒店医疗队、重症医学科、急诊科、发热门诊固定医护为核心的教员团队,开展疫情防控培训工作。

2. 组织实施以临床技能中心为牵头部门,组织教员集体备课,研讨培训及考核方案。

(1) 集体备课:按教学规律组织集体备课,教员团队依据最新疫情防控指南及院感防控管理文件规定,结合各部门工作特点,确定培训内容,制作相关培训材料及视频。主要培训教学视频包括但不限于:穿脱防护服、隔离病区污物处理、职业暴露处置、核酸采集、标本运输与接收。上述视频预先发给重点区域人员学习,并组织现场一对一培训及考核,做到人人过关。具体考核标准参考表 1-6-2、表 1-6-3、表 1-6-4、视频 1-3-1。

表 1-6-2　防护用品穿脱考核表

项目	分值	操作要点	扣分原因	得分
		穿防护服		
用物、个人准备	5	1. 准备用物(手消毒液、工作帽、医用防护口罩、防护服、手套、护目镜/防护面屏、一次性鞋套、医疗废物桶、浸泡桶)	缺少一件扣 0.5 分、未检查有效期扣 1 分	
		2. (口述)清洁区换洗手衣裤、工作鞋、流动水洗手	未口述扣 1 分	
戴工作帽	5	松紧带朝后,帽檐与眉弓平齐,工作帽应遮住全部头发	头发外漏扣 1 分,未完全拉开工作帽扣 1 分	
戴医用防护口罩	10	1. 一手托口罩,鼻夹的一面背向外	托拿不正确扣 2 分	
		2. 罩住口鼻,紧贴面部,先拉下方系带于颈后双耳下,再拉上方系带于头顶中部	佩戴顺序不正确扣 2 分	
		3. 面部塑形,做密合性实验	实验未做扣 5 分,方法不正确扣 2 分	
穿防护服	10	1. 防护服在有效期内,无破损	防护服过期或破损扣 10 分	
		2. 防护服不可触及地面	防护服任何位置触及地面扣 1 分	
		3. 戴防护服工作帽、拉好拉链,粘贴密封胶条	密封胶条粘贴不紧,有疏漏扣 5 分	
		4. 调整工作帽与面部的紧密度	未调整扣 1 分	
戴手套	5	防护服袖口下拉至手背上三分之一,戴好手套,手套套住防护服袖口	未套住防护服袖口扣 2 分	
穿一次性鞋套	5	1. 穿一次性鞋套	遗漏鞋套扣 5 分	
		2. 穿好鞋套后手卫生	未做手卫生扣 1 分	
戴护目镜(防护面屏)	5	检查护目镜固定带弹性,戴上后调整固定带松紧性,护目镜上端压住防护服帽檐,不能外露皮肤	未调整固定带松紧度扣 1 分,未压住防护服帽檐扣 2 分	

续表

项目	分值	操作要点	扣分原因	得分
检查防护服舒适性	2	做伸手、弯腰、下蹲等动作	未检查扣2分	

脱防护服

项目	分值		操作要点	扣分原因	得分
缓冲一区	5	手卫生	手卫生时间需足30s,脱手套后手卫生	手卫生不正确或脱手套后未进行手卫生扣5分	
				手卫生时间不足30s扣5分	
	5	脱护目镜(防护面屏)	1. 双手不可触及面部,头稍后仰轻拉弹力带,脱护目镜	手触及面部扣5分	
			2. 脱下的护目镜放入浸泡桶中浸泡消毒	护目镜放置位置不对扣2分	
	20	脱防护服及鞋套	1. 手卫生	手卫生不规范扣5分	
			2. 不低头,撕开胶带、拉拉链,向上提拉工作帽,卷脱离开头部	手触及内层洗手衣或工作鞋扣10分	
			3. 由上向下边卷边脱,污染面向里,连鞋套及手套一起脱除,不可触及工作鞋		
缓冲二区	5	手卫生	手卫生	手卫生不规范扣5分	
	5	脱医用防护口罩	一手扶住口罩,另一只手先取下方系带,再取上方系带,口罩放入指定脚踏式容器里	摘卸过程口罩弹跳或污染扣5分	
	5	脱工作帽	抓住工作帽顶部,动作轻柔,不扬尘,不从面部正前方经过,手套包裹工作帽丢弃	动作幅度过大扣3分	
	5	手卫生	手卫生	手卫生不规范扣5分	
评价	3		操作熟练、流畅		
合计			100		

表 1-6-3　呼吸道传染病职业暴露评分标准

项目			操作要点		分值	扣分原因	得分
定义			口述职业暴露的定义		5		
离开传染源			口述尽快离开暴露现场		10		
紧急处理措施	血液、体液暴露	皮肤暴露	清除污物		5		
			75% 酒精或 0.5% 碘伏进行消毒		5		
			流动水清洗		5		

续表

项目			操作要点	分值	扣分原因	得分
紧急处理措施	血液、体液暴露	锐器伤	由近心端向远心端轻轻挤压伤口	5		
			用肥皂水或流动水冲洗	5		
			75% 酒精或 0.5% 碘伏进行消毒	5		
			包扎伤口(必要时)	5		
		黏膜暴露	大量生理盐水冲洗或 0.05% 碘伏进行消毒	5		
	呼吸道暴露	口腔暴露	大量生理盐水冲洗或 0.01% 过氧化氢溶液进行消毒	5		
		鼻腔暴露	用棉签蘸 75% 酒精或者 0.01% 过氧化氢溶液轻轻旋转擦拭鼻腔	5		
上报			上报科室主任、护士长、护理部及医政处(正常上班时间)	5		
			上报科室主任、护士长、护理总巡及医院总值(夜间、周末节假日)	5		
登记			在院感系统职业暴露模块填写相关职业暴露情况	5		
接受专业评估与指导			口述接受专业评估与指导	5		
追踪随访			口述根据暴露的具体情况,进行追踪随访	5		
提问			锐器伤紧急处理后,防护用品的穿脱流程	5		
			呼吸道暴露后的处理顺序及防护用品的穿脱流程	5		
合计			100			

表 1-6-4　呼吸道传染病高风险区域污物处置评分标准

序列	项目	操作要点	分值	扣分原因	得分
1	个人防护	二级防护:防护服、医用防护口罩、工作帽、护目镜/防护面屏、双层手套、鞋套	5		
2	用物准备齐全	扫把、垃圾铲、两个地拖桶、一个消毒桶、一次性干巾、鞋套、黄色医疗废物包装袋若干	3		
3	疏散人群	模拟场景、使用屏风遮挡	5		
4	现场处置	使用一次性干巾,覆盖污物	3		
5		使用有效氯 10 000mg/L 的含氯消毒液充分湿润一次性干巾,形成消毒湿巾	5		
6		消毒湿巾覆盖作用 30min	5		
7		使用有效氯 1 000mg/L 的含氯消毒液擦拭污物周围 2m 范围内的物体表面(桌、椅、设备等)	5		
8		小心将消毒湿巾和污物一起移除	3		

续表

序列	项目	操作要点	分值	扣分原因	得分
9		将污物放进双层黄色医疗废物包装袋中	3		
10		污染的扫把和垃圾铲放入双层黄色医疗废物包装袋	3		
11		使用有效氯 1 000mg/L 的含氯消毒液圆形喷洒垃圾袋袋口进行消毒	5		
12		使用鹅颈式打结方式,结扎垃圾袋袋口	5		
13	现场处置	使用有效氯 1 000mg/L 的含氯消毒液,由外到内,第一次拖拭呕吐物周围 2m 的地面	5		
14		使用有效氯 1 000mg/L 的含氯消毒液,由外到内,第二次拖拭呕吐物周围 2m 的地面	5		
15		手卫生	5		
16		脱掉外层手套,放入黄色医疗垃圾桶	3		
17		放置告示牌	3		
18		(不换)加套鞋套	3		
19		地面消毒作用 30min 后,撤离告示牌及屏风,开放环境使用	5		
20	工具处置	规范处置污染工具:清洁、浸泡消毒 30min	5		
		悬挂晒干			
21	防护技能	规范脱卸防护服	3		
22	卫生处置	完成个人卫生处置	3		
23	结果追踪	登记上报	5		
24		追踪患者的核酸检测结果	5		
合计		100			

(2) 培训及考核实施:由人事部门及重点区域负责人提供考核名单,技能中心按名单分配教员、分考核站点进行相应考核,一般考核分为五站,第一站为理论考核,后四站为技能考核。技能考核是对进入重点区域、重要环节的连贯性考核。

第一站理论知识考核:考核内容包括诊断与鉴别诊断、传染病上报流程、发热患者处理流程、污物处理流程、职业暴露上报流程等,要求人人过关。

第二站穿防护服:模拟设置隔离病区、清洁区,按标准设置更衣室,教员一对一考核穿防护服。

第三站处理医疗污物:穿好防护服后,模拟进入隔离病区,为疑似新冠肺炎患者采集核酸时,患者发生呕吐,采集护士及保洁人员需对患者及其呕吐物进行合理处置,对周围环境及物表进行消毒。

第四站职业暴露的应对:隔离病区工作时,模拟口罩脱落、针刺伤、护目镜脱落等职业暴露情景,要求受试者进行合理处置。

第五站缓冲区脱防护服:隔离病区工作完毕,按流程从缓冲一区到缓冲二区按标准脱防护服。

在整个培训过程中,由于教员团队需要集中备课、培训,并对重点部门人员一对一考核,需要花费大量时间和精力,医院各行政部门和临床科室须全力支持配合,确保教员全身心投入带教,以确保培训质量和进度。

五、压实各科室负责人疫情培训工作

教员团队人力有限,非重点区域的人员培训工作必须压实各科室主任、护士长牵头负责制。

1. 在纪委部门监督下,对科室主任及护士长进行理论培训,疫情防控期间培训以慕课视频培训为主、课后进行考核,确保人人过关。

2. 由科室负责人根据各科室工作特点制订培训计划,临床科室培训内容包含但不限于以下内容:①穿脱防护服技能;②呼吸道传染病诊断要点及科室发现疑似病例处理流程;③病区发热患者检查及转运处理流程。

3. 各科室依照培训计划组织完成本科室全员考核,保留考核成绩及现场图片备查,并上报相关部门和领导。

4. 在纪委部门领导下,由感染管理处、护理部人员组成督察团队,分片区对全院各部门培训情况及防疫措施进行督导检查,发现问题及时整改。

5. 全院抗疫阶段将防疫相关培训和检查常态化。定期组织全员培训,教员和督导团队不定时抽查培训记录,现场抽考,发现问题和漏洞及时加强专项培训。

六、保障及改进性工作

1. 医院宣传部门配合教务处、感染管理处制作防疫培训视频,并加大宣传培训工作力度,促使医院全员具备院感防控意识,最大程度降低院感风险。

2. 医院后勤部门做好培训物资保障,落实全员培训时物资需求。

3. 做好培训教员绩效奖励,以鼓励教员团队不断创新培训模式、改进培训质量。

4. 教务部门及医院感染管理部门做好培训工作的记录及反馈,促进培训工作顺利开展,提质增效。

（苏　宁　刘广健）

第七章

护理在疫情防控工作中的重要作用

在急性呼吸道传染病流行时,护理队伍是防控疫情和救治病患的中坚力量,因此需要综合性医院护理管理者(分管护理的院领导和护理部)进行全面、综合的评估,根据疫情形势,快速做出响应,迅速动员和组织起防控救治队伍,充分利用和整合现有的仪器、设备和物资,以急性呼吸道传染病救治原则和消毒隔离规范制订应对方案、制度和流程,根据隔离要求进行环境改造和管理。

■ 【工作原则】

该项工作需要护理管理者根据呼吸道传染病及危重症患者救治原则和相关经验做出精准决策,从人(人员)、机(设备、设施)、料(防护用品、药品、耗材)、法(制度)、环(环境)5 个方面做好全面筹备并迅速响应,包括普通病区、发热门诊、隔离病房以及外派医疗队等方面的护理管理。

■ 【重点和难点】

1. 护理人员的动员和快速响应。
2. 仪器、设备和物资的筹备和管理。
3. 相关应急预案和制度流程的制订。
4. 符合隔离要求的环境改造和管理(参考本书第一篇第五章第三节相关内容)。

■ 【具体举措】

一、护理人力资源管理

1. 普通病区疫情期间护理人力分配和培训　普通病区应设置隔离单元,合理区分清洁区、潜在污染区及污染区。设置感控督导员,可由护士长或当班组长担任,进行护理人力协调。病区应定期开展住院患者不明原因发热的处置流程演练。同时,对医务人员进出隔离单元、环境消毒、患者健康宣教进行严格考核,确保全员参与。

住院患者出现不明原因发热时,就地隔离病区内其他患者及家属,将发热患者隔离于缓冲病房。上报护士长、科主任、医院感染管理部。控制病区人员进出。

2. 发热门诊与隔离病房疫情期间护理人力调配和培训　发热门诊与隔离病房的护理人力配置,建议相对固定。在疫情期间,综合考量院内各科室对护理人力的需求,结合科室工作量、护理人员能级,协调机动护士库人力作为机动人员,支援发热门诊,轮转时长建议为1个月左右,每次轮入机动护士数,一般不超过相对固定人力数。机动护士优先选择具备急诊、重症、呼吸等专科工作经验的高年资护士。

机动护士应经过至少1个工作日的专门培训,并考核合格。具体培训内容可参考表1-7-1。

表 1-7-1　发热门诊/隔离病房护士岗前培训课程

课程	内容
发热门诊病区布局与防护要求	介绍病区布局、防护要求
职业暴露应急预案	防护服破裂,脱防护服过程中意外暴露(口罩、手套等意外脱落),针刺伤,体液、血液污染等突发情况的应急处理
突发事件应急预案	突然接诊疑似患者,突然停电,医务人员晕厥、中暑等突发事件的应急处理
个人防护培训	穿脱防护服、穿脱隔离衣
	正压头套、负压担架的使用
专科技能	鼻咽/咽拭子采集,穿着防护服时进行动静脉穿刺、氧疗等操作
仪器使用	血气分析仪、心电图机、呼吸机、经鼻高流量氧疗(HFNC)、除颤仪的使用
《新型冠状病毒肺炎诊疗方案(试行第八版　修订版)》	诊疗方案解读
环境物体表面消毒与医疗废物处置	环境物体表面消毒与医疗废物处置内容学习
岗位职责及相关工作指引	各岗位职责及相关工作指引、纪律要求

3. 院外应急医疗队队伍建设　护理部常态化建立机动护士库机制,在全院范围内,选调不同层级、不同专科的护士,作为机动库人员,数量为全院护士总人数的10%左右。同时建立至少两个梯队,可以进行相应的替换。梯队内加强专科队伍建设,预设院前急救、转运、重症护理、灾难救援、感控联络员等岗位,并强化培训,使队员可以胜任人工气道建立、重症患者静脉通道建立、血液透析、血流动力学监测、造口处理等专科性强的护理工作。在疫情期间,机动护士库可以做到早期预警、待命出发,接到任务可以快速集结,为整建制外派医疗队顺利开展工作奠定基础。

在机动护士库中,应做好人才梯队建设,有学科带头人、专科护士及各专科骨干护士。应具备事实敏感性、强化纪律性、提升政治觉悟,定期开展应急演练,提升专业素养,建设一支召之即来、战之能胜的专家队伍。

在疫情发生之初,选拔具有急危重症、呼吸或感染专业工作经历的,身心素质良好的护士编制成应急医疗队梯队。根据疫情形势,分批次进行防控强化培训。初始培训老师可由急诊及 ICU 专科医生和护士进行,首批接受培训的梯队队员再作为师资,分组对所有队员进行培训和考核,确保所有队员在参与执行应急任务前完成全部培训内容。在整建制应急护理队伍的人员编制中,根据隔离病区护理人员配置要求及实际情况,按照重症床位床护比为1 : 2、ICU 监护床位床护比为 1 : 6 配备护理人力。每个隔离病区配备正、副护士长各 1 名;分护理小组 7~8 组,每组设组长 1 名,组长由急诊或 ICU 专科护士担任,每班根据患者人数及病情分配管床;按照每天 6 班次,每班 4 小时进行合理排班,确保疫情防控、患者救治与队员安全。

面对常态化疫情,需要建立一支外派核酸采集队,可根据机动护士库人数进行合理调配。培训内容主要包括团队纪律、个人防护、消毒隔离及咽拭子采集。

4. 岗位与班次设置

(1) 普通病区护士长或当班组长可兼任感控督导员,承担可疑患者的收治工作。设立备班机制,备班护士可以在 1 小时内赶回。专人负责患者的护理工作。根据患者收治情况,及时补充人力,每日 3~4 班次,每班次 6~8 小时。

(2) 发热门诊与隔离病房岗位与班次设置

发热门诊应独立设置护士长岗位,负责发热门诊和 / 或隔离病房的护理管理。设置预检分诊岗,由 N2 级以上中高年资护士担任。设置鼻咽 / 咽拭子采集岗,由 N1 或 N2 级中低年资护士担任。设置治疗岗,执行除鼻咽 / 咽拭子采集以外的各项护理工作,由 N1 或N2 级中低年资护士担任。可根据患者收治情况及人力情况决定是否安排抢救岗,由 N3 或 N4 级高年资护士担任,兼任护理组长。如重症患者较少,可由 N3 或 N4 级高年资护士担任治疗班,兼管抢救岗。设置感控督察岗,由 N3 或 N4 级高年资护士担任。设置外勤岗,负责患者检查、转运。可根据具体情况,在工作繁忙时段设置加强班,进行患者疏散,协助预检分诊。

隔离病房设置治疗岗,由 N2 级以上中高年资护士担任。设置外勤岗、感控督察岗、生活护理辅助岗等岗位,护理组长由治疗岗 N3 级或以上高年资护士担任。

外勤岗、感控督察岗,采用三班制,每班 8 小时,其他班次均采用四班制,每班 6 小时。

二、特殊仪器设备与防疫物资管理

1. 医院普通护理单元应建立健全资源共享机制,明确院内呼吸机、除颤仪等特殊仪器的院内配置及分布。在紧急时可以随时调配。

2. 发热门诊与隔离病房应配置足量的监护仪、氧疗仪等设备,抢救车、转运箱等做到专科专用、专人管理。

3. 整建制接管医疗队应对疫情形势、接管单元的硬件配置、患者收治情况,进行综合考量,配备足量的监护仪器、氧疗仪器、急救仪器。一般包括监护仪、除颤仪、吸痰机、血气分析仪、输液泵、微泵、自动胸外按压心肺复苏器、脉搏指数连续心输出量(pulse-induced contour cardiac output,PICCO)监测仪、体外循环机、超声机等,还需配备足量的密闭式吸痰管、气管套管、电极片、备用电源等相关配件,确保重症患者得到及时有效的救治。仪器设备专人管理,制订应急预案,事先考虑配备的仪器设备不能满足患者救治时如何快速解决问题。

整建制接管医疗队在执行外派任务前,应根据当前疫情形势,结合相关疾病及疫情救治经验,充分考虑随队携带的仪器设备和物资,例如随队携带动脉穿刺套件、血液透析穿刺置管套件、中心静脉导管、中长导管和PICC穿刺套件等,有利于快速开展危重症患者救治,建立安全高效的静脉通道。超声检查技术在辅助检查和疾病诊断方面有广泛的应用,可将床边B超机作为随队携带设备,在静脉输液通道、营养支持通道建立等方面可起到精确高效的辅助功能,尤其是医务人员在三级防护条件下,超声检查技术可以代替医务人员的手和耳朵,充分应对隔离病区内的各种救治需求。对于急性呼吸道传染病患者的救治,呼吸机治疗是非常重要的手段,密闭式吸痰管可以有效降低由于频繁开放气道吸痰可能引起的病原体空气播散,降低感染风险。外派医疗队驻地同样需要配备相应的急救设备、药品和物资,以应对突发状况。

在隔离病区运行过程中,设备管理的难点在于确保高暴露风险设备(如各种呼吸机等)消毒隔离措施落实到位。除了落实常规的物品表面清洁消毒措施外,在呼吸机使用过程中,每日更换过滤器,按需倾倒呼吸机管道冷凝水。为防止呼吸机管路断开造成的大量病原体喷出,要求护士在进行这两项操作时,先将呼吸机调至待机状态,迅速更换过滤器或倾倒冷凝水,立即连接管路,确认管路密闭后再恢复呼吸机运行。呼吸机冷凝水应先与有效氯浓度大于等于5 000mg/L的含氯消毒液混合30分钟以上后再倒入排水系统。

4. 防护物资管理　发热门诊与隔离病房应配备足量的防护物资,防护物资的选用应符合国家标准。

5. 清洁消毒用物管理(消毒液、空气消毒机、移动灭菌站)　配备足量的清洁消毒物资。不同场景根据相关指南,规范选择合适的消毒液或空气消毒设备。专人负责感控督导。

6. 急救药物配备　根据任务分别配备患者急救药箱、医务人员转运药箱等。

三、制订制度、工作指引、应急预案

1. 普通病区需要建立针对不明原因发热住院患者处理的应急预案,住院患者或家属被发现存在流行病学史或瞒报流行病学史的应急预案,健全岗位职责。

2. 发热门诊与隔离病房应明确患者的闭环管理方案,制订疑似/确诊病例收治指引,制订在发热门诊候诊患者过多时或隔离病房收治患者超出负荷时的应急处理方案。对医务人员发生皮肤、眼睛、呼吸道暴露、针刺伤等职业暴露,制订明确的应急指引。同时,需要制订医务人员紧急救治处理流程指引,以应对值班期间出现身体不适、穿着防护服状态下中暑、心搏骤停等事件发生。需要针对患者跌倒、医护人员遭遇暴力事件、病区停水停电停气、火灾等突发事件,制订相应方案。制订疑似/确诊病例转运方案以及急危重症患者抢救制度、会诊制度、交接班制度、抢救车管理制度、消毒隔离制度,及时更新并组织学习各级政府、卫生行政部门及医院颁布的政策、制度、指南、标准、规范、方案等。

3. 院外应急医疗队应建立工作纪律制度,根据任务类型建立相关制度、指引及应急预案。整建制接管隔离病区,可参考院内隔离病房制度,包括医务人员职业暴露、防护用品破损暴露的应急预案,仪器故障、停水停电等应急预案,穿脱防护用品流程、鼻咽/咽拭子标本采集流程、气管插管配合流程、密闭式吸痰流程、尸体处理流程、感染患者出入院流程等高风险环节工作流程,污染区、潜在污染区和清洁区三区设立医务人员专用急救室及急救流程,以及双人出入隔离区制度等。如重症转运医疗队,需要制订转运途中患者突发病情变化的应急预案、执行任务中医务人员突发身体不适的应急预案。当医疗设备、防护物资等不足以应对现状时,应有制度指引如何快速建立有效沟通。

(成守珍)

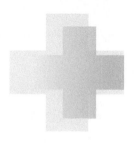

第八章

疫情防控工作督导及演练

第一节　防控工作督导

随着疫情防控常态化,局部散发流行仍然不断出现,其中医院内感染成为重要的传播方式。在多个城市、多家医院发生保洁人员、患者、陪护、医务人员乃至督导人员感染新冠病毒导致院内感染的案例,甚至成为某市疫情扩散的主要原因。因此必须切实做好医疗机构感染防控的督导工作,保障各项规章、制度的落实,发现防控工作的短板缺点,及时通报、提醒、问责并系统性地改进,避免发生院内感染,最大限度地确保医务人员与患者的健康和生命安全。

■【工作原则】

1. 平战结合　院感防控的督导员需要具备敏锐的院感意识和丰富的院感知识,熟悉防控制度和方案,掌握防控专业技能,因此这支队伍必须平时不放松,战时敢胜利。

2. 及时性　疫情就是战情。应根据疫情的变化、上级部门的指令、医院发现的问题,立即开展督导,了解新制度、流程的学习掌握情况,各项规章、制度的执行情况,发现问题的立行立改落实情况。这些都具有非常强的时效性,因此要求院感督导必须及时。

3. 全面性和系统性　通过建立健全"分片包干"机制等方式,保障督导工作不留死角。对于发现的问题,要进行根因分析,第一时间思考能否形成新的制度、流程、培训考核方案等,保证问题得到系统性解决。

4. 督导与追责相结合　对于督导发现的问题要及时反馈,立即整改。对于明显违反院感规则和制度的,即使没有造成不良后果,也应进行严肃处理、通报,防止类似事件发生。对于造成不良后果的,则启动追责程序。

【重点和难点】

1. 感控督导员队伍建设　感控督导员不仅需要发现问题,更要有解决问题的思路和建议。因此除具备扎实的理论知识外,理论联系实际解决问题的能力也同样不可或缺。另外,督导工作有时还需要进入高风险区,其个人防护同样重要。

2. 感控督导工作和医疗业务之间的平衡　正如本书第一章所述,医院除了实现好"不漏诊、不误诊,医务人员零感染"的防疫目标之外,还得完成日常诊疗工作,在积极完善疫情防控措施的前提下,全力保障急危重症患者、恶性肿瘤患者、孕产妇等得到及时救治,满足患者的就医需求。从客观上,院感防控和督导会对医疗业务产生一定影响,但这绝不能成为放松院感防控的理由。因此,应根据实际情况和政府指令,确定防控等级,认真执行该等级规定的防控措施,从而实现两者之间的平衡。该平衡是积极完善疫情防控措施前提下的平衡。

3. 克服疫情常态化情形下的懈怠情绪和侥幸心理　在疫情常态化情形下,发生院感从"黑天鹅"事件变成了"灰犀牛"事件,加之长期的院感防控且本院一直未出现相关事件,会普遍滋生懈怠情绪、产生侥幸心理。这时需要通过院感督导发现问题,对于明显违反院感规则和制度的,即使没有造成不良后果,也应严肃处理,进行通报,防止类似事件发生。从而克服存在的懈怠情绪和侥幸心理。

4. 以点带面,从医院督导到科室、个人的行为自觉　疫情防控是全院、全员工作,而督导不可能长期面面俱到,必须有重点部门、重点环节。其目标是全院、全员在院感防控上的自我管理、自我约束。因此要培养"种子",以点带面,行为上实现肌肉记忆,文化上自觉自愿。

【具体举措】

一、感控督导员队伍的建设,院感防控文化的建立

(一) 感控督导员的能力、素质要求

院感防控督导不同于卫生行政管理部门检查,除了具有发现问题的能力之外,更重要的是解决问题,因此必须具备相应的知识和管理技能。

1. 院感防控知识

(1) 熟练掌握各项院感防控的政策要求、指南、指引、专家共识等。随着公共卫生与院内感染日益得到重视,这些内容更新、变化较快,需要院感督导员及时、熟练掌握。

(2) 了解主要传染性疾病的传染源、传播途径等特征。

(3) 具备评估医疗场地设计、医疗流程、动线等是否符合院感要求的能力。

(4) 熟悉医院清洁、消毒灭菌与医疗废物管理相关要求。

(5) 具备对院感事件发生情况进行调查分析的能力。

2. 使用追踪方法学进行现场评价的能力　在等级医院评审上广泛使用了追踪方法学进行现场评价。评价者追踪医院患者的治疗、护理、服务经历。从患者的角度考察医院的治疗、护理、服务系统,评估医疗机构对患者安全和质量标准的遵从性。

院感督导实际上也属于现场评价。督导员可以追踪患者进入医院的整个流程,考察人员出入管理;可以追踪清洁消毒、医疗废物处理流程,考察保洁人员从消毒用品配置,场地清

洁消毒,医疗废物运输、登记、储存、运离医院,到个人防护用品穿脱的全流程;还可以通过系统追踪、个案复盘,了解没有完成病原学筛查的急诊手术流程是否符合院感要求。因此督导员应熟练掌握这种方法,通过考察一线人员的实际操作判断其对医院感染预防体系标准和制度的遵从性,从而了解、判断医院制订的具体操作流程是否便于一线执行。

3. 管理学工具的使用　通过追踪方法学发现的问题,要善于使用管理学工具分析问题和解决问题。如利用鱼骨图进行根因分析,利用柏拉图寻找主要矛盾,利用甘特图制订时间表、路线图,通过持续改进保证具体操作流程既符合感染防控要求,又便于一线临床执行。

4. 个人防护能力　督导员需要进入高风险区,同时也需要培训其他员工,因此其自身的个人防护能力,尤其是手卫生、防护用品穿脱技能必须熟练、精通,同时对这些流程的关键点也了然于胸。

5. 教学能力　能熟练进行院感知识、技能培训,特别是能用通俗易懂的方式对后勤保洁等人员进行培训。

(二)感控督导员的培养和日常督导

1. 感控督导员的选拔　感控督导员可为兼职人员,原则上从各科室院感管理小组中选取,优选护士长,以及曾担任感控医生、感控护士者。优先考虑感染科、重症医学科、呼吸科、急诊科、发热门诊/隔离病房、手术中心、血液透析中心工作人员及有疫情防控实战经验的医务人员。

2. 感控督导员的培训、考核及准入

(1)完成上述对感控督导员相关知识、技能体系的培训。

(2)通过考核,选拔有较高工作热情,工作认真细致,有较强责任感,并具备较强业务素质、能力,熟练掌握感染防控各项工作制度的人员为院感督导员。

3. 感控督导员的日常督导和再评价　日常定期开展院感督导,可以每周、每月督导不同重点环节。相关科室交叉督导,互相学习好的做法,有助于发现和改进执行中存在的问题。在日常督导中,应对感控督导员进行再评价,再培训。

(三)战时状态督导

在呼吸道传染病流行时,应按照重点部门、重点环节划分不同片区,由医院行政、党委班子成员担任片区负责人,院感部门人员和督导员骨干任组长,进入战时状态,开展每日督导,形成督导报告向医院防控领导小组汇报。督导内容包括发现的问题和处理、整改的建议,更重要的是需要对整改方案的落实及取得的成效进行再次督导和评估,从而形成促进改进、保证成效的督导工作氛围。

(四)院感防控文化和督导员队伍的激励

通过平战结合的院感督导员队伍建设,在每个临床医技科室、后勤职能部门、保洁消毒人员中培养好院感防控的“种子”,提升全院对院感防控重要性认识,帮助大家知晓院感防控基本知识、掌握防控的基本技能,形成良好的医院院感防控文化,减少院感事件(如多重耐药、管道相关性感染、手术切口感染等)的发生,杜绝在区域流行期间传染病院感事件的发生。

因此,院感督导员队伍建设,应纳入人才体系建设。应着重培养其职业满足感,将院感考核结果纳入医院的各类评比和考核。对于在院感督导工作中,特别是在战时表现出色的,在绩效考核、职称、职务晋升等方面均应予以考量。

二、疫情形势下重点部门和重点环节的督导

本篇第一章介绍了中山大学附属第六医院在不同响应等级下的院感防控措施,各综合性医院可结合本院实际和政府要求,编写自己的防控预案,找到疫情防控与日常医疗业务之间的平衡。疫情状态下的督导就是以这个预案措施为标准,采用追踪方法学进行查阅资料、现场察看、访谈、考核及应急演练等。也可通过拍摄现场问题照片及时反馈,限时回头查,保证督导效果。而督导的重点无疑是重点部门和重点环节。

(一) 发热门诊

重点督导内容包括检查三区三通道的设置、区域管制情况、物理隔断的合理性、标识设置情况是否符合规范;检查职业暴露应急处置方案、就诊流程管理、消毒及医疗废物的处置流程、环境卫生学监测方案;考核工作人员个人防护技能、培训考核记录及相关应急预案掌握情况(表 1-8-1)。

表 1-8-1   发热门诊感染防控督导要点

项目	内容与要求	检查情况
设置	1. 在远离其他门诊、急诊的地方,独立设置	
	2. 出入口与普通门诊、急诊分开,标识醒目	
	3. 通风良好,消毒隔离措施有效落实	
	4. 清洁区、潜在污染区、污染区之间分区明确、标识清楚	
	5. 分别设立医务人员、患者、污物专用通道	
	6. 设立独立的医护人员工作区域	
	7. 隔离留观室标识清楚,与其他诊室保持一定距离	
	8. 留观室单间隔离,房间内设卫生间	
	9. 有挂号处、诊室、隔离观察室、检查检验科、卫生间等,挂号、就诊、检验、检查、取药等均可在该区域完成	
管理	1. 制订实操性强的预检分诊、工作人员防护、环境物体表面和物品消毒、污物处理等指引并落实	
	2. 胸部 X 线 / 胸部 CT 检查的陪送路线图及陪送人员个人防护	
	3. 护送隔离病区或转院的患者交接流程图,且要求交接人员在隔离病区或接收指定区域脱摘防护用品	
	4. 定期检查各个区域空气、物体表面、地面、物品消毒及终末消毒的落实情况	
	5. 清洁工具的管理	
	6. 医疗废物处置管理	
人员与培训	1. 发热门诊工作人员上岗前须接受院感防控相关知识及防护用品的正确穿脱流程、职业暴露处置等培训,并经考核合格方能上岗	
	2. 检查发热门诊工作人员熟知预检分诊流程并掌握相关问诊内容	
	3. 检查个人防护用品的配备及是否在有效期内	
	4. 考核发热门诊工作人员的防护用品穿脱流程操作	

(二)隔离病区

重点督导内容包括:环境布局、培训考核、个人防护、职业暴露应急处置、流程管理、清洁区和隔离病房以及潜在污染区的消毒及医疗废物处置、环境卫生学监测等(表 1-8-2)。

表 1-8-2　隔离病区感染防控督导要点

项目	内容与要求	检查情况
人员防护	1. 各区各项标识是否明确(区域划分、路径指引等)	
	2. 不同规格防护用品是否齐备、充足(手套、防护服码数齐全);是否按照相应工作区域、特定岗位的防护指引进行正确防护;不同岗位人员(如医生、护士、安保、保洁等)防护是否规范;穿戴间设置是否合理,有无配置穿衣镜、凳子、手消毒液等;观察人员穿戴防护用品是否符合要求(口罩是否严密、防护服有无破损等)	
	3. 观察有无人员逆行;各岗位工作人员是否严格执行手卫生	
	4. 医务人员通道、各区域消毒用品储备(快速手消毒液、含氯消毒液、消毒湿巾、过氧化氢等)是否充足	
	5. 职业暴露应急处置流程图是否上墙并进行培训;现场考核医务人员是否掌握职业暴露应急处置及报告流程;新发职业暴露＿＿＿人,是否按应急流程处置;病区是否有职业暴露处置箱	
	6. 是否有专人负责工作人员健康监测工作,并每天上报监测结果;本病区共有工作人员＿＿＿人,发热＿＿＿人,有其他症状＿＿＿人,疫苗未接种＿＿＿人	
清洁区	1. 清洁工具是否分区使用,颜色标记,禁止交叉使用;每次使用后用有效氯 1 000mg/L 的含氯消毒液浸泡消毒 30min,清水冲洗干净,晾干备用	
	2. 现场查看清洁区各项消毒操作(空气、地面、物体表面等消毒方式及持续时间等)是否规范;查看清洁区消毒登记本,是否及时登记,并有签名、时间	
	3. 是否每天对办公室、更衣室、值班房等区域使用有效氯 500mg/L 的含氯消毒液擦拭物表 2 次(特别注意门把手、办公桌面、接诊椅子、水龙头等高频接触物表的消毒;电脑鼠标、键盘用 75% 酒精消毒),并设立登记本;抽查保洁员是否熟悉含氯消毒液的配制浓度、正确使用测试纸、消毒频次等	
	4. 查看紫外线灯、空气消毒机使用维护记录本,是否按规范维护保养等	
	5. 垃圾分类处理是否正确;是否按要求做好打包和消毒工作	
	6. 清洁物品需去除大型外包装后方可进入清洁区,相应流程需上墙	
隔离病房	1. 各项清洁消毒工具(消毒湿巾、干手纸、含氯消毒液、尘推等)是否充足。尘推要求每个房间配备一个,独立使用,患者出院后应对尘推终末消毒	
	2. 现场查看隔离病房各项消毒操作(空气、地面、物体表面、医疗设备、医疗器械等消毒方式及持续时间、医疗废物及污染衣物的处理等)是否规范。查看隔离病房内消毒登记本,是否及时登记并有签名、时间	
	3. 是否每日对病房物表、走廊扶手、卫生间等用有效氯 1 000mg/L 的含氯消毒液或符合要求的消毒湿巾擦拭 3 次;注意床头柜、座椅、呼叫铃按键、床栏等高频接触物表的消毒,要求一床一巾一消毒;地面每日用有效氯 1 000mg/L 含氯消毒液拖地消毒 3 次	

续表

项目	内容与要求	检查情况
隔离病房	4. 隔离病区是否对听诊器、监护仪、输液泵用 75% 酒精进行擦拭消毒,血压计每日用有效氯 1 000mg/L 含氯消毒液擦拭,袖带使用一次性消毒湿巾擦拭消毒,一人一用一消毒	
	5. 超声诊断仪、除颤仪、心电图机等使用后,是否对接触患者部位立即用 75% 酒精擦拭消毒	
	6. 是否对污物间地面、墙面用有效氯 1 000mg/L 的含氯消毒液拖拭、冲洗或喷洒。地面每日 2 次,墙面每周 1 次	
	7. 是否对患者开展防护、饮食、保洁等方面的健康宣教;是否指导患者如厕后先盖坐厕盖再冲水(蹲厕忽略此条);是否发放一次性医用外科口罩给患者,并要求病情允许的患者正确佩戴口罩	
	8. 是否监测负压病房压差并登记;非负压病房是否 24 小时自然通风	
	9. 现场抽查患者出院后,终末消毒是否规范	
	10. 工作人员使用后的一次性防护用品和隔离患者产生的生活垃圾是否按感染性医疗废物处理;隔离间是否配医疗废物桶、双层黄色医疗废物包装袋、锐器盒,医疗废物袋鹅颈式打包	
	11. 标本转运箱使用后是否用有效氯 1 000mg/L 的含氯消毒液喷洒、消毒	
潜在污染区	1. 潜在污染区各项脱衣流程、标识是否清楚	
	2. 医疗废物是否及时清理	
	3. 缓冲一区、缓冲二区门为常闭状态,不得同时打开	
医院感染监测(病区医护人员配合填报)	1. 荧光笔标注法监测保洁质量,清洁区每 3 天监测 10 个位点;污染区每 3 天监测 20 个位点(抽查)	
	2. 环境物表核酸采样,清洁区、缓冲一区、缓冲二区等重点区域每 3 日监测 1 次(一周覆盖全病区,列明采样部位,如键盘、门把手、桌面等)	
	3. 住院患者____人,发热____人,新发院感____人次,院感发病率____,院感患病率____	
	4. 感染多重耐药菌____人,是否落实耐药菌相关防控措施(床旁隔离 / 单间隔离;隔离标识清楚;病原学送检;无菌技术操作;手卫生等)	
	5. 使用呼吸机____人,呼吸机相关肺炎____人;留置导尿管____人,导尿管相关尿路感染____人;中心静脉留置管____人,留置导管相关血流感染____人;是否落实三管感染防控措施,每天评估并及时拔管	

（三）医院出入管理

1. 出入口管理

（1）人流、物流管理:重点督导内容包括是否严格核查进入医疗机构和科室、诊室的人员、物资或车辆。加强物流配送、快递外卖、维修等外来人员和物品的管理。开展流行病学调查情况、体温监测情况、核酸检测情况、出入人员登记情况等。

（2）预检分诊点：重点督导内容包括预检分诊点的选址、预检分诊点的标识、预检分诊的流程、预检分诊的配置、预检分诊人员的个人防护、预检分诊的处置、预检分诊点的消毒及医疗废物处置等（表 1-8-3）。

表 1-8-3　预检分诊点感染防控督导要点

内容与要求	检查情况
应设置相对独立的预检分诊点	
设立在门诊、急诊醒目位置，标识清楚，通风良好，流程合理，具有消毒隔离条件	
备有一次性医用外科口罩、测温仪 / 体温计、流水洗手设施或手消毒液（不可使用仅含氯己定成分的手消毒液）、患者基本情况登记表、医疗垃圾桶	
个人防护符合防控预案措施，每次接触患者后立即进行洗手或手消毒	
有预检分诊流程图，且预检分诊点工作人员熟知流程并掌握相关问诊内容	
各门诊分诊点和门诊医生熟知预检分诊流程并掌握相关问诊内容	
预检发现可疑患者应由预检分诊点工作人员陪送至发热门诊	
陪送路线图及陪送人员的个人防护（穿隔离衣，戴工作帽、医用防护口罩和清洁橡胶手套）	
物体表面和物品的消毒	

2. 病房出入管理　重点督导内容包括：科室管控、健康监测、陪护管制、缓冲病房设置、应急流程等。对出入人员开展流行病学调查、体温监测、核酸检测、健康码及行程码查验，形成日报制度（表 1-8-4、表 1-8-5 和表 1-8-6）。

表 1-8-4　住院患者排查表

序号	入院时间	患者姓名	身份证号码 *	现住址 *（至门牌号）/电话	体温 /℃	健康申报卡	健康码（1 绿码 2 黄码 3 红码）	行程码 14天内有无中高风险区域记录（0 无 1 有）	入院 72小时内核酸检测结果（0 阴性1 阳性）	流调表是否填写（0 否1 是）	备注（处理结果等）
1											
2											
3											
4											
5											

注："五必查一询问"发现问题应填写身份证号码、现住址。

表 1-8-5　陪护排查表

序号	入科时间	床号	陪护姓名	身份证号码*	现住址*（至门牌号）/电话	体温/℃	健康申报卡	健康码(1绿码2黄码3红码)	行程码14天内有无中高风险区域记录(0无1有)	入院72小时内核酸检测结果(0阴性1阳性)	流调表是否填写(0否1是)	备注（处理结果等）
1												
2												
3												
4												
5												

注："五必查一询问"发现问题应填写身份证号码、现住址。

表 1-8-6　病区住院患者、陪护疫情排查汇总表

序号	上报科室	上报日期	新入院患者人数	当日发热患者人数(在院+新入)	新增陪护	当日发热陪护人数(在院+新入)	健康码/行程码异常人数	健康码/行程码异常原因(请列出)	备注
1									
2									
3									
4									
5									

注：1.每日18时前完成填报；2.填报周期为上一日17时至当日17时的入院情况。

（四）医疗废物处置

重点督导内容包括：收集转运人员的个人防护、医疗废物的分类及其标识、医疗废物的打包方式及消毒处理、医疗废物的转运路线及转运工具的消毒处理、医疗废物的交接及登记、意外事故的应急处理及医疗废物暂存间的管理等（表1-8-7）。

表 1-8-7　医疗废物处置感染防控督导要点

内容与要求	检查情况
从事医疗废物收集、运送、储存的工作人员必须佩戴个人防护用品，如口罩、橡胶手套，必要时戴工作帽、护目镜/防护面屏、防水围裙	
科室医疗废物与生活垃圾不混放，医疗废物容器标识清晰、正确	
科室医疗废物置于指定位置，注意做好防盗管理，不得随意放置；医疗废物袋须使用塑料绳打鹅颈结进行封口，医疗废物袋外贴标签，标签内容包括垃圾类别、产生部门、产生日期、重量及需要特别说明的情况等	
医疗废物的运送：专车、专梯、密封、定时	
运送车辆有专人管理，设施符合标准，有明显警示标识	

续表

内容与要求	检查情况
科室医疗废物暂存点应专人负责,加锁管理,严禁闲杂人员进入	
医疗废物暂存点地面、瓷砖墙面每日 2 次清洁消毒,污物车每次运输结束后清洁消毒,并记录	
医疗废物暂存点每日至少 3 次紫外线灯照射消毒,紫外线灯管使用累计时间大于 1 000 小时停止使用,使用时间记录正确;每周定期清洁紫外线灯管,每半年检测紫外线强度,并有记录	
当班护士与医疗废物收运人员做好交接登记,登记内容包括医疗废物种类、重量、袋数、科室、交接时间等,数字要大写,双方签名确认,资料至少保存 3 年	
有医疗废物流失、泄漏、扩散和意外事故等的应急方案	

(五) 个人防护

重点督导内容包括:防护用品种类与规格是否齐全、是否分不同区域正确防护、穿戴间设置是否合理、发生职业暴露处置是否合理以及工作人员健康监测是否到位等(表 1-8-8)。

表 1-8-8 个人防护感染防控督导要点

内容与要求	检查情况
不同规格防护用品是否齐备、充足(手套、防护服的码数)	
是否按照相应工作区域、特定岗位的防护指引进行正确防护	
不同岗位人员(如医生、护士、安保、保洁等)防护是否规范	
穿戴间设置是否合理,有无配置穿衣镜、凳子、手消毒液等	
观察人员穿戴防护用品是否符合要求(口罩是否严密、防护服有无破损等)	
观察有无人员逆行	
各岗位工作人员是否严格执行手卫生	
医务人员通道、各区域消毒用品储备(快速手消毒液、含氯消毒液、消毒湿巾、过氧化氢等)是否充足	
职业暴露应急处置流程图是否上墙并进行培训	
现场考核医务人员是否掌握职业暴露应急处置及报告流程	
新发职业暴露____人,是否按应急流程处置	
病区是否有职业暴露处置箱	
是否有专人负责工作人员健康监测工作,并每天监测上报	
本病区共有工作人员____人,发热____人,有其他症状____人,疫苗未接种____人	

(六) 门诊、急诊区域

重点督导内容包括检查预检分诊台、就诊区域设置是否符合感控要求;预检分诊岗位职责与责任落实情况;应急处置流程与预案;手卫生执行情况;个人防护培训与考核(表 1-8-9)。

表 1-8-9　门诊、急诊感染防控督导要点

项目		内容与要求	检查情况
预检分诊点	设置	独立设置,不得用导医台代替	
		设立在门诊、急诊醒目位置,标识清楚,通风良好,流程合理,具有消毒隔离条件	
		备有一次性医用外科口罩、体温仪/体温计、流水洗手设施或手消毒液(不可使用仅含氯己定成分的手消毒液)、患者基本情况登记表、医疗垃圾桶	
		通过多种途径动态更新中高风险区域,在醒目位置以告示、电子屏等多种方式加强宣贯	
	管理	"五必查一询问":必查健康码(行程码)、体温、口罩佩戴情况、健康申报卡(替代纸质流行病学调查表),询问有无发热、其他相关症状	
		预检分诊流程图是否上墙,且预检分诊点工作人员是否熟知流程并掌握相关问诊内容	
		各门诊分诊点和门诊医生熟知预检分诊流程并掌握相关问诊内容	
		预检发现可疑者,应由预检分诊点工作人员陪送至发热门诊	
		制订发热/可疑患者转运路线及流程	
		物体表面和物品的消毒管理	
	人员与培训	培训防护用品穿脱流程	
		承担预检分诊工作人员科学防护(佩戴医用外科口罩、工作帽,穿工作服、隔离衣,戴一次性乳胶手套或丁腈手套等),必要时升级防护要求。每次接触患者前、后立即进行手卫生	
		检查工作人员是否掌握预检分诊流程及相关问诊内容	
		应急演练摸排是否熟知发热/可疑患者处置流程	
就诊区域	设置	设置二次预检分诊台,复测进入就诊区域人员体温,核查健康码	
		多途径开展就诊患者健康宣教,如关于呼吸卫生、佩戴口罩、手卫生、社交距离等,有张贴海报或宣教视频,还提供可取阅的宣传单张或宣传手册等	
		加强门诊、急诊候诊大厅以及诊室的手卫生设备设施配备,特别是在挂号处、收费处、药房、电梯、打印设备处多配置手消毒液	
		门诊、急诊核酸采样点通风良好,相对独立	
		根据实际情况,设置独立的应急抢救室或区域,专门用于入院时已昏迷或因紧急抢救无法调查和确认流行病学史患者的急救和安置	
	管理	引导按时段就诊,加强对候诊区域巡查,提醒候诊人员注意间隔 1m 社交距离,规范佩戴医用外科口罩	
		保安、导诊人员要经常提醒就诊人员进行手卫生,强化手卫生管理	
		就诊时严格落实"一医一患一室"	
		制订不同情形下的应急预案,细化问诊、排查、隔离、转运及终末消毒等各个环节的流程措施	
	人员与培训	全员培训(包括医务人员及管理、后勤等人员)	
		不同岗位人员熟知本岗位防护级别,选用正确的防护用品	

三、督导、反馈与持续改进

督导的结果每日汇总,并反馈至相关责任科室,以便能及时落实整改。对发现的问题依据整改落实的难易程度、涉及范围等分为普通问题(现场可以立即整改的)、需一定时限整改(比如需购置相关物品等客观条件,不能立即整改的)、需上报重点讨论的(比如需上报医院防控领导小组的,需协调多个行政管理部门共同合作才能完成的)。

不仅是反馈发现的问题,还要针对问题提出符合相关管理规范的、具体的整改意见,并给出具体的整改时限,以便做好"回头查",做到督导有台账、有落实、有销账。比如某日感控督导过程中发现某临床科室因相关事务违反医院临时来院人员的相关管理规定,除了及时反馈临床科室尽快整改补救之外,同时汇总上报医院感控领导小组,院长办公会、党委会研究给予全院通报批评,以便起到警示作用,提高全院疫情防控意识,体现感控督导的时效性,做到及时通报、提醒、问责以及必要的系统改进。

(姚　麟　赵云龙　胡　浩)

第二节　应急防控演练

应急演练是医疗机构完善应急准备、锻炼专业应急队伍、磨合应急机制、检验应急预案的主要手段。其主要目的在于明确医院的相关流程是否科学、规范、可操作,各相关部门、人员对于应急流程的掌握程度。科学、规范、有效地开展防控应急演练,可强化各部门应急处置意识,检验医院对呼吸道传染病的发现、报告、患者处置、院感防控、环境消毒以及突发事件的处理能力,"防患于未然",为疫情防控构筑屏障。

■【工作原则】

1. 应急预案的制订　应科学、规范、可操作。要根据流行情况、政策要求、医院实际情况来制订。

2. 及时复盘　应急演练结束后,应对演练过程及时复盘讨论,重点是各相关部门执行情况及应急预案的可操作情况。

3. 反馈改进　针对演练中发现的问题,对于执行层面的,加强培训、学习,确保执行到位;对于预案科学性、规范性、操作性存在的问题,及时改进、重新培训,培训重点为改进的原因和具体的举措。

■【重点和难点】

1. 制订演练脚本　应急预案是静态的指南,要进行动态的演练,必须制订相应脚本,并标注重点观察点,以检验相关部门和人员在这些关键细节上的执行情况。

2. 流程细节观察　根据应急预案,制订考核表,观察考核相应流程细节的执行落实情况。

3. 复盘总结　应由考核部门汇报亮点以及发现的问题;具体执行部门反馈出现问题的原因和对预案的评价;导演(一般为该预案制订小组组长——分管副院长)总结构成。总结应重点突出应急管理和体系建设中的薄弱环节,防控应对中存在的问题和不足,并布置下一步改进方案。

■【具体举措】

一、成立应急演练领导小组

组长可由院长或防控领导小组常务副组长,分管院感(医务)的副院长担任。组员由感染管理处(科)、医务处(科)、护理部、后勤保障处(科)、保卫处(科)、门诊办公室、急诊科、发热门诊、隔离病区等部门负责人及主要临床科室负责人、护士长担任。

二、编写应急演练脚本

根据当前疫情形势(例如出现中高风险区,从这些区域来院诊治患者较多)和医院的薄弱、重点环节(可为在督导过程中发现的薄弱环节或者近期其他医院出现的风险点),组织梳理现有应急预案,制订演练计划,编写演练脚本。演练脚本应包括以下内容。

1. 演练主要目的。

2. 假想事件(如急诊手术患者在手术后核酸检测结果为阳性)。

3. 假想事件在医院经历的全流程。

4. 主要观察点,包括但不限于以下内容。

(1) 传染病防控:能否充分起到控制传染源、切断传播途径、保护易感人群的目的。

(2) 医务人员个人防护:防护能否根据医疗机构内部岗位风险不同进行规范。

(3) 正常诊疗行为和院感防控的配合与协作。

(4) 报告制度的落实。

(5) 应调整的应急方案和计划。

(6) 场景消毒:是否严格执行医疗机构消毒技术规范。

三、制订考核方案

1. 制订考核表 从医疗救治、传染病控制、后勤保障、报告流程、善后环境处理、与卫生行政部门配合等方面制订考核表,考核必须覆盖整个流程。

2. 确定考核、观察小组成员 可为相关职能部门负责人、资深院感督导员,必要时可邀请卫生行政部门或其他医疗机构专家作为考核观察员。

3. 考核、观察小组成员会议 演练导演(通常为演练领导小组组长)应召集会议,告知演练脚本,明确主要观察环节,熟悉考核表。在这个过程中也可以对演练脚本进行再次完善。

四、动员与培训

在正式演练前,应对相关部门和人员进行再培训和动员,使得演练尽量贴近实战。通过演练磨合应急机制,做到"练指挥、练流程、练组织、练协作、练保障"。

五、正式实施

按应急演练脚本组织实施并做好演练全过程记录。记录内容包括主要时间节点、事件完成情况、主要考核观察点发现的问题等。记录方式有拍图片和 / 或视频、填写考核登记表、记录专家点评意见等。

六、复盘反馈和持续改进

1. 总结亮点、发现不足　考核小组可按医疗救治、传染病控制、后勤保障、报告流程、善后环境处理的顺序反馈这些流程中的亮点和不足。

2. 具体执行部门意见　具体执行部门分析出现问题的原因,提出下一步改进的计划、方案。必要时也可对应急预案提出改进建议。

3. 导演总结　对上述情况形成总结性意见,完善持续改进建议,确立下一步督导重点。必要时布置下一个演练计划。

七、示例

(一) 模拟情景一

A 患者,医院入口处核查"健康码、行程码"均无异常,测温正常,预检分诊台填写流行病学史问卷无异常,因"右侧眼睛疼痛伴流泪"至眼科门诊就诊,二次分诊时护士复核流行病学史发现其为近期入境人员,已完成 14 天集中隔离及 7 天居家隔离,2 天前核酸检测阴性解除隔离。

1. 现场演练(图 1-8-1)

2. 评估与总结

(1) 亮点:二次分诊护士复核流行病学史,对境外旅居史时间范围扩大至 30 天,对于无发热和 / 或呼吸道症状的境外回返人员未放松警惕,继续追问有无新冠肺炎十大可疑症状;对患者途经路线、环境及时消杀;发热门诊接诊按照可疑患者单人单间隔离留观;核酸阳性后立即启动院内应急响应机制,分工协作。

(2) 不足:发热门诊接诊有流行病学史的可疑患者后,应固定医护人员进行诊治并闭环管理(不宜在诊治过程中随意更换,需要会诊和讨论时,如果病情不危重,可采取远程方式);医务人员对于上报电话、流程及上报内容需要进一步熟悉。

(3) 调整应急方案措施:接诊阳性患者后的医务人员闭环管理方案需要进一步加强和明确。例如是否能继续接诊其他患者,是否需要居家健康监测等。

(二) 模拟情景二

B 患者,因"腹部刀伤"呼叫 120,急诊诊断"腹部多发伤、创伤性休克",核酸检测结果未出,入手术室行急诊手术,后核酸检测结果回示阳性。

1. 现场演练(图 1-8-2)

2. 评估与总结

(1) 亮点:危重症患者绿色通道通畅;对于流行病学史不明和 / 或无核酸阴性结果的急诊手术患者,按照二级防护(工作帽、医用防护口罩、护目镜 / 防护面屏、防护服、橡胶手套、鞋套)执行;提前告知术中会诊人员患者情况并充分沟通。

(2) 不足:手术室实施管控措施时统筹安排不充分;手术进行中核酸结果回示阳性,需及时调整手术室其他手术安排。

(3) 调整应急方案措施:手术室制订不同等级应急预案,细化实施分级管控措施的步骤、

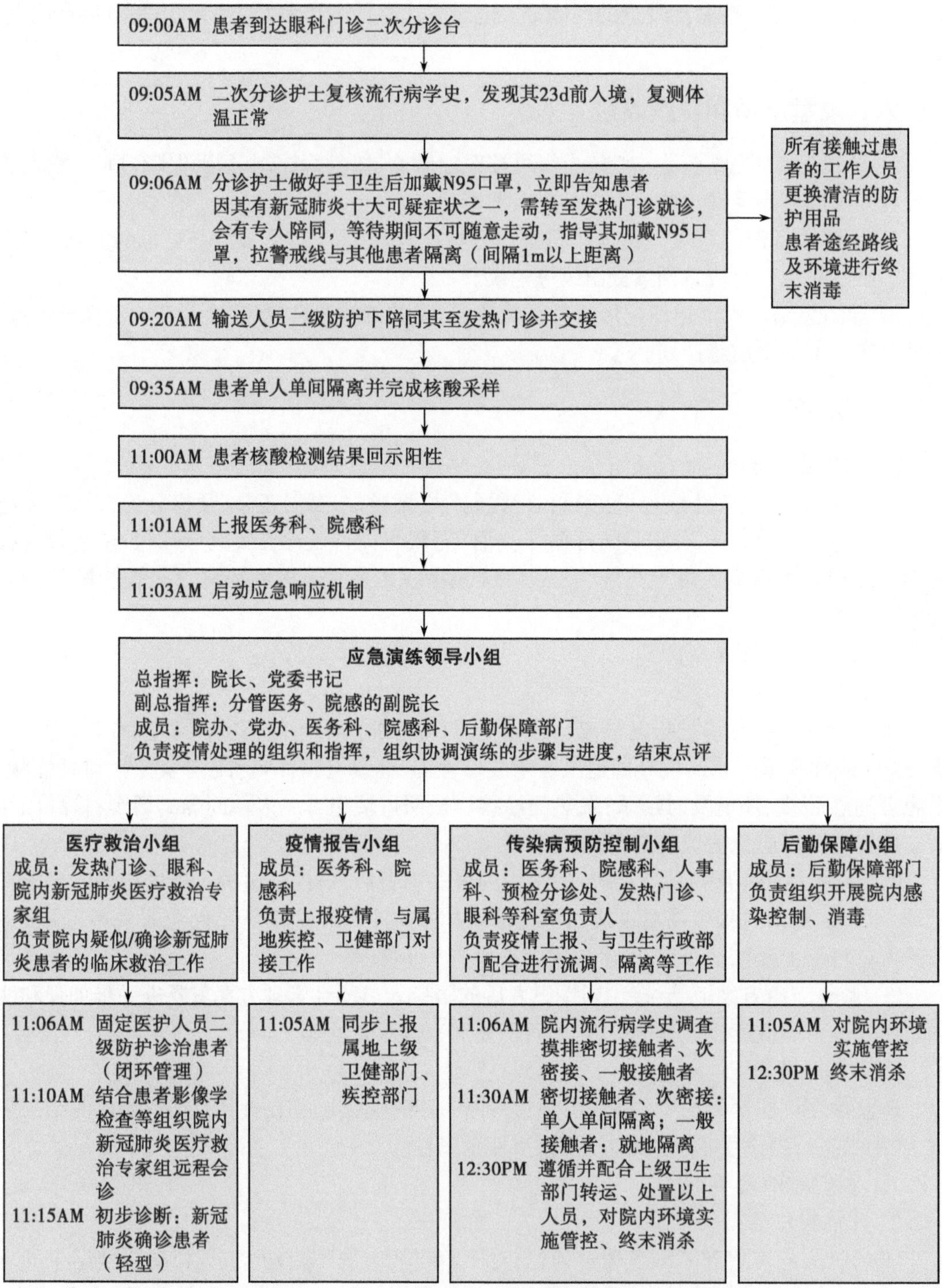

09:00AM 患者到达眼科门诊二次分诊台

09:05AM 二次分诊护士复核流行病学史，发现其23d前入境，复测体温正常

09:06AM 分诊护士做好手卫生后加戴N95口罩，立即告知患者因其有新冠肺炎十大可疑症状之一，需转至发热门诊就诊，会有专人陪同，等待期间不可随意走动，指导其加戴N95口罩，拉警戒线与其他患者隔离（间隔1m以上距离）

所有接触过患者的工作人员更换清洁的防护用品
患者途经路线及环境进行终末消毒

09:20AM 输送人员二级防护下陪同其至发热门诊并交接

09:35AM 患者单人单间隔离并完成核酸采样

11:00AM 患者核酸检测结果回示阳性

11:01AM 上报医务科、院感科

11:03AM 启动应急响应机制

应急演练领导小组
总指挥：院长、党委书记
副总指挥：分管医务、院感的副院长
成员：院办、党办、医务科、院感科、后勤保障部门
负责疫情处理的组织和指挥，组织协调演练的步骤与进度，结束点评

医疗救治小组
成员：发热门诊、眼科、院内新冠肺炎医疗救治专家组
负责院内疑似/确诊新冠肺炎患者的临床救治工作

疫情报告小组
成员：医务科、院感科
负责上报疫情，与属地疾控、卫健部门对接工作

传染病预防控制小组
成员：医务科、院感科、人事科、预检分诊处、发热门诊、眼科等科室负责人
负责疫情上报，与卫生行政部门配合进行流调、隔离等工作

后勤保障小组
成员：后勤保障部门
负责组织开展院内感染控制、消毒

11:06AM 固定医护人员二级防护诊治患者（闭环管理）
11:10AM 结合患者影像学检查等组织院内新冠肺炎医疗救治专家组远程会诊
11:15AM 初步诊断：新冠肺炎确诊患者（轻型）

11:05AM 同步上报属地上级卫健部门、疾控部门

11:06AM 院内流行病学史调查摸排密切接触者、次密接触者、一般接触者
11:30AM 密切接触者、次密接：单人单间隔离；一般接触者：就地隔离
12:30PM 遵循并配合上级卫生部门转运、处置以上人员，对院内环境实施管控、终末消杀

11:05AM 对院内环境实施管控
12:30PM 终末消杀

图 1-8-1 模拟情景一现场演练流程图

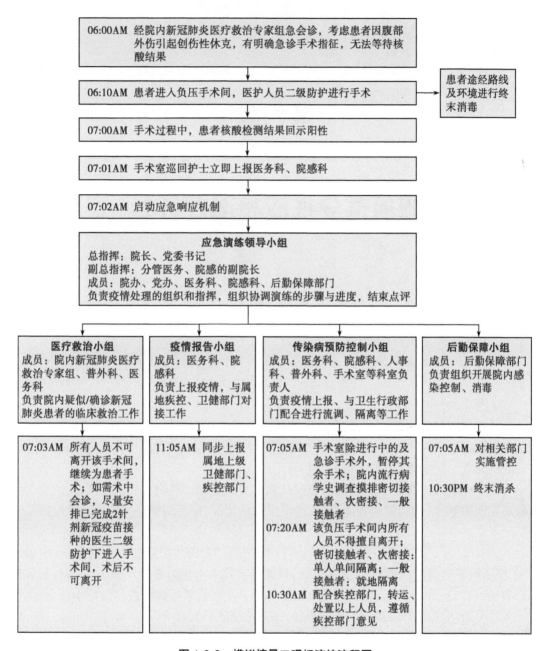

图 1-8-2　模拟情景二现场演练流程图

流程,并在发现核酸检测结果阳性病例后及时调整后续手术安排。可通过桌面演练等方式持续改进。

（姚　麟　刘　倩　管珊珊）

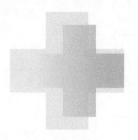

第九章

政府指令性应急医疗任务

第一节　外派医疗队

急性呼吸道传染病流行时,综合性医院常需承担外援医疗任务。外派形式常为一家或多家医院共同组织医疗队进行支援。其工作重点主要有两点,一是派出人员的管理,二是医疗任务的完成。医疗任务一般存在以下情形。

1. 传染病医院或其中病区　此类医院或病区有较好的硬件设施和院感体系,应在严格执行所在医院制度、流程的基础上,提出进一步优化建议,保证医疗任务完成并杜绝医务人员感染发生。

2. 临时改为定点医院的综合性医院或其中病区　对于此类医院或病区,第一,应关注其发热门诊、隔离病房的布局、设置和流程,具体可参照本书相关章节。第二,应将轻症和重症患者适当区分,分别管理和施治。第三,应认真学习最新版疾病防控和诊疗指南,保障医疗质量。第四,应特别加强院感防护和督导,保障医疗队员安全。

3. 方舱医院　方舱医院是在大规模流行的前提下,收治轻症或疑似患者的场所,治疗任务较轻。工作重点一是观察患者病情,及时识别重症倾向,重症患者转诊定点医院;二是对上述患者进行生活管理,保障患者的心理健康。因此,应杜绝松懈、麻痹情绪,并防止自身感染。

4. 隔离观察点　往往为酒店,观察对象为密切接触者。工作重点一是按防控指南开展体温、病原学检测,及时识别传染源;二是针对其可能存在的基础疾病进行管理,避免这些人员前往普通综合性医院就诊;三是进行心理支持,保障人员心理健康。

本节将重点阐述外派医疗队员的人员、驻地、身心健康管理。

■【工作原则】

1. 积极与所在医院沟通、配合,快速、有序、有效地开展外援医疗任务。

2. 及时培训演练,确保医疗行为和院感管理合法、合规。

3. 严格管理医疗队员,开展人文关怀,保障医疗队员的身心健康,保证所有队员安全返回。

■【重点和难点】

1. 在场地陌生、环境陌生、人员陌生的情况下,面对看不见、摸不着的病原体,需要迅速建立组织架构以确保医疗任务开展。

2. 准确定位与受援医疗机构的关系,接受当地政府统一领导,和当地的组织机构合作完成医疗任务。

3. 受援医疗机构的院感流程布局不一定适合传染病防控,须快速进行适当调整。

4. 应在短时间内适应受援医疗机构信息系统(如 HIS 系统、LIS 系统等)和相关医疗流程,以及诊疗规范更新与临床应用,保障医疗安全。

5. 集体生活存在各种安全隐患(如交通风险、饮食卫生等),需制订有效的驻地管理方案,并严格执行,确保队员安全。

6. 面临工作、生活压力以及被感染的恐惧,应开展有效人文关怀,保障队员身心健康。

■【具体举措】

一、外派医疗队内党的建设和组织架构搭建

1. 临时党支部的建设　在疫情防控中要发挥基层党组织战斗堡垒作用和党员先锋模范作用。因为外派医疗队要暂时离开医院党委,党员也要暂时离开原来支部,而任务的风险和繁重与日常工作相比有所提升,心理压力也有所增加。这种情况下,需要有坚强的组织进行领导和支撑。因此,必须建立临时党支部开展这项工作。其主要任务包括以下几方面。

(1) 进一步明确任务的光荣和必要性,增加凝聚力:传染病防控必须全局统筹,支援其他医疗机构是一项政治任务,全体成员必须紧紧团结,共同完成任务。

(2) 发挥党员模范作用:第一批进入高风险区以及最危难的任务,党员应该带头先上。

(3) 开展三会一课等组织活动,弘扬正能量。

(4) 在工作中识别干部,发展新党员。

(5) 进行人文关怀,保持持久战斗力。

2. 组织架构　首先,在条件允许的情况下,医疗队应成立医生组、护理组、院感组、物资保障组和后勤管理组,以保障任务顺利进行,这也是开展管理和持续改进的组织基础。各组应设立临时负责人,可通过指派或在民主讨论后进行任命。各组应定期召开会议,讨论决定工作职责、流程和分工,并开展持续改进。医疗队队长应及时参加这些会议,做好统筹部署。其次,将医、护、院感、质控编为实际医疗小分队,作为医疗行为的基本单元;高年资医生担任小分队负责人。

3. 破冰行动　在开展医疗任务前,因为大家相互之间不熟悉,需进行多种形式的"破冰"活动。集中的全员医疗防护技能知识培训和考核、竞赛就可以是其中的一种。可以让医疗队员从知识上、技术上、心理上完成培训,并加强团结合作。

二、与受援医疗机构的关系以及医疗任务的开展

1. 充分了解"战情"　在开展外援医疗任务之前应与受援单位充分沟通,了解执行任务的主要内容、医疗环境、医疗设备和器械、合作人员、医疗转运等受援单位的基本情况及存在的主要问题,注意尊重民族差异。及时了解薄弱环节,最好在任务开展前由专人负责并进行现场考察。

2. 充分尊重受援医疗机构和当地卫生行政管理部门　应充分认识医疗队是受援医疗机构的组成部门,在医疗、护理、院感等方面应接受受援医疗机构和当地卫生行政管理部门的指导和管理。在后勤和物资保障方面应尽力争取他们的支持和协助。遇到可能存在的争执时,应求同存异,不作为专家而颐指气使。可以在讨论时提出合理化建议改进流程,而不是直接越位指挥。

3. 规范诊疗行为和持续改进　由于医疗队往往来自多家医院或机构以及不同的科室,所以需要规范医疗行为。围绕十八项医疗核心制度开展临床工作是保证医疗安全、有序开展救治工作的重中之重。另外,护理、院感管理等医疗活动也应按照相对统一的标准执行,遇到习惯上的差异时,应尊重大多数意见。

任务开展时,随着队员进一步熟悉情况和遇到更多的具体问题,需要对既往流程进行持续改进。可以通过医疗队内部会议解决只涉及自身的流程问题,也可以定期或不定期与受援医疗机构举行会议,商讨全院防治举措。

三、与受援当地党和政府部门的协作和配合

因为疫情防控是全社会的工作,当需要进行外派医疗队援助时,当地的疫情防控局势会相对紧张,当地党和政府主要工作会集中在疫情防控上。医疗队工作的开展、宣传的口径、交通的出行、驻地的管理、物资的保障以及生活的便利都有赖于充分的协作和配合。

1. 绝对服从当地党和政府的统一领导。

2. 一方面,在宣传口径上,不能以援助专家自居,要在科学性的前提下,充分尊重当地相关部门,避免引起不必要的恐慌。另一方面,要充分发挥专业特长,做好疫情防控解释工作。在做好准备的前提下,可参加当地政府组织召开的新闻发布会。

3. 在出行交通上,坚持两点一线原则。请求当地政府按照班次 24 小时予以交通保障,避免乘坐公共交通工具。

4. 在驻地管理上,选择位置较近、便于管理、有合适运动途径(如散步等)的酒店。

5. 在物资保障上,及时与相关部门沟通,确保医疗任务的完成和日常生活的便利。

四、医疗场地的优化及改造

急性呼吸道传染病流行期间,对不符合院感管理要求的医疗场地应进行优化及改造,隔离区按照"三区三通道"设置。病区改造应以尽快解决问题、利于开展临床救治工作为前提,不应为场地改造而无谓拖延时间。不能做到物理隔离的情况下,也需尽量满足功能隔离。具体可参照本书发热门诊、隔离病房等相关章节。

需要强调的是,在进行改造时,应充分明确病区管理的封闭原则。非必要不陪护,住院患者及陪护不得离开病区。避免患者及陪护与外界不必要的接触。在定点医院和隔离点转

运患者时,应做到提前沟通,在保证医疗安全的情况下,有序转运。

五、医疗设备、物资的管理和储备

对于医疗设备、物资的管理和储备,有可能出现以下三种情况。

1. 受援医院提供所有医疗设备及物资　外援医疗队仅需就医疗任务合理安排人力即可。

2. 外援医疗队提供医疗设备、防护物资　外援医疗队需自带医疗器械、防护物资进入受援医疗场所,根据医疗器械及物资的情况,分为医疗器械、防护物资、消毒物资。医疗器械、防护物资、消毒物资参照医疗防疫物资管理(参照本篇第五章第二节),成立物资保障小组,指定专人负责管理,进行验收并设立台账进行登记和管理,详细记录入库与出库情况,定时盘点。

3. 捐赠物资　在执行援助任务时,会有较多捐赠物资,包括医疗器械、防护物资、生活物资、食物等。捐赠物资需分门别类安排专人管理,根据不同物资的使用属性,设置不同的仓库分别进行储存,如医疗器械仓库、防护物资仓库、生活物资仓库和食品仓库。注意各仓库之间要相对独立,特别是生活物资和食品的储存需要保证在有效期内使用。可参考捐赠物资管理(参照本篇第十四章第二节)进行。

六、驻地管理

驻地是医疗队队员生活休息的场所,务必在保证干净、整洁的基础上做功能性分区。同时,全体医疗队队员应人员固定,驻地的后勤人员如保洁人员、厨师等均需进行闭环管理,严禁未经审批外出,不得乘坐公共交通工具。

1. 公共活动区域(会议室、餐厅、运动场所等)要求

(1) 凡参加集体活动、公共区域活动必须戴好口罩,与人交流时保持 1m 以上的距离。建议队员外出返回驻地时,在驻地外进行手、鞋底消毒后再进入驻地。外卖、快递等不得进入酒店内,设置指定区域存放。

(2) 不建议聚餐,建议分餐后队员自行带回房间就餐。

(3) 尽量不串门,不在室内聚众活动,不在走廊及公共区域大声喧哗。

(4) 所有公共区域专人消毒,尽可能保证通风,并放置免洗手消毒凝胶。

(5) 按《新冠肺炎流行期间办公场所和公共场所空调通风系统运行管理指南》(肺炎机制综发〔2020〕50 号)规范使用和管理空调通风系统。

2. 个人活动区域要求　建议为带卫浴的单人单间(图 1-9-1)。

(1) 相对污染区:房门外为相对污染区,门口铺 1 块毛巾或地垫,可用有效氯 500mg/L 的含氯消毒液、75% 酒精或消毒湿巾擦拭鞋面和鞋底。可放置一双拖鞋,用于脱掉外出鞋后更换。往返医院通勤的外套、鞋子可挂放在走廊等通风场所。

(2) 清洁区:房间内为清洁区。不宜将外出衣物、背包等放于清洁区。外出用的物品可放置门口衣柜内,关闭柜门,定期用有效氯 500mg/L 的含氯消毒液、75% 酒精或消毒湿巾擦拭消毒。

(3) 可将进入房门区域及卫生间作为缓冲区。

(4) 每天对房间进行清洁打扫及消毒,对所有门把手、台面、手机等手频繁接触的地方,

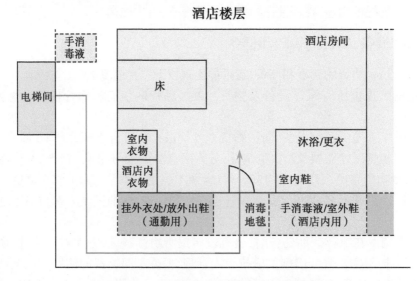

图 1-9-1   酒店个人生活区域设置示意图

用 75% 酒精、有效氯 500mg/L 的含氯消毒液或消毒湿巾擦拭消毒。

(5) 注意手卫生,在流动水下,用洗手液,按七步洗手法洗手。

(6) 衣物分类放置:衣物按照房间内的、酒店内活动的、外出活动的和去医院的分类和使用。返回酒店后应手消毒后进门,洗手、冲凉并更换房间内衣物。建议每人准备至少 3 双鞋、3 套衣物更换,分别在通勤、驻地和室内使用。注意经常清洗、消毒。

3. 医疗队队员的饮食管理 医疗队队员工作强度大,需在保证营养丰富的前提下,尽量提供多元化饮食。饮食应以谷面类、多种新鲜蔬果为主,保证肉类、蛋类、牛奶等蛋白质摄入,需照顾少数民族队员的食物要求。尽可能做到食物来源可溯,食物应在有效期内且留样备检。

4. 驻地生活物资的管理 驻地生活物资包括医疗物资、衣物、食品、药品等,应分门别类摆放整理,做到明确指示、规范发放和领取。

5. 医疗队开展体育活动和集体活动的要求 每天适当进行体育锻炼。建议以户外体育锻炼为主,注意保暖。不建议室内运动;如无户外运动条件,需在严格限定人数并记录参加者信息的情况下进行室内运动。室内运动场所做好定时消杀工作和记录。通勤及户外活动时队员应结伴行动,避免单独出行。

七、医疗队队员健康监控与心理疏导

医疗队队员在应对医疗任务时,生理和心理均承受较大压力。建立健康和心理日上报机制,及时发现健康及心理隐患,及时处理。特别注意,在医疗任务结束前,容易出现麻痹大意的思想,医疗救治工作中、通勤途中、日常生活中务必要加强警惕。

1. 健康监控 驻地内准备必需的日常医疗药品,如感冒药、退热药、安眠药、腹泻药、消毒换药包、清创缝合针线包等。同时,应设立抢救设备和药品,抢救设备包括心脏除颤器、简易呼吸器、心脏按压泵、负压骨折固定装置、氧气瓶,抢救药品包括盐酸肾上腺素、阿托品、利多卡因、尼可刹米、洛贝林、多巴胺、西地兰、呋塞米、地塞米松、间羟胺(阿拉明)、葡萄糖酸钙、硝酸甘油、异丙嗪、50% 葡萄糖、碳酸氢钠等。如病情需要外出就医,应进行上报,经医疗队负责专员协调联系至指定医院就诊。

2. 心理疏导　设立团队精神心理专家,对所有队员的精神心理状况进行评估、监测和处理。如运用心理量表每周进行一次评分,及时排查心理隐患,同时可以通过组织运动、谈心谈话、播放音乐、发放漫画等形式进行疏导。

(姚麟　郅敏　胡浩)

第二节　核酸采集和疫苗接种医疗队管理

综合性医院接受政府指令性院外大规模核酸检测采样、传染病疫苗接种任务,常需组建短期外派医疗队。医疗队工作的顺利开展,有利于尽早发现潜在病例,控制传染源、切断传播途径、保护易感人群,明确疫情播散范围,建立全民新冠病毒免疫屏障,为政府采取有效措施、尽快恢复社会经济和生活秩序,提供精准决策依据。

■【工作原则】

1. 快速响应　根据政府指令,快速组建医疗队,合理配置符合任务需求的医务人员。
2. 风险隔离　短期医疗队执行任务的场地设置应符合感染控制需求,严格管控潜在的交叉感染风险。
3. 全面支持　作为临时性、紧急性、公益性的医疗任务,需全院各科室(部门)予以人员、物资等方面支持,并加强外派人员健康监测工作。

■【重点和难点】

1. 短时间内组建医疗队(含人员配备)。
2. 人员培训工作。
3. 与属地政府、社区、街道沟通、配合。
4. 工作场地设置、人员防护、物资供应。
5. 工作结束后,医疗垃圾处理与现场工作人员健康管理。

■【具体举措】

一、完善组织架构,组建采样队伍

医院接受任务后,迅速协调疫情防控领导各小组工作,重点在于临时医疗队组建及后勤保障支持。

1. 医疗队　每批医疗队需设立总队长,根据各支队的分布设立监督员(队长)、感控督导员(副队长)。队长和副队长要理顺医疗队工作流程。
2. 物资、车辆保障小组　计算各工作单元防护物资,明确物资供应、补给及车辆调配,确保在收到外派指令后 30 分钟内完成物资集结并装车出发。若医院车辆不能满足时,可外租车辆解决。
3. 培训小组　由医政、教务部门组织,有预期地对全院医护人员进行核酸检测采样、传

染病疫苗接种等操作培训并考核。

4. 督导检查小组　由分管医疗、后勤保障业务副院长为组长,巡回督导各医疗点组织管理、人流控制、个人防护等相关工作,协调解决各支队与属地政府、社区、街道等相关工作对接问题。

二、加强沟通,提前与政府、社区、街道明确任务分工

加强与医疗队所在地政府、社区、街道等沟通,由当地卫生行政部门明确工作场地及设置(务必符合医疗队实际工作需要及感染防控要求)、志愿者准备、物资储备(检测试剂与耗材、注射器材、防护与急救物品等)对接、医疗废物与生活垃圾清运、采样场所预防性消毒和终末消毒等工作。

具体按上级卫生行政部门相关文件指引执行。

三、医疗队工作重点

(一) 大规模核酸检测采样医疗队

1. 场地设置重点(图 1-9-2)

(1) 按每名医务人员 4 小时采样 200 人测算,每万人核酸检测需调配 40~50 名采样员(4小时)。设置采样区域,重点场所人群与其他普通人群分区采样,避免交叉感染。

(2) 核酸采样点首选单独且通风良好的房间(露天环境应选择相对独立空间),有条件的情况下室内增设空气净化设备或加强机械排风。

(3) 被采样者采样时要与等候人群至少间隔 2m,每个采样桌之间至少间隔 2m。

(4) 采样点需设立清晰的指引标识,设立独立的等候区域,保证人员单向流动,严格落实"1m 线"间隔要求,严控人员密度。

2. 医护人员防护重点

(1) 核酸采样人员

1) 中高风险区:医用防护口罩、工作帽、手套、防护服、护目镜 / 防护面屏、鞋套 / 靴套(如防护服为连体衣则不选用)。

2) 低风险区:医用防护口罩、工作帽、手套、隔离衣、护目镜 / 防护面屏(必要时鞋套)。

(2) 负责人员引导、协助填报信息和信息查验的志愿者、安保人员:防渗透隔离衣、医用防护口罩、工作帽、乳胶手套,做好手卫生。

3. 物资筹备重点

(1) 采样人员携带物资:按采样全流程的标准,储备足量防护用品、消毒用品,在院内物资储备中实行专项储备。

(2) 检测机构准备物资:第三方检测实验室加强采样物资、样品运输箱、检验检测试剂的准备工作,储备足够的病毒采样管、采样拭子、混检采样管等采样物资及防护用品、消毒用品,提前做好样本运输车辆安排。

4. 核酸检测采样标本处置重点　标本采集后室温放置不超过 4 小时,样本应当 2 小时转运一次;应当在 2~4 小时内送至实验室,采集后 6 小时内应当上机检测。若需要长途运输标本,应采用干冰等制冷方式进行保存。

5. 信息报送重点　每个采样支队长需在每日 12 时、18 时、24 时、换班、采样结束等时

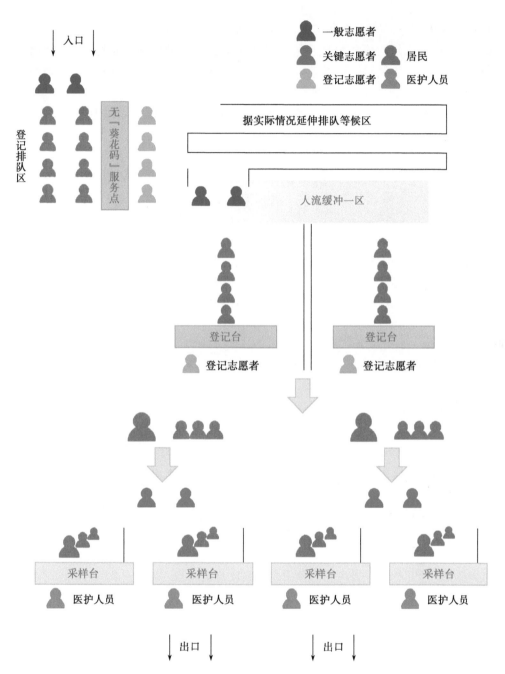

图 1-9-2　采样点场地设置及分区（标准化参考图）

间点将采样数量及采样进度情况报送核酸检测采样医疗队总队长。对于采样点人员配备不足、需求评估不合理造成的采样队伍空置或超时过度工作等现象进行人员调配或工作调整。

核酸样本采集流程参考视频 1-9-1。

（二）大规模传染病疫苗接种医疗队

1. 医护人员工作重点　每个接种单元按每天接种 300 人次设置，每个接

视频 1-9-1　新冠病毒核酸标本采集流程

种单位以 1 名告知登记医生、2 名接种护士的数量进行人员配置。

（1）所有医务人员均须具备卫生资格、执业证且完成传染病病毒疫苗接种专项培训。

（2）告知登记医生须对受种者进行健康问诊、知情告知,在排除传染病疫苗接种禁忌证、暂缓接种情形后,为受种者进行接种登记。

（3）疫苗接种护士根据医生开具的传染病疫苗接种凭证对受种者进行信息核实,为受种者接种传染病疫苗。

（4）急救人员应为具有相关资质的急救医生和护士,能够对受种者开展接种后留观,并对疑似预防接种相关异常反应进行处置(20 个及以下接种单元规模,应至少配备二级以上医疗机构内经过急救培训的临床医生 1 名和护士 2 名;20 个以上接种单元规模,应至少配备 2 名急救医生和 4 名急救护士)。

2. 疫苗接种场地设置重点

（1）临时接种点应设置在独立区域,宽敞明亮、通风良好。

（2）大型临时疫苗接种点的使用面积、分区布局和服务流程等应与辖区人口接种任务数相适应,设有候诊区(含预检分诊)、咨询登记区、接种区、留观区、疑似异常反应处置区、冷链区、医疗废物暂存区等,能按照"候诊—咨询登记—接种—留观"的接种流程,确保接种对象单向流动。

（3）临时接种点应醒目公示工作流程、疫苗品种、接种时间、接种对象、预防接种注意事项等信息。

3. 疫苗接种医务人员防护要点

（1）登记医生:戴医用外科口罩、工作帽,穿工作服,必要时佩戴防护面屏等。

（2）接种护士:戴医用外科口罩、穿隔离衣、戴工作帽、佩戴一次性医用手套,必要时佩戴防护面屏,对每一位受种者实施疫苗接种前做好手卫生,使用免洗手消毒凝胶消毒。离开接种区时要更换新的口罩。

（3）工作人员戴口罩前和摘口罩后必须进行手卫生,医用外科口罩每 4 小时更换一次,脏污或潮湿后应立即更换。

4. 疫苗接种工作流程

（1）接种门诊工作人员首先根据预约名单核实受种者身份。

（2）安排受种者在指定区域候诊。

（3）登记受种者基本信息。

（4）对受种者进行规范的知情告知。

（5）同意接种者要签署知情同意书。

（6）告知登记医生对已签署知情同意书的受种者进行健康状况询问,严格执行健康询问与筛查。

（7）如受种者无接种禁忌证,落实"三查七对一验证"制度之后,实施扫码接种。

（8）接种人员录入接种相关信息。

（9）受种者接种后要开展疑似预防接种异常反应(adverse events following immunization, AEFI)监测工作。

（10）接种人员告知受种者现场留观 30 分钟,受种者如无不适可离开接种门诊。受种者若出现疑似疫苗接种相关异常反应,按照"先救治、后诊断"的原则处理,并及时将 AEFI 情况上报属地区级疾控中心。

疫苗接种流程参考视频 1-9-2。

视频 1-9-2　新冠疫苗接种操作流程

四、医疗队工作结束后注意事项

(一) 医疗废物管理

1. 总体原则　医疗队工作场所产生的医疗废物应规范标识,严密包装,规范处置。设置医疗废物收集和暂存装置,采用双层黄色医疗废物包装袋分层封扎,由属地生态环境部门安排医疗废物收运处置企业清理收运,日产日清。

2. 大规模核酸检测采样　核酸检测采样地属地街道、城管部门安排做好环境保洁和生活垃圾清运,对采样场所开展预防性消毒和终末消毒工作。

3. 传染病疫苗接种需要防止在病原学检测时产生假阳性

(1) 使用过的注射器、止血棉签、疫苗安瓿等均按医疗废物处理,使用锐器盒、双层黄色医疗废物包装袋进行包装并扎紧封口。应有专人负责监督受种者将按压接种部位的棉签统一废弃在指定的回收容器内,不得带离现场。

(2) 疫苗接种场所环境清洁用品(如拖把、抹布、拖桶、水盆等)均实行专区专用专放,不得用于接种区以外的区域。

(3) 疫苗接种过程中若发生疫苗瓶身破损、药液渗出或遗洒污染地面等情况,应立即用纸巾包裹破损疫苗,投放至利器盒,并对液体污染区域进行清洁消毒。

(二) 医疗队工作结束,现场工作人员健康管理

1. 总体原则

(1) 工作期间及工作结束后的 14 日内,务必做到往返医疗机构"两点一线"、不聚餐、不聚会,根据个人实际情况尽量避免公共交通(无法避免人员需佩戴医用防护口罩)。

(2) 每日进行健康监测、健康码核验、测温,保存监测记录,结果为"未见异常"(绿码)且体温正常者,方可参与医疗队工作。

2. 大规模人群核酸检测采样结束

(1) 当天完成第一次个人核酸检测工作,间隔 24 小时完成第二次核酸检测工作,并持续进行 14 日自我健康监测。

(2) 被采人群出现核酸检测结果阳性时,采样人员、现场保障人员分别在第 1、3、7、14 日进行核酸检测,并进行 14 日自我健康监测。

(3) 接触核酸检测结果阳性人员时,未做好个人防护或防护不规范的,按密切接触者管理。

3. 大规模人群传染病疫苗接种工作结束

(1) 传染病疫苗接种当天,接种单位工作人员(含清洁人员等)均不得接受核酸检测采样(以新冠肺炎 COVID-19 为例)。疫苗接种工作结束 24 小时后完成第一次个人核酸检测工作,间隔 24 小时完成第二次核酸检测工作,并进行 14 日自我健康监测。

(2) 原则上从事传染病疫苗接种工作的医护人员不得同时从事核酸采样和检测工作;如必须从事采样工作,应在疫苗接种工作结束后次日方可开展。

(3) 进行疫苗接种的医务人员 24 小时内不接受病原学检测。

(管珊珊　刘倩　李美娟)

第三节　集中隔离医学观察场所医疗队管理

密接人员和外来输入人员进行闭环式管理,形成了疫情防控期间的特色管理模式。

■【工作原则】

1. 快速响应　根据政府指令,快速组建医疗队,合理配置符合任务需求的医护人员。

2. 专业应对　加强对集中隔离医学观察场所医疗队员的培训,使其具备敏锐的院感意识和丰富的院感知识,以专业化姿态应对和处理隔离场所的高风险人群医疗需求。

3. 风险管控　严密梳理集中隔离医学观察场所的区域设置和管理流程,严格管控医务人员、隔离人员感染风险。

■【重点和难点】

1. 明确集中隔离医学观察场所医疗队的工作目的及管理对象。

2. 确定集中隔离医学观察场所医疗队人员配比,制订医疗队工作期间防控工作制度和流程。

3. 确定集中隔离医学观察场所工作人员及隔离人员管理要点、消毒要点。

■【具体举措】

根据《中华人民共和国传染病防治法》,以限制呼吸道传染病(以新冠肺炎 COVID-19 为例)传播为目的,医护人员在政府统一管理的指定场所对入境人员、新冠肺炎病例的密切接触者、次级密切接触者或可疑暴露者进行医学观察。

一、工作制度及流程

1. 组织领导　集中隔离医学观察场所相关医疗工作由属地卫生行政部门指定医疗机构派驻医疗队负责,按照医务人员与观察对象不低于 2∶50 的比例配置医务人员。

2. 医疗队员职责

(1) 医师职责:医师负责所有集中健康观察人员的健康诊疗工作。

1) 对处于隔离观察期间的集中健康观察人员,一旦出现任何健康状况异常,应及时复测体温,并评估病情是否因急症需送院救治。

2) 对体温≥37.3℃且不能排除新冠病毒感染的,应配合上级卫生行政部门做好病情汇报及医疗处置工作。

3) 对拟转送医疗机构的患者,应配合上级卫生行政部门协助进行转运救治工作。

(2) 护理人员职责:负责集中健康观察人员的接收、健康护理、解除隔离等工作。

1) 对集中健康观察人员应做好医学监测并保存好监测记录,与接班人员进行交班工作,并每日向医院汇报驻点工作情况。

2) 对出现不适等健康问题或核酸检测结果阳性的患者,应在上级部门的指导下,配合医师进行救治工作。

3. 医护人员防护　集中隔离医学观察场所工作人员防护标准为二级防护,包括工作帽、护目镜/防护面屏、医用防护口罩、一次性防护服、手术衣、一次性医用乳胶手套、一次性鞋套。

4. 场地分区　规范划分清洁区(生活区)、潜在污染区(物资保障供应区)、污染区(医学观察区),区域之间采取物理隔断。

(1) 工作人员通道和隔离人员通道不能交叉,电梯和楼梯分洁梯、污梯专梯专用,不能交叉混用,使用厢式电梯的应采用物理隔断,隔断楼层电梯出口。

(2) 应规范设置穿脱衣间,在显著位置张贴统一的穿脱防护服流程,并安装穿衣镜。

(3) 新设立的隔离点,须经过感染防控督导员进行"三区三通道"流程评估后才能接收隔离人员。

5. 集中隔离医学观察场所工作流程

(1) 集中健康观察人员入住隔离场所管理流程见图1-9-3。

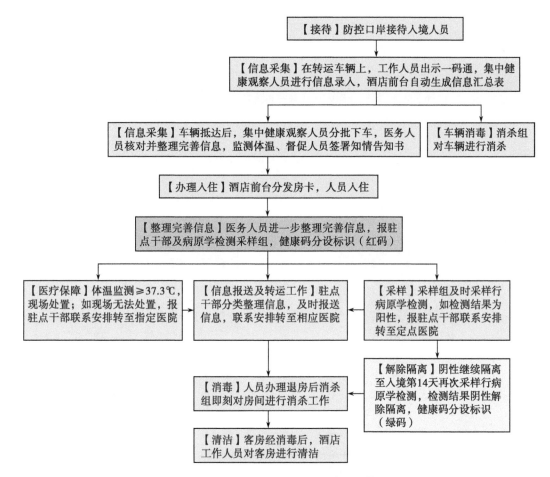

图1-9-3　集中健康观察人员入住隔离场所管理流程

(2) 集中隔离医学观察期间健康状况异常情况处置流程见图1-9-4。

(3) 集中健康观察人员转运工作流程见图1-9-5。

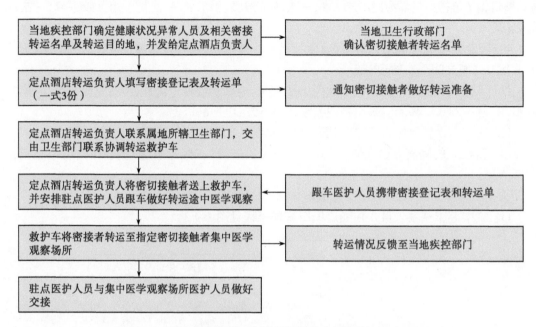

图 1-9-4　集中隔离医学观察期间健康状况异常情况处置流程

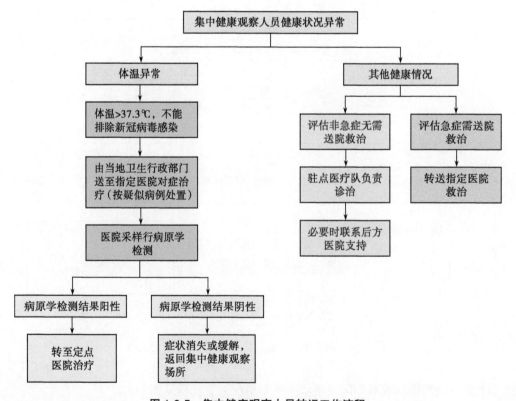

图 1-9-5　集中健康观察人员转运工作流程

二、集中隔离医学观察场所工作人员管理要点

1. 工作人员必须完成传染病疫苗全流程接种,实行"应接必接"。

2. 加强工作人员健康监测,必须做到"一人一档"。每日测量体温;出现发热、咳嗽、感冒等不适症状时,应到定点医疗机构进行排查。应按照疫情形势实时调整检测频次。

3. 新进、轮岗、换岗工作人员必须开展病毒核酸检测。

4. 工作人员必须做好个人防护、手卫生,进入污染区域要进行二级防护,禁止将可能受到污染的个人物品未经消毒直接带入清洁区域。

5. 工作人员必须减少与隔离人员接触;需要接触时应严格做好个人防护,佩戴医用防护口罩。

6. 必须落实与隔离人员有接触的工作人员专人专岗,并落实轮岗工作制,在岗期间严禁兼职其他工作,不得随意离开工作场所。

7. 严格落实"三区三通道",工作人员必须固定岗位,分开通道。

8. 工作人员离岗后,返回原岗前隔离方式及隔离时间必须按照当地疫情防控指挥部的规定执行。工作期间未接触过核酸检测结果阳性病例者,在三天两检核酸检测的基础上,居家健康监测(休整)一周后可回原单位上班;工作期间接触过核酸检测结果阳性病例者,建议行 7 日居家隔离 +7 日居家健康监测,离岗第 14 日再做 1 次核酸检测,核酸检测结果阴性可正常生产生活。上班期间做好个人防护,尽量避免与人近距离接触。在岗期间和离岗后 14 日内避免参加聚集性活动,如有发热、咳嗽、疲倦乏力等不适应立即到医疗机构就诊排查。

9. 必须加强工作人员规范化培训,熟悉岗位责任、场所功能分区、防护要求、工作流程等,熟练掌握个人防护用品穿脱、清洁消毒和应急处置等技能规范,学习扑救初起火灾和组织人员疏散逃生技能。所有队员上岗前均应根据医院统一安排完成工作制度、院感知识、穿脱防护服等方面的培训并考核合格,与前一批医疗队员通过网络进行对接,提前了解观察点的情况和注意事项。

10. 必须加强对工作人员的关心关爱。定期对工作人员开展心理疏导服务,定期对工作人员进行轮换,原则上连续在隔离点工作时间不超过 1 个月,换班时要给予轮休、补休。进入集中隔离医学观察场所后,前后两批医疗队进行交接和共管,从技术上和心理上给予后一批队员保障和支持。

三、集中隔离医学观察场所隔离人员管理要点

1. 落实信息登记　在入住前,对所有隔离人员进行基础健康信息登记,重点掌握基础性疾病史(高血压、心脏病、精神科疾病、肺结核等)、急症病史(心肌梗死、脑梗死、脑卒中、冠心病等)、近半年服药史。对所有隔离人员进行流行病学调查。

2. 落实单人单间　对隔离人员要求单人单间,对不适宜单独居住者,参照上级卫生行政部门关于集中隔离医学观察场所同住人员健康管理的相关工作指引执行。严禁互相串门、外来探访和私自外出,避免人员接触。

3. 落实核酸检测　所有隔离人员在纳入集中隔离医学观察后,分别在第 1、4、7、14 日分别进行核酸检测,高风险国家入境人员适当增加核酸检测频次。对入境人员、密切接触者、次级密切接触者等重点隔离人员应采集鼻咽拭子进行核酸检测,检测采用单采单管。每次

核酸采样错开时间,避免全部在同一时间段进行。解除隔离前的核酸检测至少采用 2 种试剂,原则上分别由不同检测机构开展,结果均为阴性后才予以解除集中隔离医学观察。解除隔离前要向隔离人员发放告知书,详细告知健康管理要求,按照要求做好解除隔离后健康监测工作。

4. 落实健康监测 对所有隔离人员按要求规范开展个人健康监测并汇总登记,进行日监测、日报告,详细记录是否有发热、干咳、乏力、咽痛、嗅(味)觉减退、鼻塞、流涕、结膜炎、肌痛和腹泻等症状。

5. 落实分类管理 按照风险级别和地域范围,对隔离人员实行分级分类管理。禁止入境人员和本地密接人员在同一场所隔离。所有隔离人员经过健康筛查后,实行分类管理。对有基础性疾病史或出现可能危及生命的疾病征象的相关人员,安排在低楼层、靠近值班室的隔离房间,驻诊临床医生予以重点关注,每日查房,增加随访次数,每天交接班时对有关情况进行说明。县级及以上医疗机构急诊、专科医生开展二线定期巡诊,每周至少查房 1 次。

6. 落实个人卫生 指导隔离人员做好个人卫生,在其房间配备足量的洗手、消毒物品,督促其做好门把手、电话机、便池等个人高频使用物表的消毒。

7. 落实心理援助 配备专人负责隔离人员心理健康,向隔离人员提供心理支持、心理疏导等服务,发现隔离人员可能存在精神卫生问题时,及时转诊至指定精神卫生机构。

8. 落实多病共防 加强对疟疾、登革热、基孔肯雅热、寨卡病毒病、黄热病等境外传染病筛查,有针对性地开展病原学检测。加强对隔离场所及周边蚊媒孳生地的清理和消杀工作。加强对流行性感冒、诺如病毒感染等其他重点传染病的预防控制。

9. 落实突发疾病救治 按照上级卫生行政部门相关文件指引及传染病最新诊疗方案或指南执行。

四、环境管理要点

1. 建立消毒台账 明确消毒工作责任人,建立工作记录台账,做好消毒记录。

2. 及时规范消毒 根据国家和本省制定的有关消毒工作指引,科学选择消毒产品,规范消毒方法。

(1) 场所消毒:对过道、楼梯以及工作人员宿舍等场所每天消毒 1 次。

(2) 生活用品消毒:对可能被污染的物品、家具等表面每天消毒(如使用 75% 酒精擦拭)两次,被唾沫、痰液等污染后随时消毒。马桶内每日投放两次消毒片进行消毒。

(3) 隔离人员结束观察或转出后,及时对其房间消毒。消毒间、更衣室每日中午、晚上使用紫外线灯各消毒一次,每次 30 分钟。

(4) 护理用品消毒:体温枪使用后用 75% 酒精擦拭,水银体温计使用后用有效氯 1 000mg/L 的含氯消毒液浸泡消毒,办公用具及借用的集中隔离医学观察场所电脑用 75% 酒精擦拭消毒。

(5) 个人工作服消毒:工作服每日更换,使用有效氯 1 000mg/L 的含氯消毒液浸泡 30 分钟后清洗、烘干,鞋子下班后用 75% 酒精擦拭消毒晾干。

3. 做好污水处理 集中隔离医学观察场所化粪池在进入市政排水管网前需进行消毒处理,定期清理化粪池固体沉淀物,定期投加含氯消毒液,消毒后污水应当符合《医疗机构水污染物排放标准》(GB18466—2005)。每两周开展一次污水、空调冷凝水病原学检测,消毒池出口总余氯监测应达 6.5~10mg/L。

4. 做好垃圾处理　集中隔离医学观察场所每间房间门口放置套有医疗垃圾袋的垃圾桶,其产生垃圾按医疗废物专项处理。

五、展望——国际健康驿站

为严格落实管控措施、减少疫情传播风险,对于可能出现的呼吸道传染病变种病毒感染,由于其感染强度极高,集中隔离医学观察场所需更加规范的设置,普通酒店作为集中隔离医学观察场所是不合格的。

建设专用于呼吸道传染病集中隔离医学观察需求的国际健康驿站,贯彻"安全、舒适、智慧"的设计理念,打造符合隔离标准且智慧化、无人化程度较高的独立空间,注重把防疫安全、环境安全和旅客安全结合起来,做好防疫要求、个性化需求和人文关怀的统一。

(管珊珊　周　瀚)

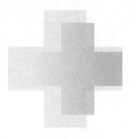

第十章

所辖社区医疗机构管理

社区医疗机构作为卫生健康服务体系的"网底",对社区疫情防控和关口前移起到关键作用。综合性医院或下设有社区医疗机构,或在疫情防控期间需要协助、管理基层医疗机构,应首先了解各基层医疗机构在防控过程中承担的工作和任务。

1. 筛查传染源　通过发热门诊或发热哨点开展疫情监测和网络直报,开展大规模核酸采集,查找传染源。

2. 追踪传染源轨迹　协助疾控中心追踪患者、密切接触者的可能轨迹,寻找他们的密切接触者并将其隔离,实现发现和控制传染源。

3. 管理居家隔离人员　定期上门测体温、采集核酸,了解有无呼吸道症状,必要时进行心理干预。

4. 切断传播途径　对生活环境、交通工具、留观人员住所进行消毒消杀,开展群众卫生运动,宣传文明生活方式,切断传播途径。

5. 保护易感人群　对辖区居民进行核酸筛查、疫苗接种,保护易感人群。

因此,基层医疗机构有其独特的工作原则和举措。

■【工作原则】

1. 首接负责制　社区医疗机构应遵守"哨点"原则,设置发热门诊或发热哨点诊室,做好重点人员排查和居家管理,医务人员按照首接负责制规定,做好信息登记、及时转诊、网络直报。

2. 协同配合,联防联控　严格按照所在地方政府、街道(居委)的要求,协同、配合社区构建联防联控网格体系,开展地毯式排查、重点人员监测,具体做好居家隔离健康管理、大规模核酸采集和居民疫苗接种。

3. 接受指导和培训　社区医疗机构应接受所属综合性医院的指导、培训和督导,确保能够胜任卫生健康服务体系的"网底"角色及疫情防控"哨点"角色。

■【重点和难点】

1. 建立明晰、可操作的防疫工作制度、流程。
2. 完善、落实发热哨点作用,切实做好传染源筛查。
3. 开展重点人员排查和居家隔离观察。
4. 开展大规模流调、病原体筛查、疫苗接种。
5. 接受、进行有效的培训、考核与督导。

■【具体举措】

一、建立明晰、可操作的防疫工作制度、流程

(一) 成立防控领导小组(简称"领导小组"),明确职责分工

领导小组由党政一把手任组长,成员包括医务科、预防保健科、药剂科、后勤部、财务科、院感管理科等相关部门负责人。领导小组负责疫情防控工作的组织、协调、指挥和保障。组长为总指挥,下设专家组、疫情处置组、临床救治组、酒店医疗保障组、院感管理组、后勤保障组等。

根据疫情形势,不定期召开会议,研究并作出重大决策。一旦存在本区域(根据情况可为县域或市域,以下皆同)流行,领导小组应立即宣布进入紧急状态,每日召开疫情防控会议,会议内容可参考医院篇相应章节。领导班子每日带班值守,协调内部人员,严格执行上级部门和街道(乡镇)各项工作部署,并做好保密和维稳工作。

(二) 建立各项防疫制度及流程

在所属综合性医院的指导下,根据当地卫生行政部门的工作部署,建立各项突发公共卫生事件和传染病疫情防控工作制度,包括监测预警制度、"三人小组"制度、信息上报制度、信息化建设制度、院感管理制度、物资与后勤保障制度、培训制度、团队协作制度等。

1. 监测预警制度　启动社区医疗机构突发公共卫生事件和传染病疫情防控预警机制;门诊做好预检分诊和登记报告,发现疑似患者及时上报;公共卫生部(科)或预防保健科关注疫情发展动态,定期向领导小组报告。

2. "三人小组"制度　由社区工作者、民警和社区医疗机构医务人员组成三人小组,全面入户排查重点人员,落实"一人一册"健康管理制度。严密防控、科学防治、精准施策,充分发挥联防联控、群防群治和基层治理、党员先锋等各层面的力量。

3. 信息上报制度　社区医疗机构有权利及义务通过传染病疫情和突发公共卫生事件直报系统,向国务院卫生行政部门和地方政府及有关部门报告突发公共卫生事件及其隐患,也有权向上级政府部门举报不履行或者不按照规定履行突发公共卫生事件应急处理职责的部门、单位及个人。

4. 信息化建设制度　保证传染病疫情与突发公共卫生事件直报系统的有效运行,并根据当地信息化建设相关要求,建立完善机构内部传染病与突发公共卫生事件处置的信息化系统。

5. 日常医疗制度(慢性病管理)　疫情防控期间对于慢性病患者经医生评估病情稳定,可开立长处方;对于病情不稳定需转至上级医院者,家庭医生上门提供医疗服务(应注意自身防护),并为其预约转诊;利用"互联网＋医疗"开展线上咨询和分时段预约就诊服务,提供覆盖诊前、诊中、诊后的全程诊疗及健康管理服务,减少其往来医院的次数,降低交叉感染的风险。

院感管理制度、防疫物资管理制度、后勤保障制度等可参照本篇相关章节。

二、设置哨点诊室、闭环管控相关人员

要充分发挥社区医疗机构"哨点"作用,有效落实"四早"(早发现、早报告、早隔离、早治疗)要求,实现及时发现、快速处理、精准管控和有效救治的目的。

1. 设置发热哨点诊室,加强预检分诊 对于有条件设立发热门诊的,应严格按照发热门诊设置和管理要求开设发热门诊。对于无条件设置发热门诊的社区医疗机构,应设立发热哨点诊室,负责对发热人员的排查、登记、管理、流调、隔离、采样、转诊与消毒。

预检分诊处设体温检测点,一旦发现发热人员,不得允许其进入门诊大厅,应由专人引导其至发热哨点诊室就诊。

对于具有流行病学史,临床表现及检查结果符合或部分符合新冠肺炎、严重急性呼吸综合征、中东呼吸综合征、人感染禽流感、登革热等传染病诊断标准的患者;不明原因发热,需要做进一步诊断的疑似患者;超出本院诊疗能力的危重患者,均应按规定及时进行转诊、转运。

2. 设置隔离区域,遵循闭环管理原则 为满足疑似或确诊病例就地隔离和救治的需要,合理设置隔离区域。建立有效隔离区及转诊通道,应通风良好,与其他诊室相隔离,有明显标识;布局合理,按"三区三通道"设置。优化就医流程,运用信息化手段,确保发热患者进入发热哨点后,做到挂号、检查、检验、隔离、留观、取药、收费、影像学检查不超出发热哨点区域,实现发热患者在发热哨点内筛查、隔离、诊治闭环管理。

三、配合社区联防联控、居家隔离管理

以"三人小组"模式,与社区构建联防联控网格体系。做好地毯式排查,重点场所、重点人群疫情监测;社区疫情监测及信息登记、上报;居家隔离人员健康档案建立、家庭医生签约及随访;疑似病例转运及后续追踪、出院后居家管理等。

逐一梳理和确认居家隔离在管人员名单、人数,居家隔离医学观察人数(密接、次密接及与密接、次密接同住人员),重点地区(同栋、同小区/其他);建立个案台账;按照相关防控工作要求分级分类开展核酸检测,由"三人小组"上门进行采样;在相应 APP(如"穗好办")上完成日常健康监测。居家医学观察期满,最后一次核酸检测结果为阴性,且相关人员未出现疑似传染病相关症状时,由"三人小组"评估后予发放《解除居家医学观察告知书》,并落实解除隔离后的健康监测工作。若核酸检测结果为阳性,立即通知辖区疾控中心及上级部门,并协助转运,做好环境、路线消杀工作。如疾控中心根据流行病学史判定辖区居民为密接,经社区医疗机构摸查核实,立即按规定转运。

四、开展大规模核酸筛查、疫苗接种

1. 按政府部署,街道设立大规模核酸采样点 社区医疗机构是大规模核酸筛查任务的主要承担者和执行者,其任务包括社区疫情监测、重点人群排查、居家隔离人员管理、校园复学核酸检测等。对于黄码人员(防控区域内未做核酸检测的重点人群),社区医疗机构应设黄码人员快速检测专区,或街道设立临时黄码人员采样点,单人单管,标本做特殊标记,与普通人群采样管分开独立管理;采样后 6 小时内完成检测。

2. 居民疫苗接种 社区医疗机构作为疫苗接种服务实施主体,应按照上级政府部门要

求,按属地管理原则,强化接种点单位设置和组织管理,加快推进相关传染病疫苗接种工作,确保接种工作安全、有序开展。按规定设置大型临时接种点、医疗机构接种点和上门临时接种点,并依托常规预防接种门诊,开展传染病疫苗使用管理、接种信息登记、AEFI 监测报告等工作;应制订冷链储存、发生严重不良反应等突发事件应急预案。大型临时接种点启用前必须由当地疫情防控指挥部组织各相关部门开展演练,确保在发生突发事件或紧急情况时,能迅速、有效处置,确保接种安全。

为避免人群聚集,应实施预约接种,取消现场排号,做好本社区居民的预约接种组织工作,避免接种点内外人员聚集。只接受本社区辖区居民接种,不建议各县(市、区)间跨区预约接种。严格落实接种点各项疫情防控措施要求,加强环境污染防控。

五、接受所属综合性医院的指导、培训和督导

社区医疗机构多无重大突发公共卫生事件经历,抗疫经验及能力不足,医务人员缺少系统性演练,应急防控能力和救治能力亟待加强,因此,应接受所属综合性医院的指导、培训及督导作用,以确保能够胜任卫生健康服务体系的“网底”角色及疫情防控“哨点”角色。指导和培训可采取线下培训、现场实战、桌面推演等形式。如需社区和居民配合时,应提前与所在街道、乡镇做好沟通衔接,保证培训效果。培训结束后应及时对医务人员进行考核。对考核不达标的医务人员再次强化培训和重新考核。做好培训结果评价。培训内容包括但不限于以下方面。

1. 传染病防治法、本次传染病最新诊疗方案和防控指南　出现新发传染病流行时,应重点对其最新诊疗和防控指南进行培训。特别强调应加强对新发传染病流行病学特征的培训,以保证一线医务人员能够快速识别和鉴别,做好分诊、分流、隔离、转运和救治。

2. 个人防护、传染性污物处理及职业暴露处理　培训主要面对社区医疗机构一线医务人员和重点区域如发热哨点诊室、隔离区域保洁人员等,以实际操作、演练为主,考核不合格者须重新培训直至补考合格方可上岗。

3. 心理辅导培训(含社区居民和医务人员)

(1) 对群众的心理辅导:疫情防控期间可充分利用各种媒体进行群众心理辅导,包括宣传单、宣传手册、宣传栏、公众号推送、线上课程等方式,科普国家政策、疾病防控措施、放松心情技巧、居家自我管理等常识,稳定群众情绪。对于部分过度焦虑、抑郁倾向的患者,可采取心理咨询热线电话或线上就诊模式进行心理调适或干预。

(2) 对医务人员的心理辅导:医护人员参与救援前应接受心理危机干预培训和心理健康指导培训。对精神焦虑、倦怠的医务人员,机构应及时给予关怀,必要时进行心理危机干预和心理健康指导。可通过邀请精神卫生专家开展线上、线下讲座,成立心理健康团建小组等多种形式,积极调动基层医生的主观能动性,提高其应对疫情的能力和自信心。

社区医疗机构应定期或不定期接受综合性医院的督导,主要内容包括应急预案的制订、联动机制的建立、人员培训和健康教育、监测系统建立和运行、应急物资储备等。对发现的问题、隐患及薄弱环节,要积极进行整改,循环反馈与改进,严格落实疫情防控制度。另一方面,在疫情防控时,医院应按政府要求或依据具体情况,派出医疗队支援基层医疗机构。具体可参见本篇第九章第一节内容。

(陈俊榕　唐　毅)

第十一章

防控案例剖析

本书之前章节阐述了院感防控的原则、重点难点,涉及重要部门、重点环节的具体举措。本章列举一些已发生或可能发生的院感事件,希望综合性医院引以为戒,增加对院感防控各项措施的了解和认识,重视院感措施的落实,并针对这些薄弱环节进行严格的日常督导。

■ 案例一:出入口管理

【案例描述】 某三甲医院发生一起社会人员潜入新冠肺炎隔离病区盗窃患者手机案件,产生疫情传播风险。犯罪嫌疑人于次日被公安机关抓获,并采取隔离措施,虽最终新冠病毒核酸检测结果为阴性,但事件仍暴露出医院隔离病区安保工作不严不实问题。

【原因剖析】 医院出入口管理特别是隔离病区出入口,门禁系统未能实现将区域完全封闭。

■ 案例二:院前急救管理

【案例描述】 某三甲医院转运新冠肺炎患者(确诊、无症状或疑似病例)的车辆未与转运其他普通患者、其他普通发热患者的车辆分开,随车医护人员不固定,仍可从事普通120转运和常规门诊、急诊医疗护理工作。该院参与院前急救工作的一名工作人员转运1例新冠肺炎确诊病例后出现不适症状,后被确诊为新冠肺炎,对医院和社区造成疫情传播风险。

【原因剖析】

1. 转运新冠肺炎患者(确诊、无症状或疑似病例)的车辆不可用于转运其他患者。

2. 参与转运新冠肺炎患者(确诊、无症状或疑似病例)的医护人员须固定且闭环管理,并定期进行核酸检测和健康监测。

■ 案例三：发热门诊管理

【案例描述】　某发热合并呼吸道症状患者多次往返就诊于某医院和当地多家诊所，未及时行核酸检测，未做传染病排查，未按规定进行病例信息报告，7日后确诊为新冠肺炎。对其密接进行排查，最终发现多例新冠肺炎确诊病例和无症状感染者，并导致跨省传播。

【原因剖析】

1. 发热门诊作为传染病"防治哨点"，必须严格、认真落实首诊负责制，在诊治发热患者时必须严格按要求及时排查和报告。

2. 发热门诊的建设，特别是医务人员的培训至关重要。避免个别医疗机构在不具备诊治条件、诊治能力的情况下接诊具有呼吸道传染病相关症状的患者。

3. 发热门诊的诊治流程必须清晰、明确，严格进行病原学检测（含核酸、抗体等）、血常规、CT等排查措施，从而实现早发现——"四早"（早发现、早报告、早隔离、早治疗）的启动环节。

■ 案例四：隔离病区管理

【案例描述】　某医院隔离病区收治1例肺炎患者（疑似新冠肺炎），该患者经2次新冠病毒核酸检测均为阴性，排除新冠肺炎后转入该院普通病区继续治疗，其后普通病区确诊另外两例无症状感染者。流调显示，在该名患者于隔离病区治疗期间，隔离病区曾收治境外返回人员，从而发生院内疫情传播事件。

【原因剖析】

1. 隔离病区作为传染病"防治前线"，医务人员须认真进行传染病专业培训，对于伴有呼吸道传染病疑似症状的患者，严格按照相关诊疗指南要求进行诊治，提高鉴别诊断能力。

2. 隔离病区内部须严格执行分类管理，对境外返回人员与其他疑似（待排查呼吸道传染病感染）患者必须分区域诊疗，避免境外输入病例与其他疑似患者之间发生交叉感染。

■ 案例五：近期中高风险区/境外返回人员的就诊管理

【案例描述】　某患者为境外返回人员，接受了为期14天的隔离观察。在此期间，2次新冠病毒核酸检测和1次血清抗体检测结果均为阴性。结束隔离后的5天时间里，该患者多次前往医院发热门诊就诊，体温正常但有呼吸道症状，医院未认真核实流行病学史且未对其行隔离、留观治疗，患者后续在其他医院被确诊为新冠肺炎。随后，该患者曾前往的多家医院先后通报多例确诊病例。

【原因剖析】

1. 在接受隔离观察后，并不能完全排除呼吸道传染病感染的可能，仍要坚持进行居家健康监测。

2. 医疗机构要认真进行预检分诊，执行"五必查一询问"，对于28天内有境外旅居史且有新冠肺炎相关症状体征的患者应及时进行排查，明确流行病学史，对于存在特殊情况的患者可参照本书之前章节采取相应措施。

3. 加强对于呼吸内科、耳鼻喉科、口腔科、儿科等相关专科的传染病知识培训，对于没有发热但伴有其他典型呼吸道传染病临床症状的患者，提高诊断鉴别能力。

案例六：住院病区管理

【案例描述】 某医院一患者的陪护出现干咳症状后行核酸检测，次日核酸检测结果报告阳性，调查发现该名陪护持有的是其哥哥的陪护证。

【原因剖析】

1. 进入住院病区的人员（含患者、陪护、医务人员、外包工作人员）均须"应检尽检"，避免进入病区再做检测。

2. 加强病区出入口管理，陪护不得随意出入病区，不得随意更换陪护。

案例七：缓冲病房管理

【案例描述】 某患者因突发疾病至某医院急诊就诊，并被收入住院病区普通病房，第二日核酸检测结果报告阳性。一周后陆续发现有医生、护士、陪护等核酸检测结果阳性。

【原因剖析】

1. 对于急诊入院（未能提供核酸检测结果）患者需有相应病房收治渠道。因此，各科室应预留缓冲病房，严格管理，对于医务人员应设置专岗，并做好个人防护。

2. 监测入住缓冲病房的患者核酸检测情况，如出现阳性，严格按相关预案进行处理。

案例八：一线工作人员健康监测管理

【案例描述】 某医院发热门诊三名医生新冠病毒核酸检测结果呈阳性，感染的医务人员均已完成两剂次新冠疫苗接种，无境外和其他新冠肺炎疫情中高风险地区旅居史。

【原因剖析】

1. 一线医务人员，特别是风险较高岗位（如发热门诊、隔离病房、医疗废物处理、外派医疗队等）的个人防护技能和健康监测管理至关重要。

2. 做好发热门诊、隔离病房、外派医疗队等的人力资源调配及人员排班，防止医务人员超期工作、连续工作或工作量超负荷的情况下造成感染或出现心理问题。

3. 发热门诊、隔离病房、外派医疗队等一线工作人员应强调"两点一线"，必要时实行闭环管理。

案例九：院感防控督导

【案例描述】 某医院医技科室技师经培训后参与医院院感督导工作，并在医院统一安排的酒店集中居住，工作期间曾多次进入隔离病区，因其出现发热症状，新冠病毒核酸检测结果报告阳性，被诊断为新冠肺炎确诊病例。

【原因剖析】

1. 院感防控督导是专业性极强的工作，平时应完善队伍建设，不宜临时选调和指派。

2. 严格按岗位进行个人防护，特别是进入高风险区的人员必须完成个人防护的培训、考核。

案例十：核酸采集点设置与管理

【案例描述】 某混采阳性人员直接参与核酸检测点复检，因核酸检测点设置不规范、现场组织混乱,导致在该检测点与其密切接触的多名人员被感染。

【原因剖析】

1. 核酸监测点的核酸采样区域应设立清晰的指引标识,设立独立的等候区域,保证人员单向流动。

2. 核酸检测现场应落实"1m线"间隔要求,严控人员密度,防止人群聚集。

3. 现场人员(含医务人员、组织者、志愿者、等候取样人员)应正确佩戴口罩。

4. 对混采阳性人员必须执行疑似病例或无症状感染者管理(含隔离以及单采核酸确认)。

案例十一:核酸检测初筛出现假阳性结果

【案例描述】 某医院报告2例初筛阳性个案,但最终确认为假阳性。属地疾控部门进行调查,发现核酸采样工作人员近期曾从事新冠疫苗接种工作,采样设施存放在疫苗接种室。

【原因剖析】

1. 参与核酸采样工作的人员曾在疫苗接种点从事信息登记工作,为防止疫苗核酸直接或间接污染核酸检测样本,应在两者之间设置一定的时间和空间间隔。

2. 采样设施不宜存放在疫苗接种室,防止疫苗核酸污染核酸采样标本。

案例十二:血液透析管理

【案例描述】 某医院住院患者于门诊血液透析室透析治疗期间,由两位家属轮流陪护、探视,这两位家属先后因出现发热症状被确诊为新冠肺炎病例。

【原因剖析】

1. 血液透析室管理应与住院病区管理相同,须严格落实"非必要不探视、不陪护"。

2. 门诊血液透析患者基础疾病较多、抵抗力较差,需要定期往返医疗机构进行血液透析,为医疗机构内部的高风险区域。应严格落实二次分诊,对进入血液透析室的人员进行严格管控。

3. 血液透析治疗时间长,长期处于相对封闭空间,须加强对陪护的管理,且陪护应相对固定,所有进出血液透析室的人员(含患者、医务人员、陪护)应提供核酸检测结果阴性报告(报告时限参考属地疫情防控指挥部相关规定及疫情形势确定)。

案例十三:实验室生物安全

【案例描述】 某地报告一例确诊病例,为某医院封闭隔离病区检验师,其主要负责隔离病区内患者的核酸采集、实验室检验工作,有新冠疫苗接种史。

【原因剖析】

1. 核酸采样和实验室检验属于不同操作,尽可能由不同人员完成,应分别进行相关知识、技能培训。

2. 应严格按从事的岗位进行个人防护。

(管珊珊 刘 倩)

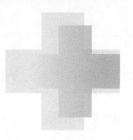

第十二章

科 学 研 究

2020 年 3 月 2 日,习近平总书记在考察北京新冠肺炎防控科研攻关工作时强调,人类战胜大灾大疫离不开科学发展和技术创新。面对急性呼吸道传染病应急科技攻关需要,综合性医院应整合优势科研能力和公共卫生资源,以重大问题为导向,国家需求为牵引,组织"医教研用"协同创新的科技攻关大团队,构建开放共享的科研支撑大平台,取得理论与应用并重的突破性科技创新成果,形成"科学引领、科学决策、科学发展"的应急科技攻关体系。

第一节 应急科技攻关

■【工作原则】

1. 抓住急性呼吸道传染病的突发性、群体性和病原体不明确特点。
2. 结合医院自身学科优势,迅速组织,凝练科技攻关方向。
3. 高效配置科技创新资源,加紧科技研发攻关,突出防控急需。

■【重点和难点】

1. 明确病原学特征、传播途径,研发快速检测病原体的方法。
2. 快速研发有效疫苗和治疗药物。
3. 中长期科技攻关项目的合理规划与布局。
4. 持续推进科技攻关项目及相关成果转化。

【具体举措】

一、组织与确立应急科技攻关方向

1. 面对急性呼吸道传染病,习近平总书记在《协同推进新冠肺炎防控科研攻关》讲话中指出,要把新冠肺炎防控科技攻关作为一项重大而紧迫的任务。综合多学科力量,统一领导、协同推进,尽快攻克疫情防控的重点难点问题。科研管理部门应迅速确立工作目标,在安全完成日常性科研管理事务的同时,有序配置应急科研资源;跟踪科学前沿和热点,把握趋势、提前研判,积极谋划新的科研增长点和发展方向。

2. 疫情发生初期,应充分利用电话、邮件、社交软件、视频会议等形式,组织一线临床医护人员和检验技术人员,以及流行病学、病毒学等方面的科研人员,召开多学科座谈会,挖掘抗疫工作中的科学问题,凝练学术方向与重点任务,确立应急科研攻关方向;建设院内应急科研攻关项目库,为后续申报相关科研项目做好准备,并与国家、省、市等各级科技管理部门设立的应急科研攻关项目保持联动,积极推进,做好衔接。

3. 除了大力推进短、平、快应急攻关项目,还应加强中长期项目的规划,如研究病原微生物致病机制,解决疫苗研发、药物研发等攻关项目,在坚持科学性、确保安全性的基础上,提升医院面对突发公共卫生事件的科技攻关能力和创新水平。

4. 对于已开展和立项的应急科技攻关项目,科研管理部门应加强对项目过程的管理,定期跟踪项目进展。

5. 对于进展较好的项目,加强与企业联系,推进科研成果转化。

二、开展多学科应急科技攻关

面对急性呼吸道传染病,要打赢疫情防控阻击战,关键是要提高医疗救治效果、降低死亡率,快速研发疫苗和有效药物。综合性医院应联合高校、科研院所、企业等,将临床诊治、防控实践和科研相结合,在保证科学性和安全性的基础上开展科技攻关。

1. 明确病原微生物特征,科学论证传染源和传播途径,密切跟踪病原微生物变异情况,研究其传播力、毒性等关键特性,及时研究防控策略和措施。

2. 支持快速病原体检测方法研发,如病毒基因测序等,旨在研制快速、简易,灵敏度和特异度高的检测方法。

3. 支持跨学科协助开发疫苗和治疗药物,结合人工智能等手段进行实验室病毒研究,探寻免疫或治疗作用靶点;运用云计算、大数据等技术进行精确翔实地数据归集与分析,开发疫苗和靶向治疗药物。

4. 开展规范的临床研究

(1) 开展回顾性研究,了解疾病的流行病学特点,结合患者临床症状、实验室检查结果、影像学检查结果等确定疾病临床特征;综合诊断标准、临床分型及鉴别诊断的注意事项,为确定患者诊疗方案提供强有力的数据支撑。

(2) 开展前瞻性临床研究,包括开展药物临床试验、疫苗安全性及效力评估、诊断试剂研制等,以临床数据筛选有效药物、疫苗及诊断试剂,为患者提供有效治疗。通过上述研究方法,及时总结成功救治经验,不断完善诊疗方案并及时共享,加强救治指导,依靠科学武器战胜疫情。

5. 共享科研成果和数据　在保证国家安全的前提下,在相关法律法规许可范围内,将相关研究数据和病例信息等向我国科学界开放共享。

三、组织应急科技攻关项目申报

1. 医院在面对呼吸道传染病时,应重视重大科技攻关项目申报工作,通过联合高校、企业、研究所等机构,协调不同方向研究人员共同参与到攻关项目中,强强联手、协同发挥更大攻关效力。

2. 组织申报及管理

(1) 科研管理部门要保持信息畅通,及时跟进各级、各类科研项目的申报信息,深入领会申报通知精神,准确、快速传达给科研人员,并积极组织相关科研人员申报。

(2) 在实际工作中,注意把握重点人员与重点项目,提供全方位沟通、服务与指导,针对个别重点科研项目和科研任务,指派专人一对一跟进,力争做到"全员服务、一项一策"。

(3) 管理与服务方面应结合实际情况,简化流程,为科研人员创造良好的研究条件。

(4) 优化实验室相关流程,为仪器设备的配置、临床数据和病例样本的收集等提供绿色通道,保障项目顺利开展,促进有效科研成果快速产生。

(5) 通过官方网站、官方社交软件账号等途径大力宣传相关科研成果,并积极寻求有效应用场景,促进相关科研成果得以广泛应用。

3. 提高相关人员使命感

医院相关研究人员应增强使命感和紧迫感,积极投身疫情防控工作,服务大局;同时,结合自身专业和研究方向,积极参与相关治疗指南编写,主动申报相关重大科技攻关项目,把研究成果应用到战胜疫情中。

应急科技攻关流程见图 1-12-1。

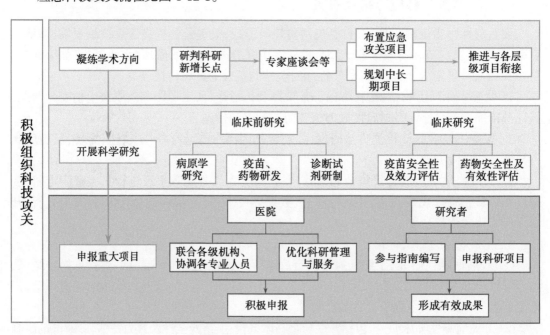

图 1-12-1　应急科技攻关流程

(杨孜欢　邓秀雅)

第二节 应急伦理管理

■ 【工作原则】

1. 医院伦理委员会及办公室为适应急性呼吸道传染病防控的需要及时调整工作机制。

2. 在保护受试者权益的前提下,确保临床研究快速、科学、规范地开展。

■ 【重点和难点】

1. 缺乏应对突发公共卫生事件的伦理审查指南及制度。

2. 多中心研究项目的跨医疗机构伦理审核,出现不同医疗机构伦理审查效率与质量不一致。

3. 伦理委员会委员缺乏应对突发公共卫生事件相关伦理审查的系统培训。

4. 推进伦理审查的信息化管理。

■ 【具体举措】

一、制订和完善应急伦理审查制度

1. 急性呼吸道传染病的防、控、治属于公共卫生伦理范畴,发布权威伦理审查指导制度是推进应急伦理审查及管理工作的关键因素。

2. 目前,国家尚未出台专门针对重大突发公共卫生事件研究项目的伦理审查指南。因此,医院伦理委员会及伦理办公室要结合疫情特定时期的医疗资源、物资保障等条件,对伦理审查相关事宜进行综合评估,确保疫情防控和临床支持性治疗措施在各类临床研究中的优先性。

3. 在遵循伦理审查原则和要求、保护受试者权益的前提下,结合伦理委员会审查及其办公室实际运行情况,医院及时修订并完善伦理委员会管理制度、指南和标准操作流程,保证其完整性和可操作性,以应对突发公共卫生事件时的伦理审查及管理工作。

二、推进跨区域应急协同伦理审查互认机制

1. 呼吸道传染病流行期间,确诊及疑似患者集中在特定区域指定的医疗中心。为开展疫情相关的临床研究,这些医疗中心招募受试者,但由于部分地方医院或临时医疗中心没有相应的伦理委员会,无法进行伦理审查工作,因此跨区域的应急协同伦理审查是疫情防控期间的关键。

2. 疫情防控期间,可以由组长或牵头单位开展多中心临床研究项目的伦理审查,或通过指导成立临时伦理委员会,对在方舱医院等临时组建的医疗机构内开展的临床研究进行伦理审查工作。通过成立医学伦理审查互认联盟,共同推进伦理审查互认,从而达到伦理审查的同质性,提高审查效率和质量,加快研究项目的进度,为突发公共卫生事件的处置提供科研支撑。

三、组织应急项目伦理审查相关培训

伦理委员会委员的审查能力是伦理审查质量的基础和保障。在突发公共卫生事件背景下，很多临床研究的风险具有不可预知性，突发公共卫生事件的特殊性使得伦理委员会委员在审查过程中缺乏相关依据，给伦理审查带来很大的挑战。伦理委员会办公室要时刻关注国家政府部门颁布的各类应对突发公共卫生事件临床研究的临时管理办法、指南等，及时组织委员开展相关法规培训，提高委员伦理审查能力，保证伦理审查质量。

四、推进伦理审查信息化管理

1. 疫情防控期间，伦理委员会及其办公室可通过使用信息化管理系统在线上完成提交受理和审查工作，有效组织申请项目的伦理审查工作，保证伦理审查工作正常开展。

2. 伦理委员会秘书在完成申请伦理审查项目的受理确认后，通过伦理审查电子系统送审项目，由主审委员对研究方案和知情同意书进行审查。

3. 伦理委员会委员可以登录各自账号，在线审查自己主审的伦理审查项目。在审查过程中，伦理委员会委员可通过伦理审查电子系统、电话或电子邮件等方式就项目的相关问题与研究者沟通，实现无接触式服务与管理，避免文件递交与文件送审等环节的人员接触。在疫情防控期间，通过采用视频会议等方式进行伦理审查会议，以支持临床医务人员医疗及科研工作，避免线下伦理审查会议导致人群聚集出现疫情传播潜在风险。

4. 伦理委员会办公室应及时制订伦理审查视频会议准备、实施及应急方案，确定伦理审查视频会议的相关流程及注意事项。视频会议召开前，伦理委员会办公室应对伦理委员会全体委员进行线上培训，并对线上会场环境、所用设备等进行调试，确保线上伦理审查的规范性和保密性。

（杨孜欢 卢向恩）

第三节 实验室安全管理

医院实验室具有研究方向多向性、仪器设备多样性、人员结构复杂性等特点，尤其在面向多领域的医学研究中开展的试验和现场教学。在呼吸道传染病流行期间，实验室安全风险大幅度提升。

■【工作原则】

1. 切实强化实验室安全风险意识。
2. 全面加强实验室人员管理。
3. 全面加强实验室病原微生物样本管理。
4. 规范开展实验室消毒清洁。
5. 定期开展实验室安全检查。

■【重点和难点】

1. 实时掌握防疫信息并迅速响应。

2. 建立健全实验室应急管理制度。

3. 全面开展实验室安全风险排查。

4. 切实加强实验室人员管理。

■【具体举措】

一、加强实验室安全风险意识

1. 明确责任主体,强化安全风险意识

(1) 按照"党政同责、一岗双责、失职追责"要求,实验室负责人要切实明确实验室生物安全主体责任,深刻认识实验室生物安全事件的危害性和严重性,加强组织和领导实验室生物安全工作。

(2)"安全第一,预防为主,教育为先",针对传染性疾病的特点,强化实验室人员的生物安全风险意识,严格规范落实各项实验室生物安全管理制度,切实做好实验室生物安全工作。

2. 提高思想站位,把控细节过程的质量与安全

(1) 设立实验室安全员,并组织定期培训。实验室安全员应及时传达相关管理部门最新的文件精神及指示,及时通报各地发生的安全事故,强调实验室安全工作的重要性和紧迫性。

(2) 在疫情防控期间,应通过各种宣传媒介,采取多种形式开展安全教育知识讲座。加强实验室人员的安全防护注意事项培训,牢固树立底线思维和红线意识。

二、健全实验室应急管理制度

1. 当政府发布重大新发突发传染病信息时,实验室所属医院应配合国家建立统一领导、协同联动、有序高效的生物安全应急制度,依照有关法律法规和应急预案的规定及时采取控制措施。

2. 涉及特殊时期应对办法的相关制度建议包含但不限于以下方面:准入制度、消防应急处理预案、实验室安全管理办法、实验室安全工作检查监管制度、实验室安全生产责任书、危险化学品安全管理办法、危险化学品安全管理应急预案等。

3. 在实验室管理方面,按照实验室等级,从实验室准入、日常运行管理、个人防护要求、设备操作规范、废弃物处理和准出等方面建立健全医院感染管理规章制度和应急预案,强化部门监管,确保规章制度的实施。

三、完善特殊时期的工作指引

对实验室的建设、运行和管理,应严格按照《实验室生物安全通用要求》(GB19489—2008)执行,其安全管理体系文件应包含在突发公共卫生事件的工作守则和指引中,具体内容如下。

1. 实验室安全管理的方针和目标 在安全管理手册中,明确实验室在突发公共卫生事件时的安全管理方针和目标。

2. 安全管理手册 在突发公共卫生事件背景下,实验室安全管理手册的安全要求不能

低于国家和地方相关规定及标准的要求,明确规定管理人员权限和责任,包括保证其所管人员遵守安全管理体系要求的责任。

3. 程序文件　应明确规定在突发公共卫生事件期间实验室与其他责任部门的关系,明晰责任范围、相应的特殊安全要求与管理要求,设置清晰的工作流程,确保各项职责得以落实。

4. 说明及操作规程　应详细说明在特殊时期实验室使用者的权限及资格要求,明确具体操作步骤、防护措施、安全操作方法、应急措施、文件依据等。

5. 记录

(1) 特殊时期实验室活动记录应进行特别标识,包括但不限于使用特殊的记录册、记录簿,电子文档命名添加明显标识。

(2) 国家、地区政府在突发公共卫生事件时期发布的最新信息,尤其是与实验室工作相关的内容,应及时且完整地记录在日志上,确保每天的工作记录与当天的公共信息、防控级别相匹配。

6. 标识系统　明确实验室用于特殊情况下的临时标识与一般性标识的异同,并清晰地标示出不同防控等级下的危险区和对应的防护措施。

四、加强实验室人员管理

1. 建立人员管理台账

(1) 建立生物实验室工作人员管理台账,按照实验室级别、用房条件和设备配置等综合因素明确人员基数,严格规范管理,做好实验室人员的准入审核工作。对每次进入实验室的工作时间、工作内容、工作人员等信息进行登记,做到有据可查,责任清晰。

(2) 对P1、P2实验室的使用采取比一般时期更严格的标准限制人员数量和工作时长,进入实验室的人员必须穿戴符合标准且使用即时新开封的实验服、手套和面部防护等装备。

(3) 对P3、P4实验室的使用申请采取严格的管制审批制度,对拟申请进入实验室者的相关资质、人数、装备需求、配置、实验时长以及实验必要性进行综合评定,严格审批。

2. 严格人员培训管理　迅速组织持证上岗的病原微生物实验室工作人员进行关于当前传染病相关信息的培训,做好考核记录并存档备案,确保所有实验室工作人员熟练掌握特殊时期的个人防护、实验室操作规范、消毒灭菌和废弃物处理等理论知识和操作技能。

3. 加强健康监测

(1) 按照要求建立实验室工作人员健康档案,尤其是从事当前传染病病原体实验活动的工作人员要定期开展全员体检。

(2) 如传染性疾病相关疫苗已被权威机构认证(WHO 等)和投入使用,则优先安排接种;可接种但未接种疫苗的实验室工作人员要书面说明原因并存档备案。

五、严格做好实验室病原微生物样本全流程管理

1. 做好样本的接收和登记　实验室样本接收人员要按照采样人员要求做好个人防护,每批次接收样本由运送人员和接收人员对标本进行双签收。

2. 规范样本的运输管理

(1) 标本包装应符合相关分类包装要求。

（2）样本转运箱封闭前，须使用75%酒精或有效氯2 000mg/L的含氯消毒液喷洒消毒。

（3）疑似或明确病原体的标本应标示有特殊标识，并进行单独转运。

3. 规范样本的保存管理　实验室检测发现的阳性样本统一交由本地区疾控中心管理。标本运送期间，避免反复冻融。检测完成后的剩余标本，到达保存时限后，按相关要求进行销毁处理。

六、严控实验室清洁消毒和废弃物处理

进一步强化实验前、实验中、实验后的生物安全风险管控。

1. 实验开始前，要做好实验室桌面、台面及地面消毒，严格对检测样本进行检查并做好样本准备工作。

2. 实验中，要严格遵守实验室生物安全相关程序文件及实验室生物安全操作失误或意外的处理操作程序，发生实验室污染时要立即按照规范操作程序处置，防止次生危害，并做好实验记录。

3. 实验结束后，要做好实验室环境和物品清洁消毒，包括实验室空气、台面、地面清洁和生物安全柜、试管架、移液器、转运容器等实验设备、物品消毒。

4. 增加实验室处理后污水监测及采用生物指示剂监测压力灭菌效果的频次。

七、开展实验室设施设备性能安全检查

1. 针对当前传染病病原体特征，生物实验室配备与实验活动相适宜的生物安全设施设备。

2. 建立生物安全设施设备管理台账，准确记录设施设备的基本信息、维修维护记录、定期检查记录等，严防带"病"工作、超期服役等情况。

3. 迅速指定专业技术人员或委托具备资质的机构对生物安全柜、消毒灭菌器等设施设备进行性能验证，检验生物安全防护效果，确保生物安全柜、通风橱等实验室关键安全设施设备的安全可靠。

（杨孜欢　周炜良）

第四节　应急科研管理

呼吸道传染病流行期间，医院科研管理部门应快速响应，迅速确立工作目标，制订工作计划并保障信息畅通。

■【工作原则】

借助互联网、大数据等技术手段，开展无接触形式的科研管理与服务，满足防疫要求；确保相关论文发表质量和数据安全。

■【重点和难点】

1. 与临床、医技相关人员组成的医疗应急组及管理部门协调配合、联动应对。

2. 协同院感部门把握疫情发展趋势，及时进行预警，启动应急科研管理工作。

3. 对院内临床试验机构、生物样本库、实验室工作进行督导,规范防疫期间医院科研项目的伦理审查、生物样本安全管理,并制订实验室安全管理的工作要点。

4. 严格管控学术报告、交流等集体活动形式,避免人员聚集。

5. 规范相关论文发表,确保数据真实可靠安全。

【具体举措】

一、开展无接触式管理

1. 科研项目的过程管理、科技奖励等工作按照科技部、基金委等上级业务主管部门的工作进度在项目申报系统等线上平台同步进行。

2. 各类科研经费预算调整、科研合同审核、项目组织申报等相关工作通过电子邮件、电话、社交软件等工具开展。

3. 待疫情防控工作结束后,补交相关纸质材料,完成各类审批、存档等工作。

二、学术会议线上化

按疫情防控要求,为防止人员聚集,大量学术活动由线下转成线上,其中学术会议线上化是一种常见的形式。

1. 通过采用社交软件等线上平台,实现多人在线讨论、屏幕演示、文档编辑及会议纪要编辑等相关工作。

2. 会议主持人具有关闭成员摄像头、音频等权限,可以帮助会议更好地开展,避免出现会议现场音频杂乱的现象。

3. 部分软件可以实现设置观看权限、录制直播回放、观众互动发言、屏幕分享演示及发表评论等相关内容。这些技术手段可很大程度地完善学术会议线上化的各项功能。

三、加强论文发表和数据安全管理

1. 规范论文发表审批流程,所有原始数据留存备查。

2. 学术委员会审核拟投稿论文的学术性和规范性。

3. 涉及临床数据的相关研究,在数据获取和流通过程中,对数据安全性进行审核。

4. 相关数据发布、共享或向境外提供数据前,应评估可能带来的安全风险,并报经上级主管部门审核同意。

(杨孜欢　覃文凤)

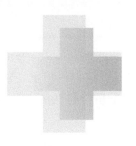

第十三章

精神心理管理

发生呼吸道传染病疫情流行时,应对罹患传染性疾病的人群及疫情防控一线的医务人员进行必要的精神心理管理。为患者提供心理支持和人文关怀,对出现心理应激症状的患者提供危机干预及精神科诊疗服务,帮助患者稳定情绪、提升信心,提高生活质量;同时为医务人员提供心理支持,帮助减轻压力,缓解职业倦怠,保障抗疫能力,维护医务人员的身心健康。

【工作原则】

将心理干预与援助纳入医院疫情防控工作中进行整体部署,制订多学科、立体化的诊疗方案,早期介入并全程提供心理服务,严格保护受助者的个人隐私。

【重点和难点】

1. 心理援助队伍组建与人员培训。
2. 多学科合作,参与医疗队日常工作。
3. 心理症状的发现与评估。
4. 心理干预策略。
5. 全程、持续提供心理服务。

【具体举措】

一、心理援助队伍组建与培训

心理干预应纳入医院的整体防控部署中,在医院疫情防控部门的统一领导下,组建专业的心理援助队伍,为患者及医务人员的身心健康提供服务。

1. 人员构成　建议由精神科医生、精神科护士、心理咨询师以及社会工作者和志愿者构成。一般每 200 名干预对象要配备精神科医师、护士各 1 名,心理治疗师或社会工作者2 名。

2. 人员培训　由疫情防控部门组织,有计划地对全院医务人员,尤其是在隔离病区工作的医护人员进行心理知识普及与培训。如精神专科医务人员和心理咨询师的人数不够,应加强对病区心理护士的培训。同时,在院内院外招募志愿者,并进行系统培训。

二、心理症状的评估

(一) 常见心理症状

面对灾难,个体常常出现焦虑和抑郁等情绪反应。除了情绪症状,个体还会出现认知改变、行为改变以及生理反应,如注意力不集中、食欲下降、睡眠差、过量饮酒、心慌、胸闷、乏力等,严重的有自伤、自杀行为。

心理服务的重点为出现焦虑、抑郁、失眠、创伤后应激障碍等症状的患者。小部分患者出现兴奋冲动、幻觉妄想等精神病性症状,应及时转诊至精神专科医院治疗。建立心理援助患者档案,加强严重精神障碍患者的管理,避免极端事件发生。

(二) 常用心理评估工具

基于以上常见心理症状,考虑到心理评估应全面、准确并方便实施,一般采用以下自评量表进行筛查与评估。如果发现患者有明显心理症状,可进一步采用更多的自评或他评量表进行评估。

1. 抑郁症筛查量表九项(PHQ-9)　由 9 个项目组成,总分 0~4 分为无抑郁症状,5~9 分为轻度抑郁,10~14 分为中度抑郁,15 分以上为重度抑郁。

2. 广泛性焦虑量表七项(GAD-7)　由 7 个项目组成,总分 0~4 分为无焦虑症状,5~9 分为轻度焦虑,10~14 分为中度焦虑,15 分以上为重度焦虑。

3. 匹兹堡睡眠问卷(PSQI)　用于评定近一个月睡眠质量,总分为 0~21 分,得分越高,表示睡眠质量越差。

4. 创伤后应激障碍症状清单(PCL-C)　是评估创伤后应激障碍(PTSD)常用的工具,包括 17 个项目,得分越高,代表 PTSD 发生的可能性越大。

三、针对不同对象的心理干预与援助

(一) 针对患者的心理干预

1. 工作方式

(1) 联络会诊:由病区医护人员对患者的心理症状进行筛查,发现有明显心理问题的患者,请精神科医生和心理咨询师进行联络会诊及心理干预。

(2) 构建多学科、立体化的救治方案:将精神、心理专业人员整合到救治患者的医疗队伍中,参与医疗队查房及日常工作,使心理援助更有针对性、更方便高效。能更早发现,更准确、更全面地掌握患者的身心问题,有利于更好地进行心理干预,更方便地对需要精神药物的患者开立处方。

(3) 线上咨询与 24 小时热线:线上咨询与面诊结合,可以节省人力、提高效率。

2. 病房管理　要营造有利于维护心理健康的环境氛围。在病房设置上,根据治疗要求调节灯光,使光线柔和、有昼夜明暗节律。病房与走廊布置温馨,可以张贴漫画或摆放一些艺术品等。协助患者与外界保持联系,获得亲人及社会支持。发放心理健康科普资料、开展科普讲座。安排每日活动,在符合感控条件要求下让患者能相互交流与倾诉,适当进行体育锻炼,帮助患者在病房等陌生环境中建立规律的作息习惯。

3. 干预策略 新冠肺炎患者的心理问题以焦虑、抑郁及失眠为主,多数患者需要的是健康教育,掌握科学的疫情知识。一般性的心理支持很重要,如倾听、鼓励、陪伴、解释等,认知调节和放松技术是常用的方法。短程的心理干预也有效,但对于有哀伤反应的患者,心理干预工作需要持续和系统化。总体来说,心理干预的介入时间应该尽早,并且持续较长的时间。具体的干预策略见图 1-13-1。

(1) 规律饮食与作息:保证营养、建立规律的睡眠节律十分重要。

(2) 健康教育、处理躯体问题:向患者公开诊疗信息,让其了解躯体疾病进展,科学看待新冠肺炎与躯体症状,增强治疗信心。

(3) 帮助患者解决实际困难,获得亲人及社会支持。

(4) 支持性心理治疗:如倾听与共情、鼓励与保证、解释与指导、积极关注与陪伴等。

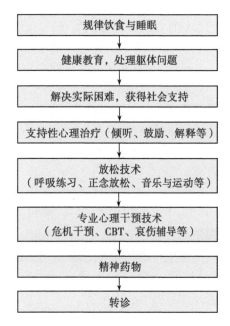

图 1-13-1 患者心理干预策略

(5) 掌握放松技术,如呼吸练习、正念放松、音乐与运动等。

(6) 专业的心理干预技术:如危机干预、认知行为治疗(CBT)、哀伤辅导等。

(7) 精神药物治疗:对有严重精神问题的患者,例如谵妄、冲动、情绪激动及有自杀倾向等,应及时组织精神科会诊,并提供危机干预和精神药物治疗。药物以对症治疗为主,注意患者躯体状况与药物间的相互作用。

(8) 转诊:如果患者出现严重的精神心理问题,如冲动、不合作、自伤、自杀以及精神病性症状等,为保障患者安全,应及时将其转至精神专科医院治疗。

4. 出院随访 为患者提供全程、持续的心理服务,康复出院患者需要随访心理症状的变化,尤其是部分症状较严重的患者。各地医疗卫生机构要关注患者的心理状况,在患者出院时,将患者的有关资料转交至隔离点或患者所在地的基层医疗卫生机构,确保治疗的延续性。在转交资料及出院随访的过程中,要注意严格保护患者隐私。

(二) 针对医务人员的心理干预

各地卫生健康部门要为医务工作者提供心理服务。对一线医务人员加强关心关爱、组织开展放松训练等活动。对出现明显心理症状的医务人员,要进行针对性心理治疗或药物干预。通过讲座、个体咨询、团体辅导、线上平台、心理热线等方式,为医务人员提供心理服务。

1. 工作目标 做好疫情防控一线医务工作者的心理服务,为医务人员提供个体、团体心理辅导,保障医务人员的身心健康。

2. 工作模式与策略

(1) 及时了解疫情防控一线医务人员的心理需求,解决实际困难,提出有利于身心健康的合理建议。

(2) 规律作息,制订轮班计划,保证一线医务人员的休息时间。

(3) 组织科普讲座,讲授心理知识,让医务人员学习自我心理调节技巧,保障心理健康,同时也能让一线医务人员在临床工作中更好地处理患者的心理问题,构建和谐的医患关系。

(4) 在医务人员休息区或通过线上平台建立心灵驿站。

(5) 开设针对医务人员的心理门诊,进行一对一个体心理咨询。

(6) 进行团体辅导,如开展支持性团体、放松练习、巴林特小组等。巴林特小组不仅可以提高医务人员的心身诊疗技能,增强理解患者的能力,还可以改善医患关系、缓解职业倦怠、促进个人成长。

(7) 通过网络平台及 24 小时心理热线进行线上咨询,与心理门诊现场咨询相结合,互相补充。

(8) 对心理问题较重的个别人员,必要时给予精神药物治疗。

(三) 针对疫情防控一线的其他工作人员(社区工作者、警察、保洁人员、志愿者等)的心理干预

卫生行政部门和民政部门要组织当地精神卫生、心理健康和社会工作服务专业队伍,采取"线上 + 线下"的方式,对在疫情防控一线工作的公安、交通等工作人员和基层社区工作者及家属提供心理援助。

1. 工作目标　做好疫情防控一线工作人员(社区工作者、警察、保洁人员、志愿者等)的心理服务,为一线工作人员提供心理健康教育及辅导,保障一线工作人员的身心健康。

2. 工作模式与策略

(1) 建立一线工作人员社交软件工作群组,通过问卷或利用线上平台对一线工作人员进行心理评估,了解每一个人的心理状况,提出相应的应对措施。

(2) 普及疫情防控知识。社区工作者、警察、保洁人员、志愿者等一线人员缺乏专业的医学知识,与医务人员相比,他们的防护经验不足,被感染的风险更高,需要更多疫情防控相关的医学健康教育。让每个人对自己的工作有充分的心理预期与信心。

(3) 及时了解一线工作人员的现实需求及后顾之忧,解决生活和家庭困难,让其安心投入抗疫工作。

(4) 合理排班,规律作息,保证休息时间。

(5) 组织科普讲座,讲授心理知识,提高一线工作人员的自我心理调节能力。

(6) 积极宣传心理抗疫的科学知识,针对典型问题制作心理辅导的视频或文字材料,通过社交平台推送至工作群供一线人员学习,帮助一线工作人员进行自助心理服务,获取心理健康科普知识、开展自我心理评估、放松训练等。

(7) 及时发现需要帮助的对象,对心理问题较重的工作人员,进行一对一个体心理支持,必要时使用精神药物治疗。

(8) 条件许可情况下开通 24 小时心理热线,开展团体心理辅导,如支持性团体、放松练习等。

(陶 炯　崇雨田)

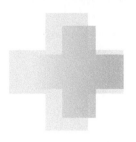

第十四章

疫情防控中的财务管理

第一节 日常财务管理

在呼吸道传染病流行期间,医院正常业务收入会直接受疫情影响而减少;由于疫情防控需要,支出反而会相应增加,包括应急采购需求、临时性资金支出增加等。因此,一方面亟须建立疫情状态下各类绿色通道,确保物资采购、收费管理渠道畅通;另一方面应根据疫情形势及时调整预算,做好资金筹划,规范资金、资产等方面财务管理工作,必要时及时向上级部门报告资金使用情况,确保资金充足。同时,还需做好收费服务的调整,尽可能避免人群聚集。

■【工作原则】

符合规范,适时调整,保障运营。

■【重点和难点】

1. 规范资金、资产管理,防范漏洞,如社会捐赠款物的接收、核算不规范,捐赠物资管理混乱等问题。

2. 保证疫情防控期间医院投入、支出及上报数据的及时性、完整性和准确性。

3. 准确为医院领导班子调整防疫策略提供相关参考数据。

4. 根据疫情形势及时调整原有预算,使之更符合疫情防控期间医院的发展规划。

5. 解决疫情防控期间院内隔离病区等各类收费渠道、收费服务问题。

6. 准确执行、落实疫情防控期间专项资金、补助、税务等相关政策。

■【具体举措】

一、内部财务管理工作

成立专项工作小组,分配、确认财务管理、核算、统计等各项工作,并给予指引,多方协力,形成疫情期间财务管理的有序链条。小组成员含:财务、运营、医务、药学、采购、医学工程(设备)、院办、后勤等职能部门。具体工作如下。

1. 财务预算管理　财务预算反映医院在一定预算期内的现金收支、经营成果和财务指标。突发疫情扰乱了医院原有的财务预算管理计划,因此,应根据疫情实际影响和对未来发展规划的影响,对预算进行调整。

2. 资金、资产管理

(1) 管理原则:均需纳入财务核算,由对口部门管理,专项使用。

(2) 接收捐赠物资、资金:按医院现行捐赠管理制度,对可予以接收的资金与物资,由对口管理部门负责办理接收、入库、出库、分配发放手续。

(3) 上级部门调拨物资的管理:需专项使用,由对口管理部门负责办理接收、入库、出库、分配发放手续。按规定上报使用情况,接受监督。

3. 专项采购的管理　各对口管理职能部门(药学、医工、后勤等)将专项采购与正常采购进行区分,设台账记录专项采购的信息(供应商、品类、金额、采购日期、领用部门等)。

4. 专项基建管理　对口管理职能部门记录专项基建台账,包括建设地点、具体内容、总体投入概算,及支付结算情况。

5. 人员成本投入管理　登记外派人员成本台账(按一线或辅助人员、派驻时间等统计人员成本并记录自筹资金发放补贴情况)。

6. 特殊情况下应急管理措施

(1) 捐赠资金、物资无法及时按规定完成各项手续时,可先做好接收、分配台账或记录,相关接收、分配发放资料做好留存备查,后续及时补办手续。

(2) 采购的紧急支付管理:包括结算方式、结算时间等,提前确定相关方案,协调各部门开通绿色通道,简便高速完成支付结算工作,保障物资供应。

7. 物价、收费管理　做好相关收费项目管理,协调有关职能部门按上级规定设置并及时启用相关收费项目。

8. 财务数据汇总、分析和上报工作　定期归集各职能部门接收捐赠、调拨、专项投入等全面数据,形成分析报告,分析疫情对医院财务运营的影响,及时做好资金筹划工作,自筹资金或申请财政补助,保障医院正常运营资金链。

二、对外工作

1. 收费服务管理　以减少接触、自助为主的原则设定收费方案。视医院实际情况,针对隔离与非隔离门诊、病区设定减少接触的收费方案,并做好设备配置与指引工作。主要工作如下。

(1) 通过 App 等自助渠道自助缴费并获取电子发票。

(2) 通过互联网医院,完成复诊、预约、缴费并获取电子发票。

（3）特殊情况通过人工窗口解决处理。

医保、公费医疗等无法通过自助方式实现记账的患者，先以自费方式自助缴费，完成诊疗，后续到人工窗口办理补记账手续；老人等无法进行自助缴费的，收费处根据医院疫情防控要求，设置收费窗口，通过人工窗口收费。

2. 与上级部门、税务部门相关的工作

（1）疫情防控期间相关政策落实：如对参与疫情防控工作的人员各类补贴、税收、收费等政策，及时实施，并做好登记收入、分配使用等情况的台账工作。

（2）保持与上级、同级财政部门、主管部门沟通，反馈医院对抗疫工作的投入及财务运营情况，跟进申报财政专项补助及财政资金下拨、使用相关工作，确保补助申报、结算渠道畅通。

三、疫情财务管理监督

跟进疫情相关财务管理工作的执行落实情况，督促有关部门完善相关手续。自觉接受上级主管部门及内部审计、纪检监察机关的监督检查。

1. 接收捐赠、调拨的物资与资金是否按制度规定接收、办理入出库手续；是否全部纳入财务核算管理并按指定用途使用。

2. 财政等专项补助资金管理

（1）需定期申报取得的专项补助资金，要及时申报并落实拨款情况。

（2）一次性划拨的专项补助资金，应按规定用途专款专用，并及时使用以提高财政资金使用效率。

（3）涉税工作的落实执行情况。

（4）其他与财务相关政策的落实执行情况。

（何　毅　谭婉君）

第二节　社会捐赠管理

一方面，疫情流行期间，全社会都高度关注应急防控，出于各种原因和动机，社会人士会向医院进行捐赠。另一方面，因为防疫物资相对紧张，社会捐赠增加了医院获得物资的能力和渠道。因此，对社会捐赠行为进行规范管理也是应急防控过程中的一项重要任务。

■【工作原则】

1. 规范管理，兼顾效率。

2. 归口管理，明确职责。

3. 分类管理，锚定标准。

■【重点和难点】

1. 在应急防疫物资紧缺时期，需将捐赠物资和医院自购物资纳入统一调配和管理。

2. 建立捐赠物资的正面和负面清单，保障接收真正需要的物资。

3. 接受捐赠行为规范，避免捐赠过程中可能产生的违规和物资浪费问题。

■【具体举措】

一、制订接受社会捐赠管理制度和配套流程

医院应结合自身实际情况,制订接受社会捐赠的管理制度和配套流程,保障接受社会捐赠的合法合规。对于突发公共卫生事件,医院可以适当简化流程,提高接收社会捐赠效率。

二、组织架构,明确职责,纳入应急物资统一管理

成立应急防控资金物资监管工作领导小组,具体负责物资需求提出及物资甄别、接收、管理、使用等工作,小组构成建议由医学工程(设备)、后勤物资、采购、医务、护理、行政综合等部门人员组成,指定行政综合部门专人负责发布募捐信息、社会捐赠统筹对接等工作,相关职能部门按职责发挥作用,实现各环节无缝对接,保障接受社会捐赠的管理制度和配套流程高效落地。

三、建立捐赠物资目录,明确标准,确立正面和负面清单

医院应当提前梳理物资情况,确立正面和负面清单,明确可以接收的物资、不接收的物资以及接收物资的标准,建立接收捐赠物资目录,为开展社会捐赠的接收工作提供依据,缩小和缩短捐赠项目审批的范围和时限。

1. 建立接收捐赠的清单制度(正面清单和负面清单)。医院要建立应急防控期间接收捐赠的负面清单制度,不接收明显带有商业广告作用,且与抗疫工作无明显关联的物资;建立接收捐赠正面清单,梳理现有物资情况,了解目前各类物资存储量、每日供应量、每日需求量等,判断哪些物资是紧缺物资、哪些物资暂不紧缺,并对紧缺程度进行分级排序。对于在正面清单中的物资,医院可以加大募捐力度。

2. 明确各类物资接收标准。医疗应急物资已经有相关的国家标准或行业标准,各物资管理部门可以直接根据国家标准和行业标准来确定医疗应急物资接收标准。需要注意的是,医院可能会接收来自其他国家和地区的医疗应急物资,因此,在制订接收标准时,还要兼顾国外标准。对于一般医疗物资和后勤保障物资,医院可根据防护等级、物资供给等情况变化,制订并及时调整接收标准。

四、接收管理

1. 信息发布　面对物资紧缺的压力,医院除了可以在官网、公众号等渠道发布接收社会捐赠公告,还可以通过上级部门、基金会等方式向社会各界请求援助。在请求援助时,列明需求物资清单、产品(物资)标准、联系人及联系方式,便于意向捐赠人(方)开展定向捐赠。

2. 接收办理

(1)明确捐赠意向:在收到捐赠意向后,医院应请捐赠人(方)提供物资有关信息,如生产厂家、产品说明书、外包装、检验报告等资料。

(2)需求判定:通过网络信息交流平台,建立捐赠物资需求判断工作群组,捐赠管理人员将捐赠物资的有关信息发送到工作群中,由医学工程(设备)、后勤物资、采购、医务、护理、行政综合等部门相关管理人员根据正面清单和负面清单分析确定是否符合接收需求和标准。

（3）院内审核：对符合接收需求和标准的物资，应根据规定以快速通道形式，将接收社会捐赠申请按流程报请领导审批（附件1）。同时，确定物资类别及其对应管理部门。

3. 注意应请捐赠方出具一份捐赠函（附件2）和捐赠物资清单（附件3），说明捐赠方基本信息、捐赠物资名称、数量、价值、是否指定用途等，作为捐赠物资接收、入库、出库、使用的支撑材料之一。对于接收其他国家和地区的捐赠物资，工作领导小组应主动配合捐赠方做好物资免税申报及通关手续。

4. 物资接收　捐赠物资接收时，医院通常应有两名工作人员在场（捐赠管理人员和物资管理人员各一名），清点捐赠物资，办理交接手续，包括在捐赠函指定位置处确认签收，留存捐赠函等交接材料。有条件或有需要的可对接收现场进行拍照或摄影，并以文字记载和照片形式留存档案。如情况紧急，可以简化程序，但要保存好交接记录，并在事后作出说明。

5. 建立台账　医院应派专人负责建立社会捐赠接收及使用台账，对捐赠方基本信息、捐赠物资名称、数量、金额、接收时间、使用情况等进行登记，并按照规定及时向上级部门、社会公众和捐赠方进行反馈。

6. 对于一些匿名捐赠或情况紧急的捐赠，医院可以根据需要先接收并使用捐赠物资，做好记录，事后补办相关院内审核流程。

7. 出具感谢信　医院应制订感谢信模板（附件4），规范内容及格式，根据社会捐赠接收台账，向各捐赠人（方）出具感谢信。

五、使用管理

通过社会捐赠接收的资金和物资，由医院财务部门或物资管理部门负责根据"专款专用、应急优先、科学合理"的原则，按医院在行制度进行使用、管理。

值得提醒的是，医院之间可以就医疗应急物资供给情况加强沟通与交流。在尊重捐赠人（方）意愿和保障自身物资供给的前提下，医院可以将多备用的医疗应急物资转赠给医疗应急物资紧缺的其他医院，最大限度发挥物资使用价值，提高医疗卫生整体应急能力。众志成城，共同打赢疫情防控阻击战。

附件1　医院接收社会捐赠申报表

申请处（科）室：　　　　　　　　　　　　　　　　　　　　　　　　　　年　月　日

捐赠人或单位名称			
捐赠项目名称及数量		折合价值/元	
捐赠人联系方式			
此次捐赠要说明的情况 （可另附件）	无偿捐赠，支持疫情防控相关工作。		
主管部门意见	负责人（签名/盖章）： 年　月　日		

续表

院领导意见	负责人(签名／盖章): 年　月　日
纪检监察机关备案	负责人(签名／盖章): 年　月　日
备注	

附件2　捐　赠　函

受赠单位:

　　为支持贵单位疫情防疫工作,我(本人、基金会、公司)无偿向贵单位捐赠物资_____,数量为_____,该批物资单价为￥_____元,总价值为￥_____元。

　　我承诺该批物资质量合格,无相关商业利益。

公司／组织／协会(盖章)

代表人签字

联系人:

联系电话:

年　月　日

受赠单位意见:已签收

(公章)

年　月　日

附件3　捐赠物资清单

序号	意向使用单位名称	捐赠物资品名	数量	金额／元	意向使用单位地址、联系人及电话

　　兹申明以上内容属实。

捐赠人审核盖章

代表人签字

年　月　日

捐赠方经办人姓名:

电话:

年　月　日

意向单位签收人姓名:

电话:

年　月　日

附件4　感　谢　信

承个人或机构名称 _____　　捐赠物资/款项　　　物资名+数量或
款项(货币类别)金额 _____，用于支持我院疫情防控相关工作。

　　在这战"疫"关键时刻,您慷慨相助支持我院疫情防控工作,我们感恩于这份无私的援助,感动于这份炙热的真情。您的爱心之举,必将凝聚成强大力量,白衣战士们逆行的道路上不再孤单,奋斗的战场上倍增温暖!

　　向您致以最诚挚的感谢!

受赠单位名称(公章)

年　月　日

(张威凌　刘思利)

第三节　工作人员待遇管理

　　急性呼吸道传染病流行期间,医院是疫情防控的主阵地。其相对充足的医学专业人员及因值班制度、首诊制度等核心制度培养的半军事化行为习惯,使医院成为实现"四早"(早发现、早报告、早隔离、早治疗)和"四集中"(集中患者、集中专家、集中资源、集中救治)防控举措的关键环节。医院在疫情防控中主要承担以下任务。

　　1. 政府指令性外派任务　主要包括外派医疗队支援、大规模核酸采样、大规模疫苗接种等。其中外派医疗队通常前往确诊病例数较多的区域(医院)开展工作,具有环境陌生、制度陌生、感染风险大、工作时间长、心理压力大等特点;后两者则任务紧急,经常连夜出发、通宵工作,工作环境存在高温、寒冷、暴雨、台风等极端恶劣气候可能。

　　2. 院内疫情防控任务　新冠肺炎疫情经验告诉我们,医院内传播也是疫情流行的链条之一。因此,院内疫情防控不仅仅是医疗任务,更是关系疫情防控成败的政治任务。其核心在于筛查、发现潜在传染源,采用严格、规范的院感防控策略避免发生院内传播。因此,开展这项工作具有政治压力大、存在感染风险、必要时需要封闭管理等特点。

　　3. 常规医疗任务　主要完成紧急和限期医疗任务,减少非肿瘤等严重疾病的择期治疗。其特点在于更好地配合以上两项抗疫任务的完成。

　　以上工作都需要医务人员具有高度的责任心、无私的忘我精神、"召之即来,来之能战,战之必胜"的战斗精神。除此之外,医院应在绩效方面对医务人员抗疫工作所付出的贡献给予充分肯定,尤其对踊跃报名、富有担当精神、表现良好的医务人员应予以高度肯定和激励。

■【工作原则】

　　根据各疫情防控岗位工作风险、工作强度、劳动环境等多维度因素进行综合评估,绩效激励应着重向工作风险高、强度大、劳动环境恶劣的一线疫情防控人员倾斜。

■【重点和难点】

1. 一线疫情防控岗位工作人员及受疫情影响无法在岗工作人员两类人群的工资方案。
2. 对一线疫情防控岗位工作人员予以绩效激励。
3. 疫情防控期间,医院管理者根据医院总体收支情况调整绩效分配方案。
4. 疫情防控常态化期间,通过绩效激励手段调动员工积极性,促进复工复产。

■【具体举措】

一、疫情防控期间人员工资的计算

疫情防控期间,公立医院人员工资问题主要涉及两类人群,一类是医院抗疫一线医务人员,另一类是由于疫情影响不能在岗参与工作的人员。

1. 抗疫一线医务人员　主要包括支援异地疫区的外派医疗队人员、支援本地的应急医疗队成员及院内疫情防控人员等。例如,依据《中央应对新型冠状病毒感染肺炎疫情工作领导小组关于全面落实进一步保护关心爱护医务人员若干措施的通知》(国发明电〔2020〕5号),此类人群可以享受正常工资,并根据国家、省、市和医院的政策获得补助金。

2. 由于疫情影响不能在岗参与工作的人员　例如,依据广东省高级人民法院、广东省人力资源和社会保障厅《关于审理涉新冠肺炎疫情劳动人事争议案件若干问题的解答》(粤高法〔2020〕38号)、广东省人力资源和社会保障厅《新冠肺炎疫情防控期间劳动关系处置导则》等相关政策,对因依法实施隔离措施或因政府依法采取紧急措施导致不能提供正常劳动的职工,如因政府、医院依据防疫规定安排居家观察或实施隔离措施的人员,医院应当视同提供正常劳动并支付职工正常工作时间工资。值得注意的是,这些人员可以不发放绩效奖励。

二、抗疫一线医务人员绩效

依据《国家卫生健康委关于贯彻落实改善一线医务人员工作条件切实关心医务人员身心健康若干措施的通知》(国卫人函〔2020〕61号)等国家政策文件要求,医院管理者应对疫情防控响应级别、疫情防控岗位风险、工作时长、承受压力等多方面因素进行综合考量,划分不同类别的疫情防控工作岗位,制订疫情防控一线医务人员绩效方案。

1. 院外应急援助岗位　包括外派支援承担重点防疫任务的定点医院或援助疫情重点地区医院、支援履行政府指定疫情防治任务的医疗卫生事业单位等。

2. 院内疫情防控岗位　包括发热门诊、隔离病区、负责疑似或确诊病例转运、核酸标本采集或检测、急诊值班、疫情防控相关预检分诊、发热患者 CT 检查等工作岗位,及参与疫情防控的专家组等。

不同类别的疫情防控工作岗位根据岗位风险、劳动强度、工作时长等因素予以相应岗位的一线医务人员奖励性绩效。工资平均水平不同程度上浮,按班次计算相应的岗位补贴,以保障抗疫一线医务人员的待遇(表 1-14-1)。

表 1-14-1 疫情防控岗位风险分级列表

疫情防控工作岗位类别		工作风险	劳动强度	工作环境艰苦程度	综合风险
院外应急援助岗位	支援异地的应急援助队成员	高	高	高	高
	支援本地的应急援助队成员	高	高	较高	高
院内疫情防控岗位	发热门诊、隔离病区一线工作人员（含保洁等）	高	较高	中等	较高
	转运疑似、确诊病例的工作人员（含司机）	高	较高	中等	较高
	核酸标本采集的工作人员（发热门诊、隔离病区以外）	高	较高	中等	较高
	直接参与发热门诊、隔离病区、急诊科管理的专家	较高	中等	较低	中等
	急诊科一线工作人员（含儿科急诊、救护车司机、保洁等）	较高	较高	中等	较高
	参与疫情防控预检分诊人员	较高	较高	中等	较高
	收费人员（发热门诊、急诊科）	中等	中等	低	中等
	发热门诊 CT 室工作人员（放射科）	中等	中等	低	中等
	新冠病毒核酸检测人员（检验科）	中等	中等	低	中等
	参与疫情防控的其他人员（内科二线医师、内科住院总医师）	中等	中等	低	中等
	新冠肺炎医疗救治专家组成员	中等	中等	低	中等
	行政后勤人员（直接参与一线防疫管理工作）	中等	较低	低	较低

三、疫情防控期间的绩效方案调整

鉴于疫情对医院运营情况影响较大，疫情防控期间临床科室业务恢复情况良莠不齐；同时，根据医院疫情防控工作需要，临床科室抽调人员承接院外援助任务及院内疫情防控任务。医院管理者可考虑按照以下原则进行疫情防控期间的绩效方案调整。

1. 各科室按照医疗服务量与正常服务量的同比核算绩效。

2. 向院外应急援助岗位、院内疫情防控岗位人员适当倾斜。

3. 为保证人员的稳定性，设置最低保障绩效，以保证绩效核算后，全院员工不低于最低保障绩效。

四、疫情防控常态化期间复工复产绩效

疫情防控常态化后，结合三级公立医院绩效考核导向，通过鼓励节假日出门诊、手术，鼓励日间手术等方式促进复工复产。满足群众就医需求，同时促进医院业务恢复。

（秦君璞 吉芳芳）

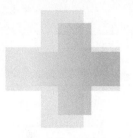

第十五章

互联网医院和人工智能在疫情防控中的应用

疫情防控期间,常规诊疗模式存在一定困难,并且有疫情传播风险:①综合性医院进行疫情防控,对于慢性病、常见病、择期手术等患者门诊量和住院量均予以控制,不少患者面临就诊难问题;②不同区域风险级别不同,交通管制令患者出行遇到一定困难,且乘坐公共交通工具过程中也存在一定的疫情传播风险;③医院的防控政策往往要求核酸检测结果阴性者方可入院或就诊,增加就医成本(包括时间成本和费用);④医院存在传染源可能性明显高于其他区域,同时环境中人流密集,即使采用多种手段进行防控,仍然存在较高传播风险。

随着人民生活水平提高,人民群众的健康意识、传染病防控意识也逐步提高,互联网医疗服务的优势和价值再次被认可,互联网医疗资源的需求也随之增加。数据显示,疫情期间医疗健康类在线产品的有效使用时间有了明显增加,2020 年 2 月相关 App 的日活跃用户数量与上年同期相比平均增长率高达 14.08%。

政策层面上,从 2020 年 2 月开始,国家卫生健康委员会发布《国家卫生健康委办公厅关于加强信息化支撑新型冠状病毒感染的肺炎疫情防控工作的通知》(国卫办规划函〔2020〕100 号)、《国家卫生健康委办公厅关于在疫情防控中做好互联网诊疗咨询服务工作的通知》(国卫办医函〔2020〕112 号),鼓励医疗机构开展互联网诊疗与远程医疗服务,积极利用信息化手段支持打赢疫情防控阻击战。

面对疫情,互联网医院充分发挥互联网诊疗优势,患者足不出户就可以在家问诊、续方、取药,预约检验检查,减少患者不必要的到院诊疗,降低患者疫情防控期间线下就医所造成的风险。同时将部分医疗服务资源释放至线上,也有助于解决患者遇到的就医困难问题。

与互联网企业发起的互联网医院相比,综合性医院开办的互联网医院具有以下优势:①具有线下主体,通过线上线下一体化诊疗、综合调配医疗资源,有效解决遇到的医疗问题,更能获得患者信任;②具有充足的医疗资源(医生、检查检验设备、药学服务等),满足各种临床诊疗需要;③存在大量复诊患者群体,通过宣传等措施,易于引导患者在疫情防控期间通过互联网医院复诊。

此外,工业和信息化部科技司于 2020 年 2 月发布《充分发挥人工智能赋能效用 协力抗击新型冠状病毒感染的肺炎疫情 倡议书》,号召加快攻关和应用能有效支撑疫情防控的 AI 产品。

■【具体举措】

一、互联网医院

面对疫情,对于已开展互联网诊疗的医院,重点在于进一步完善流程使其更适应疫情防控期间患者需要;而对于尚未开展互联网诊疗的医院,可以由易到难,从患者需求量最大的业务出发,通过如下方式,逐步拓展互联网医院诊疗范围。

(一) 积极开展互联网医院服务模块

疫情防控期间,互联网医院的主要服务模块包括:核酸检测预约、慢性病配药、检查检验预约、健康咨询及网上问诊等。具体业务的开展,根据各医院实际情况进行选择。

(二) 积极鼓励医生上线互联网医院

1. 加强医院内部、外部宣传　医院内部可通过开设宣讲会、医生使用培训等方式,增加医生对互联网医院的了解度、认知度。对外可通过社会公共媒体及医院官方平台,使患者了解互联网医院。通过患者使用需求的增加,促进医生的积极性。

2. 提升医生使用体验　改进患者、医务人员及管理者界面的使用流畅度,通过定期需求收集、使用端客服服务等方式,增加医生需求的功能及板块,提升医务人员使用感受。

3. 增加鼓励措施　可以增加的鼓励措施包括:优化互联网医院医生收入的合理分配,向互联网医院业务以及对于绩效结果的促进效果等。

(三) 积极提升互联网医院用户黏度

1. 丰富患者端内容　不断完善、丰富患者端服务模块,通过服务模块的升级,打造具有本院特色、受患者欢迎的服务项目。拓展线上活动,针对患者感兴趣的内容,组织不同主题的互联网医院活动,激发患者的参与积极度。如义诊活动,以及各学科健康咨询主题日等。

2. 提升患者端使用体验　从页面布局、设计合理美观、页面使用流畅等方面入手,提升使用体验,同时设置专人实时为患者解决问题。

3. 增加互联网医院影响力　内部可通过医生向患者推荐互联网医院,将一部分线下患者迁移至线上。外部可加大宣传医院优势科室、知名专家等上线互联网医院。

二、人工智能和智能机器人

1. 积极开展人工智能和智能机器人体温测量、发热门诊预检分诊、流行病学史收集等工作。

2. 开展人工智能辅助胸部 CT 诊断。

3. 在隔离病区开展机器人清洁消毒。

4. 利用机器人输送药品、耗材等进入隔离病房及输送感染性废物(对于隔离病房、发热门诊的场地要求较高,往往需要新设计和施工)。

5. 运用人工智能管理物资和统筹人员(排班)。

■【具体流程举例】

一、互联网医院

(一)核酸检测预约

1. **预约流程** 　疫情防控期间核酸检测需求大量增加,而此项服务涉及流程少、操作简便,最适宜互联网医院初次开展。预约流程如下:核酸检测者进入线上程序核酸检测模块,填写就诊人信息,选择检测时间,支付成功后核酸预约完成。采样时出示电子码即可。

2. **核酸检测预约管理** 　需要注意的是,初次登录互联网医院的核酸检测者需要填写完善就诊人信息包括身份证号等,非初次登录的选择现有就诊人记录进行预约。疫情防控期间,核酸检测者还需填写流调表,勾选或上传健康码(图 1-15-1)。

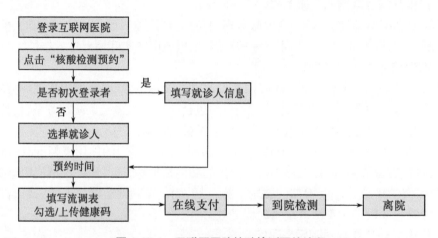

图 1-15-1　互联网医院核酸检测预约流程

(二)慢性非传染性疾病配药

随着我国逐渐进入老龄化社会,慢性非传染性疾病(简称"慢性病")患者群体日益庞大,已经成为我国居民主要疾病负担。慢性病患者大多病情稳定,但因长期服药需定期到医院门诊进行配药。而疫情导致的区域封闭式管理、入院难、看病难,对慢性病患者的影响是显著的。《国家卫生健康委办公厅关于加强信息化支撑新型冠状病毒感染的肺炎疫情防控工作的通知》(国卫办规划函〔2020〕100 号)中要求充分发挥互联网医院、互联网诊疗的独特优势,鼓励在线开展部分常见病、慢性病复诊及药品配送服务,降低患者线下就诊的交叉感染风险。

1. **慢性病配药流程** 　以某三甲医院的互联网医院慢性病配药为例,在医院线上门诊系统复诊的慢性病患者,可经互联网医院挂号问诊,医生开具电子处方,药师在线审核通过后,患者进行缴费,最后医院根据患者录入的地址完成药品配送。目前互联网医院在线开药的配送方式以医院药房取药为主,其次依次为第三方配送到家、社区或协作药店购买、医联体或其他医疗机构取药(图 1-15-2)。

2. **慢性病配药管理** 　疫情防控期间,慢性病患者若需到院取药,则需在进入医院前填写流调表,并出示健康码,进入医院后凭小程序上的处方在指定地点取药,医院也可以在院

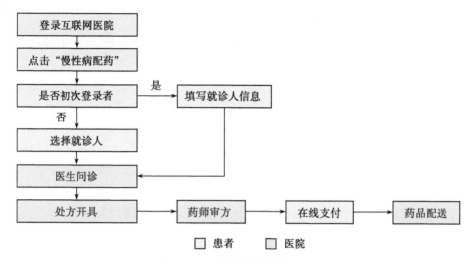

图 1-15-2　慢性病配药管理流程

门口放置自助取药机方便患者,从而减少患者在医院逗留及与其他人员的接触。

(三) 检查检验预约

互联网医院不仅是医患沟通媒介在技术上的创新,还是对传统实体医院就医方式的概念性突破和延伸。以实体医院为依托的互联网医院,可以在线上完成预约、缴费,线下实现患者的检查检验需求,很大程度减少了患者往返医院的次数。

1. 预约流程　互联网医院检查、检验预约应先由患者在互联网医院完成在线咨询,医生根据实际需求开具检查、检验单,随后患者进行时间预约,到了约定日期,患者来院根据流程完成检查、检验即可(图 1-15-3)。

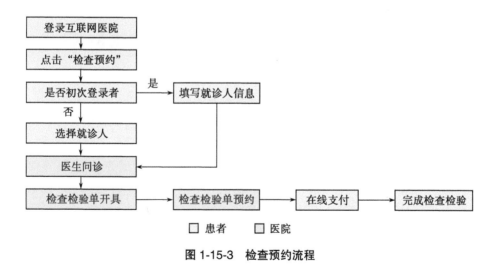

图 1-15-3　检查预约流程

2. 检查检验预约管理　在疫情防控期间,患者按预约时间来院检查、检验,需在进行检查前填写流调表。有病原学检测要求的项目(如内镜检查)严格在检查前予以落实。

(四) 健康咨询

互联网健康咨询的主要价值体现在提高民众的医疗保健知识素养;同时帮助患者在就

医前获得专业咨询和指导,从而提高就医准确性。需要注意的是,当患者出现病情变化需要医务人员亲自诊查时,医疗机构及医务人员应当立即终止互联网诊疗活动,引导患者到实体医疗机构就诊。

1. 健康咨询流程　健康咨询需要先登录互联网医院平台,点击咨询版块,提交咨询内容后,便可获得医生的相关解答。

2. 互联网健康咨询优势　健康咨询旨在为民众提供健康知识宣教及改善方案,并对有需求的民众引导就医。这种形式有助于提高民众医疗保健知识,减少民众疫情防控期间不必要的往返医院、盲目就医,从而减少线下交叉感染、人群聚集的风险。

(五) 常规诊疗

1. 常规诊疗流程　患者登录互联网医院挂号后,医生可进行相关问诊。医生依据患者具体情况开具检查、处方,如需住院治疗的,帮助患者预约到院时间,减少患者不必要的往返医院。

2. 常规诊疗注意事项　目前互联网医院不主张对于初诊患者进行诊疗。在疫情防控期间,对于有些患者,可以通过互联网医院进行问诊,必要时进行视频确认,开具相关检查、检验,进行线下续诊,从而完成诊疗行为。值得注意的是,如判断为急诊或发热、存在传染性疾病可能,应立即停止线上诊疗,要求患者立即前往线下医疗机构就诊。

二、人工智能和智能机器人

(一) 智能检测、信息收集

1. 自动体温监测　智能体温监测机器人可用于监测重点场所流动人员的体温,特别是人员密集区域,如车站、机场、医院等。自动体温监测产品能够远距离、大面积、全程无接触快速测温,提升通行效率,降低人员聚集导致的感染风险。对于及时发现疑似患者、防止疫情大范围传播扩散具有重要意义。

2. 发热门诊预检分诊、流行病学史收集　利用人工智能完善信息登记系统,完整、准确登记/获取患者个人信息,自动、精准配合并完成信息上报。

(二) 医疗救治

1. 人工智能辅助胸部 CT 诊断　人工智能产品通过大量病例的 CT 影像数据对 AI 模型完成训练后,就能够对疑似病例的 CT 影像进行快速诊断,大幅减轻临床医生及影像医生的工作负荷,减少疲劳诊断,提升诊断的效率和准确率。

2. 人工智能问诊　智能问诊系统能够在线为患者提供问诊服务,能够解答何种情况需要就医等问题,还能宣传科学疫情防护知识等,并支持人机协作、自主学习、会话引导等功能。

3. 核酸采样机器人　咽拭子采样是核酸检测的重要环节。使用智能机器人取代人工采样可以减少人工工作量,并降低感染风险。

(三) 人工智能作业

1. 无人配送　无人车可在疫情防控期间用于生活物资、抗疫物资配送,甚至在医院用于药品、耗材输送,以及医疗废物运送,有效缓解人工压力,同时降低疫情传播风险。

2. 智能清洁机器人　使用智能机器人进行隔离病区清洁消毒,可有效降低人员交叉感染的概率,并减少医护人员日常工作。

3. 人工智能物资管理　物资调度是做好防疫工作的一项重要任务。对前端应急救援装备进行综合管理和操控,收集、处理和分发前端信息和图像,打造智能应急调度平台,能极大地提高物资管理、流动的效率。

4. 统筹人员及排班　使用人工智能系统进行人员工作统筹,辅助人员排班,减少人事工作量,提升人员使用效率,且更科学合理的安排人员。

【未来展望】

"互联网 + 医疗"的应用为民众带来的就医便捷,以及为医务人员和医疗机构提供的服务能力拓展,是推动现行医疗服务模式升级、转型的动力。但能否实现还取决于政府各项政策的支持、医疗服务行业对"互联网 + 医疗"模式的认可、服务理念的转变、资金的合理投入和技术的大力开发,有赖于政府、业界和社会各方的努力、探索和创新。长期来看,只有线上线下高度融合的连续性医疗服务,才能充分体现互联网医院的价值。这需要医院进一步打通线上线下相关业务系统,同时加深院内与院间医疗数据共享。需要注意的是,健全的信息安全维护系统是信息共享的基础。因此基于互联网的医疗信息安全还需要相关立法的保驾护航。

互联网医院的建设是一个长期实践过程,需要我们不断探索模式、完善相应制度。未来通过不断融合、发展新技术,互联网医院将不仅能够帮助我们控制疫情防控期间传统就诊模式带来的风险,也将成为医疗服务跨越式发展的重要推动力量。

在人工智能技术方面,我们要紧紧抓住时代机遇,在巩固前期成果的基础上,突破发展瓶颈,推动人工智能产业再上新台阶,并以此带动国家竞争力整体跃升和跨越式发展。

(俞臻　蔚鹏)

第十六章

舆论宣传与健康教育

在传染病流行期间,群众迫切希望获取真实、准确的信息。医院作为政府部门外最主要的信息发布主体之一,信息发布能力与新闻舆论水平直接关乎医院公信力与医院整体形象,同时也是对统筹指挥能力的综合考验,对维护社会稳定、弘扬正能量进而打赢疫情防控阻击战等方面具有重大意义。

■ 【工作原则】

1. 坚持党性　在疫情防控期间,公立医院的新闻舆论和信息发布是政治性、政策性很强的工作,需严格执行上级部门各项指示和相关规定。

2. 及时、准确、口径统一　"时、度、效"是检验新闻舆论水平的标尺。时,就是要把握好时机、节奏;度,就是把握好力度、分寸;效,就是要注重效果、实效。同时需要统一口径受理媒体采访,严格把关发布内容。

3. 健康教育既要准确、权威,又要可读性强。

■ 【重点和难点】

1. 通过多渠道及时、准确发布各种信息,把疫情带来的危害和损失控制到最小,同时防止舆论次生灾害的发生。

2. 建立有效的宣传工作制度,保障信息出口统一,提升新闻发言人媒体素养。

3. 唱响主旋律,弘扬正能量,凝聚精气神,把正能量传递给更多的人。

4. 在疫情防控中,进一步提升医院公信力,体现公益性。

5. 找到群众关注的"痛点"问题,开展多形式的健康宣教,减少群众恐慌,缓和紧张情绪。

■【具体举措】

一、加强组织领导,进一步健全工作制度

一方面,随着信息渠道多样化大环境的构成,各类自媒体平台兴起,每个人都有机会成为对外信息发布的窗口,而作为"内部人员"发布的所谓"内部消息"会对真实声音造成更大干扰。另一方面,在疫情发生时,医院可能会面临舆情,如何及时、准确处置,避免更严重后果的发生,这都需要信息出口统一,且准确、及时、专业。

1. 建立以新闻发言人为核心的信息发布管理制度　建立医院信息发布领导小组和工作机制。信息发布领导小组应由院长、书记担任组长,其他党政成员担任副组长,可以指定业务副院长为新闻发言人。主要职能部门如医务、宣传、院感、后勤物资、采购等部门负责人作为小组成员。

其人员组成和会议制度可与防控领导小组一致,必要时可邀请其他职能部门参加、汇报。确保新闻发言人及时、准确、全面掌握当前疫情形势、政府部门各项防疫政策、医院各项防控举措,了解医院存在的主要风险、可能的舆情状况。

2. 提升新闻发言人媒体素养

(1) 准确讲事实:首先应基于大量研究锁定重点内容,并为此着重准备相应背景和事实资料,包括数据、实例、细节等。

(2) 重点讲举措:充分知晓医院各项防控措施,能很好地建立"防火墙"体系,区分可能错误的个人行为、医院规范和防控举措。

(3) 慎重讲结论:对于结论性意见应充分思考,经领导小组集体讨论、请教业内(包括宣传和防控)专家意见后方可发布。

(4) 提升和新闻媒体沟通交流能力。

3. 确保口径统一,信息发布权威、科学、专业　制订疫情防控期间媒体采访流程和信息发布流程(图 1-16-1),建立院-科两级新闻采访专家库,医院重大信息统一由新闻发言人发布。涉及专业知识领域的内容则建议由医院遴选业务专家发布,确保信息的权威、科学、专业。

二、构建全媒体平台,确保信息时效性

(一) 信息发布渠道

1. 院外传媒　传统媒体作为大众传媒中的中坚力量,在塑造公众价值观念、强化公众意识、反映和引导社会舆论等诸多方面有着天然优势。医院应擅于通过有权威性和公信力媒体的报道去影响公众、引导舆论。因此,医院必须重视和科学应对媒体,掌握较好的媒体应对策略。此外,一些医学、医疗管理类专业媒体,也应列入关注范围。

2. 医院的全媒体传播平台　医院的全媒体传播平台是指医院内部建设和管理的信息传播平台,包括由医院宣传部门负责内容组织和平台管理的医院网站、医院社交软件官方公众号、院报、宣传栏、宣传手册等。广义上还应包括各科室、医院员工申请的新媒体账号如社交软件公众号等。通过内容、渠道和平台的跨媒体整合,医院应打造出一个每时每刻、无处不在的全媒体传播平台,社会公众、本院职工、来院患者,都能畅通、便捷地接收到所需的各

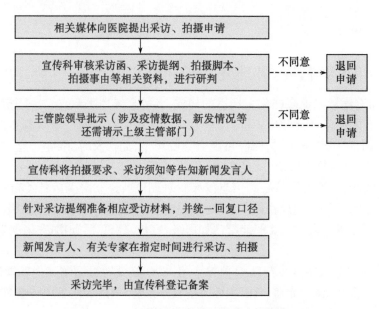

图 1-16-1　疫情防控下的媒体接待、拍摄等流程

种信息。

（二）信息发布

1. 构建立体式宣传体系　除了建设好宣传工作团队外,还要建设好医院的信息管理员队伍、通讯员队伍,并借助媒体记者这支有力的外部团队力量,4支队伍协同作战,才能赢得医院信息发布和舆论宣传的良好局面。

2. 建立完善发布机制　充分利用各类即时通信软件,由通讯员及时将素材资料发送至宣传部门,由宣传部门指定专人进行筛选、审核、修订,并经主管院领导审核后,根据各宣传渠道、平台的不同受众需求,对内容进行分类加工、修订、撰写,分渠道推送,达到有效传播的效果。在信息采集过程中,宣传部门还要善于捕捉大众媒体和医学类专业媒体感兴趣的线索和素材,通过协助采访、组稿报送等方式,推送至院外媒体平台,获得更好的传播效果。

3. 发布前审核管理　医院信息发布和媒体采访应指定专人(宣传或医务部门)负责,定期向新闻发言人或领导小组汇报,对于重要发布须经医院信息发布领导小组批准。需要强调的是,疫情防控期间,对于各科室、医院员工的新媒体账号管理是一个特别重要却容易忽略的问题,需要对各科室、个人的宣传平台进行严格管理,确保信息口径统一。具体可通过签署发布承诺书,开展培训,强化宣传纪律,检查发布内容,必要时停止使用等方式予以管理。发布时要及时回应群众关切的问题,同时利用多种形式,讲好医院故事。

三、重视健康科普,注重创新形式

面对疫情,人们出于对健康和生命安全重视的本能,会更为关注与疫情相关的医学知识。此时医院的宣传工作,应高度关注健康科普宣教,让健康科普成为大众最好的"防护服"。如何保障健康科普宣教的及时更新、权威有效,应从群众的需求出发,将大家关心的热点问题进行归纳;除相关科室提供稿件、线上线下的健康科普讲座以外,转载主流权威媒体的科普内容也应成为重要渠道;编写简洁明了的资料,设计简洁易懂的海报,提高宣传教育的亲和力。同时,要兼顾知识性与适读性,让群众看得懂、学得会、做得对。

总之,当前人们碎片化的阅读习惯,意味着科普宣传必须适应图、文、视频相结合的呈现方式,分阶段、多角度宣传普及呼吸道传染病的科学防护知识。

四、挖掘正面典型,弘扬正气之风

疫情防控期间,常常会涌现出一大批先进典型和感人事迹。如新冠肺炎疫情防控期间,全国数百万名医务人员奋战在抗疫一线,在与疫情的殊死较量中,铸就了生命至上、举国同心、舍生忘死、尊重科学的伟大抗疫精神。

医院宣传工作就是要善于捕捉无情病毒背后的有情画面,深入抗疫一线跟踪报道白衣天使的优秀事迹,大力宣传报道医患并肩、抗击病魔的真挚情感,为笼罩在疫情阴云下的人们带去浓浓暖意。就群众而言,应形成应对疫情的强大向心力和凝聚力,更好地理解医务人员的艰辛和难处;就医务人员而言,应树立崇高、仁心的医者形象,提升职业满足感、成就感,有利于医患和谐大环境的形成。

在这个过程中,我们应当抓住细节、寻求亮点,通过各种形式生动展现抗疫战线上白衣执甲、尽锐出征的英雄壮举,讲述医疗卫生工作者的感人事迹。如积极发动医疗队员、隔离观察点医护人员撰写抗疫日记、制作抗疫医务人员感言海报、录制医患感言小视频、创作抗疫歌曲及情景剧,通过线上线下等多种形式进行分享,关注抗疫一线青年人、共产党员、配偶、亲人等不同群体的工作情况,充分展现救治一线的实际情景。

建立医院全媒体生态链,面向传统媒体、新媒体、自媒体进行矩阵传播,运用多种形式讲好医院抗疫故事,形成叠加效应。如 2021 年初,深圳市卫生健康委员会在新冠肺炎疫苗接种宣传期推出"我们一起苗苗苗"口号,配以线下横幅、线上微博热搜以及音乐短视频,得到极好的社会反响。

需要强调的一点是,要时刻紧绷新闻敏感性这根弦,牢记只有差异化宣传才能在同质化典型宣传中突围而出。如 2021 年新冠肺炎疫情防控期间,广州各大医院均至各区支援开展核酸采集工作,在众多的正面报道中,中山大学附属第六医院通过一则"医生做核酸检测顺手救了个人"的报道,登上微博热搜榜全国第二,短短一天,相关话题讨论超 1.6 亿人次,人民日报、新华社、央视新闻等中央媒体纷纷转载报道,除弘扬医务人员的正面形象外,还"顺带"科普了海姆利希急救法。

五、培养危机意识,建立舆情应对体系

医院舆情管理和应用,一直是医院精细化管理的重要内容之一。而疫情下的舆情防控,有时更是牵一发而动全身。因此,医院培养危机意识,建立完善的医院舆情工作队伍,建立舆情监管流程(图 1-16-2),实施常态化的舆情收集及分析工作,对于冷处理还是主动回应等舆论引导方案的确定,显得尤为重要。

医院内部各部门间相互联动、互通信息,第一时间搞清楚事实真相。详细调查后,通过舆情工作领导小组研判讨论,确定统一口径、内容发布尺度,统一由新闻发言人对外发布。如研判认为属重要事件,还应上报上级卫生主管部门,确定更为周全的应对策略。态度诚恳、内容诚实,并根据问题依法担责的担当精神,是医院危机管理最重要的原则,也是控制局面、不让事情扩大的重要方法。可以不讲,但讲出来的一定要是事实。

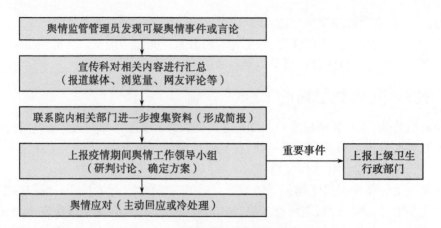

图 1-16-2　疫情防控下的舆情监管流程

　　临危不乱是医院在处理危机时应当具备的最基本素质,对于部分舆情,冷处理是最好的对策。而一旦需要回应时,积极主动是处理危机应采取的正确态度,在据理力争的同时,还要注意"和谐"传播。

(简文杨　戴希安　张源泉)

第十七章

党建引领、支持疫情防控工作

急性呼吸道传染病存在传播速度快、感染范围广、防控难度大的特点。这三大特点决定了疫情防控是一场人民战争、总体战和阻击战，打赢这场硬仗必须坚持中国共产党的集中统一领导，充分发挥中国特色社会主义制度优势。以习近平新时代中国特色社会主义思想为指导，把疫情防控作为树牢"四个意识"、坚定"四个自信"、坚决做到"两个维护"的检验标尺，作为首要的政治任务来抓，始终把人民群众生命安全和身体健康放在第一位。

在疾病流行期间，综合性医院处在疫情防控的第一线、最前沿，要在党组织集中统一领导和指挥下，动员组织全员迅速进入"战时状态"。健全应急响应机制，制订周密工作方案，组织强大工作力量，动员广大人民群众，采取有效举措，落实严格要求，执行有力监督，坚决守护好人民群众生命安全和身体健康，为打赢疫情防控阻击战提供坚强的政治保证和组织保证。

■【工作原则】

1. 坚持党委领导下的全院"一盘棋"。在呼吸道传染病流行期间，医院的核心工作是防疫、抗疫。医院要坚持党委领导下的院长负责制，统筹、部署医院各方面力量，完成此项政治性强、应对必须及时的核心工作。

2. 在疫情考验下，加强组织建设，发现和培养干部，发展新党员。

3. 精准稳慎，监督到位。自觉地服从服务疫情防控大局，立足职能，围绕疫情防控重点工作、重点环节加强监督检查，为疫情防控提供监督保障。

■【重点和难点】

1. 急性呼吸道传染病流行期间，综合性医院要动员全员迅速、无条件从"平时状态"转入"战时状态"，执行疫情防控各项工作要求。

2. 综合性医院承担"三线作战"任务。一是执行政府指令性外派防控任务；二是落实医院内部防控环节；三是完成医院日常诊疗工作。执行"三线作战"任务要求医院贯彻落实党委领导下的院长负责制，确保抗击疫情工作大局稳定，方向正确。

3. 基层党组织要在"三线作战"中加强组织建设，夯实战斗堡垒，发出战斗号令，考察识别干部，同时适时发展新党员。

4. 疫情的突发性、复杂性、不确定性和持久性决定了医院全体医务工作者，尤其是疫情防控一线医务人员，将面临工作任务重、感染风险高、心理压力大等现实困难，持久战斗力易受影响。

5. 纪委根据疫情形势变化和防控阶段性特点，突出监督重点，就形式主义、官僚主义、敷衍塞责、失职渎职、不担当、不作为等问题，强化监督检查和追责问责。

■【具体举措】

一、及时响应，组织动员，迅速从"平时状态"转入"战时状态"

1. 综合性医院在党委集中统一领导下，应快速启动应急响应机制，召开专题会议，学习习近平总书记关于疫情防控工作的重要指示批示精神、党中央及省市等上级部门决策部署、疫情防控工作文件和防控指南，结合医院实际，研究制订疫情防控工作方案，发布疫情响应等级。

2. 以医院党委和医院名义第一时间发出动员令、倡议书，及时召开全院动员大会、科室会议、党支部会议，并通过工作群、OA系统、医院"两微一端"及时传达党中央决策部署和省市等上级部门对疫情防控工作要求，全面部署医院疫情防控工作，号召全体党员、干部带头，全员迅速进入"战时状态"。

3. 党委、党支部、党小组上下联动，迅速形成"我是共产党员，我先上！""我是党员，我不上前线谁上前线！"的请战氛围，同时依靠团委、工会等群众性团体组织迅速宣传并广泛组织群众，夯实抗击疫情的群众基础。

4. 无条件迅速响应政府指令性外派防控任务要求，各科室按要求抽调一定比例的人员组建医院医疗队，做好随时出征准备。

二、贯彻落实党委领导下的院长负责制，统筹"三线作战"

充分发挥党委在"三线作战"中的组织动员能力、统筹协调能力、贯彻执行能力。人力、物资调配等坚决服从医院党委"统一指挥、统一协调、统一调度"。

1. 坚持集体领导和个人分工负责相结合。疫情防控工作相关的重大问题和重大事项，要按照集体领导、民主集中、个别酝酿、会议决定的原则，由集体讨论，作出决定，并按照分工抓好组织实施。疫情防控紧要、关键时期，应将集中研究疫情防控工作开展情况列为医院党政领导班子会议第一议题，根据疫情发展情况及时研究调整医院疫情防控工作安排。

2. 实行战时分管工作责任制。医院应第一时间成立防控领导小组，由院长、党委书记担任组长，可下设医疗救治小组（医疗专家组、护理专家组）、疫情报告小组、后勤保障组（物资保障组、保卫组）、宣传与舆情组等小组，党政领导班子成员担任各小组负责人，下沉一线、靠前指挥、分工负责，落实医疗救治、物资保障、人力调配、舆论宣传等工作，必要时现场办公解决所需协调问题,形成医院党委集体领导决策、院长统筹指挥、班子协调推进的领导体系和集中统一高效的战时指挥体系。

3. 建立畅通有力的决策机制、运行机制和督导机制。医院党委实行战时工作机制,通过电话、视频会议实时传达上级相关决策部署,通过科主任工作群、党支部书记工作群迅速落实抗疫指示。由党政领导班子成员分片区负责疫情防控督导工作,督导和整改情况每日向防控领导小组汇报。

4. 执行政府指令性外派防控任务时,应选派医疗经验丰富、统筹协调能力强的党员领导干部担任总负责人,形成向医院党委日报工作的制度。医院党委要及时了解一线疫情防控工作进展和医护人员思想工作状态,研判疫情防控工作形势,调整优化工作方案,适时给予工作指导和心理解压。

三、加强组织建设

夯实党组织战斗堡垒,考察识别干部,适时发展新党员

1. 夯实党组织战斗堡垒

(1) 根据"支部建在连上"这一原则,综合性医院党委在外派支援医疗队中成立临时党支部,明确工作职责,设立支部委员会,下设若干个以业务小组为单位的党小组。可将党外人士编入党小组开展活动,全面加强队员管理。

(2) 在落实疫情防控要求前提下,党支部(含临时党支部)要规范组织生活制度,线上线下结合,定期开展"三会一课",支部书记可结合身边人、身边事讲党课,适时组织主题党日活动、为党员过政治生日等,交流思想,增强凝聚力。

(3) 就地建室:在物理空间和防疫要求允许的情况下,临时党支部可在驻地会议室建立党员活动室,加强支部阵地建设,规范开展支部活动,增强党员的组织归属感。

(4) 纵向管理:临时党支部可在闭环管理区域创新建立"楼长制""层长制",党小组组长包楼栋、包楼层,落实落细疫情防控管理。

2. 实施"党员先锋行动"

(1) 在院内核酸检测点、门诊导诊台、门诊收费处、门诊药房等重点一线岗位设置"共产党员示范岗",引导党员亮身份、践承诺,为党建引领疫情防控注入"红色动力"。

(2) 综合性医院党组织还可通过互联网医院平台组织党员专家开展"云义诊",为受疫情管控影响的群众解决就医难问题,可提供新冠肺炎防控咨询、线上问诊、慢性病续方和药品配送服务。

3. 考察、发现和培养干部 综合性医院党委可遴选行政后勤部门精英骨干担任外派医疗队队长,在疫情防控一线锻炼、考察,对表现突出、堪当重任的予以重点关注,条件成熟的大胆提拔重用;对不敢担当、作风漂浮、落实不力,甚至弄虚作假、失职渎职的,要严肃问责。对于在抗疫工作中勇于担当、甘于奉献、表现出色,并且展示出优秀专业素养和组织领导才能的医护人员,要及时发现并委以重任。

4. 发展党员 综合性医院党组织要严格按照《中国共产党章程》《中国共产党发展党员工作细则》等文件精神,严把政治关、质量关,强化落实党员发展程序。2020年2月中共中央组织部印发了《中共中央组织部关于抓紧做好在新冠肺炎疫情防控第一线发展党员工作的通知》,要求各级党组织抓紧做好在抗疫一线发展党员工作,结合实际情况,发展程序参

考如下。

（1）对已被确定为发展对象、奋战在抗疫一线的医护人员，本人一贯表现好、符合党员条件且在抗疫一线事迹突出的，经党支部研究同意，报上级党委批准后，及时吸收其为预备党员。

（2）对已被确定为入党积极分子、奋战在抗疫一线的医护人员，本人一贯表现好、符合党员条件且在抗疫一线事迹突出的，培养考察期可以不满一年，经党支部研究同意，报上级党委批准后，及时吸收其为预备党员。

（3）对上一线前以及在抗疫一线递交入党申请书或向党组织提交入党申请的医护人员，本人一贯表现好、符合党员条件且在抗疫一线表现特别突出的，经党支部研究同意，报上级党委批准后，可以吸收其为预备党员。

基层党组织要采取适当方式，组织新发展的预备党员进行入党宣誓。因客观条件限制，有关程序确实不能履行的，在条件具备或疫情结束后，各级党组织要及时完善必要手续，补齐相关材料，做好党员材料归档工作。若上述几类人员所在抗疫一线有临时党组织，可由其所在临时党组织发展入党，上级党组织要及时做好对接工作。

5. 维护政治安全　严明政治纪律和工作纪律，强化底线思维，依据疫情风险叠加、耦合、演化后对政治和意识形态安全等领域的影响，逐项梳理风险点，开展意识形态风险排查和预警分析，维护政治安全。

四、营造良好氛围，保持疫情防控持久战斗力

综合性医院党组织应及时成立"保护关心爱护一线医务人员工作领导小组"，协调各部门研究制定政策和措施，指导督促各项保障措施落实到位。可从以下几个方面具体开展工作。

1. 正向激励

（1）实施评优评先、职称评聘和聘用入编激励：根据上级文件精神，结合医院实际，对参加疫情防控阻击战并作出重大贡献的医务人员建立倾斜机制。在职工年度工作考核中，在符合医院考核内容的基础上，将外派支援前线医疗队队员单列指标评优；党内表彰中，优秀党员、优秀党务工作者优先考虑抗疫工作表现突出的一线医务人员。

（2）选树褒奖典型：综合性医院党委牵头开展抗疫先进典型宣传表彰系列活动，通过新媒体矩阵重点宣传"三条战线"医务人员尤其是外派医疗队员中的先进典型事迹，对在疫情防控工作中履职尽责、担当作为，特别是在疫情防控一线作出突出贡献的医务人员和集体及时进行表彰奖励，授予荣誉称号，切实增强一线医务人员及其家属荣誉感。

（3）组织先进事迹宣讲会：组织医、技、护和行政后勤各系列抗疫工作代表开展巡回宣讲会，线上线下全面覆盖，明确主题讲好故事，弘扬伟大抗疫精神，凝聚共识、汇聚合力。

（4）创新形式记录战疫故事：以抗疫英雄为原型，创作歌曲、音乐情景剧等作品，反映广大医务工作者坚韧不拔、顽强拼搏、无私奉献的精神。邀请抗疫一线医务工作者代表以口述史形式编纂书籍，或用日记形式、图文方式记录战疫故事，凝练战疫精神，展现使命担当。

2. 组织关爱

（1）坚持组织欢送、欢迎仪式：综合性医院党组织坚持为每批外派支援医疗队举行欢送仪式和欢迎仪式，组织党政院领导、党支部书记、科室主任、护士长和相关行政职能部门负责

人为外派医疗队员送上鼓励、关心和慰问,提升外派医疗队员的荣誉感、归属感。

（2）成立一线医务人员及其家属保障专班工作组,优先保障外派医疗队员及其家属的医疗物资和生活用品供应:可制订相关工作指引,明确职责、细化分工、责任到人,一般由行政后勤党支部党员志愿者承担"一对一"专班服务。

1）主动联系一线医务人员及其家属,及时告知奖励政策、优待事项等。收集汇总存在的突出困难,建立问题台账,积极研究解决。

2）建立常态化联系服务机制。

3）以上门看望、电话连线、发送慰问信等适当方式开展慰问,做好服务过程记录,及时跟进协调解决问题,必要时向防控领导小组汇报。

4）在服务家属的过程中注意工作方式方法。

5）做好医疗队员家属来院就诊服务。

3. 在传统节日、医师节、护士节等重点节日,积极组织医院党政领导、党支部委员等开展疫情防控人员慰问工作。

（1）慰问战斗在疫情防控第一线的医务工作者和基层党员、干部。

（2）充分利用专项党费等支持基层党支部开展疫情防控工作,包括购买疫情防控有关药品、物资等。

（3）补助因疫情而遇到生活困难的党员、群众。

4. 科学合理排班

（1）建立疫情防控期间医务人员调配制度,针对密接人群,集中医学隔离观察医疗队及发热门诊、隔离留观室、急诊科、隔离病区、预检分诊处等重点部门,合理调配人力资源和班次安排,提供休息场所,保障医务人员休息。

（2）尽量不安排双职工的医务人员同时到一线工作,特别是家中有老年人和幼儿需要照顾的,尽可能使其兼顾家庭。

（3）合理安排一线医务人员轮休,做好轮休医务人员隔离保障,对长时间高负荷工作人员安排强制休息,提前做好一线医务人员后备力量储备。

（4）及时排查轮换因身体、心理等原因不适合继续在一线工作的医务人员。

（5）疫情结束后,对长期外派医疗队员,医院组织一次免费健康体检和疗养休养,并适当增加休息和带薪休假时间。

5. 采取"医务＋社工＋心理"三位一体的服务模式,组织发动社工、具有心理学专业背景的志愿者等,建立线上线下相结合的方式,有针对性地开展心理健康评估,强化心理援助措施,减轻医务人员及家属的心理压力,积极应对疫情带来的心理应激反应。

五、精准高效监督,确保防控到位

医院纪委应立足主责主业,协助党委梳理主要风险点,强化政治监督,加强日常监督,开展专项监督,检查疫情防控各环节,扫除隐患盲点,完善防控措施,督促整改落实,确保各项防控措施落实到位。

1. 主要风险点

（1）涉及政治纪律和政治规矩

1）学习贯彻落实党中央决策部署和习近平总书记关于疫情防控工作的重要指示批示

精神、上级部门印发的疫情防控工作文件、防控指南不及时、不到位的情况。

2）妄议党中央有关疫情防控工作重大决策部署,落实各项决策部署不坚决、打折扣、搞变通、失职渎职等情况。

3）泄露涉疫工作信息,发表不当言论或造谣、传播不实信息造成不良后果和影响的情况。

（2）涉及工作纪律

1）在具体工作中,不服从指挥和调度,不敢担当、作风漂浮、落实不力,甚至弄虚作假、失职渎职。

2）瞒报、漏报、迟报疫情信息,不按照有关规定请示、报告疫情防控重大事项等情况。

3）故意瞒报个人及其家属出市、出省记录,自行居家隔离期间擅自外出等问题。

4）贪污、挪用、截留、挤占疫情防控资金和物资等行为。

2. 主要措施　落实医院感染管理督导及纪律督查小组工作要求,加强监督执纪问责,由纪检监察机关牵头,有关职能部门配合,履行以下职责。

（1）督促党政领导班子特别是主要领导同志切实担起疫情防控工作政治责任,积极协助党委压紧压实相关部门的主管监管责任。检查制订和完善疫情防控工作机制情况,包括制订工作方案、建立领导机构、落实职责分工等情况。

（2）检查落实党和国家、省、市、单位疫情防控会议和文件要求情况,包括学习传达的内容、时间、途径、范围等;检查疫情防控知识宣教和培训开展情况。

（3）检查各行政职能部门按制度、要求、部署履职情况,尤其是重点领域和部位防控责任落实情况。

（4）检查建立和落实应急值班值守机制情况,包括值班值守制度建立和落实情况。相关负责人、工作人员在岗情况、履职情况,通信是否顺畅等情况。

（5）防疫物资、药品等应急储备情况,包括相关物资的购置和到位情况。

（6）检查疫情防控资金、物资使用及社会捐赠情况。

3. 开展多种形式监督

（1）强化宣传教育,开展常态化提醒:通过官网、官微、内网发布涉疫警示案例,如《党员干部注意了:微信群发布疫情信息被问责的9种具体情形》;依托纪委委员、纪检委员组织党支部、部门（科室）学习疫情防控警示案例;编印疫情防控工作宣贯手册;通报违规违纪违法典型案例等。

（2）进行专项监督检查:制订专项监督方案,明确督查主要目标、内容、方式、程序,要求等。

（3）采用多种形式进行监督和问责:采用谈话提醒、通报批评、诫勉谈话、组织处理、纪律处分等形式进行监督、提醒、问责,达到惩前毖后、治病救人的目的。

（李汉荣　乐虞莹　杨 成）

第二篇

专 科 篇

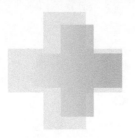

第一章

感 染 科

　　面对急性呼吸道传染病如新冠肺炎疫情,感染科是排头兵。感染科收治患者包括急性呼吸道传染病、急性虫媒传染病以及乙型肝炎病毒(HBV)/人类免疫缺陷病毒(HIV)/结核分枝杆菌的慢性感染者。急性呼吸道及急性虫媒传染病多有发热症状,均需要与急性呼吸道传染病进行鉴别诊断。另外,感染科患者多为慢性病,需要长期往返医院复诊、续药,甚至反复住院治疗,在急性呼吸道传染病疫情日趋常态化形势下,院感防控面临严峻的挑战。本章结合笔者以往工作经验和多次承担急性呼吸道传染病医疗救治任务的实践经历,就医院院感防控管理的具体做法和体会进行了深入梳理和思考,以期为医院承担相关防控任务或制订防控预案提供参考。

■【防控难点】

　　1. 感染性疾病患者特殊性
　　(1)病原体多种多样,且随季节变化而流行的病原体不同,但绝大部分病原体感染多以发热症状为主要表现,为发热病因的鉴别,特别是发热伴有呼吸道症状者的鉴别带来较大困难。
　　(2)疫情防控期间,各辅助科室对发热患者多有戒备思想,且病原学检测需要一定时间才能获知结果,这都为发热患者顺利开展辅助检查带来一定难度。
　　(3)慢性感染性疾病患者多伴有免疫力低下,面对急性呼吸道传染病时更易感、恶化更快、预后更差。
　　2. 住院周转较快、流动性较大　感染科治疗患者平均住院时间较短、床位周转较快、人员流动性较大。

■【防控措施】

一、充分实施分级诊疗

疫情流行期间,建议患者就近就诊,尽量避免跨地区就诊。当出现下列情况时,可建议跨地区至上级医院就诊。

1. 病情严重患者。

2. 治疗后出现疾病快速进展或严重不良反应者。

3. 疑难感染患者建议启动医院线上多学科团队(MDT)评估并制订治疗计划。

4. 对有药物临床试验资格的感染科室,遇到正在或即将进行新药临床试验治疗的患者,研究者协同临床药理观察员应加强沟通及网上随访,尽可能保障治疗开展、减少方案违背。条件允许时,可转介患者至常住地、有开展相应药物临床试验资格的单位治疗。

二、加强患者全程随访

疫情防控期间,大多数患者居家治疗、返院复诊时间延长,应注重患者宣教的有效性,保证紧急情况及时沟通的可能。

1. 对抗病毒、抗结核等抗感染药物治疗患者的居家教育 针对抗 HBV/HIV/结核的药物,应遵医嘱长期服用,不可擅自停药。住院期间每位患者发放抗感染药物宣传页,主管医生针对患者具体情况,强调个体不良反应关注重点。出院后,通过社交软件公众号平台统一推送相关科普文章。帮助患者及家属熟悉药物使用的注意事项及可能不良反应的科学评估和正确处理方法。

(1)治疗后监测:对于初始使用抗病毒、抗结核药物及预期不良反应较大的抗细菌、真菌、寄生虫药物的患者,建议用药 1~2 周后在当地医院复查 1 次血常规、肝肾功能、血清钙磷、血清肌酸激酶等项目。

(2)轻度不良反应:通过电话、社交软件、互联网医院等平台,远程指导患者调理生活或建议患者去当地医院就诊。

(3)严重不良反应:预留科室专用电话,由每天值班医生或住院总医师负责,必要时报告上级医生,评估是否启动远程会诊、指导当地医院救治等。

2. 对失代偿性肝硬化、肝癌及恢复期肝衰竭等终末期肝病患者的居家教育

(1)首次出院患者为重点关注人群,建议出院后 1 周内进行电话随访,了解治疗后患者病情进展情况,同时再次说明复诊流程。

(2)对失代偿性肝硬化、肝癌及恢复期肝衰竭患者,应积极开展预防并发症的相关科普宣传。

■【患者管理】

一、感染性疾病患者分层评估分类

疫情防控期间,需调整感染科收治策略及模式。感染科常见收治疾病种类主要包括:慢性肝病(如肝炎、失代偿性肝硬化等)、艾滋病及其他各种病原体急性感染者。疫情防控期间,

应根据疾病的严重程度和发展速度、不同治疗目的(如肝癌的术前辅助、各型根治术、术后辅助和姑息治疗),结合患者一般情况、合并基础疾病和患者意愿,综合评估,实现分时限、分类治疗。

急症患者需要立即就诊,积极对症治疗。失代偿性肝硬化急性并发症及肝衰竭患者的病情严重程度高、发展速度快,需要紧急治疗;另外,一些肝硬化非紧急并发症,如轻症的肝性脑病患者、腹腔积液患者、终末期肝病模型(model for end-stage liver disease,MELD)评分较低肝衰竭患者、无重症倾向肝炎患者、肝癌术后辅助治疗患者及定期行曲张静脉套扎术患者,均应限期治疗。

二、管道管理(中心静脉置管、外周中心静脉导管、腹腔穿刺置管等)

1. 中心静脉管道选择 因病情需要人工肝治疗或需要长期输液治疗患者,优先选择颈静脉留置双腔管/单腔管,根据患者意愿和经济情况,也可选择 PICC。疫情防控期间,尽量避免长期留置股静脉置管、锁骨下静脉置管,以免加重感染风险。

2. 门诊/住院期间导管维护 设立专用导管维护门诊,门诊/住院患者每天分时段预约、单人单次进行导管维护,遵照疫情防控要求进行操作人员防护、导管维护室清洁和消毒。

3. 患者管道维护 教育患者留置导管的上肢避免提举重物、剧烈活动,注意自我监测局部皮肤不良反应。颈静脉穿刺置管、PICC 每周需进行至少一次导管维护,内容包括检查穿刺局部的皮肤情况、测量留置管所在上肢的臂围、冲洗管腔、更换贴膜或更换肝素帽、负压接头等。

三、疑似急性呼吸道传染病患者的鉴别和处理

急性呼吸道传染病如新冠肺炎表现为发热、咳嗽、呼吸困难等症状,临床上应与可引起发热伴肺部症状的其他疾病相鉴别。

1. 感染性疾病所致肺炎

(1) 病毒性肺炎:包括流感病毒肺炎、腮腺炎病毒肺炎、肺炎型传染性单核细胞增多症、艾滋病、巨细胞病毒肺炎、严重急性呼吸综合征、禽流感肺炎等。病毒性肺炎一般采取对症支持治疗,必要时选用利巴韦林、伐昔洛韦、更昔洛韦等药物治疗,艾滋病需要启动高效抗逆转录病毒治疗(highly active anti-retroviral therapy,HARRT)治疗。

(2) 细菌性肺炎:包括肺炎链球菌肺炎、肺炎克雷伯杆菌肺炎、金黄色葡萄球菌肺炎、铜绿假单胞菌肺炎、军团菌肺炎、急性肺脓肿、肺结核。根据药敏选择相应的敏感抗生素治疗。

(3) 真菌性肺炎:包括肺念珠菌病、肺曲霉病、肺毛霉菌病。可选择氟康唑、伏立康唑、泊沙康唑等抗真菌药物治疗。

(4) 寄生虫感染所致肺炎:包括阿米巴肺脓肿、肺孢子菌肺炎等。可选择硝基咪唑类、磺胺甲噁唑等药物治疗。

(5) 其他特殊病原体所致肺炎:衣原体、支原体、立克次体、钩端螺旋体均可导致发热伴肺部症状。衣原体肺炎包括肺炎衣原体、鹦鹉热衣原体、沙眼衣原体肺炎;支原体肺炎包括肺炎支原体肺炎;衣原体或支原体肺炎可选用大环内酯类和喹诺酮类抗生素治疗;立克次体肺炎包括 Q 热、恙虫病,可选用四环素、氯霉素治疗;螺旋体导致的肺炎包括肺出血型钩端螺旋体病,可选用青霉素,注意赫氏反应。

2. 变态反应性疾病所致肺炎 如单纯性肺嗜酸性粒细胞增多症、风湿性肺炎;随着越来越多肝癌患者使用靶向治疗和免疫治疗,特别是使用 PD-1/PD-L1 抑制剂等免疫药物,临床治疗过程中免疫相关肺炎患者越来越常见。因其临床表现和影像学检查结果缺乏特异性,PD-1/PD-L1 抑制剂等造成的免疫相关肺炎诊断困难,仅作为排除性诊断,必须首先与肺部感染鉴别诊断。当怀疑免疫相关肺炎时,除询问病史和查体外,必要时行经支气管镜活检术或支气管肺泡灌洗明确诊断。

3. 结缔组织病所致肺炎 狼疮性肺炎可演变为发热、干咳、气促,X 线可见片状浸润阴影,容易误诊为病毒性肺炎。如正确诊断,此型肺炎经激素治疗后肺炎可迅速消失。

(李向永 崇雨田)

第二章

重症监护病区

当急性呼吸道传染病流行时,综合性医院全方位加强呼吸重症监护病区的管理能力至关重要,保证在重症留观患者大量转入的同时,做到有条不紊地收治,减少患者与医护工作者之间交叉感染,提供最大限度的医疗卫生安全保障。总体工作原则是分区分类收治患者,优化诊治流程,避免院内感染发生。

■【防控难点】

1. 短时间内收治大量呼吸系统重症患者,如何优化资源配置,妥善管理医疗负荷,保证患者收治安全。

2. 呼吸重症监护病区患者通常免疫力低下,容易出现传染性疾病扩散,须加强病区感控管理,降低院内感染风险。

3. 能够早期识别急性呼吸道传染病重症患者,具备详细的管理和处理流程,做到闭环管理。

4. 防范医务人员职业暴露风险,配备意外暴露应急预案和处理流程。

■【防控措施】

一、调整重症病房布局,控制病区气流流向

根据《重症医学科建设与管理指南(试行)》要求,重症监护病房床位应保证留有25%机动床位随时备用。但在疫情防控期间,除了留有备用床位以外,还需要留有一定的过渡病床,以备收治过渡隔离危重症患者。同时,尽可能使用单人病房收治患者,若无单人病房床位,建议隔床收治。若具备负压病房,则应使用负压病房收治过渡隔离危重症患者,并做好过渡隔离危重症患者收治运送的路线预案,避免经过非隔离病患处置区域。

呼吸重症监护病区应设置"三区三通道":清洁区、潜在污染区和污染区;患者通道、医护通道和污物通道。监护病区设负压房,尽量多设置单人病房,根据实际情况加装消毒机。

对于呼吸重症监护病区,空气管理是重中之重。一般不设中央空调,可设置层流或自然通风。整个病区气流方向自清洁区依次向潜在污染区、污染区流动。污染区层流的送风孔和回风口需特别留意,送风口在天花板上,回风口应设置在床头旁低于床头的位置,并且每床设置一个回风口空气过滤装置,气体经过滤后排出。床间距按重症监护室规范设置,两床间隔1.5m以上。负压病房设单独的送风口、回风口及过滤装置,负压病房厕所的排风扇通道应有过滤装置。

二、迅速调整呼吸重症监护病区和人员安排,以防止超负荷诊疗

1. 事先将监护病区的患者转移至综合重症监护病区等其他安全病区,腾空床位,特别是负压病房要经常保持空床状态以随时备用。

2. 所有医护人员不得离开所在地区,除值班人员以外,其余全部人员设为备班,保证24小时联系通畅。同时,应建立由病区主任负责的重症监护病房管理架构,至少包括以下几个小组:医疗组、感控组和人员管理组,各小组在日常工作中主要承担日常医疗管理、急性呼吸道传染病甄别和院感控制、三类人员(医护、患者及陪护)的管控等工作。若出现疫情相关人员进入监护病房的情况,上述小组的责任则倾向于初步处置急性呼吸道传染病和协助专家组进行会诊、监督病房消杀措施和终末消毒及污物处置、患者转运及医务人员防护等。

3. 检查所有抢救设备处于正常状态。

三、加强疑似急性呼吸道传染病重症患者收治管理

1. 疫情防控期间严格患者收治条件　在疫情防控期间,对于符合呼吸系统重症收治入院标准,但流行病学史尚不明确的患者,可在重症监护病区的医护人员协助下,配合首诊医师按流程尽快联系转诊。疫情防控期间收治条件需同时符合以下①和②,并符合③或④中的任一情况,且持有病原学检测阴性结果及健康码为绿码同时满足行程码无中高风险旅居史:①符合呼吸系统重症入院标准;②流行病学史、接触史明晰;③预检分诊无发热;④预检分诊有发热,指引其至发热门诊就诊,经发热门诊医生或院内专家组进一步会诊已排除急性呼吸道传染病,且明确为专科疾病所引起。

2. 疑似病例管理　应在呼吸重症监护病区单人病房或负压病房隔离治疗;不得探视和陪护,与医护沟通的患者家属须持有健康相关证明,如病原学检测结果阴性报告,佩戴口罩,且不得离开医院;患者连续2次病原学检测结果阴性(采样时间至少间隔24小时),且发病7天后急性呼吸道传染病特异性抗体 IgM 和 IgG 仍为阴性,专家组会诊,排除疑似病例诊断后方可安置在大病房。

3. 规范重症患者的筛查和处理　对于重症患者,尤其是呼吸衰竭需要机械通气或伴有休克,或者合并其他器官功能衰竭者,如结合流行病学史、其他症状和检查,疑似急性呼吸道传染病,则需要尽快报备医务部门,按照医院疑似急性呼吸道传染病患者的处理流程进行处置,并建立"一人一方案"。

4. 疑似患者的筛查　建立急性呼吸道传染病疑似患者的早期识别和筛查体系,针对重型/危重型高危人群,充分利用评估工具如 MEWS 评分、qSOFA 评分等进行快速筛查,重视重型/危重型早期预警指标的提示作用。建立流畅的重症患者处理流程,明确体系建设的

具体措施,做到闭环管理。

四、强化三类人员的培训

加强三类人员管理,根据不同人群选择合理的培训方式,尽快让重症监护病房所有相关人员熟练掌握急性呼吸道传染病防控措施。

对于大型教学医院的重症监护病房而言,进出病区的医务人员包括本科室医务人员、每天来查房的其他专科医务人员、定期轮转规培医生、见习或实习的医学生等。因此,针对不同人群,有必要采取不同的培训措施(表 2-2-1)。

表 2-2-1   重症监护病房不同医务人员院感培训方案

培训对象	培训老师	培训方式	重点培训内容
本科室医务人员	院级、科级各类培训	视频、网络课程,现场实操、考核等	医院要求掌握的院感防控知识; 重症监护病房常规院感防控知识和技能; 针对急性呼吸道传染病的特殊感控知识和技能
其他专科医务人员	管床护士	现场演示为主	重症监护病房现阶段需要掌握的感控技能
规培医生	院感员、教学区长	课程、演示、考核等	医院要求掌握的院感防控知识; 重症监护病房现阶段需要掌握的感控知识和技能
实习生、见习生	带教老师	现场演示	重症监护病房需要注意的院感防控知识和技能

五、加强医护、患者及陪护的防护

1. 医护防护   疫情防控期间,呼吸重症监护病区医护人员采取一级 + 防护,如病区有疑似患者应采取二级防护。

2. 患者及陪护防护   重症监护病房患者一般病情较危重,多数都不需要患者家属陪护。通常重症监护病房只设置相对固定的家属接待时间,向家属交代病情变化和知情同意。在急性呼吸道传染病流行期间,由于医院有关家属探视的要求更加严格,一般不建议重症监护病房患者家属到院探视或普通谈话,建议视频探视或视频谈话。

出现以下情况时,可考虑患者家属来院谈话,并按照当时当地的防控要求进行有限制地探视:①患者病危,具有较高的死亡风险;②患者病情出现巨大变化,需要积极抢救;③患者面临重要的有创操作,如手术、有创治疗等,需要家属知情同意;④患者转院;⑤患者因病情需要多学科会诊等。

3. 其他人员防护   重症监护病房的非医疗工作人员主要为保洁人员,他们是重症监护病房院感防控的重要环节,具体参照医院篇第四章第五节和第六章相关内容。

■【患者管理】

一、重视重症患者的筛查和处理

在急性呼吸道传染病流行期间,应重点关注高危人群:①年龄超过 65 岁的老年人;②有心脑血管疾病(含原发性高血压)、慢性肺部疾病(慢性阻塞性肺疾病、中度至重度哮喘)、糖尿病、慢性肝脏疾病、慢性肾脏疾病、肿瘤等基础疾病者;③免疫功能缺陷者(如艾滋病患者、长期使用皮质类固醇或其他免疫抑制药物导致免疫功能减退状态);④肥胖(体质指数≥30kg/m²);⑤晚期妊娠和围产期女性;⑥重度吸烟者。此类患者应及时完善流行病学资料并频繁复查病原学检查,积极、定期、频繁、反复鉴别,并加强防控,切断任何可能的感染途径。有以下指标变化应警惕病情恶化:①低氧血症或呼吸窘迫进行性加重;②组织氧合指标恶化或乳酸进行性升高;③外周血淋巴细胞计数进行性降低或外周血炎症标记物如IL-6、C反应蛋白、铁蛋白等进行性上升;④D-二聚体等凝血功能相关指标明显升高;⑤胸部影像学显示肺部病变明显进展。

二、死亡患者的处理

重症监护病房是临终患者较为集中的地方。对于无发热或已确诊的患者,其死亡后可按照常规流程进行处置;但是对于过渡病房收治的患者,尤其是具有典型临床表现,但是病原学检测结果还未回报或初次病原学检测结果阴性的患者,其死亡后流程应按照现有重症监护病房的设置进行个性化梳理,建议配备临终病房或关怀病房,允许患者家属进入探视,更加符合中国的文化习俗。

三、急救和生命支持类设备的维护

重症监护病房的重要特点是急救和生命支持类设备繁多,使用频率也较高。因此,在急性呼吸道传染病流行期间,急救和生命支持类设备的消毒和维护,也是预防院内感染的重要环节。

对于急性呼吸道传染病,呼吸机在急救和呼吸支持中起到至关重要的作用。由于呼吸机直接与患者呼吸道黏膜接触,可能成为呼吸道传染病的传播媒介,因此,对于呼吸机的消毒处理应严格按规定操作(表2-2-2)。至于重症监护病房其他常用的急救和生命支持类设备,如CRRT机、监护仪、输液泵、推注泵、除颤仪等,只需要做表面消毒。

表2-2-2　呼吸机的消毒

器械	推荐消毒方法	推荐消毒频次	标准	环境清洁目标分类
呼吸机表面	一次性消毒湿巾、75%酒精、有效氯1 000mg/L含氯消毒液擦拭、屏障保护	使用率高:1人/次 使用率低:1次/周	要求达到区域内环境表面菌落总数符合GB 15982—2012要求	消毒级
呼吸机外部气体管路	使用一次性呼吸回路,并在使用完毕后按照一次性医疗废物进行销毁处理	使用率高:一人一消 使用率低:周一或周五		
呼吸机内部气体回路	优先使用双回路无创呼吸机,并在呼气阀前端安装消毒/细菌过滤器;空气滤网使用75%酒精消毒;高压氧进气端将臭氧(O_3)导入待消毒的呼吸机内部	过滤器:使用24小时更换 空气过滤网:每48小时消毒		
呼吸机特殊部件	75%酒精溶液浸泡	建议使用后自然降温30min,用75%酒精溶液浸泡60min(切勿冲洗或棉签擦拭,否则传感器内导丝容易断裂),再自然晾干30min		

(杨春华　陈雷)

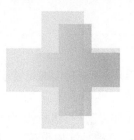

第三章

放射诊断科与超声医学科

影像学检查,包括 X 线、CT、磁共振成像(MRI)和各项超声医学检查,在疾病精准诊断、辅助治疗决策和评估病情转归等方面越来越显现出不可替代的重要作用。医学影像学检查的重要性决定了放射诊断科和超声医学科在呼吸道传染病疫情防控和疾病诊断、救治中承担重要角色。影像技术人员站在抗击疫情一线,各项检查机房及候诊大厅人流密集、流动性大,存在潜在交叉感染和疫情扩散风险。因此,重视医学影像学科在疫情防控中的作用、加强内部空间及人员的感染防控是疫情防控工作的重要内容。

■【防控难点】

1. 放射诊断科与超声医学科需根据科室环境及工作特点制订有效的应急预案,保障紧急状态下医疗工作的顺利进行。

2. 放射诊断科与超声医学科承担所有门诊及住院患者的影像学检查和影像相关的介入治疗,空间密闭、人员密集、流动性大,潜在的交叉感染和疫情扩散风险较大,人员、设备与工作环境的防护与消毒是疫情防控期间科室工作的重中之重。

3. 来势汹汹的重大疫情常为具有高度传染性和致病性的新型病原体导致,须迅速组织进行疾病相关分析和总结,尽快掌握疾病发生发展过程中的影像表现,快速全方位提高医疗服务质量。

■【防控措施】

一、建立有效的防疫应急预案

1. 立即设立明确、独立的发热患者检查区及发热患者专用通道,与非发热患者检查区进行严格区分;发热与非发热患者检查区通道,进行严格的入口管理,专人专职对所有人员进行流行病学询问、登记和体温监测,对于体温≥37.3℃、有流行病学史(健康码为黄码或红码)的患者,一律由专人护送至发热患者检查区进行检查;所有人员必须佩戴外科口罩方可进入科室。对于仅有一台 CT 或 DR 设备的科室,仍然需要严格区分发热与非发热患者检查,两类患者的检查过程不得交叉,可按照以下两种模式执行。

(1)分别设置发热和非发热患者检查时间段。在每天的固定时间段集中完成非发热患者检查,其后清空候诊区、检查室的所有非发热患者及陪护人员,医务人员按要求进行个人防护后,开始进行发热患者检查。发热患者检查期间及检查后的人员防护与环境消毒标准均按照发热患者检查区的要求执行,完成检查后务必进行彻底地终末消毒。所有发热患者检查前及检查后,均应由专职医务人员引导,严格按照发热患者通行路线进入和离开检查区。

(2)对于病情危重的急诊发热患者,应在迅速撤离所有非发热患者和陪护人员并充分完成医护人员个人防护的前提下,尽快安排检查。

2. 立即进行疫情相关的个人防护(手卫生、穿脱防护服、进入及退出污染区的操作流程)、消毒(机房与设备)和污物处理的全员培训与考核,考核通过方可上岗。

3. 立即明确规定发现疑似患者后的登记、上报和患者转运流程,专人护送患者至指定隔离区,不得擅自允许或放任患者自行离开。建议由与疑似患者近距离接触过的医务人员负责患者转运。

4. 建立严格的岗位责任制,一人一岗,确保员工在岗期间对患者安全、医疗质量、院感防控、设备与机房消毒不松懈,严格执行责任追究和倒查制度。

5. 成立巡视监督小组,不定期巡视各个岗位的防护及消毒落实情况,梳理错漏,总结反思,进行针对性培训。

6. 尽快开展疫情相关深度医疗业务学习,迅速提升全员诊断能力,最大限度减少患者漏诊和误诊,降低疫情扩散风险。

二、入口管控与预约分流制度

在疫情期间,严格分区就诊,并进行入口管控,严格执行按时段预约分流制度,是降低、避免交叉感染和疫情扩散的第一步。

1. 所有患者和陪护人员必须佩戴医用外科口罩方可进入候诊区及检查室。

2. 在患者进入影像科非发热患者候诊大厅前,设立专人岗位检查体温及健康码,并做好记录,落实首诊负责制,严控疑似或确诊病例进入非发热患者检查区。核查岗位配备医用外科口罩、体温计、手消毒液和基本情况登记表,工作人员根据医院不同响应级别做好相关防护,使用便携式红外温度检测器为所有患者、陪护人员进行体温测量及信息登记。

(1)对于无发热、无流行病学史(健康码为绿码同时满足行程码无中高风险旅居史)、有病原学检测阴性结果的患者准许进入非发热患者检查区候诊大厅等待影像学检查或治疗。

(2)对于体温≥37.3℃,有/疑似有流行病学史(健康码为黄码或红码)的患者,应立即记录患者信息并向上级报告,沿指定路线带领患者至发热门诊就诊。

(3)对于住院患者体温≥37.3℃、入院前后均无流行病学史(健康码为绿码同时满足行程码无中高风险旅居史)、入院时及影像学检查前有效时间内病原学检测结果均为阴性的患者,可准许其进入非发热患者检查区候诊大厅等待影像学检查或治疗,但完成检查后应立即按照终末消毒流程进行机房和设备消毒。

（4）对于无发热及流行病学史（健康码为绿码同时满足行程码无中高风险地区旅居史），并按规定持有医院发放陪护证的陪护人员（限一人一陪），可准许其陪同患者进入非发热患者检查区。

（5）对于独自就诊、没有健康码、不能明确证明流行病学史，但无发热，且两次病原学检测结果阴性（具体根据呼吸道传染病潜伏期、国家相关政策等予以调整）的老年患者，可准许其进入非发热患者检查区候诊大厅等待影像学检查或治疗。

（6）对于急诊重症外伤者，常有多名家属陪同，尽管无发热、无流行病学史（健康码为绿码同时满足行程码无中高风险地区旅居史），但患者及陪护人员大多未行病原学检测，因情况危急，可在详细记录人员信息基础上准许进入非发热患者检查区接受检查，但完成检查后立即按照终末消毒流程进行机房和设备消毒。

三、人员、设备与工作环境的疫情防护管理

1. 放射诊断科的区域划分和区域防护要求见表 2-3-1。

表 2-3-1　放射诊断科区域划分及防护要求

区域划分	对应区域	防护级别与要求
清洁区	包括诊断工作室、更衣室、会议室及休息（值班）室，用于医护人员休息、进餐、更换私人衣物等	一般防护 + 配置空气消毒机、储物柜（存放医疗用品及防护用品储备物）、工作服换洗桶；穿过的工作服、置于工作服专用位置，检查室内使用过的口罩、工作帽、手套、鞋套等一律不得带入清洁区；严禁无关人员进入科室
潜在污染区	接受普通患者（非确诊或疑似患者）检查的区域，包括候诊大厅、二次分诊区、护理区域及各影像学检查室，用于患者预约、分诊、候诊及影像学检查的区域	一级防护 配置紫外线灯、空气消毒机、免洗手消毒液、黄色医疗垃圾桶
污染区	接受确诊或疑似患者检查的区域	二级防护 配置紫外线消毒灯、空气消毒机、免洗手消毒液、黄色医疗垃圾桶、75% 酒精、一次性垫单

2. 超声医学科的检查分区及医护人员防护级别见表 2-3-2。

表 2-3-2　超声医学科的检查分区及防护级别

诊室	功能	防护级别
普通诊室	分诊及检查普通患者的区域	一级防护
固定单独诊室	接诊无流行病学史的发热患者（设独立通道）及进行腔内、造影、穿刺等介入性超声检查或治疗的患者	一级防护 +
隔离病房、发热门诊检查室	用于检查确诊和疑似患者，设置专用固定设备以免设备转运中传播风险，必要时采用图像传输院内远程会诊	二级防护

3. 环境物表与用物消毒

(1) 空气消毒

1) 工作状态下,护士站、放射诊断科机房、超声检查室可持续不间断开启室内空气消毒机的紫外线消毒模式。

2) 超声、DR 机房和 CT 室每天中午及晚上两次停机,使用紫外线灯进行空气消毒 60 分钟并记录消毒时间;MRI 室也应争取配备无磁空气消毒设备。

3) 如遇多重耐药菌感染或传染性疾病(肺结核等)患者,检查完应立即紫外线灯照射消毒。

4) 每季度进行空气培养,定期进行诊室空气环境的菌落计数检测。

(2) 环境与物体表面消毒

1) 患者检查时检查床应铺一次性床(垫)单,一人一用一更换。

2) 机房检查室内的检查床、心电监护仪、高压注射器等设备及物体表面,用 75% 酒精或用消毒湿巾擦拭消毒,每天至少 2 次,如遇污染,则随时进行清洁、消毒。超声探头使用一次性乳胶手套隔离或用消毒湿巾擦拭。铅衣每次使用后用消毒湿巾擦拭消毒。

4. 超声设备消毒

(1) 超声主机消毒:主机消毒前应先关机,台式主机及便携主机(不含台车)的控制面板和显示器支持在有保护膜条件下使用酒精或含氯消毒液擦拭消毒。擦拭时最好使用消毒湿巾,或将消毒试剂喷在医用无纺布上使用(湿度接近湿巾为佳),谨防消毒试剂流入控制面板缝隙。平板超声外壳和显示器支持 75% 酒精、3% 过氧化氢、0.5% 次氯酸钠等消毒液擦拭消毒。超声整机支持低频次紫外线消毒(1 周 1 次以内)。电缆线和工作站电脑屏幕每天工作结束后使用消毒湿巾擦拭干净。禁止使用季铵盐类消毒剂,容易导致塑料外壳损坏。避免直接使用喷雾型消毒试剂,以防消毒试剂进入面板缝隙或探头插孔中。

(2) 超声探头消毒:超声探头依据检查部位的不同而引起的感染风险不同,分为低风险、中风险和高风险级别。

低风险级别即接触完整的皮肤,进行腹部、小器官和心脏检查的体外探头,只需要低水平消毒。每位患者检查结束后,用柔软的纸巾将耦合剂擦拭干净,再用消毒湿巾擦拭探头表面。

中风险级别是与黏膜接触,经食管、阴道、直肠检查的体内探头或接触病变或受损皮肤的探头,需进行高水平消毒。检查时用保护膜包裹探头,每位患者检查结束后,用柔软的纸巾将耦合剂擦拭干净,再用消毒湿巾擦拭探头。

高风险级别即接触血液或体液、在术中应用的超声探头,须达到灭菌要求。检查时用无菌保护膜包裹探头,使用一次性无菌耦合剂,检查结束后除去无菌探头套,如无菌保护膜未见破损,探头未接触血液或体液,仅需对探头进行常规清洁擦拭以备用。如探头直接接触血液或体液,需将探头用浸有生理盐水的纱布擦拭干净,严格使用低温等离子消毒后备用。

普通床旁超声探头一律按中风险级别探头标准消毒,发热门诊床旁超声探头按高风险级别探头防护和消毒。

四、影像学检查发现疑似病例的处理流程

呼吸道传染病患者在发病早期可能没有发热症状,可能因其他疾病进入非发热患者 CT

检查区导致出现潜在交叉感染风险,因此需要相关环节医务人员时刻保持高度警惕,及时发现并立即上报疑似病例,推进疑似病例的快速诊断、隔离流程。建议对放射诊断科工作人员进行初步的疫情相关疾病影像诊断培训,要求岗位技师在完成 CT 检查图像生成的同时,初步筛查可能存在肺部炎症的患者。一经发现立即暂停相关 CT 室后续患者的检查,并第一时间通知一线和二线医师按照急诊发热流程对患者病情进行判断,若判断为疑似患者应立即上报医院主管部门,并启动应急预案、由接诊技师按照指定路线带领患者到达发热隔离区,通知专职消毒人员进行设备与机房的终末消毒。

五、加强影像诊断业务学习,不断提高医疗服务质量

积极组织科室人员,对确诊、疑似病例进行追踪、分析和总结,密集深入地进行相关文献学习,客观评估并深化认识病变影像学征象在疾病早期诊断和筛查中的意义,努力提高影像学检查技术的早期诊断正确率。例如,新冠肺炎患者 CT 检查时双侧肺部胸膜下分布的磨玻璃样病变可能是早期发现疾病的重要征象,而 X 线检查对此不敏感。

(潘希敏　张　峰)

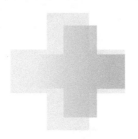

第四章

内 科

第一节 内科总论

内科包括心血管、呼吸、消化、血液、肾脏、风湿、免疫、神经和内分泌等专科。综合性医院内科病房收治各系统疾病,多为慢性病,包含老年人及各类危重症等特殊人群。这些有基础疾病的患者,尤其因慢性疾病情况不稳定而未接种相关疫苗的患者,一旦感染急性呼吸道传染病,预后可能不佳,容易发展成重型病例。因此,内科各专科的防控措施必须按照政府和医院防控的总体要求,在做好疫情防控的前提下,满足人民群众慢性疾病的诊治需求。

■【防控难点】

1. 内科疾病中,不少以发热为首发症状起病,同时内科疾病患者的临床表现复杂,部分症状、影像学表现与急性呼吸道传染病相似,需要重视鉴别诊断。有时患者病情变化快,延误诊治将影响预后。

2. 内科慢性病患者,即使病情稳定,也需要定期到医院复诊。同时,不少内科慢性疾病存在病情缓解和复发交替的规律,使部分科室门诊量及住院患者多,周转快,流动性大。

3. 陪护率控制难度大。部分专科患者以老年患者为主,患者生活自理能力差,病情危重,常要求家人陪护。

4. 部分患者需要进行侵入性有创操作检查,如支气管镜检查、肺功能检查、消化内镜检查等,存在接触、飞沫或气溶胶传播风险。

■【防控措施】

一、采取分层分类收治、加强多级医院联动治疗策略

1. 就近诊疗　疫情流行期间,建议患者就近就诊,避免跨地区就诊。对于常见病或轻症患者,建议在社区医院就诊;对于危重疑难病患者明确超出当地医院诊疗能力者方可转至上级综合性医院进行救治。

2. 加强多级医院联动治疗　通过线上会诊、讲座等多种形式加强各级医院间的联系,随时沟通患者病情。多级医院协助完成患者在当地医院的诊治,保证医疗质量和安全。

二、内科侵入性有创操作管理

对于拟接受消化内镜、支气管镜等有创检查的患者,疫情流行期间根据适应证进行优先分层管理。原则上建议非急症患者,待疫情缓解后择期行内科有创诊疗操作;对于急症或限期行消化内镜、支气管镜等诊疗患者,须先按流程进行急性呼吸道传染病初筛。在不同疫情响应级别下选择不同的初筛策略,主要包括体温、血常规、胸部 CT、病原学检测等,排除急性呼吸道传染病后方可进行操作。在疫情流行期间,必要时可暂停择期内科侵入性有创操作,保证急重症患者的诊疗工作。

■【患者管理】

内科系统包含多种慢性疾病,主要涉及各类慢性疾病患者缓解期与急性发作期的管理策略。各类慢性疾病患者的具体管理策略详见分论。

一、慢性疾病稳定期的管理

对于病情平稳,但仍需药物维持治疗及定期随诊的慢性疾病患者。在疫情高峰期或高风险地区,建议医患线上沟通及线上平台购药;如需要进行安全性的血液相关指标监测,可在就近医院完成检查,将结果上传至线上平台,请随访医生查阅、反馈指导意见;患者在稳定期治疗方案的更改,建议与主管医生线上沟通、决策、实施;如确需到医院进行门诊就诊时,严格执行门诊防控流程。

二、慢性疾病急性加重期的管理

各内科系统慢性疾病急性加重期患者,经医生评估需要入院者,应及时住院诊治。应按照有无流行病学史及可疑症状分别由不同途径门诊治疗,符合入院条件者收入专科病房诊治。

三、通过互联网医院或智慧医药平台为慢性疾病患者提供远程服务

内科疾病多是慢性病,大多需要长期服药。在疫情期间,有内科基础疾病的患者,属于高危人群,又因为疫情防控期间,慢性疾病患者的常规就诊会受到影响,易发展成重症,预后也常不佳。因此,应充分发挥互联网远程医疗优势,减少疫情期间医院人流量及暴露机会。

需要强调的是,互联网医疗诊治过程中,医疗质量和安全的要求与线下诊疗应是相同的。正确的诊断是需要准确收集病史、进行必须的体格检查(如西医的视、触、叩、听等),结

合必要的检查、检验结果才能得到。对于初诊患者、危急重症和疑难疾病患者,不适宜线上接诊,否则可能导致误诊或漏诊。

四、加强慢性疾病患者的个人防护

由于慢性疾病患者免疫力常较普通人群低下,或正在接受免疫抑制剂治疗者,应嘱其尽量减少外出,尤其避免到人群密集处,出门必须配戴口罩;注意合理饮食、保持生活规律、保证睡眠不熬夜、避免过度疲劳、注意个人和环境清洁卫生。病情稳定者,宜完成疫苗接种。

(杨庆帆 黄建林)

第二节 呼吸内科和支气管镜检查

对于急性呼吸道传染病,呼吸科作为"哨兵"科室,始终阵守在疫情前线,呼吸科门诊、病房、气管镜室及肺功能室等均应制订详细的防控措施。

■【防控难点】

1. 呼吸科收治的患者中,多为慢性呼吸道疾病,如慢性支气管炎、慢性阻塞性肺疾病、支气管扩张症、支气管哮喘、间质性肺疾病、慢性肺源性心脏病、肺部恶性肿瘤等。这些疾病呈反复发作、不断进展的特点,需要反复就医治疗,这就增加了交叉感染的风险。

2. 某些呼吸科常见疾病,如急性上呼吸道感染、细菌性肺炎,与急性呼吸道传染病有较多相同的临床表现,加之有些急性呼吸道传染病,如新冠肺炎潜伏期较长,且在潜伏期或疾病早期就具有传染性,既增加了鉴别诊断的难度,也增加了医护人员被感染的风险,因此必须进行有针对性的高效防控。

3. 急性呼吸道传染病,如新冠病毒主要通过呼吸道飞沫、空气及接触传播,呼吸科的肺功能及支气管镜检查操作,都增加了院内感染的风险,需进行针对性防控。

■【防控措施】

疫情防控期间,肺功能室、支气管镜室、呼吸科门诊和病房,都应严格按照医院在疫情防控期间的要求进行管理,并组织人员培训。

一、肺功能检查注意事项

疫情期间尽可能避免肺功能检查,如必须做,则尽可能选用便携式肺功能仪,以最大程度避免交叉感染。若必须做系统肺功能检查,包括弥散、肺总量等,需做好以下工作。

(一)预约安排

1. 严格掌握肺功能检查的适应证,由临床医师与肺功能医师共同确认检查的必要性,尽量避免肺功能检查。临床医师及肺功能检查医师应各自确认病史,排除急性呼吸道传染病后,方可确定能否进行肺功能检查。

2. 在疫情流行期间,建议检查项目以流量型肺量计肺通气功能检查为主,并根据各肺功能室实际仪器备件与消毒的条件,适当调整容量型肺量计肺通气功能检查、体描法气道阻力和肺容积检查、支气管激发试验、重复呼吸法肺容积检查和弥散功能检查等肺功能检查项目的安排。

3. 在疫情流行期间,肺功能检查实施预约流程,不接受临时检查安排。行肺功能检查前需完善病原学检测,在不同的疫情防控等级时,病原学检测的时效性为 48 小时、72 小时或 7 天。

（二）操作要求

1. 隔离检查　对被检查者应安排单人单间进行检查,切勿安排其他受试者在检查室内等候。

2. 肺功能检查操作人员　应严格执行二级防护措施,每完成 1 例患者检查,应更换手套并严格执行手卫生消毒。

3. 使用一次性高效呼吸过滤器　检查过程中,过滤器必须一次性使用,每位受试者须更换一个新的过滤器。

4. 检查座位方向　检查操作人员的座位方向应与被检查者一致,切勿面对面就坐,以免受试者呼出的气体直接排向操作者。

5. 提高检查效率　向被检查者讲解检查配合要领,减少受试者的测试次数,缩短检查时间。有条件可安排被检查者在等候区观看肺功能操作演示视频。

6. 审核与签发纸质报告　肺功能检查医师应当严格执行一级防护措施。

（三）检查环境与物品管理

1. 保持肺功能检查室通风换气,建议停用中央空调,尽量开窗自然通风。有条件的肺功能室可在肺功能检查过程中,同时使用医疗级空气净化装置进行空气消毒。

2. 肺功能检查应严格区分操作工作区和办公生活区,必须保持两个区域独立;进入操作工作区域应穿戴相应防护用品,禁止携带任何生活用品进入工作区域;禁止穿戴工作区域防护用品进入办公生活区,须按规范脱除防护用品,严格手卫生消毒后,方可进入生活区域。

3. 严格执行《医疗机构消毒技术规范》和《医院空气净化管理规范》,做好并检查环境(空气、物体表面、地面等)、医疗器械、器具等清洁消毒。

（1）肺功能仪器的传感器,可拆卸的部件、管道,以及支气管舒张试验吸入舒张剂使用的储雾罐,须一人一更换,并按肺功能配件清洗、消毒规范进行处理,干燥后备用。

（2）肺功能仪器主机表面、仪器手柄、操作台面等物体表面的消毒:每完成 1 例受试者的检查操作,使用 75% 酒精擦拭两遍,作用时间 3 分钟。如果使用有效氯 2 000mg/L 的含氯消毒液擦拭或喷洒消毒,作用时间要求较长,达数十分钟,且喷洒后有强烈的刺激性气味,人员需离开现场,不推荐使用。

（3）听诊器、体温计、血压计等医疗器具及护理物品的消毒:每次使用后,使用 75% 酒精擦拭 2 遍,作用时间 3 分钟。

（4）上午和下午结束检查后,均应当使用有效氯 2 000mg/L 的含氯消毒液对肺功能室内地面进行擦拭消毒,作用时间至少 30 分钟;采用紫外线进行空气消毒,上午和下午各照射 1 次,每次照射时间不少于 30 分钟;完成消毒流程后,开窗通风。

4. 加强肺功能室的医疗废物管理,肺功能检查过程中产生的医疗废物进行医疗垃圾规范处置。尤其注意一次性过滤器使用后,应装进密封袋,再丢弃入医疗废物包装袋中。

二、支气管镜检查的注意事项

（一）患者风险评估

急性呼吸道传染病流行时期,行支气管镜检查,患者及医护人员都存在较高感染风险。

应根据疫情情况调整诊疗流程:完善患者评估、做好医护人员个人防护、调整诊疗流程、做好诊疗场所和内镜的清洗、消毒,防止发生院内感染。

1. 在疫情流行时期,除定点医疗机构外,建议普通综合性医院不要把支气管镜检查作为急性呼吸道传染病的常规诊疗手段。

2. 所有预约支气管镜检查的患者,都应经过紧急程度评估。根据患者病情分为紧急、半紧急或择期3个等级。

(1)紧急:对患者生命存在威胁或可能引起器官永久性功能障碍的情况,如气管异物、气管分泌物、气管肿瘤、大咯血等引起的窒息风险,需要支气管镜紧急改善通气等。

(2)半紧急:有疾病进展或严重程度恶化风险的情况,如肺部感染经反复抗感染治疗无效,需要采、留取肺泡灌洗液进行病原学检查,怀疑呼吸道及肺组织恶性肿瘤患者。

(3)择期:短期内对患者病情没有影响或可以通过其他方式确诊或治疗的情况,如周围型肺癌可以通过彩超或CT引导下穿刺确诊。

紧急支气管镜检查应及时安排;半紧急支气管镜检查可以在充分知情告知后安排;择期支气管镜检查建议在流行时期结束后再行安排。如患者存在合并症情况,或患者尽管不属于紧急或半紧急状态,但是延期检查可能导致患者更容易受到急性呼吸道传染病不良事件的影响,应根据患者情况进行个体化安排。

安排检查后,应把支气管镜检查告知书交予患者。告知书应包括:患者紧急程度分级、患者检查前筛查政策、患者防护政策、患者术前准备方法、内镜中心检查流程和医疗机构联系方式等。

3. 填写感染筛查问卷和监测体温 患者在预约支气管镜检查时和检查报到当天,两次都应填写感染筛查问卷;使用非接触式体温测量设备测患者额温并记录;对于发热或者健康码为黄码的患者,应送至发热门诊进行排查,排除感染风险后方可安排内镜检查;对于急性呼吸道传染病患者或无症状感染者应送至定点医院进行支气管镜检查。

4. 检查前后的注意事项

(1)接受非急诊支气管镜检查的患者,应行咽拭子/鼻咽拭子病原学检测,时限根据不同的疫情防控级别进行调整。

(2)接受支气管镜检查的患者,应携带近期影像资料,初诊患者建议影像学资料为3天内的胸部CT扫描。

(3)对于不能提供病原学检测的紧急患者,应在检查同时留取咽拭子/鼻咽拭子行病原学检测,并追踪检测结果。

(二)区域设置及人员管理

1. 区域设置 严格划分污染区、缓冲区和清洁区,并张贴相应标识。污染区与清洁区应保持相对独立,之间设置缓冲区。具体做法参照本书发热门诊和隔离病区管理章节。

2. 人员管理

(1)支气管镜部门全体工作人员,每日上、下班前均应测量体温,详细记录急性呼吸道传染病相关症状、有无与确诊病例或疑似病例接触史,按相应级别定期开展病原学筛查。如有异常,立即脱离工作环境,上报医院主管部门,进行详细风险评估,必要时医学干预。

(2)进入污染区必须穿戴相应防护用品,禁止携带生活用品进入污染区和穿戴污染区防护用品进入清洁区;人员离开污染区时,应在缓冲区按规范脱防护用品、更换口罩(可更换为医用外科口罩)、工作帽,并严格进行手卫生处理后,方可进入清洁区。

(3) 尽可能减少污染区工作人员数量,减少医护暴露人数,减少防护物资使用量。

（三）医护人员个人防护

1. 医护人员合理使用个人防护装备,可以有效降低感染风险

(1) 前台预约、分诊人员的个人防护:应穿戴工作服或加穿隔离衣、戴医用外科口罩、工作帽、护目镜/防护面屏。

(2) 操作人员(支气管镜操作医生、麻醉医生、操作助手)的个人防护:应穿戴工作服、防护服、隔离衣、工作帽、医用防护口罩、护目镜/防护面屏、双层手套、鞋套。

(3) 清洁、洗消人员的个人防护:应穿戴工作服、防护服、工作帽、医用防护口罩、护目镜/防护面屏、手套和长袖加厚橡胶手套、鞋套/靴套,必要时加穿防水围裙/防水隔离衣。

2. 对于可能存在极高传染性,又必须在本院完善检查的患者,建议在负压手术室(操作间)或使用动力型正压空气净化头罩装置完成。尽量使用显示屏观察气道,操作者站在患者头侧和上风向,避免直接面对和太靠近患者。

（四）诊疗工作流程

1. 患者防护要求及管理 所有进入支气管镜检查室的患者均应佩戴医用外科口罩。进行支气管镜检查时,为减少患者咳嗽形成气溶胶,经鼻入镜后,应立即给患者戴上口罩,遮盖患者口腔。

2. 支气管镜检查报到流程 参照门诊防控流程,分段预约、反复确认和排查可疑症状及流行病学史。患者隔位就坐,检查应单人单间进行。

3. 检查流程

(1) 支气管镜检查过程中,为减少患者在麻醉期间及支气管镜操作过程中出现咳嗽,形成气溶胶,建议:

1) 清醒镇静或静脉麻醉,必要时可联合使用肌肉松弛剂,不宜雾化吸入麻醉药行局部麻醉,可通过含漱2%利多卡因或经鼻腔滴入利多卡因凝胶进行表面麻醉。支气管镜进入气道后,可经工作通道滴入2%利多卡因局部麻醉。

2) 操作过程中,为了实现在密闭环境下进行诊疗操作,建议通过三通接头、喉罩或气管导管入镜,最大限度减少咳嗽、飞沫等传播途径。麻醉前、拔管后,采用面罩过渡通气,先连接好呼吸机管道再启动呼吸机通气。操作过程中,尽量减少支气管镜反复拨出气管导管;支气管镜再次插入气道后,再重新启动机械通气。操作完毕、停止麻醉,患者可以自主呼吸后,应先停止呼吸机,再取下连接管道,可避免呼吸机正压气体把分泌物吹到环境中。麻醉机或呼吸机需要在连接过滤器下机械通气。

3) 已建立人工气道、机械通气的重症患者,操作应该在负压病房进行。

(2) 患者检查后,应按要求对操作间及支气管镜设备清洗消毒。

(3) 医务人员完成支气管镜检查后严格执行手卫生处理。

(4) 在保持适当距离和采取相应保护措施下,对患者进行术后宣教及告知随访计划。支气管镜检查部门,应安排专人在术后两周内,对患者进行随访。随访内容为术后两周内急性呼吸道传染病检测情况以及相关症状。术后宣教应重点告知患者,如果两周内病原学检测呈阳性或出现新发的急性呼吸道传染病相关症状,应及时联系支气管镜检查部门。

（五）支气管镜诊疗区消毒

1. 在检查及洗消过程中产生的医疗废物,应根据《医疗废物管理条例》和《医疗卫生机

构医疗废物管理办法》有关规定进行处置和管理。如确诊感染或高度疑似感染患者产生的医疗废物,按感染性医疗废物用双层黄色塑料袋盛装,外贴传染病标识处置。

2. 每位患者诊疗结束后,均需对诊疗场所及设备进行终末消毒。候诊区域按要求进行定期紫外线消毒。

3. 在诊疗过程中建议对内镜诊疗场所使用医用动态空气消毒设备持续进行空气消毒。房间的空调滤网定期清洁消毒。

4. 终末消毒参照《医疗机构消毒技术规范》和《医院空气净化管理规范》的相关规定进行。消毒结束,需开窗通风后再使用。必要时应及时对物体表面、空气和手等消毒效果进行评价。

（六）支气管镜清洗、消毒

1. 参照《软式内镜清洗消毒技术规范》严格进行支气管镜清洗、消毒。

2. 支气管镜操作后处理　正确抓握支气管镜,防止前端部自由摆动接触周围物品;内镜自患者体内取出,在与光源和视频处理器拆离之前,应立即用含有清洗液的湿巾或湿纱布,从上至下擦去外表面污物。

3. 操作结束后,立即将支气管镜及可复用附件,放入双层黄色医疗废物袋密闭并标注标识,转运至内镜中心洗消间处理。

4. 清洗液一人一更换,清洗槽和漂洗槽一用一消毒。消毒液配制后检测 1 次浓度,每次使用前都应进行监测。全自动清洗消毒机,应进行自身消毒后方可使用。

5. 灭菌剂的选择,优先选择过氧乙酸和含氯制剂,也可选择其他符合要求的灭菌剂。

6. 每日清洗消毒工作结束,应对清洗槽、漂洗槽、灌流器和清洗刷等彻底清洗,并用含氯消毒液、过氧乙酸或其他符合国家相关规定的消毒液进行消毒,消毒液作用 30 分钟后擦拭干净。

【患者管理】

一、呼吸科门诊患者的管理

1. 急性呼吸道传染病,如新冠肺炎的主要表现为发热、干咳、乏力,少数患者有鼻塞、流涕、咽痛等表现,这些症状都决定患者首诊的科室可能是呼吸科。呼吸科门诊开诊期间,呼吸专科医生应按医院要求做好个人防护(隔离衣、工作帽、医用防护口罩、护目镜、手套),并注重手卫生。详细询问患者流行病学史尤为重要。对一切伴有呼吸道症状的患者,均需提高警惕,完善血常规、C 反应蛋白、病原学检测、胸部 CT 等检查。对于发热患者,需按医院流程,引导至发热门诊就诊。如出现急性呼吸道传染病的疑似患者,应立即上报,并按照医院流程转至定点医院或隔离病区,进行隔离收治。

2. 疫情流行期间,呼吸科门诊就诊患者,若影像学检查表现为间质性肺炎,需与新冠肺炎等急性呼吸道传染病相鉴别。新冠肺炎的影像学表现为以小叶核心、胸膜下分布及弥漫性分布为主,典型影像学表现为"细网格征"和"胸膜平行征"。对于难以鉴别的患者,需启动以呼吸科、感染科及影像科等多学科会诊,将患者收入隔离病房,进行隔离治疗。

二、慢性呼吸道疾病急性加重期患者的管理

1. 慢性阻塞性肺疾病(简称"慢阻肺")患者,常有气促、咳嗽、咳痰、喘息等症状,尤其在冬春季节,因天气变化会出现频繁加重。由于急性呼吸道传染病,如新冠肺炎潜伏期长、起病隐

匿、症状不典型,有些甚至无症状,当其发生在慢阻肺患者时,易与慢阻肺已有的症状相混淆。慢阻肺患者基础肺功能较差,对缺氧耐受性低,一旦感染新冠肺炎,肺功能可能出现急剧恶化,容易出现呼吸衰竭,死亡风险高。少数新冠肺炎患者,尤其是老年患者可能以意识障碍为首发症状,这需与慢阻肺并发症的肺性脑病相鉴别。因此,疫情期间出现慢阻肺急性加重的情况,需仔细鉴别,详细询问流行病学史,并完善血常规、病原学检测、胸部 CT 等检查以鉴别诊断。

2. 其他慢性呼吸道疾病,如支气管哮喘、慢性支气管炎、支气管扩张、间质性肺疾病等,若患者出现气促、咳嗽、咳痰、咯血症状加重,使用原有药物仍不能缓解而就诊时,需仔细与急性呼吸道传染病相鉴别。

3. 慢性呼吸道疾病患者,在疫情期间若出现发热症状,或有流行病学史,需引导至发热门诊就诊,并按流程进行病原学检测及胸部 CT 检查,排查急性呼吸道传染病。对已明确排除急性呼吸道传染病者,方可收入普通病房。若病情危重又难以明确鉴别,或病原学检测结果尚未回报的情况下,可暂时收入隔离病房,进行单人单间隔离治疗。

三、慢性肺部疾病稳定期患者的管理

1. 病情稳定的慢阻肺及支气管哮喘患者　在疫情期间,应注意维持原有药物治疗,保持良好用药习惯;应用长效支气管扩张剂和长效吸入性糖皮质激素维持治疗,减少疾病急性加重及入院风险。

2. 稳定期支气管扩张患者　建议使用体位引流、震荡排痰等物理方式以进行痰液引流,预防疾病发作或加重。若患者出现少量咯血,可服用云南白药、肾上腺色腙片等治疗,咯血加重应到门诊就诊。

3. 慢性呼吸道疾病患者、年龄大于 65 岁或虽年龄不足 65 岁,但有基础疾病者(如心血管病、糖尿病、酗酒、肝硬化和免疫抑制者)可在社区注射肺炎及流感疫苗,以预防急性感染引起疾病恶化;药物方面,可口服细菌溶解产物胶囊等以提高免疫力;平时可保持适度运动,加强营养。

4. 慢性呼吸道疾病患者　应每日观察自己的症状是否稳定,包括检测体温、咳嗽、痰量、痰液颜色、活动受限和睡眠障碍等情况。

5. 对于外地居住的慢性呼吸道疾病患者　应当在当地医院治疗,做好个人防护,避免外出就医过程中感染。

6. 采取电话、社交软件、互联网医院等方式与患者进行交流及随诊。

7. 常规肺功能及影像学检测可适当延迟。

8. 对于稳定期患者,若需开具维持治疗的药物,应尽量使用互联网医院进行续方,或者由家属带病历资料至医院取药。避免患者因就医过程,导致疾病急性加重或疫情期间被感染的风险。

9. 门诊就诊患者,应按照医院要求进行预约挂号,并在做好个人防护的前提下就诊。就诊过程中,须与其他患者保持一定距离,避免集中候诊。

四、肺部结节患者的管理

1. 肺部结节需进行定期随诊患者,可根据疫情情况适当延后 CT 检查时间。

2. 新发肺部结节患者,怀疑恶性结节或早期肺癌,并已完善术前检查,拟限期手术患

者,可适当推迟手术时间。

3. 肺癌患者术后需复查随访者,若病情稳定,可暂缓复查,依据疫情防治情况恢复。

4. 需接受放化疗及免疫治疗的肺癌患者,若非本地,建议患者于当地有条件的医院治疗;若为本地患者,需按照医院的就诊流程预约就诊,提前行病原学检测,并与管床医生联系好床位,尽量缩短住院时间。

5. 肺部结节或肺癌患者,若出现咳嗽、咳痰、胸闷、气促等原有呼吸道症状加重,须立即急诊或专科门诊就诊,并仔细与急性呼吸道传染病相鉴别;若出现发热症状,须至发热门诊就诊。

(常敏婵　王苏网　韦 民)

第三节　心血管内科

心血管急危重症患者发病后,必须及时得到救治,否则会对预后造成严重影响,甚至危及生命,因此在急性呼吸道传染病疫情期间,需要临床医生在严密防控条件下,及时对心血管急危重症患者进行分类急诊救治。对于慢性心血管疾病患者,按照普通内科流程处理。

■【防控难点】

1. 心血管急危重症患者疾病的特点　发病时间不确定、病情变化快、延误治疗对预后影响大。

2. 临床表现复杂,重视鉴别诊断　疫情防控期间,由于存在非典型呼吸道传染病患者,所以如患者出现呼吸困难、血氧饱和度降低、甚至休克等重症表现时,都需要与心血管急危重症进行鉴别诊断。

3. 急性呼吸道传染病患者合并心血管急危重症情况现实存在。

■【防控措施】

1. 加强院内心血管危急重症患者处理规范的培训,特别是急诊、发热门诊、预检分诊等重点岗位需重点培训,提升其识别高危心血管患者的能力。

2. 制定心血管危重患者无法排除急性呼吸道传染性疾病的诊治流程及应急预案,预留过渡病房,满足高危患者入院需求。

3. 确诊/疑似急性呼吸道传染病患者如确诊为急性 ST 段抬高型心肌梗死(STEMI),应即刻报属地卫生部门。若发病在 12 小时之内,原则上首选在首诊医院急诊科或者发热门诊进行溶栓治疗;溶栓失败或者具有溶栓禁忌证的患者,须进一步评估患者行急诊经皮冠状动脉介入治疗(PCI)手术的获益与医患双方所承担的风险比(医护人员感染风险 + 患者的手术风险)。

4. 急诊 PCI 手术应严格遵照疫情流行期间急诊手术及绿色通道管理要点,医护人员做好个人标准防护。

■【患者管理】

一、实施分类诊疗

疫情流行期间,建议患者就近就诊,尽量避免跨地区就诊;当出现下列情况属于心血管急危重症,建议住院治疗。

1. 具有溶栓适应证的急性 ST 段抬高型心肌梗死(STEMI)患者。

2. 超过血运重建时间窗,但仍有严重胸痛、心电图 ST 段抬高或机械性并发症等严重并发症的急性 ST 段抬高型心肌梗死患者。

3. 高危(急性冠脉综合征 GRACE 评分≥140 分)非 ST 段抬高型心肌梗死(NSTEMI)及不稳定型心绞痛患者。

4. 主动脉夹层患者。

5. 急性肺栓塞患者。

6. 急性心力衰竭患者。

7. 高血压急症患者。

二、对于心血管急危重症患者进行分层处理

1. 心血管急危重症患者　首先应判断患者生命体征是否稳定,如果生命体征不稳定,应鉴别是心血管原发疾病引起的,还是呼吸道传染病引起的;如果诊断为呼吸道传染病引起,应立即送往发热门诊的隔离病房,进行后续抢救和治疗,并逐级上报;如因心血管疾病引起或暂时无法诊断具体病因,应立即在急诊科隔离区就地抢救,维持生命体征。

2. 胸痛合并发热和 / 或呼吸道症状患者　可常规行胸部 CT 检查和血常规检查,时间和条件允许时可行 C 反应蛋白、血沉、降钙素原以及病原学检测等检查。急性呼吸道传染病可能同时存在爆发性心肌炎,但临床表现可能类似于急性冠脉综合征,此类患者一旦诊断明确,可按照《爆发性心肌炎中国专家共识》进行救治。

(欧阳茂)

第四节　消化内科和消化内镜检查

消化系统疾病涉及胃肠道、肝、胆及胰腺等多器官,疾病谱广,其中各种慢性肝病、炎症性肠病等慢性疾病患者免疫力低下,需长期随诊,是潜在的呼吸道传染病易感人群。部分急性呼吸道传染病患者以消化道症状为首发症状或合并胃肠道及肝脏损害。因此,在疫情期间,对消化系统疾病的诊疗需要有针对性的防控。

■【防控难点】

1. 急性呼吸道传染病可出现消化系统症状,部分患者可在粪便中检测出病毒。常见的消化系统表现为恶心、呕吐、腹泻、纳差或肝功能异常。这些患者可能因为消化系统症状首诊消化内科,需要特别注意。

2. 存在感染的高危人群,如慢性肝病尤其是终末期肝病、炎症性肠病、免疫相关性胃肠道及肝脏疾病、消化系统肿瘤及老年等患者,免疫力低下,是感染的高危人群。药物治疗,尤其是免疫抑制类药物使用,增加了感染的风险。

3. 受疫情影响,不便进行定期门诊随诊及药物监测,需要在新形势下不断优化慢病管理流程。

■【防控措施】

一、强化筛查意识，拓宽慢病随访途径

1. 首诊医生需向所有门诊患者详细确认流行病学史，尤其需关注急性起病，以纳差、恶心、呕吐、腹泻及不明原因肝损害等消化系统表现为主诉的患者。对于发热患者和入院指征的把握，需按照医院统一规定进行。

2. 提供多途径慢病随访，对于病情稳定的慢性肝病及炎症性肠病等需长期随访的患者，利用网络医疗平台完成随访及远程治疗指导。

二、加强各级医院之间联系，落实分级诊疗及双向转诊

疫情流行期间，建议患者就近就诊，尽量避免跨地区就诊。

1. 建议在当地医院就诊的情况　常见病或轻症患者按照分级诊疗策略就近就医；经确诊为慢性疾病且需长期治疗，如炎症性肠病，给予治疗方案后可于当地用药及随诊。

2. 建议转诊的患者　危重、疑难疾病，当地医院无法处理；缓解期的慢性疾病患者，出现复发或严重药物不良反应或不耐受情况，需要及时调整方案。

3. 双向转诊——医疗质量的保证措施　通过线上会诊、讲座等多种形式加强各级医院之间的联系，随时沟通患者在不同医院的治疗情况，保证医疗质量及疗效。

三、消化内镜检查

消化内镜检查可引起患者呕吐、呛咳或大量粪便排出，且一些操作涉及麻醉及气管插管，存在接触传播、飞沫或气溶胶传播的风险。

1. 加强流程管理　通过各种平台预约，协助并指导患者填写疫情期间就诊患者筛查表、告知就诊前相关准备及必要的辅助检查，减少患者在医院停留及人员聚集时间。

2. 对患者进行分层管理　根据适应证，优先分层进行胃肠道内镜检查。区别对待，紧急：对患者生命造成威胁或可能引起器官永久性的功能障碍，如诊断和治疗急性胃肠道出血、消化道异物、梗阻性化脓性胆管炎等；半紧急：存在疾病进展或转移风险，如怀疑胃肠道恶性肿瘤的患者以及炎症性肠病的诊断与随访；择期内镜：对患者没有短期影响或可以通过其他方式确诊或治疗，如结肠镜筛查、息肉/肿瘤术后常规结肠镜随访。

（1）建议非急症患者，待疫情缓解时，行择期内镜下相关诊疗。

（2）急症或限期消化内镜诊疗患者，在消化内镜诊疗常规术前检查的基础上，需先进行呼吸道传染病初筛。

（3）已确诊的患者，应先在特定医疗机构治疗，若情况紧急必须行内镜诊疗，需在具备相关防护条件的特定病房进行。

（4）在疫情严重时，必要时可暂停择期内镜检查及治疗，保证急诊内镜诊疗工作。急诊指征包括：急性消化道大出血、消化道异物、梗阻性化脓性胆管炎和急性胆源性胰腺炎的内镜治疗等。

（5）在疫情防控常态化情况下，诊疗前如病情许可，需先进行呼吸道传染病初筛，包括体温、血常规、胸部 CT、病原学检测等。

3. 加强区域管理　内镜中心应加强诊疗区域管理,防止交叉感染。按照清洁区、缓冲区、污染区等区域布局,医务人员通道与患者通道分开。

4. 加强个人防护　内镜诊疗过程中,操作人员可能会受到患者血液、体液、分泌物、排泄物喷溅等污染,因此在疫情期间,应加强对空气、物品表面、地面、医疗废物的处理和医务人员的个人防护(表2-4-1)。如初筛为阴性,医务人员按照二级防护标准;对于疑诊或确诊病例,应安排在专门的内镜操作间进行(有条件的在负压手术室进行),医务人员按照三级防护标准,须加全面型呼吸防护器(如无此条件,则需佩戴360°面罩保护头颈部)、戴双层橡胶手套等;诊疗结束后,检查器械及操作间按标准进行消毒。同时,定期开展学习,增强医务人员个人防护意识和防护水平提高。

表 2-4-1　内镜中心医护人员个人防护要求

人员分类	防护要求
预约分诊	穿工作服或加穿隔离衣,戴医用外科口罩、工作帽、护目镜/防护面屏
内镜操作医生、麻醉医生、操作助手	穿工作服、防护服、隔离衣,戴工作帽、医用防护口罩、护目镜/防护面屏、双层手套、鞋套
清洁、洗消人员	穿工作服、防护服,戴工作帽、医用防护口罩、护目镜/防护面屏、手套和长袖加厚橡胶手套、鞋套/靴套,必要时加穿防水围裙/防水隔离衣

5. 特殊患者的处理　需要急诊内镜的疑似或者确诊患者,必须实施紧急内镜时,应将医护人员的数目最小化,如给每个内镜室配1名经验丰富的内镜医师和2名护士;在整个内镜操作过程中,同一内镜团队应待在同一房间;建议内镜医生使用强化版本的个人防护装备,包括医用防护口罩、隔离服、头套、护目镜和防护面屏。如果有条件,内镜操作应在有负压的房间进行。

6. 加强诊疗后管理　部分急性呼吸道传染病的无症状潜伏期相对较长,内镜诊疗后患者的追踪仍然至关重要。术后两周内追踪、随访接受内镜诊疗患者的健康状况,若出现确诊或高度疑似患者,需立即追踪与该患者有接触的所有人员,并对其进行隔离观察。

【患者管理】

一、疫情期间消化内科的慢病随访模式

消化内科主要诊治胃肠道及肝胆胰系统的慢性疾病,如炎症性肠病、慢性胰腺炎、慢性肝病等。这类疾病通常需要长期用药、随访及监测。疫情期间,应注意避免患者因中断用药或延误诊治导致疾病复发或进展;消化内科可以通过"线上"和"线下"结合的全程管理模式服务患者。"线上"包括互联网医院平台、社交软件、视频义诊、公众号、视频号及线上直播等,"线下"包括门诊、住院及当地医院就诊等。

二、疫情期间消化内科的急症诊治模式

消化内科急症包括:消化道出血、消化道穿孔、急性重症胰腺炎、肝性脑病等,这些疾病均属急危重症,且容易合并发热、腹泻等感染疑似症状。对于该类患者,应当在医院内开辟

绿色通道,尽快由发热门诊或专门隔离区域完成疫情防控所需,如病原学检测、胸部 CT 等检查。缩短筛查时间,可确保患者能够尽快收入专科病房。

对于病情紧急危重的患者,收治医院及相关科室应当做好充足的预案,应当以不延误患者原发病诊治为前提,开展疫情防控及诊疗工作。该类患者,应该在防疫筛查同时专科会诊,对疾病风险分层。根据风险分层在隔离区域开展必要诊疗并实时监控病情变化。对于病情紧急如消化道穿孔、消化道出血的患者,可能需要紧急手术、内镜或介入诊疗,这类患者应当由医务人员在自身防护完备的情况下,按照医院应急预案进行相应的诊疗工作。完成诊疗工作后,工作场所应按照预案及患者筛查结果进行消毒处理。

三、疫情期间消化内科慢病患者药物治疗策略

在疫情常态化防控期间,针对消化内科慢病患者,应当在保障疗效的前提下,尽可能将患者的治疗方案便捷化,以确保慢病患者不因为疫情而中断治疗。免疫相关疾病的消化内科患者,需要经常使用免疫抑制药物,这些药物可能会导致感染风险增加。因此,建议在疫情期间,不新增免疫抑制剂种类或剂量。如必须调整,须先行胸部 CT 检查等排除急性呼吸道传染病。对于疫情期间慢性疾病复发的患者,所有药物更改须与主管医生沟通,在医患共同决策基础上实施,并尽量使用相对便捷、安全的居家治疗方式。

四、疫情期间消化内科患者合并感染的处理

1. 出现类似急性呼吸道传染病症状的处理 炎症性肠病活动期或合并并发症者,出现发热、腹泻等症状,如无流行病学史且为低热,可暂居家观察;如症状严重,应就近就诊;如体温超过 38℃,应先发热门诊就诊;如发热伴胸闷、咳嗽等,应高度警惕,尽早就医;如发热原因不明,建议暂停免疫抑制剂和生物制剂,并到医院进行发热原因排查。

2. 消化系统疾病合并感染的处理 疑似和确诊病例,应在具备有效隔离和防护条件的定点医院隔离治疗。对于长期使用免疫抑制药物的患者合并感染时,应先按照国家指导意见诊疗,建议暂停免疫抑制药物,根据病情选用对免疫功能影响较小的药物。

(晁 康 胡健聪 高 翔)

第五节 肾脏内科和血液透析室

肾脏内科诊治疾病主要包括 IgA 肾病、膜性肾病、狼疮肾炎、糖尿病肾病、多发性骨髓瘤肾损伤、急性过敏性肾小管间质性肾炎、慢性肾功能衰竭、血液透析、腹膜透析、肾移植术后患者。肾病患者免疫功能低下,且多使用糖皮质激素及免疫抑制剂,感染风险较高,属于急性呼吸道传染病重点照护人群。

血液透析室属于人群集中、流动性大的交叉区域;透析患者抵抗力低,属于急性呼吸道传染病易感人群;血液透析室应严格按照国家传染病防控要求,摸排、发现、严控传染源,阻断潜在的传播途径;做好血液透析室内现场控制、消毒隔离、个人防护、医疗垃圾和污水处理工作,既能有效保障透析患者、家属及工作人员的生命安全,又能保障透析治疗的顺利有序进行。

本节主要阐述急性呼吸道传染病疫情期间肾脏内科和血液透析室的防控方法。

■【防控难点】

1. 老年患者较多　老年患者传染病防控意识较弱,普遍不会使用智能手机预约病原学检测和查阅健康(行程)码,难以有效执行医院防控规定。

2. 糖尿病患者较多　不少血液透析患者合并糖尿病,身体免疫力较差,容易合并呼吸道、消化道感染而出现发热,导致发热门诊或急诊的患者就诊率增高,增加管控难度。

3. 慢病患者防疫依从性较差　血液透析患者需要终身透析,常合并焦虑、抑郁等精神心理问题,遵守防疫纪律意识较差。

4. 并发症多为急危重症　透析患者容易发生急性左心衰、高钾血症、严重酸中毒等并发症,如因防疫工作推迟血液透析,就可能导致严重后果。

■【防控措施】

一、加强门诊管理、分级诊疗及双向转诊

首诊医生需向所有门诊患者详细确认流行病学史,慢性肾脏病患者常合并味觉异常、纳差、恶心、呕吐等症状,需要认真筛查是否合并急性呼吸道传染病,强化筛查意识,严格把握入院指征。腹膜透析患者通过"物联网"平台可以适时传送血压、心率、超滤量、体质量等数据,医生可在线完成对患者的随访及调整诊疗方案。慢性肾脏病患者可通过医患随访软件、社交软件、互联网医院平台等手段进行随访、调整治疗方案等,可减少患者流动。

对患者采取分级诊疗及双向转诊方式。针对慢性肾炎及继发性肾脏病患者,如无明显血尿及蛋白尿、无明显血肌酐升高,可在当地医院随访。慢性肾脏病急性加重、不稳定血液透析及腹透患者建议住院治疗。根据患者情况,进行线上会诊,保持和当地医院良好联系,确保患者安全,确保诊疗措施及时有效,必要时转诊至上级医院。

二、加强血液透析室和血液透析患者的管理

(一)院前患者管理

1. 来自中高风险地区,有流行病学史,或健康码为黄码或红码患者收治于发热门诊或隔离病区,医护人员二级防护下行 CRRT 治疗,启动专家组会诊。按会诊意见查血常规、病原学检测结果、胸部 CT,直至解除隔离后按普通患者管理。

2. 来自中高风险地区,无流行病学史,健康码为绿码者,发热门诊常规筛查血常规、病原学检测、胸部 CT、启动专家组会诊;一般间隔 24 小时病原学检测阴性后,可转为普通患者管理。在转为普通患者管理前,病情需要透析者,在发热门诊或隔离病区行 CRRT 治疗。

3. 来自低风险地区,无流行病学史,健康码为绿码者

(1) 每次透析前出示病原学检测阴性证明(有效日期随疫情防控级别进行调整)。

(2) 每次透析前应填写健康申明,复核健康码,必须为绿码才能进入透析室治疗。

(3) 每次透析前应复查体温,<37.3℃方能进入透析室接受治疗。

(二)患者教育

透析过程全程佩戴口罩,严禁进食。对有进食习惯患者,可在血透过程中静脉滴注 50% 葡萄糖注射液,一般输入量为 20~30ml/h,以补充透析中丢失的糖分。

（三）加强血液净化室环境管理

1. 按照《医院空气净化管理规范》（WS/T 368—2012），加强诊疗环境的通风和空气消毒。应比平时增加通风频率和时长，在两个班次之间应安排通风时间至少30分钟。

2. 合理设置床间距　床间距至少1m，以降低血液透析室人员密度及血液透析患者间的相互影响。每张床均应配置快速手消毒液。

【患者管理】

一、未透析慢性肾脏病患者的管理

1. 患者日常监护

（1）每日测量体重、血压及尿量：体重及血压短期内升高、尿量急剧减少往往是肾脏疾病活动的征象。需要当地医院进行初步诊疗后再通过互联网平台进行远程随访及治疗方案调整，必要时转院治疗。

（2）饮食管理：患者应保持低盐、低磷、优质蛋白饮食。需要医护团队及时通过线上、线下指导患者科学饮食，避免因饮水较多、进食不当而诱发高钾血症、急性左心衰等并发症。

（3）运动管理：避免过度运动导致的横纹肌溶解、急性肾损伤等风险，避免过度劳累诱发肾病加重及复发的风险。建议以散步、打太极拳等方式进行有氧运动，有效避免血栓性疾病风险。

（4）睡眠管理：熬夜及过劳会加重肾病，诱发肾病活动。因疫情患者普遍存在焦虑、抑郁等心理疾病，必要时可使用药物帮助患者调整作息、心理医师介入干预等。

2. 使用糖皮质激素患者的监护

（1）教育患者每日早餐后服药，避免空腹服药导致腹痛、恶心、消化道出血等并发症。

（2）尽量以最小剂量控制病情，避免大剂量激素不良反应，如高血压病、类固醇糖尿病、向心性肥胖、骨质疏松症等并发症。

（3）注意确保患者及时服用药物，避免突然停药导致的肾上腺危象。

（4）合理补充钙剂、使用制酸药，最大程度减少激素使用带来的并发症。

（5）定期眼科门诊就诊、测量眼压，有效防治青光眼等并发症。

（6）尽量避免人群聚集、居室保持通风，有效避免感染等并发症发生。

3. 使用免疫抑制剂患者的监护

（1）使用环孢素及他克莫司等免疫抑制剂患者：定期监测血药浓度，在肾病缓解后及时减量。避免感染、血糖增高、肾损伤、心血管不良反应等并发症发生。

（2）使用环磷酰胺患者：膜性肾病及狼疮肾炎等多种肾小球疾病需要使用环磷酰胺治疗。在保证疗效前提下，尽量将静脉用环磷酰胺改为口服使用，并定期监测血常规、肝肾功能、监测血尿，避免骨髓抑制、出血性膀胱炎等并发症发生。

（3）使用霉酚酸酯患者：常规监测肝、肾功能及血常规，疾病控制后尽量减量维持，避免肝损伤及骨髓抑制等并发症。

4. 患者医疗监护

（1）每月复查尿液分析、尿蛋白、血肌酐、血常规：充分评估疗效及药物不良反应，及时调整治疗方案。保证有效控制病情的前提下,最小剂量使用药物,避免药物并发症。

(2) 督导患者及家属定期服药及线上复诊,避免停药或使用"偏方",导致治疗失败。

(3) 如病情出现反复,及时当地医院就诊。必要时返院治疗,尽快控制病情或感染等并发症,保障患者生命安全。

二、透析患者的管理

(一) 疫情期间患者血管通路管理

为避免因血管通路功能障碍导致患者非常规时间入院,需要进行如下管理:

1. 导管功能不良的处理

(1) 尿激酶每周 1 次封管,降低中心静脉导管(CVC)功能不良风险;避免疫情期间反复住院或门诊溶栓。

(2) 无禁忌证时,每日口服阿司匹林 100mg,以提高 CVC 通畅率。

(3) 必要时尿激酶封管或泵注,改善导管功能不良。

(4) 必要时介入手术下使用腔内方法破坏纤维蛋白鞘后重新更换 CVC。

2. 导管感染的预防及处理

(1) 加强患者教育,避免淋浴或不规范换药导致导管感染。

(2) 导管外口感染:经验性使用覆盖革兰氏阳性菌的抗生素,并根据细胞培养和药敏结果调整抗生素方案,通常疗程为 7~14 天。

(3) 不伴菌血症的隧道感染:经验性使用覆盖革兰氏阳性菌和革兰氏阴性菌的广谱抗生素,通常疗程为 10~14 天。如果对抗感染治疗反应不佳,应更换皮下隧道重置导管或选择新部位重置导管。

(4) 导管相关菌血症:应立即开始使用覆盖革兰氏阳性菌(应包含耐甲氧西林的金黄色葡萄球菌)和革兰氏阴性菌的广谱抗生素。

(5) 以下情况应拔除 CVC 并推迟再次置管的时间:①一般情况和血流动力学不稳定;②全身抗感染治疗 48~72 小时后仍持续发热;③开始抗感染治疗 48~72 小时后菌血症仍持续存在;④转移性感染灶,包括化脓性血栓性静脉炎和感染性心内膜炎;⑤由金黄色葡萄球菌、铜绿假单胞菌、真菌或分枝杆菌导致的感染;⑥发生从隧道到穿刺点的感染。

3. 自体动静脉内瘘(AVF)管理

(1) 使用远红外线照射,提高动静脉内瘘通畅率。

(2) 穿刺点尽量使用绳梯穿刺法,避免定点穿刺引发假性动脉瘤等并发症。

(3) 透析结束后,常规按压止血,时间≤30 分钟,避免过度按压导致内瘘闭塞。

(4) 教育患者 AVF 侧肢体不可受压或负重,避免通路血栓形成。

(5) 教育患者每日用肥皂水清洁内瘘皮肤,避免感染。

4. 人工血管内瘘(AVG)管理

(1) 如无禁忌证,常规口服阿司匹林 100mg,每天一次,预防血流功能不良。

(2) 新建 AVG 患者:长期口服深海鱼油有助于降低内瘘功能不良风险。

(3) 其余同 AVF。

(二) 腹透患者的管理

1. 保证腹膜透析液配送　通过智慧药房及时配送腹膜透析液,保证患者及时有效透析。

2. 规范腹透换液　加强患者及家属换液技术培训,避免因换液操作导致腹透相关性腹膜炎的发生。

3. 体重及血压管理　每日监测体重、血压及超滤量。如超滤不足,及时调整腹透液浓度,使用 2.5% 或 4.25% 腹膜透析液,避免水负荷过重而导致慢性心力衰竭的发生。

4. 有效管控血压　及时足量使用降压药,保持血压控制在 140/90mmHg 以下。

5. 有效管控贫血　患者及家属须学会皮下注射促红细胞生成素,按时注射以保持血红蛋白稳定;按医嘱口服铁剂,避免缺铁性贫血。

6. 肾性骨病管理　至少每 3 个月监测一次血钙、血磷、血清全段甲状旁腺激素,合理使用活性维生素 D 及其类似物、钙剂、磷结合剂、西那卡塞等药物,及时根据各项生化指标调整用药,每半年复查心脏彩超及腹部平片,监控血管钙化等并发症的发生发展。

(三)疫情区间患者饮食管理

疫情期间,除禁止透析时段饮食外,需重点注意高钾血症及心力衰竭的预防,避免意外住院,增加患者暴露风险。

1. 高钾血症预防

(1) 增加血液生化监测频次:对既往发生高钾血症患者,每次透析长间隔后均应复查血钾,如血钾反复 >5.5mmol/L,需给予口服降钾药物(如聚苯乙烯磺酸钙或环硅酸锆钠等治疗)。

(2) 减少患者钾摄入:避免进食干果、蘑菇等高钾食物。

(3) 加强患者教育,提高其预防及识别高钾血症的能力:高钾血症的常见症状为乏力、恶心、呕吐、肢端麻木等。

(4) 增加透析频次:对反复高钾患者,规律增加透析频次,避免意外透析而增加暴露风险。

2. 心力衰竭的预防

(1) 建议患者低盐饮食,每日钠盐摄入量 <5g,并以 3g 以下为宜。

(2) 控制透析间期体重增加 <5% 干体重,嘱患者每日测体重,并做好记录。

(3) 对于容量负荷显著增加的患者,适当增加透析时间。采用缓慢透析的方式,避免患者容量负荷快速波动,一般超滤率 <10~13ml/hkg。

(4) 定期调整干体质量,实现干体质量达标。对于干体质量超标、胸部 X 线显示肺淤血征象、心胸比值男性 >50%、女性 >53% 以及透析前水肿的患者,应积极超滤治疗,适当增加透析次数。

(5) 指导患者记录每日尿量、体质量及血压,上述记录结果及时通过医患随访软件或社交软件反馈,便于管床护士及时干预。

(栗霞　苏宁)

第六节　血 液 内 科

血液内科病房收治患者多数为需要进行化疗的血液系统恶性肿瘤患者,如淋巴瘤、急性白血病、多发性骨髓瘤、骨髓增生异常综合征等,化疗期间易出现较长时间的骨髓抑制,合并感染概率高。针对血液内科疫情防控难点,需积极调整策略,确保及时救治患者,保障学科稳定发展,做好疫情防控工作。

■【防控难点】

1. 住院患者中血液系统恶性肿瘤如淋巴瘤、白血病、骨髓增生异常综合征占比高。患者病情复杂,住院时间长,化疗期间发生粒细胞缺乏发热的风险高达 80% 左右,且常同时合并体液及细胞免疫功能低下,易出现多种类型感染,如细菌、真菌、病毒感染等。

2. 血液系统肿瘤患者,因免疫功能低下,接种疫苗存在一定禁忌,多数患者尚未接种疫苗,未建立良好的免疫应答。

3. 发热、肺部"磨玻璃样"病变、白细胞及淋巴细胞减低"三联征"在血液科患者多见,容易与新冠肺炎等急性呼吸道传染病混淆,较难甄别。

■【防控措施】

1. 患者常规免疫化疗出院时,根据病情选用造血细胞刺激因子,减短其骨髓抑制期,尽量避免院外感染及非计划入院。

2. 对发热门诊医生进行粒细胞缺乏发热处理规范的培训,提升其识别及处理血液科发热患者能力,对粒细胞缺乏发热患者能据病情早期足量使用抗生素、抗真菌及抗病毒药物,及时救治患者。

3. 做好发热患者入院预案,预留过渡病房,满足血液肿瘤患者急诊入院需求。

4. 加强患者随访,通过社交工具、互联网医院等工具加强患者随访,及时处理患者各种医疗救治需求,向患者发布入院病原学检测要求等通知,做好患者管理,非必要不跨省跨市入院。

■【患者管理】

一、患者分层分类收治

血液内科常见病种包括:各种类型贫血、急慢性白血病、骨髓增生异常综合征、骨髓增殖性疾病、恶性淋巴瘤、多发性骨髓瘤、系统性轻链型淀粉样变、出凝血疾病、血栓性疾病等。可根据患者疾病类型、严重程度,严格分层分类,掌握住院指征,非必要不入院,减低暴露风险。具体分类如下:

1. 需尽快入院诊治的患者

(1) 重度贫血需尽快输注红细胞改善贫血者。

(2) 急性髓系白血病、急性淋巴细胞白血病,病情进展迅速,合并出血、贫血、感染,需尽快给予对症支持治疗,并明确诊断分型后,尽早给予诱导化疗者。

(3) 侵袭程度较高的恶性淋巴瘤,如伯基特淋巴瘤、弥漫大 B 细胞淋巴瘤、T 淋巴母细胞淋巴瘤等,明确诊断及预后分层后,需及时、足量、足疗程给予以化疗为主的治疗者。

(4) 血小板严重低下,如小于 $10 \times 10^9/L$,出血风险大,或已出现明显出血表现,需及时输注血小板或其他止血治疗者。

(5) 化疗后出现骨髓抑制,粒细胞缺乏合并发热,需及时抗感染、升白细胞治疗者。

(6) 有症状的多发性骨髓瘤患者。

(7) 骨髓增生异常综合征中危 / 高危组。

2. 可在门诊进行诊治的患者

(1) 轻/中度明确病因的贫血患者,如缺铁性贫血、巨幼细胞性贫血等营养性贫血,于门诊口服补充造血原料并定期复查;非重型再生障碍性贫血,门诊口服环孢素、十一酸睾酮等药物,定期复查。

(2) 慢性粒细胞白血病患者,门诊口服 BCR/ABL 抑制剂伊马替尼或达沙替尼等,并定期复查血象及 BCR/ABL 融合基因定量检测。

(3) 高危慢性淋巴细胞白血病患者,如 TP53 突变或 17P 缺失或 IGHV 未突变型,门诊口服 BTK 抑制剂。

(4) 原发性骨髓纤维化患者,门诊口服芦可替尼。

(5) 骨髓增生异常综合征低危患者,门诊给予粒细胞集落刺激因子、艾曲波帕等刺激造血,或口服环孢素等免疫抑制剂,十一酸睾酮等雄激素刺激造血。

3. 可等待观察的患者

(1) 部分惰性淋巴瘤,如症状稳定的慢性淋巴细胞白血病/小淋巴细胞淋巴瘤、滤泡性淋巴瘤 1~2 级、边缘区淋巴瘤等,如无明显治疗指征可等待观察。

(2) 原发性免疫性血小板减少性紫癜,血小板大于 30×10^9/L 以上,无明显出血迹象,可定期复查。

(3) 原发性血小板增多症患者,血小板小于 $1\,000 \times 10^9$/L,无心脑血管疾病风险,可定期观察。

4. 联合其他科室或需行造血干细胞移植治疗的患者

(1) 肠道淋巴瘤出现梗阻、穿孔、出血表现,需联系外科行手术治疗。

(2) 脾功能亢进患者或复发难治原发免疫性血小板减少症(ITP)等免疫性疾病患者,二线方案选择脾切除手术治疗。

(3) 未明原因淋巴结肿大,高度可疑淋巴瘤的患者,联系外科行完整淋巴瘤切除活检术,以明确病理及分型。

(4) 部分早期淋巴瘤或对放疗更为敏感的类型,如局限期结外鼻型 NKT 细胞淋巴瘤,联系放疗科行放射治疗。

(5) 复发难治淋巴瘤患者,再次缓解后,联系外院有条件的单位行自体干细胞移植巩固治疗。

(6) 部分高危 T 细胞淋巴瘤患者,首次治疗达较好的缓解后,行自体干细胞移植巩固治疗。

(7) 符合移植条件的多发性骨髓瘤患者,诱导缓解后,行自体干细胞移植巩固治疗。

(8) 急性白血病患者,诱导化疗后,根据危险分层及时联系行异基因干细胞移植。

(9) 重型、极重型再生障碍性贫血患者,有移植条件时,尤其是年轻患者,首选异基因干细胞移植。

除了需尽快收治的患者外,其余患者可视具体情况待床入院。

二、规范治疗感染患者

血液系统疾病患者多数在化疗后易出现严重骨髓抑制,合并细菌、真菌、病毒等感染。据统计,超过 80% 的血液肿瘤患者及 10%~50% 的淋巴瘤患者,在 ≥1 个疗程化疗后,会出现与粒细胞缺乏有关的发热。因此,合理有效地诊治这类发热患者、减低科室急性呼吸道传染病管控难度,是疫情期间血液科管控工作重点。

(苏 宁 刘婷智 陈娇婷)

第七节　内 分 泌 科

多种内分泌系统疾病(如糖尿病、甲状腺功能亢进症、甲状腺功能减退症、皮质醇增多症、皮质醇减退症、垂体功能减退症等)均会导致患者免疫力受到影响,使这些患者成为各种感染的易感人群;而感染容易诱发内分泌系统各种疾病进展为急危重症。

在内分泌系统疾病中,糖尿病患病人数众多,且管理具有特殊性。糖尿病患者出现危重症患者比率和死亡率显著高于非糖尿病人群。在临床上,部分患者需应用糖皮质激素治疗,而糖皮质激素使用又常引起血糖波动。在急性呼吸道传染病防治进入常态化阶段后,如何有针对性地进行糖尿病患者的管理,对各级医疗机构和医护人员提出了挑战。本节将主要针对糖尿病患者,在疫情期间的管理提出建议。

■【防控难点】

1. 长期高血糖对人体免疫系统产生不利影响　糖尿病患者更容易发生各种感染,而感染会加重糖尿病。

2. 糖尿病为慢性病,患者需要长期随诊、定期监测各项指标、进行治疗方案调整。受疫情影响,可能影响患者进行定期门诊随诊、用药依从性及相应用药方案调整,进而导致血糖控制不佳,发生急慢性并发症。

3. 国家要求糖尿病患者管理下沉到基层和社区　在疫情期间,基层医疗在糖尿病预防、血糖控制管理及急性呼吸道传染病防控方面,同时面临严峻挑战。

■【防控措施】

1. 基层医疗卫生机构,在糖尿病患者的健康管理中,承担健康教育、初筛、转诊、长期随访和监督糖尿病患者执行已制订的治疗方案,使血糖、血压、血脂控制达标,减少糖尿病急慢性并发症的发生。疫情期间,基层医疗卫生机构除完成上述管理目标外,还要加强对居民和患者在科学认知、配合排查、及时就医、做好个人防护等方面的宣教工作,发现疫情相关情况及时报告上级分管部门。

2. 加强各级医院之间联系,落实分级诊疗及双向转诊　基层医疗卫生机构的全科医生,负责随诊病情稳定的糖尿病患者。若患者病情变化,及时联系定点的上级医疗机构并转诊。若可疑合并感染者,应按照规定进行检查并向定点医院转诊。

3. 允许医疗机构在安全、合理、有效的前提下,为慢性病患者开具长期处方,根据疫情变化及各医院情况具体实施。

4. 糖尿病是慢性病,需要长期随访、取药、根据病情调整治疗方案　疫情期间,患者可能因为各种原因,不能定期进行传统模式的门诊就诊,影响药物可获得性及用药依从性等。因此,应在传统医疗模式基础上,应开展和推广互联网医院。临床医生、药师和卫生工作者,可通过互联网诊疗、咨询平台,对患者进行健康评估、医学专业指导、复诊病人药物续方等,药物可通过快递送。在方便就医、精准指导患者有序就诊、保证患者用药、有效缓解医院救治压力、减少人员集聚和降低交叉感染风险方面发挥重要作用。

■【患者管理】

一、疫情期间血糖监测建议

1. 合并感染的糖尿病患者,如居家隔离,应密切监测三餐前、三餐后及睡前血糖。

2. 血糖控制稳定的患者,可每周监测 2~3 次空腹和餐后 2 小时血糖;使用胰岛素患者增加监测血糖次数,避免血糖波动及低血糖发生。

3. 监测发现高血糖时,患者应多饮水、适当增加体力活动、通过合理饮食来调整血糖。如随机血糖持续超过 13.9mmol/L,或伴随口渴、乏力、嗜睡、恶心等不适,须尽快就医,以及早发现糖尿病酮症或酮症酸中毒等急性并发症,及时调整降糖药物和进行其他治疗。

二、糖尿病合并新冠肺炎血糖管理

(一)血糖控制目标

1. 非老年新冠肺炎轻型及普通型患者,空腹血糖 4.4~6.1mmol/L,餐后 2 小时或随机血糖 6.1~7.8mmol/L。

2. 老年新冠肺炎普通型或使用糖皮质激素患者,空腹血糖 6.1~7.8mmol/L,餐后 2 小时或随机血糖 7.8~10.0mmol/L。

3. 新冠肺炎重型及危重型或高龄、无法耐受低血糖、存在器官功能不全或者严重心脑血管疾病患者,空腹血糖 7.8~10.0mmol/L,餐后 2 小时或随机血糖 7.8~13.9mmol/L。

4. 避免低血糖发生　若出现低血糖,应及时处理;若进食量减少,应相应减少降糖药物剂量。

(二)降糖方案

1. 慎用有潜在感染倾向和加重无氧酵解的口服降糖药物;部分患者有腹胀、恶心及腹泻等症状,应避免使用有胃肠道不良反应的口服降糖药物。

2. 合并发热和感染者,应改换用胰岛素治疗

(1)普通型患者　改用皮下胰岛素治疗。使用三餐前短效联合基础胰岛素、胰岛素泵或预混胰岛素。胰岛素泵使用过程中,需考虑设备的院感管理。建议在隔离区患者使用后,用 75% 酒精擦拭消毒胰岛素泵外表面,应先擦拭,再用清水擦洗,最后用干布擦干。

(2)危重型患者　使用静脉胰岛素治疗。使用生理盐水中加入短效胰岛素滴注,或胰岛素静脉泵推注;胰岛素剂量不超过 0.1U/(kg·h),使血糖平稳下降并维持在 7.8~13.9mmol/L。注意低血糖反应并及时处理。

(3)如需应用 5% 葡萄糖或 10% 葡萄糖溶液补充葡萄糖,葡萄糖(g)与胰岛素(U)比例为 4∶1。

(4)对于使用糖皮质激素治疗的新冠肺炎并糖尿病患者　当糖皮质激素逐步减量时,应注意血糖波动的问题,根据血糖情况调整胰岛素剂量;糖皮质激素剂量过大和疗程过长均为血糖恶化的重要危险因素。因此,应控制每日最大剂量、缩短应用时间、减少日均剂量和总剂量,减少糖尿病恶化的发生和发展。

(5)重型及危重型患者　不能进食时,需要给予肠内营养和肠外营养支持。静脉输液配比为葡萄糖(g)与胰岛素(U)的比例为 2∶1~4∶1;鼻饲时,需餐时皮下注射速效或短效胰岛

素控制血糖。

三、糖尿病并发症的处理

合并新冠肺炎的糖尿病患者,发生糖尿病急性并发症的诊断和处理原则,同一般糖尿病患者。在疫情时期慢性并发症的筛查需严格避免交叉感染,充分做好每位患者检查前后的消毒防护措施。对于眼部病变检查,由于存在经眼结膜等感染病毒的潜在风险,可暂缓进行,确有特殊需要,可及时转诊眼科,完成后续诊治。

(许　雯)

第八节　风湿免疫科

风湿性疾病患者由于免疫功能紊乱及长期服用激素、免疫抑制剂,多存在免疫力低下,是急性呼吸道传染病的潜在高危人群,且如被感染,更易发展为重症,预后较差。风湿免疫性疾病是慢性病,其治疗需长期随诊和调整用药。在疫情期间,对风湿免疫性疾病患者的诊疗,需要有针对性措施。

■【防控措施】

一、加强门诊防控

1. 风湿病患者,发热往往是风湿病病情活动和加重的重要信号。对于出现发热的患者,先引导至发热门诊就诊,并积极与发热门诊医师沟通,排查急性呼吸道传染病后,转诊至风湿科专科门诊。做到不漏诊传染病,同时也不耽误风湿病诊治。

2. 部分门诊患者接受生物制剂注射治疗,疫情期间生物制剂注射室需按要求严格进行消毒,为患者提供安全的诊疗环境。

二、加强各级医院之间联系,落实分级诊疗及双向转诊

1. 常见风湿病或轻症及病情稳定的风湿病患者,制订治疗方案后,可于当地医院就近就诊。

2. 如有危重、疑难病例,或出现严重风湿免疫病并发症和重要脏器损害、缓解期的慢性疾病患者出现复发,或严重的药物不良反应和不耐受情况患者,建议由当地医院转诊至上级医院。

3. 通过线上会诊、网络会议等多种形式加强各级医院之间的联系,随访患者在转诊后的病情变化,保证更好的治疗效果。

■【患者管理】

突发呼吸道传染病的疫情,给风湿病患者的慢病管理带来巨大挑战。在疫情防控的严峻形势下,需要转变现有的诊疗模式,优化目前的疾病管理措施,维持和促进患者的依从性,构建"疾病自我评估 - 治疗方案调整 - 营养膳食指导 - 康复功能锻炼 - 心理健康支持"五位一体的精细化管理模式,并通过分层策略,进行医疗资源的合理利用,协助风湿病患者顺利

应对疫情。

一、患者疾病活动度自我评估的管理

既往的诊疗模式中,患者至医院就诊,主要由风湿科医护人员进行疾病活动度的监测和评估,并根据结果调整治疗方案。在急性呼吸道传染病疫情期间,风湿病患者就诊难度增加,其疾病活动度的监测和评估需要进行角色转变,由患者扮演最主要的角色。可依托现有的疾病评估管理软件,如智能疾病管理系统,使这一转变得以实现。

可依托现有的疾病评估管理软件,如智能疾病管理系统,使这一转变得以实现。医护人员通过示范和培训,使患者和家属正确掌握风湿病病情评估软件的使用;疫情期间,患者于居住地就近进行疾病活动度实验室指标的检测,如 C 反应蛋白、红细胞沉降率等;远程随访过程中,让患者自我监测和报告疾病的变化,如关节肿胀个数、关节压痛个数、疾病总体评分、疲劳程度、新发皮疹等;患者将上述实验室指标及疾病变化情况上传至软件平台,协助医生评估患者疾病活动度,远程调整治疗方案。

二、患者治疗方案调整的管理

药物治疗是风湿病的主要治疗手段,治疗方案的有效性会受到患者依从性的影响。疫情期间,患者对自身易感性的担忧,以及不能及时复诊导致药物短缺等因素,均会降低患者的服药依从性。因此,医生通过疾病评估管理软件,远程评估患者疾病活动度后,可拟订疫情背景下适合患者的用药方案,并与患者商讨,选择患者接受并易于实现的最优方案。例如行生物制剂治疗或静脉环磷酰胺注射治疗方案的患者,由风湿科医生充分评估病情后,可适当调整方案及用药方式:如改为其他免疫抑制剂治疗,更换为皮下注射剂型自行于家中注射,或更改为口服环磷酰胺治疗。

此外,医生可通过对患者教育及医疗支持两个方面,提高患者的依从性。通过对患者教育,使其认识到坚持遵医嘱服药的必要性,避免自行调整用药方案及剂量。医疗支持方面,充分发挥互联网医院和智慧医药平台配送的优势,减少患者因药物短缺所致停药情况的发生。

三、患者合理利用医疗资源的管理

通过疾病活动度评估及器官功能损害严重度的评估,结合患者年龄、基础病等因素,对风湿病患者进行分层、分类指导治疗,并为患者提供就医支持。

1. 需紧急治疗风湿病患者的管理

(1) 患者出现严重风湿免疫病并发症和重要脏器损害:如出现癫痫、卒中、精神异常等神经精神狼疮的征象,或结缔组织病相关肺动脉高压所致心衰等急症。

(2) 患者出现治疗相关严重不良反应:如药物性骨髓抑制、脓毒症等,需及时到医院就诊。需优化发热门诊或门、急诊至风湿免疫科绿色通道流程,及时救治患者。

2. 暂不需要紧急治疗风湿病患者的管理 处于疾病活动但无明显器官功能损害、低疾病活动度或缓解期的风湿病患者,仍需药物维持治疗及定期随诊。在疫情高峰期或严重地区,可通过互联网线上平台与医生远程沟通,调整治疗方案及完成购药,避免自行停药。

(冯晓雪 黄建林)

第九节　神　经　内　科

神经内科病房主要收治包括急性缺血性或出血性脑血管病(又称脑卒中)、炎症免疫性疾病(脑炎、脑膜炎、脊髓炎、多发性硬化、吉兰 - 巴雷综合征)、发作性疾病(癫痫、周期性瘫痪)、神经系统变性疾病(阿尔茨海默病 / 帕金森病)以及神经肌肉接头和肌肉疾病(重症肌无力、肌营养不良症)等神经系统功能障碍患者。该类患者因神经系统损害导致生理功能退化,尤其是合并有意识障碍、运动障碍者,将直接影响其日常生活自理能力。以最常见的脑血管疾病为例,该类患者以老年患者居多,而老年患者通常合并有高血压病、糖尿病、冠心病、骨关节病等慢性疾病(老年综合征),本身抗病能力差、免疫力弱,是急性呼吸道传染病的易感人群和高危易发人群。在疫情时期,需针对神经内科专科患者的疾病特点,进行针对性防控。

■【防控难点】

1. 神经内科患者病患的特殊性

(1) 老年患者比例高,常与心、肺、肾等重要脏器共病,预后不良。

(2) 免疫功能低下,是急性呼吸道传染病的易感和高危易发人群。

2. 神经内科疾病常累及延髓呼吸、循环中枢和外周呼吸肌,通常会采用气管插管、气管切开行有创通气。气道开放患者,气道与外界直接相通,增加了急性呼吸道传染病感染风险,并且一旦感染,气道开放处形成的痰液、飞沫、气溶胶,将成为重要传染源。

3. 部分急性呼吸道传染病,如新冠肺炎,常累及神经系统,尤其早期以神经系统症状为首发症状时,容易误诊,延误治疗。

4. 神经内科患者因神经系统功能缺损,多伴有行动不便或意识和沟通障碍,满足陪护条件的患者较多,造成病区陪护比例高。同时,因患者本身的行动及沟通障碍,导致陪护人员或家属的陪护难度大,在住院期间的依从性下降。

■【防控措施】

一、门诊管理

目前已观察到,急性呼吸道传染病患者常合并神经系统症状,有时以神经系统症状为首发症状。表现为:言语不清、肢体瘫痪等急性脑血管病症状,头痛、抽搐、意识障碍等颅内感染症状,肌肉酸痛、无力等肌肉损害症状。在疫情防控时期,神经内科医师接诊此类患者时,一定要提高警惕,注意鉴别诊断,做好防护和应对措施。可疑病人先转送发热门诊,排除急性呼吸道传染病后再到神经内科就诊。严格把握入院指征,并进行病原学检测。

减少慢性病患者门诊就诊次数及人员流动。对于病情稳定的帕金森病、阿尔兹海默病、重症肌无力等慢性病患者,组建不同亚病种患者的线上交流群,指导患者居家用药、就近检查,引导患者通过互联网医院进行诊疗咨询和门诊预约。

二、急诊管理

建议将神经内科绿色通道、急诊通道(包括诊室、CT/MRI 室、介入手术室等)与急诊、发热门诊严格分开,确保与发热患者无任何交叉;需紧急救治的急危重症患者,如急性缺血性脑卒中(溶栓窗口期)、癫痫持续状态等,则立即收入单间过渡病房进行诊治;在诊断结果明确前,按照《隔离病房管理规定》有序开展诊疗工作。

1. 急性缺血性脑卒中绿色通道患者处理流程　需要行血管内介入治疗的患者,由神经内科、神经外科、介入科、感染科和呼吸科医师共同评估,须严格把握手术适应证,充分权衡手术获益及风险,各项检查排除感染后,按正常患者手术程序开展介入治疗;高度疑似或确诊患者,原则上不行神经介入择期手术;急危重症患者及时隔离,启动院内会诊,确实需要行介入手术时,应在指定负压导管间或专用导管间进行手术,介入术后转入指定具有负压隔离的监护室,进行单间隔离。手术知情同意书签字,原则上应由与患者无密切接触史的家属签署;对有密切接触史的患者家属,可在隔离状态下,电话沟通并录音作为凭证;无家属者按常规流程上报医务处备案。按国家相关规定尽快启动病原学检测流程,如已排除感染者,可按常规处理;如确诊感染者,应转运至定点医院隔离病房继续治疗。

2. 癫痫持续状态患者处理流程　若患者无意识障碍,预诊筛查暂时排除急性呼吸道传染病,应立即收入单间过渡病房,由神经内科医师进行诊治,待排除急性呼吸道传染病后,再收入神经内科单间病房。全面性发作癫痫持续状态患者,常伴意识障碍及发热,此类患者通常难以完成流行病学调查,这时按照疑似或确诊病例处理;由于病情危重无法转入发热门诊及医院隔离病房,此类患者应在急诊时,设置急诊隔离区域就地隔离后,再由神经内科医师进行诊治,控制癫痫发作;同时启动院内会诊及相关检查,排除急性呼吸道传染病后,收入神经内科单间病房继续治疗;经院内会诊若考虑为疑似患者,应立即报告相关部门,同时控制癫痫持续状态后,收入感染科隔离病房,并安排神经内科医师,定期到隔离病房会诊;若确诊为急性呼吸道传染病,待病情稳定后,及时转入定点医院继续治疗。

三、加强神经内科相关辅助检查防控管理

急性呼吸道传染病疫情期间,应加强脑电图、肌电图、经颅多普勒超声检查(TCD)等相关检查人员的培训。掌握急性呼吸道传染病的流行病学特点和临床特征,严格按照诊疗规范对患者进行筛查,对疑似或确诊病例立即采取隔离措施并及时报告。

由临床医师和检查人员共同评估检查必要性。尽量避免进行侵入式操作,如针极肌电图,蝶骨电极尽量采用贴附式。脑电图检查时尽量避免进行过度换气检查,以控制患者检查中咳嗽及飞沫传播,视频脑电图检查建议收住院排查。疑似或确诊病例不宜行脑电图、肌电图、TCD 检查,应在治疗康复后、病原学检测 2 次以上阴性,并已解除隔离后方可进行检查。

四、加强神经内科康复医疗防控管理

对神经内科患者进行早期康复训练,不仅可以防止患者生理功能减退,促进心理健康,还可以预防和治疗相关并发症和合并症。疫情期间,需要严格把控患者康复指征,做好相应防护措施。如经确诊合并急性呼吸道传染病患者,除非病情特殊需要,原则上不进行早期康复治疗。在具备隔离病房及做好严格防护的条件下,可以由有经验的治疗师,进行必要的康复治疗。

疫情期间,建议成立包括:医师、治疗师、护士、疫情防控人员组成康复评估小组。对患者进行整体状态评估,并制订个体化康复治疗方案;根据患者的实际情况,选择康复场地及设备,避免交叉感染。做好康复宣教和康复指导,积极开展线上康复知识科普宣教,鼓励、指

导患者积极进行居家康复,并提供必要的心理辅导。

【患者管理】

神经系统慢性疾病以老年患者多见,且常合并高血压病、糖尿病、冠心病等其他慢性疾病,是急性呼吸道传染病的高危人群。疫情防控期间需加强对神经系统慢性疾病患者的管理,指导患者居家防控,做好就诊引导,降低急性呼吸道传染病感染风险。

一、帕金森病患者

帕金森病是最常见的神经系统变性疾病之一。患者普遍存在营养不良,易合并焦虑、抑郁情绪和睡眠障碍,跌倒风险高,抵抗力下降,罹患急性呼吸道传染病的风险也较高,属于易感人群。并且如果被感染,发展为重症的风险很高。需加强帕金森病患者居家管理策略,预防感染。

1. 坚持药物治疗　帕金森病患者,若突然停用抗帕金森病药物,有引发恶性综合征等严重事件的风险。应持续服用治疗帕金森病药物,不得随意改动或删减药物。对于病情稳定的患者应开具足量药物,以减少患者到医疗机构就诊取药次数。

2. 帕金森病合并急性呼吸道传染病时,在积极治疗感染同时,保持原有帕金森病药物治疗,不能随意删减;保持充足的血容量,防止体位性低血压;注意情绪管理,加强营养、保持活动,避免进一步细菌感染。

二、痴呆患者

老年期痴呆患者,以阿尔茨海默病和血管性痴呆最为常见。患者常合并脑血管病、高血压病、糖尿病等疾病,使其成为急性呼吸道传染病的易感人群,因此做好防控避免感染十分重要。

三、癫痫患者

1. 疫情期间严格控制癫痫病人入院指标,非必要不入院　正在进行药物治疗的癫痫患者,在疫情期间可以暂缓就医;若患者病情加重,如单纯部分性发作改变为全面强直阵挛发作、强直性发作或失张力发作等致残性发作,甚至出现癫痫持续状态,应及时就医。并严格遵守医院急性呼吸道传染病防控指南,按照流程入院。

2. 癫痫患者住院时间较短,急性期发作控制和确诊后,即可回家进行持续药物治疗。为降低患者复发率及再次入院的机会,应对患者及家属做好引导,指导患者购药、用药,确保患者规律用药治疗。癫痫患者出现发热、咳嗽、憋气、四肢乏力等疑似呼吸道感染症状,要及时到指定发热门诊就诊。

3. 癫痫患者较健康人群更易产生焦虑情绪,且情绪往往较难得到有效控制,临床管理癫痫患者过程中,心理干预不可忽视。医生应与患者站在同一角度,互帮互助。对癫痫患者及家属加强宣教和关心,引导患者走出焦虑,必要时指引就医处理;嘱患者平日适当运动,加强营养,提高免疫力,保持良好心情,战胜疾病。

4. 某些急性呼吸道传染病患者,也可出现癫痫发作。对于既往有癫痫病史且经药物控制良好的患者,当出现癫痫症状突然加重时,要考虑到感染性疾病的可能,治疗可联合使用抗感染药物与抗癫痫药物。须注意,癫痫患者感染急性呼吸道传染病的风险可能增加,要重点排查并增强防护。

(蔡晓冬　李　中)

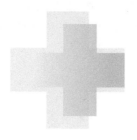

第五章

外　科

第一节　外科总论

外科系统包括神经外科、乳腺外科、胸外科、心脏外科、胃肠外科、肝胆外科、泌尿外科和骨科等专科。在急性呼吸道传染病流行期间，外科接诊的患者存在急重症多、有创性操作多等特点，加之诊治过程中存在病原体暴露和扩散风险，为疫情防控带来了很大的挑战。由于外科手术分为急诊手术、限期手术和择期手术，在疫情期间应根据患者的病情需求，有计划性地调整不同患者的诊疗策略，进行针对性防控。

■【防控难点】

1. 外科急症多，常合并发热　外科收治的急症病例较多，如消化道出血、消化道穿孔、急性阑尾炎、急性梗阻性化脓性胆管炎、急性胆囊炎、外伤、骨折、坏死性筋膜炎等。患者往往病情危急，延误诊治可能出现严重不良后果，且部分患者常伴随发热症状。在呼吸道传染病防控期间，需要排除病原体感染所致的发热，力争在不延误诊疗的前提下，做好疫情防控工作。

2. 外科相关有创性操作较多　围手术期的内镜检查、腔镜手术、气管插管、雾化治疗、吸痰等，操作过程中易产生气溶胶，可能促进呼吸道传染病的播散，并且有创性操作增加了血液、尿液等体液暴露，进一步增加疾病传播风险，对防护措施要求较高。

3. 老年患者和重症患者较多　恶性肿瘤是需要限期手术治疗的主要病种，由于多数肿瘤患者年龄大、病情复杂、常合并其他慢性疾病；外科急重症手术，通常创伤都较大，导致患者术后抵抗力明显下降。此外，手术后陪护需求不可避免，会增加人员聚集，加大疫情防控难度。

■【防控措施】

1. 强化院前筛查,减少人员聚集 对于平诊患者利用网络平台预约完成院前检查后,再进行面诊;根据患者手术需求(急诊/择期/限期)进行分类,专人统筹收治患者,合理安排入院时间,避免人员聚集。

2. 活用网络平台,简化诊疗流程 利用手术实时进程及沟通管理系统,联通手术室、病房和患者家属,优化手术进程管理,便于病房和患者家属了解手术进度,有利于减少手术等候区和人员往返引起的人员聚集。对于需要多学科会诊的疑难病例,如资料相对完善,在入院前或入院后可借助社交软件等网络会议平台,邀请内科、病理科、介入科、影像科等相关科室专家进行线上 MDT 评估并制订治疗计划,简化会诊流程。

3. 规范院内操作,严守防疫要求 严格遵守防疫要求,规范各项外科相关的诊疗操作。术前严格筛查,对于未知病原学检测结果的急重症患者,一律按照疑似患者进行诊治。

4. 加强出院后管理,实现全程随访 对于术后患者,加强线上咨询渠道,为患者术后康复与答疑提供方便,利于减少非必须的门诊与人员流动。应鼓励患者于当地就近的医疗机构,进行术后常规的治疗和复查。病情复杂者,可通过视频等线上答疑方式,必要时联合多学科诊疗提供治疗方案,指导患者于当地医院就近治疗。

■【患者管理】

外科患者应根据其病情缓急程度以及拟进行手术种类(急诊手术、择期手术、限期手术)进行分类,并采取不同的防控策略。

一、需施行抢救性手术的急症患者

外科常见的急症包括急性感染(急性阑尾炎、胆囊炎、胆管炎、坏死性筋膜炎等)、消化道穿孔/出血、外伤、骨折、气胸等。对于此类患者,应完善流行病学史调查、血常规和咽拭子病原学检测。存在细菌感染的患者,多伴随发热,其白细胞计数和中性粒细胞计数升高,可作为与病原体为病毒的传染性疾病相鉴别的要点。急症患者进行疾病相关的影像学检查时,推荐同时行胸部 CT 检查,以了解肺部情况;等待检查结果期间,应积极进行有效的抗感染、补液等对症治疗。若病情危急需要立即手术,但病原学检测结果尚未回复,则应按照疑似病例进行相关防护和操作。

对于疑似或确诊的急症病例,若病情危重,需要立即进行手术抢救时,应向医院、当地疾控部门报备后,于专门隔离病区进行术前准备;安排专用的独立净化机组和单通道手术间;手术过程中减少不必要的人员进出手术间,手术人员及器械护士实施三级防护;麻醉医师在三级防护的基础上进行气管插管及拔管,以防飞沫喷溅;全麻患者需在气管插管与呼吸回路之间放置一次性过滤器;术中应特别注意手术范围,避免探索非常规或罕见手术操作;非必要情况下,尽可能实施开放手术;术中负压吸引应配备过滤装置以去除可能的病原体;术式选择应以简单有效的术式为主,尽量缩短手术时间;为使接触病原体的风险降到最低,尽量减少胃管、肛管、腹腔引流管、胆道引流管、胸腔引流管等管道的留置,以减少体液接触造成的交叉感染。

二、择期、限期手术及病情平稳的住院患者

1. 建立分级分类诊治体系,制订个体化治疗方案 对于进展较快的恶性肿瘤患者,应尽早安排手术;对于高龄中晚期恶性肿瘤,如经 MDT 讨论建议新辅助治疗时,则可在与患者充分沟通后行新辅助治疗;对于因肿瘤引起的胃肠道、胆道等梗阻者,可介入行减压或引流等治疗,为后期手术进行准备;对于择期手术患者(无症状的胆囊结石、非嵌顿疝等),可待疫情缓解后再行手术治疗。

2. 强化入院前筛查,有病原学检测结果方可收治入院 入院后严格进行人员管理,非必要不行消化内镜、支气管镜等有较高暴露风险的侵入性检查,如确实必要则需严格做好防护措施。

3. 对于术前出现发热的患者,应重新进行病原学检测和胸部 CT 检查,鉴别发热原因以排除呼吸道传染病。如合并危及生命的情况,可不等待结果,立刻手术,应按疑似病例进行防护。

4. 针对腔镜手术(以腹腔镜为例),应注意人工气腹建立、术中使用的能量器械如电刀、超声刀等,都会不可避免地产生大量气溶胶,增加病原体传播风险。操作应注意如下细节。

(1) 穿刺孔大小要合适,避免皮肤切开过多,导致气腹气体从穿刺孔旁逸出。术中须另取切口取出标本时,应先用负压吸引吸净腔内的气体。创面妥善止血,防止气体逸出时血液喷溅,造成职业暴露。

(2) 在不影响手术视野的前提下,适当减小气腹压力与流量,减少气体喷溅。

(3) 手术过程中,适当减小能量器械的功率,避免对同一组织进行反复切割,减少烟雾的产生;同时,及时利用负压吸引吸除烟雾以减少气溶胶的播散。

5. 强化加速康复外科理念,鼓励患者早期下床活动,防止下肢深静脉血栓形成;早期进食,促进胃肠道功能恢复;加强呼吸道护理,预防坠积性肺炎,降低肺部感染的发生率;促进患者早期恢复,缩短住院时间。

6. 对于进行气管插管、术后须进行雾化吸入的患者,须警惕雾化产生的气溶胶,导致周围人群感染风险增加。非必要不雾化,可采用其他化痰手段(静脉使用化痰药)替代治疗。必须进行雾化吸入的患者,需在单间进行雾化治疗,雾化过程中使用防护面屏;雾化后开窗通风,不能通风者则在每次雾化后,在每日两次室内循环风消毒的基础上,追加循环风消毒和房间内物体表面清洁消毒。

7. 对于术后发热的患者,应密切观察患者症状、体征、引流液的变化;及时复查咽拭子病原学检测、白细胞、中性粒细胞、淋巴细胞、C 反应蛋白、降钙素原等感染相关指标,必要时复查胸部和手术部位的 CT,以便于鉴别手术相关发热与急性呼吸道传染病导致的发热。

(1) 吸收热:外科患者术后 3 日内可出现低热,体温常不超过 38℃,一般不伴有畏寒、咳嗽和流涕等呼吸道症状,不需要特殊处理。

(2) 呼吸道感染:术后最常见的并发症,常有发热、咳嗽、气促等症状,与呼吸道传染病的常见症状相似,需要进行鉴别以防延误或漏诊。

(3) 术后并发症相关的发热:由于术后出血、穿孔、感染等并发症导致的发热,常有并发症相关的症状和体征,并伴随引流液的变化。

(练 磊 吴小剑)

第二节　神经外科

神经外科是在以手术为主要治疗手段的基础上,应用独特的神经外科学研究方法,研究人体神经系统以及与之相关的附属结构的损伤、炎症、肿瘤、畸形、某些遗传代谢障碍或功能紊乱疾病的学科。急性呼吸道传染病防控常态化期间,神经外科患者,急危重症患者多、流行病学史采集困难、相关手术操作职业暴露风险高,给疫情防控带来巨大挑战。

■【防控难点】

1. 神经外科急症多,病情进展快　神经外科疾病急症病例较多,例如颅脑损伤、脑出血、肿瘤卒中、急性脑积水、大面积脑梗死、动脉瘤等。临床症状复杂多变,病情进展快,患者往往病情危急,延误诊治可能出现严重后果。同时,患者多合并有不同程度的意识障碍,急性呼吸道传染病流行病学史采集困难。

2. 神经外科危重症患者较多　许多脑肿瘤患者入院前已经出现颅内压增高表现,是限期手术的主要对象。首先,由于多数患者病情较重,发病年龄较大,往往合并循环、呼吸系统疾病,术后患者抵抗力明显下降,是急性呼吸道传染病的易感人群;其次,认知功能受损病人对防控措施的依从性差;再次,围手术期生活无法自理患者比例远远超过其他专科,往往需要家属陪护,增加了人员聚集。以上情况都加大了疫情防控的难度。

3. 手术过程容易产生飞沫和气溶胶　神经外科手术时,术者与患者口鼻部位距离较近,开颅过程中可能会磨开鼻旁窦、乳突气房等结构,极易产生带有病原体的飞沫或气溶胶,加大了暴露的风险。尤其是经鼻蝶入路手术,术者直面患者的呼吸,感染风险更高。

■【防控策略】

1. 神经外科常规开颅手术以显微操作为主,对于手术显微镜的依赖程度较高　首先,三级防护下佩戴护目镜及面屏,术者眼睛无法与手术显微镜目镜契合,极大影响了手术者的操作,其次由于防护服的束缚和负压手术间的环境,对术者长期显微操作的稳定性产生了很大影响。手术时,应尽量选择简单、微创的手术方法。如一定需要显微手术者,尽量改用内镜、外视镜等代替显微镜,有条件的单位可使用正压式头罩进行显微镜操作。

2. 神经外科患者术后雾化吸入化痰药物较普遍,容易形成气溶胶　对疑似和确诊患者应尽量避免雾化吸入。不可避免时,可以使用静脉化痰药或面罩雾化吸入,以减少气溶胶的产生。

■【患者管理】

在神经外科,根据以下情况对不同患者进行风险评估:①低风险手术:已排除急性呼吸道传染病的患者行择期、限期和急诊手术;②中风险手术:未完全排除急性呼吸道传染病,但病情危重需行急诊手术;③高风险手术:确诊或疑似急性呼吸道传染病患者,病情危及生命,需急诊手术。另外,根据病情的危急程度以及对患者生命健康的影响,可分为急诊手术、限期手术以及择期手术。

一、急诊手术

1. 开颅手术 首先应做好术前筛查工作,患者和陪护家属均需按照急性呼吸道传染病的诊断标准逐一排查,无异常后进行手术治疗;对病情危重不能等待检查结果回复的急诊手术,执行疑似病例防护等级。由于部分急性呼吸道传染病(如新冠肺炎)的潜伏期较长,因此,应严格限制进入手术室人数,医护人员根据所在地疫情防控要求做好一级或二级防护。如病情危急,确实需要手术治疗,应充分权衡患者手术的获益,对于重型和危重型急性呼吸道传染病患者,原则上以治疗肺炎为主。如病情危急,确实需要急诊手术治疗,应在负压手术室内进行;参加手术的医护人员须穿戴三级防护装置进行手术;术后须转入指定的监护室进行单间隔离。对于急诊开放性颅脑损伤的患者,应先在急诊科行清创缝合,操作过程中严格执行三级防护措施。对已确诊急性呼吸道传染病的高血压脑出血患者,行床边硬通道或软通道钻孔引流术,可取得满意效果。对开颅手术,术中应尽量避免使用术中导航、术中磁共振以及电生理监测,以缩短手术时间;开颅手术时需要高速磨钻和铣刀切开骨瓣,可能会产生含有病毒的气溶胶,因此在开颅手术中使用手摇钻、线锯和咬骨钳,可以减少高速磨钻的使用。手术中还应格外重视使用电刀等设备时产生的气溶胶,因此使用电刀时,应尽可能调至最低有效功率,并使用吸烟装置,同时做好自身防护,减少气溶胶的接触。

2. 介入手术 需要急诊神经介入进行干预,多是神经外科急危重症患者。高度疑似和确诊患者原则上不施行神经介入择期手术;对于脑血管急危重症患者,在严格隔离条件下进行会诊,充分评估手术获益,但原则上仍以治疗急性呼吸道传染病为主;严格对于时间窗内的卒中患者推荐静脉溶栓治疗;蛛网膜下腔出血患者往往有发热,在无法完全排除急性呼吸道传染病前,建议不进入导管室进行检查或治疗,需待排除急性呼吸道传染病后再根据患者的病情决定进一步的治疗;对于确实需行介入治疗的高度疑似和确诊患者,必须在指定的导管室或负压手术室进行,并严格按照三级防护策略进行。对于没有复合手术间的单位,应指定专用的单间作为感染导管室接诊患者,接诊前应关闭层流、新风系统和空调系统,可使用人机共处的消毒柜进行空气净化。

二、限期手术

1. 开颅手术 术中防护措施同急诊手术。
2. 介入手术 疫情期间,对限期手术患者,建议不行介入手术治疗。如若病情需要,可在严密掌握隔离期以及病原学检测的基础上,限期手术治疗。对疑似或确诊病例,建议不行限期介入手术治疗,应以排除及治疗急性呼吸道传染病为主。

三、择期手术

疫情期间,建议不行神经外科择期手术。在疫情控制情况下,排除急性呼吸道传染病感染风险后可考虑收入院。

(杨 超)

第三节　乳腺外科

乳腺外科患者病种相对单一,多为乳腺癌手术、乳腺良性疾病微创手术、乳腺炎保守或手术治疗、乳腺癌患者综合治疗等。手术患者住院日短、周转快;综合治疗患者具有一定的周期性;乳腺炎患者往往伴有发热;在急性呼吸道传染病疫情防控阶段,需严格排除感染后可入院诊治。针对乳腺外科患者短平快、依从性高的特点,制订疫情时期专科化的防控措施。

■【防控难点】

1. 肿瘤破溃以及急性乳腺炎患者来院多有发热病史,需提前鉴别。

2. 乳腺癌患者年龄较大,沟通不便、病区管控生活不便,增加陪护监测难度。

3. 乳腺良性疾病患者周转快,日间手术或者微创手术,1~2 天即出院,增加无症状感染者的鉴别难度。

■【防控措施】

1. 严格按照预约入院,加强筛查　针对肿瘤感染发热、乳腺炎发热患者,提前引导至发热门诊,排除急性呼吸道传染病后收入病区,并进行相对分区收治。

2. 提前安排出院流程,网络预约入院流程　合理配置时间,避免出院患者与新入院患者堆积。

■【患者管理】

一、乳腺炎的处理策略

1. 急性乳腺炎患者　通常表现为乳房局部红、肿、热、痛,伴有发热、寒战。出现发热需提前引导至发热门诊,排除急性呼吸道传染病后再收入病区。若尚无脓肿形成时,建议社区保守治疗;若脓肿已形成,建议积极进行有效的抗感染后择期手术。

2. 部分非哺乳期乳腺炎患者　若出现破溃流脓,可先选择敏感抗生素消炎,待疫情高峰期后再行手术。

二、乳腺癌的处理策略

1. 乳房肿物患者的诊断策略　疫情期间具有乳腺相关症状,怀疑乳腺肿瘤的患者,推荐首选乳腺超声或 X 线检查。因为 MR 检查需要在密闭空间进行较长时间扫描,且特异性低、价格较高,疫情期间不优先推荐,特殊医疗需求下可酌情选择。需要取病理组织活检的患者,应先进行流行病学史询问、体温监测和病原学检测,待排除急性呼吸道传染病后再行活检。

2. 乳腺癌的外科处理策略　恶性肿瘤根治术遵循损伤控制性手术的原则,优先考虑手术时间短、创口小、暴露少的手术。建议:

(1) 首选保乳术而非乳房切除术。

(2) 首选前哨淋巴结活检而非腋窝淋巴结清扫。

(3) 符合新辅助化疗患者,可优先化疗,降期后手术。

（4）有强烈保乳意愿的患者，可优先行新辅助治疗降期后的保乳手术。

（5）开展微创手术，加速快速康复、早期拔管、做好宣教。

3. 乳腺癌的综合治疗策略

（1）在疫情期间，既要考虑乳腺癌患者感染急性呼吸道传染病的风险，也要保障乳腺癌患者化疗的效果。加强对乳腺癌化疗患者的心理护理，使其主动配合医护人员开展治疗和护理工作，有助于患者顺利完成化疗疗程。化疗出院后的患者，如出现骨髓抑制等不良反应，可使用聚乙二醇化重组人粒细胞刺激因子，以减少急性呼吸道传染病感染的风险，优化乳腺癌患者化疗的管理。

（2）以内分泌治疗为基础的治疗方案：能够减少治疗相关不良反应、对机体免疫力干扰较小，同时可减少医院就诊和住院的次数，降低感染风险；对于高龄、HR 阳性乳腺癌患者，可优选新辅助内分泌治疗。

（3）靶向治疗：由于其高效、低毒的临床特点，在疫情期间尤其易得到医生和患者的接受，必要时甚至可仅保留靶向治疗。

（4）乳腺癌需行放疗的患者：治疗前纠正贫血、加强营养，改善病人全身状况，提高机体免疫能力，提高治疗效果。放疗后部分患者可能发生放射性肺炎，出现刺激性干咳，伴气急、心悸和胸痛等症状，需完善相关检测与急性呼吸道传染病进行鉴别，并及时处理相关并发症。

（5）大多数化疗药物有骨髓抑制不良反应　疫情期间需充分告知患者应在化疗后 7~10 天复查血常规。如发现中性粒细胞减少，须在当地门诊进行治疗并自行体温监测。考虑到中性粒细胞减少导致患者免疫功能受损和感染风险增加，建议对于标准化疗结束后 48 小时给予长效粒细胞集落刺激因子一级预防，以最大限度降低发热性中性粒细胞减少的发生。

三、乳腺良性肿物的处理策略

大部分的乳房良性疾病，如乳腺腺病、乳腺纤维腺瘤、导管内乳头状瘤等，可建议延缓外科手术，暂行保守治疗。

（李海燕）

第四节 胸 外 科

胸外科是与呼吸系统紧密相关的学科。发病率高，病种较多，涉及急诊手术、限期手术、择期手术和围手术期并发症的管理。在整个诊疗过程中，胸外科患者都是呼吸道传染病的易感人群，特别是手术后肺部感染的风险增大。疫情期间，既要避免交叉感染，又要满足广大患者的诊疗需求；既要保护好患者，还要保护好医护人员。因此，胸外科管理面临特殊的挑战，需要针对患者的自身情况并结合政府的防控措施，采取相应的诊疗对策。

【防控难点】

1. 患者众多、流动性大　疫情期间随着 CT 筛查的普及，越来越多的肺部结节被检出，致使许多患者呈焦虑状态，于各省市之间反复求医问诊，人员流动性大，需要正确引导，简化预约流程和分流诊治，减少人群聚集，避免交叉感染。

2. 胸部肿瘤患者是胸外科的重点人群　作为我国的高发癌种,肺癌和食管癌占胸外科患者总数的 70% 以上。胸外科手术后肺部并发症高,而肿瘤患者往往老年人居多,免疫功能低下,常合并多种心肺器官基础疾病,使其更容易呼吸道感染。

3. 胸外科经常面临急诊手术　胸外科有很多急症,如胸外伤、自发性血气胸、自发性食管破裂等,这类患者往往需要接受紧急手术以挽救生命。在疫情期间进行急诊手术,防控的难度加大,风险增加。

【防控措施】

一、胸部急诊手术

1. 胸外科急诊手术患者,应调查流行病接触史、症状和体征、CT 影像,并行病原学检查。鉴于新冠病毒等病原体潜伏期较长,即使病原学检测阴性,也要按照疑似病例处理,入住隔离病房,术中采取三级防护机制。术前检测阴性患者,术中气管插管后,通过气管插管对下呼吸道分泌物采样,再次行病原学检测,以提高检测准确性。

2. 急诊疑似急性呼吸道传染病或确诊病例,在病情危及生命的情况下可实施手术,术后严格执行防控要求予以隔离或转定点医院治疗。对参与确诊或疑似急性呼吸道传染病手术的医务人员也应做病原学检测,并行 14 日的医学隔离观察。

二、手术和麻醉过程中严格执行三级防护流程

1. 患者置于独立的负压手术室内进行手术。精简手术参与人数,所有参与手术的医生、洗手护士、巡回护士及麻醉医师实施三级防护机制。

2. 胸外科手术采用气管内插管全麻。尽量在病人静脉麻醉后再行气管插管,以避免患者发生呛咳或呕吐导致污染。气管导管与呼吸回路之间放置一次性过滤器,以减少对呼吸回路的污染。

3. 手术过程中,医护人员的防护应严格按照三级防护。做好患者血液、分泌物和排泄物的防护,应格外重视气管插管、吸痰操作。使用外科能量设备过程可能产生气溶胶,应及时吸走烟雾,尽量减少气溶胶的扩散。

4. 注意做好术后隔离。胸腔引流瓶也具有传染性,要注意防护。手术标本留置后按要求双袋密封后送检。

【患者管理】

一、强化入院管理

1. 限期入院手术患者　大多数是胸部恶性肿瘤,包括食管癌、浸润型肺癌、胸腺肿瘤、恶性生殖细胞肿瘤等,必须严格执行预约制度,按计划诊疗。依照疫情防控要求,患者和家属于附近医院完成血常规、生化常规及病原学检测,并通过电话、社交软件或互联网医院平台等预约床位,经医务人员确认患者无接触、无感染方能安排入院,入院后复测病原学。

2. 急诊需要手术的患者,包括严重的胸外伤、自发性血气胸、自发性食管破裂、大咯血、气管及支气管异物损伤等,严格按照急诊分诊防控要求,先到急诊科救治,做术前准备与排

查,并向医院主管部门汇报,通知手术室进入急诊手术防控流程。

3. 择期手术患者,包括良性肺疾病、纵隔囊肿、良性纵隔肿瘤、贲门失弛缓症、胃食管反流、膈疝、手汗症和漏斗胸等,建议暂缓手术。

二、随诊复查实施分层管理

1. 低风险或中高风险地区患者 到了疾病复查时间节点,无特殊不适症状或体征(如突然发生的声音嘶哑、胸痛、呼吸困难、无意中发现的颈部包块、咯血等),建议延后复查时间,待疫情控制后再到医院就诊。

2. 低风险地区患者 出现突然发生的声音嘶哑、胸痛、呼吸困难、无意中发现的颈部包块、咯血等不适症状,可按时返院复查。

3. 中高风险地区患者 出现突然发生的声音嘶哑、胸痛、呼吸困难、无意中发现的颈部包块、咯血等不适症状,建议前往当地医院进行就诊,相关检查资料可通过上级互联网医院进行会诊。

总之,疫情期间,建议患者就近就诊,尽量避免跨地区就诊。

三、鉴别肺部结节与新冠肺炎

肺部结节是目前胸外科门诊最常见的病例之一,特别是肺部磨玻璃结节。新冠肺炎的影像学早期表现可能表现为磨玻璃影,因此要注意鉴别。

1. 早期新冠肺炎的 CT 表现 单发或多发磨玻璃样密度结节状、斑片或片状影,病变常分布于外 1/3 肺野或胸膜下;局限性病变,表现为斑片状、亚段或节段性分布为主。

2. 早期肺癌表现 肺部磨玻璃结节,病灶密度较均匀,边界较清楚;可能带有少量不规则的实性成分,还可能有血管征、空泡征等。首次发现的肺部磨玻璃结节,务必要求随访观察,一般随访 2~3 个月后无明显吸收或快速增大者,方可考虑磨玻璃结节为早期肺癌。这样可避免将无症状的新冠肺炎误诊为早期肺癌。

四、评估肺结节手术的必要性和可行性

目前,关于肺部结节的处理主要参考我国的中国临床肿瘤学会(CSCO)指南及美国国立综合癌症网络(National Comprehensive Cancer Network,NCCN)指南。对于偶发性肺部结节,需结合患者的年龄、吸烟状态、既往肿瘤病史、家族史等基础上,对其患癌风险进行评估。随后,基于结节本身的影像学特点及其大小分别采取不同的处理方式。

1. 实性结节 如结节最大径不足 6mm,可不予处理,1 年后复查 CT;如结节最大径介于 6~8mm,可暂不予处理,半年后复查 CT;如结节最大径大于 8mm,则需结合其具体情况考虑采取 3 个月后 CT 复查、PET/CT 定性或手术活检等处理方式。

2. 部分实性结节 如结节最大径不足 6mm 且为孤立性,可 1 年后复查;如结节最大径大于 6mm 且为孤立性,可酌情 3~6 个月后复查 CT;如结节为多发病灶,则不论大小,均建议3~6 个月后复查 CT。肺部结节如在随访过程中出现实性成分增高或结节增大等异常表现,则考虑为恶性结节可能,须结合新冠肺炎疫情风险分级,尽快干预。

(1)在疫情控制之前,如患者结节属于可随访状态,可于当地医院随访复查,在复查后可将影像学电子版资料发与胸外科工作人员进行评估比较。

（2）在疫情控制之前，如患者结节属于可疑恶性状态，可通过网络平台邀请医院专家开展多学科讨论，评估治疗方式。

（3）在疫情控制之前，如患者结节需外科干预，则需结合患者属地风险程度进行分层处理：如患者属于低风险区域，可依照防控要求到医院就诊。如患者属于中高风险区域，则建议就近就医；如所属区域没有医院有条件开展手术治疗，则可根据条件采取如穿刺活检、射频消融等保守治疗方式，待疫情控制后及时联系上级医院评估进一步治疗方式。

五、食管癌患者的分期诊疗对策

食管癌属于限期手术患者，患者可能有进食、饮水困难，存在营养不良风险。患者收治入院后根据检查结果采取手术治疗、新辅助治疗或其他系统姑息治疗等。

经过内镜、消化道造影、CT及心肺肝肾功能等评估，进行临床分期，采取分期治疗原则，包括以下几种情况：

1. Ⅰ期患者为争取最佳的治疗效果，尽管在疫情条件下，也应行病灶切除术。如果诊断为 cT_1aN_0 食管癌，肿瘤侵犯至黏膜固有层、黏膜肌层或者黏膜下层上 1/3，首选行内镜下切除术；如果诊断为 cT_1bN_0，建议在严格疫情防控条件下行微创食管癌切除术。

2. Ⅱ~Ⅲ期患者肿瘤侵犯黏膜下层或者深至固有肌层且淋巴结阴性即 cT_2N_0，非疫情期间可以选择肿瘤切除术；疫情期间，可以先做术前的新辅助治疗。对有区域淋巴结转移的患者，尽管肿瘤可以切除，但依据指南推荐，建议先做新辅助治疗，暂时不手术。

3. Ⅳ期患者肿瘤累及心脏、大血管、气管、椎体或者邻近腹腔器官（包括肝脏、胰腺和脾脏），为不可切除。另外，有锁骨上淋巴结转移或远处转移考虑也不适合首选手术。需经多学科讨论选择适合患者的综合治疗方案。

六、疫情期间暂停肺功能检查，应综合评估术前的肺功能

肺功能检查是用于评估肺部通气、弥散功能的重要手段，充分的肺功能评估对胸外科手术安全意义重大。除了常规的肺功能检查外，尚有其他方式可用于评估患者肺部摄氧能力。因此，在疫情期间医院暂停肺功能检查的前提下，可采取这些评估方式来替代。

依据《中国胸心外科围手术期气道管理指南（2020版）》，除了传统肺功能检查之外，还可通过心肺联合评估获取患者的最大氧耗量（VO_2max），并基于此评估具体手术风险。如 $VO_2max<10ml/(kg\cdot min)$，围术期风险较高，不适合开展胸外科手术；$VO_2max$ 介于 $10\sim20ml/(kg\cdot min)$，可酌情开展胸外科手术；$VO_2max>20ml/(kg\cdot min)$，可耐受包括全肺切除在内的手术治疗。

在评估最大氧耗量（VO_2max）的方法中，比较常用的是登楼试验和步行往返试验。在登楼试验中，目前认为登楼超过 22m 的患者其 $VO_2max>15ml/(kg\cdot min)$，或 1 分钟登楼 15m 的患者其 $VO_2max>20ml/(kg\cdot min)$，1 分钟登楼 12m 的患者其 $VO_2max>15ml/(kg\cdot min)$。针对登楼困难者可开展步行往返试验，患者如果能够在 10m 的间距中连续往返步行 38 次，或 5 分钟内步行达 25 次，则认为其 $VO_2max>15ml/(kg\cdot min)$，可耐受胸外科手术。

七、术前接受新辅助治疗后的胸部肿瘤患者

对于一些被诊断为局部晚期的胸部肿瘤患者，通常需接受术前的新辅助治疗，包括术前

的化疗、放疗、靶向治疗和免疫治疗等。这类患者在经过2~3周期的药物治疗或放射治疗后，身体功能发生变化，免疫力下降，围手术期间容易出现并发症，特别是呼吸道感染。疫情期间，这些患者的治疗也应谨慎决策。

1. 如果患者接受新辅助治疗后出现临床部分缓解或完全缓解，提示肿瘤对所用药物有明显疗效，在疫情期间，可以继续使用原来方案，视疫情发展情况决定下一步是否手术。

2. 如果患者接受新辅助治疗后出现临床疾病进展，提示肿瘤对所用药物无明显疗效，需要进一步调整治疗方案，暂不手术。

3. 如果患者接受新辅助治疗后肿瘤无明显变化，处于稳定状态，为使患者最大限度获益，此时应尽快按原计划进行手术治疗，以免疾病进展。

（廖洪映）

第五节 心 脏 外 科

心脏外科的患者主要包括冠心病、先天性心脏病、心脏瓣膜病、主动脉疾病、心肌病、心脏肿瘤、心包疾病、心脏外伤等疾病。心脏疾病均为限期手术疾病，需要限期外科干预。其中某些无法代偿的婴幼儿先天性心脏病、危重感染性心内膜炎、合并并发症的冠心病、主动脉夹层、心脏肿瘤、心脏外伤及完全失代偿的终末期心脏病等患者需要紧急干预。手术时机滞后往往带来不可逆转的后果甚至危及生命。因此，需要个体化调整诊疗策略，这为急性呼吸道传染病疫情的防控带来了巨大挑战。

【患者管理】

一、急症患者依照急诊流程安排治疗

心脏外科常见的急症包括危重感染性心内膜炎、合并并发症的冠心病、主动脉夹层、心脏肿瘤、心脏外伤等。对于可排除急性呼吸道传染病患者，按照常规急诊手术流程安排治疗。对于疑似或者确诊的急症病例（如病情不允许进行急性呼吸道传染病排查者按疑似或确诊急性呼吸道传染病患者流程处置），上报医院主管部门后，通知麻醉科、手术室、输血科、体外循环科等相关科室做好准备后，在三级防护下进行手术。

对于疑似或确诊患者，不推荐进行胸腔镜、达芬奇机器人辅助等微创手术。尽量简化手术，缩短手术时间，术中注意个人防护。

二、择期手术患者进行维持治疗

在急性呼吸道传染病疫情暴发期间，国内外专业机构均建议：通过药物短期内可维持相对稳定状态的患者、具有心脏外科手术指征的患者，包括先天性及后天性心脏病患者，均建议暂时推迟择期手术，按照定期随访的方案进行药物维持治疗，同时避免感染暴露的风险。

三、限期手术患者进行个体化调整

1. 无心衰表现、无并发症发生、无合并症或特殊情况（如癌症、妊娠、新生儿等），病情可在药物控制下保持稳定患者，疫情严重期间建议暂缓治疗，疫情过后尽早治疗。如疫情期间，

病情有加重,且心内科治疗后无效,可考虑外科手术治疗。

2. 合并心内血栓的瓣膜病　瓣膜病中晚期往往合并房颤,极易形成心内血栓,脑血管意外发生率高,并影响患者长期预后及生存质量,需限期手术,建议尽早手术治疗。

3. 常见存在猝死可能的疾病　梗阻性肥厚型心肌病、冠心病(严重左主干病变)、左房黏液瘤、主动脉瓣狭窄疾病患者存在猝死风险,尤其是已发生过晕厥、心肌梗死、急性心衰等的情况且未手术治疗者,病死率极高。一经确诊,需限期手术,不保守治疗。

4. 对于合并肺高压的简单先天性心脏病,如房间隔缺损、室间隔缺损、动脉导管未闭、不完全型心内膜垫缺损、肺动脉瓣狭窄等,早期手术治疗可获得治愈效果。疾病进展至出现肺高压阶段,属疾病中晚期,继续药物治疗或保守治疗,肺动脉高压可进展至不可逆转阶段,发展成艾森曼格综合征。一经确诊,需限期手术。疫情严重期间,可选择药物保守治疗。保守治疗期间,需每月门诊复诊监测病情变化,疫情过后尽早手术治疗。

5. 冠心病患者均建议不保守观察,应尽早手术。因一旦发生并发症,则手术风险增高。尤其是对于存在不稳定型心绞痛、近期心肌梗死、合并室间隔穿孔、合并大室壁瘤、合并乳头肌功能不全或断裂、合并瓣膜病变、左主干病变的患者。

6. 终末期心脏病患者需进行心脏移植,药物控制病情稳定的前提下,可保守治疗,等待移植。如心衰无法控制,需机械通气、呼吸机辅助呼吸等,符合国家心脏移植紧急等待状态的患者,需及时住院等待移植手术。

7. 卵圆孔未闭患者可无症状,但如反复发生脑血管意外,并经神经内科排查后,确诊卵圆孔未闭为病因可能性大时,就限期手术,避免再次发生脑血管意外。

8. 心衰无法控制的先心病,如动脉导管未闭、室间隔缺损、房间隔缺损,复杂性先天性心脏病如肺静脉异位引流、心内膜垫缺损、大动脉转位、肺动脉闭锁等,需尽早手术。另外,如成年人中可见的急性主动脉瓣窦瘤破裂合并心衰,药物治疗难以控制的情况下,亦需要急诊手术进行矫治。

(熊　迈)

第六节　胃肠外科

胃肠外科主要诊治包括胃、小肠、结直肠、肛门的各种良恶性、先天性、后天性的器质性病变,其中以急腹症、胃肠道肿瘤和肛门良性疾病为主要病种。急腹症多起病急,需要紧急外科干预;胃肠道恶性肿瘤需限期治疗,延误治疗可能影响患者预后,且常需个体化诊疗策略。这都为急性呼吸道传染病疫情的防控带来了巨大挑战。

■【患者管理】

一、急症患者依照急诊流程安排治疗

胃肠外科常见的急症包括消化道出血、消化道穿孔(溃疡、外伤或恶性肿瘤)、急性阑尾炎、嵌顿疝、坏死性筋膜炎、肠系膜血管栓塞、肛周脓肿等。对于可排除呼吸道传染病者,按照常规急诊手术流程安排治疗。对于疑似或者确诊的急症病例(如病情不允许进行呼吸道传染病排查者按疑似或确诊患者流程处置),上报医院主管部门后,通知麻醉科、手术室等相

关科室做好准备后在三级防护下进行手术。

对于疑似或确诊患者,不推荐进行腹腔镜手术,推荐采用简单有效、风险更小的手术方式(如开腹阑尾切除术、胃肠穿孔修补术、胃肠造瘘等)解除急症,避免行创伤大、风险不可控的手术方式(如胃大部切除术、全胃切除术等)。对于下消化道手术,应适当放宽预防性肠造瘘的指征,对于吻合口位置较低、吻合不满意的患者,或曾行放化疗、糖尿病患者,吻合口漏风险较高,应积极行预防性肠造瘘;如需行胃肠吻合,尽量使用吻合器以缩短手术时间;为了将接触病原体的风险降到最低,尽量减少引流管、胃管、肛管等管道的留置以避免体液接触造成交叉感染;肠梗阻切开胃肠道减压时,应以肠钳控制近远端以防止粪便喷溅;连接管道进行胃肠道负压抽吸时,应注意管道系统的密闭性,防止粪便逸出污染术者及环境。

二、限期手术患者进行个体化调整

1. 胃癌患者建议实施以分期为导向的综合治疗策略

(1) 早期胃癌病程进展慢,延后治疗时间弹性较大,疫情严重期间建议暂缓治疗,但不应超过 3 个月。

(2) 进展期胃癌可通过 MDT 讨论制订或调整治疗方案,手术应尽可能简化操作、减少并发症发生,避免采用风险高或非常规的手术方案。疫情期间,手术风险显著增加且防护要求高,局部进展期胃癌未合并梗阻、出血等急症者,可优先考虑行新辅助化疗。治疗方案优先推荐两药或单药口服方案,以降低患者治疗相关风险。胃癌术后辅助化疗推荐采用氟尿嘧啶类药物联合铂类的两药联合方案或单药口服,Ⅲ期患者优先推荐两药联合方案。

(3) 晚期胃癌应在排除呼吸道传染病后进行评估分层:对于 4~8 小时内可完成的短程治疗患者,可通过日间病房或者门诊进行治疗,缩短患者住院时间;对于病情严重(如合并重度贫血、肠梗阻等)的患者应及时收治入院;对于老年或合并症较多的患者,宜采用较温和的治疗方案,如口服药、靶向药或单药治疗,且需注意单次给药剂量,根据具体情况进行调整;对于一般状况较差的患者,由于感染风险增高,建议以营养和支持治疗为主,不建议进行抗肿瘤治疗;行转化治疗的患者也应考虑其化疗耐受问题;腹腔热灌注化疗等需特定医疗条件的治疗,可视医疗中心条件进行。

(4) 疫情期间,化疗方案宜选择采用方便、安全、低剂量、长间隔周期的方案,优先采用相对温和、便利的口服药物,或选择安全、不良反应少、后遗效应小(如靶向或免疫治疗)的药物,以减少白细胞降低、发热等可能增加鉴别诊断困难的不良反应,建议不要放化疗联合或化疗联合靶向治疗等高强度治疗。

2. 结直肠癌患者建议按照手术的分类调整其治疗策略

(1) 急诊手术:对于出现原发病灶出血(内镜或介入治疗无效)、穿孔、梗阻的结直肠癌患者,建议行急诊手术治疗。

(2) 限期手术:在疫情期间,常规手术应以安全、高效为原则,以加速患者康复出院、减少术后并发症的发生为主要目的。避免采用权威指南或诊疗规范以外的手术方式,包括疗效待定及过大范围的淋巴结清扫、复杂的消化道重建方式等。对于中低位直肠癌或术前存在梗阻的结直肠癌患者,建议适度放宽造瘘或预防性造瘘指征以避免发生吻合口漏、腹腔感染等并发症,导致二次手术,延长患者住院时间,增加交叉感染的风险。

早期结直肠癌($cT_1N_0M_0$)首选内镜治疗,内镜下切除须满足以下条件:①肿瘤最大径

<3cm;②肿瘤活动,不固定;③T_1期肿瘤;④病理分型为高/中分化;⑤术前影像学检查无淋巴结转移征象;⑥无血管淋巴管浸润或神经浸润。术后病理检查证实为T_1期肿瘤,如果肿瘤切除完整、基底阴性且具有预后良好的组织学特征(如分化程度良好、无脉管浸润),则可不追加外科治疗。如有预后不良的组织学特征,或切除不完整,或基底阳性,则须追加外科手术治疗,手术建议在内镜切除后30天内进行。

在疫情严重时期,可在充分告知患者的前提下,对部分局部进展期结肠癌患者采取等待观察策略(30~60天),争取度过疫情高峰期再行手术。对于具备根治手术指征且积极要求手术的部分结肠癌患者和局部进展期直肠癌($cT_2N_0M_0$)患者,应排除急性呼吸道传染病感染后进行相关的术前检查及手术。

(3)择期手术:疫情期间,对进展期结直肠癌及转移性结直肠癌患者采取择期手术策略,可以减少患者在医院的暴露时间,降低交叉感染的风险。

针对局部进展期结肠癌患者(影像学评估cT_4)和中低位局部进展期直肠癌患者(影像学评估cT_{3-4}或N+),如原发灶无出血、穿孔、梗阻等风险,经MDT评估后可选择新辅助治疗。结肠癌新辅助化疗方案可采用FOLFOX方案或CapeOX方案,一般应用2~4个疗程。CapeOX方案的应用方式便捷,更适合在疫情期间采用。对因为封闭管理患者无法外出的区域,建议患者采用口服卡培他滨化疗2~3个疗程(42~63天)。直肠癌患者推荐行新辅助放化疗,放疗方案为45.0~50.4Gy/25f,在放疗期间同步口服卡培他滨化疗,新辅助治疗后8周行手术;疫情期间为减少患者每日到医院进行放疗,也可将新辅助放化疗改为mFOLFOX6单纯新辅助化疗4周期(56天)。

对于结直肠癌肝转移患者,如经MDT讨论可一期根治性切除,建议首选新辅助化疗2~3个疗程,推荐方案为CapeOX方案,治疗后择期行结直肠癌原发灶切除及肝转移灶切除或射频消融。对于评估后无法行根治性切除者,建议行转化治疗,化疗方案建议首选CapeOX方案,同时根据基因检测结果,选择合并靶向药物治疗。

三、择期手术患者建议延缓治疗

大部分肛门良性疾病,如轻症痔、陈旧性肛裂、肛瘘、肛乳头肥大、藏毛窦等,建议延缓外科手术,暂行保守治疗。

(练 磊)

第七节 肝胆外科

在急性呼吸道传染病流行期间,肝胆外科仍然有必要开展一定的医疗护理工作,例如,急性胆道感染(特别是急性重症胆管炎)、梗阻性黄疸、消化道出血、肝脓肿、急性重症胰腺炎等急重症需要急诊处理;肝细胞癌、转移性肝癌、胰腺癌和胆道系统恶性肿瘤等需要限期手术。肝胆疾病,特别是肝胆肿瘤的患者抵抗力、免疫力低下,是急性呼吸道传染病的易感人群,非常容易发生院内交叉感染,在急性呼吸道传染病流行期间,做好疫情防控非常必要。

■【患者管理】

1. 肝胆良性疾病或恶性肿瘤合并急重症的处理策略　肝胆疾病的急重症患者包括急

性梗阻性化脓性胆管炎、肝脓肿、胆囊坏疽穿孔、急性重症胰腺炎、门静脉高压症合并上消化道大出血、肝癌破裂大出血及由于肿瘤进展和治疗后的严重不良反应等。这些患者病情重,流行病学接触史不详,筛查时间有限,是院内感染的高危人群。应对策略包括:

(1) 在强力对症处理维持生命体征稳定和密切监测的前提下,对患者争取确切的急性呼吸道传染病病原体快速检测、行胸部 CT 检查,明确排除急性呼吸道传染病感染和疑似情况后,针对不同的急重症进行对应的处理。

(2) 处理原则是抢救生命的前提下,快速有效控制病情,治疗手段越简单越好,优先考虑非手术治疗。例如,在强有力的抗感染和支持治疗的基础上,急性梗阻性化脓性胆管炎在超声或 CT 引导下行 PTCD、肝脓肿在超声或 CT 引导下行肝脓肿穿刺置管引流、胆囊坏疽穿孔在超声或 CT 引导下行胆囊穿刺置管或腹腔穿刺置管、急性重症胰腺炎在超声或 CT 引导下行腹腔积液和坏死组织的穿刺置管引流、门静脉高压症合并上消化道大出血行内镜下套扎或组织胶注射、肝癌破裂大出血行介入栓塞止血术,尽量先通过以上方案缓解病情,避免急诊手术的不确定性和高风险性。

(3) 对于大出血休克需紧急手术止血的患者,如胰腺手术后腹腔内大出血,无法及时行急性呼吸道传染病感染筛查,应紧急联合医院相关科室共同做好预防措施,按三级防护标准在负压手术室施行手术抢救。

2. 肝胆肿瘤的诊断应对策略 肝胆肿瘤大多起病隐匿,早期常无明显症状。在急性呼吸道传染病流行的情况下,具有慢性肝病、胆道结石或寄生虫感染和慢性胰腺炎病史的高危人群,就可能中断前往医院进行定期检查;部分患者出现上腹部不适、轻度黄疸和消化不良等早期症状,也可能因为恐惧疫情或忽视症状不前往医院检查而耽误早期诊断。针对肝胆恶性肿瘤的诊断困难,应对措施是:高度重视高危人群或出现早期症状的情况,可在做好防护措施的情况下在社区医院或属地医院进行初步筛查;如怀疑肝胆肿瘤可网上咨询和预约经验丰富的肝胆胰腺外科中心进一步确诊。

3. 肝胆系统恶性肿瘤的外科处理策略 在急性呼吸道传染病疫情流行期间,需要根据肝胆系统恶性肿瘤患者具体病情采取个体化的应对策略。

(1) 多数肝胆系统肿瘤适当延缓手术时间不会发展为不可切除的肿瘤。即使 1~2 个月后评估发现肿瘤进展迅速,已不适合手术,说明肿瘤恶性程度极高,很可能初始手术疗效也并不满意。此外,肝癌的整体疗效并不会因为 1~2 个月的手术延期或 1~2 次随访缺失而有根本性的影响。

(2) 对于合并 HBV 和 HCV 感染的肝癌患者,可以利用疫情等待手术的时间,严格控制病毒水平,为后续治疗提供良好的肝功能基础。

(3) 转移性肝癌往往是疾病的晚期,应该进行全身系统性治疗,优先选择口服化疗药物来控制病情。

(4) 对于合并黄疸的胆管癌患者,可以考虑置管引流,减轻黄疸,改善营养状况。肝门部胆管癌患者,也可利用等待的时间,行门静脉栓塞增加残肝体积,降低后续手术风险。

(5) 胰腺癌患者如果出现黄疸,减轻黄疸治疗指征可适度扩大,即使是低位梗阻或总胆红素 <200μmol/L,先施行 PTCD 减轻黄疸,待黄疸消退和疫情控制后再行根治性手术。

(6) 对于可切除胰腺癌患者,可先实施 1~2 个周期不良反应较轻的新辅助化疗。

(7) 对于交界性可切除或局部进展期胰腺癌患者,首选新辅助化疗,达到降期和转化目的,疫情控制后再行手术切除。胰腺癌患者行新辅助治疗前需要病理学诊断。在急性呼吸道传染病流行期间,由于条件所限不能行内镜超声引导活组织检查,可在多学科团队模式下根据影像学、肿瘤标志物及 IgG4 检测水平等综合判断分析,以临床诊断作为新辅助治疗的依据。多学科团队讨论可采用网络会议模式,避免人群聚集。

4. 肝胆系统恶性肿瘤的介入治疗策略　介入治疗是肝胆系统恶性肿瘤的重要治疗手段。但在急性呼吸道传染病流行的疫情期间,介入手术室同样存在感染风险,而且接受介入治疗的肝脏肿瘤患者多为中晚期,免疫力较差,在疫情期间被感染的风险更高。肝癌介入治疗通常需要多次进行,每次介入治疗一般没有固定的间隔时间,而是根据患者的病情和疗效来确定。针对这些病情特点,处理措施包括:

(1) 疫情期间,建议肝癌患者先进行复查,临床医师评估复查结果后告知患者是否可以延期介入治疗手术。如能延期介入手术,应与患者积极沟通其必要性和可行性,减轻患者的心理负担。如病情紧急不能延期手术,则及时安排救治并做好防护。

(2) 介入治疗后,会出现轻重不等的化疗、栓塞后不良反应,需要一定的恢复时间。应加强保肝和营养支持治疗,注意休息和加强营养,适当服用保肝、抗肿瘤药物,合并 HBV 感染者持续抗病毒治疗。

(3) 部分介入治疗联合靶向或免疫治疗有效的患者,可以延长介入治疗的间隔时间,但需在医师指导下规范用药,不能随意停药或减药。

5. 肝胆系统恶性肿瘤的系统性治疗策略　在急性呼吸道传染病流行期间,系统性治疗对于不能手术的肝胆系统恶性肿瘤患者意义重大。但是,系统性治疗具有一定的副作用,导致患者免疫力下降,此时需要采取较好的应对策略。

(1) 胰腺癌的新辅助和辅助治疗方面,在疫情期间可根据患者的一般情况采用低毒性化疗方案,如改良 FOLFIRINOX 或白蛋白紫杉醇联合替吉奥、吉西他滨联合替吉奥等方案,以减少严重骨髓抑制发生。

(2) 绝大多数中晚期肝细胞癌患者没有手术机会,其治疗主要是以靶向药物为主,如索拉非尼、仑伐替尼和瑞戈非尼等,可在一定程度上控制疾病进展,以上靶向药物均是口服药物,患者可以居家服用。在疫情期间,对于初次治疗的普通患者,在评价肝功能的基础上,建议从小剂量开始服用靶向药,避免起始大剂量造成明显不良反应。对于服用过一段时间靶向药物,病情较稳定的患者可增加处方时间,尽量居家服药,避免多次往返医院取药。对于年龄较大、身体状况较弱、病情进展较慢的患者可暂时观察,避免服药后出现明显不良反应,多次返院。如有疑问,肝癌患者可通过互联网、电话等方式咨询相关人员,尽量居家在医师指导下处理不良反应。

(3) 对于不能手术的晚期胆道系统恶性肿瘤患者,以全身化疗为主要治疗手段。疫情期间可把握以下原则:

1) 分级处理:医师首先要对患者病情进行合理的分级。对于病情进展较快,短期内生命可能受到威胁的患者进行优先治疗,可在日间病房或门诊完成,尽量缩短患者和家属的在院时间;对于病情较稳定、进展缓慢、暂时不会威胁生命者,可予以密切观察,延迟化疗。

2) 安全第一:无论是初治患者或是二、三线治疗,在兼顾疗效的同时,尽量采用温和的治疗方案,避免发生严重骨髓抑制降低免疫力,减轻消化道反应,避免反复就诊。

3) 合理调整:可适当延期化疗,延期不超过 1 个化疗周期,往往不会影响疗效。如果预计短期内不能恢复静脉输液化疗,可选择口服化疗药或以靶向药物替代。目前,胆道系统恶性肿瘤患者接受根治术后进行的辅助化疗,并无统一的标准,辅助化疗是否能给患者带来益处尚不明确。一般情况下,针对淋巴结阳性或者切缘阳性患者,可考虑给予术后化疗。但疫情期间,建议患者不行术后化疗,可密切观察;如果高危因素较多,复发转移风险大,建议考虑氟尿嘧啶类药物单药口服治疗。

6. 肝胆系统恶性肿瘤的放疗策略 放疗是肝胆系统恶性肿瘤的重要治疗手段之一,其主要与手术、介入治疗、靶向治疗、化疗等联合应用。放疗涉及患者 CT 模拟定位、MRI 模拟定位以及治疗时患者的流动等,放疗科虽然加强定位室和治疗室防疫措施,减少患者聚集,但仍会存在一定的感染风险。疫情期间,放疗的应对策略包括:

(1) 就近治疗:在疫情期间,患者应考虑就近治疗,到离家最近的医疗机构进行治疗。

(2) 肝癌术后放疗的建议:对于肝胆系统恶性肿瘤术后高危患者,例如切缘阳性或切缘近的患者进行术后放疗。由于主体手术已完成,并无明确肉眼肿瘤残存,可适当延后放疗,待疫情控制后再行放疗。在等待期间,患者要注意营养支持,促进术后恢复,提高免疫力;如果等待时间较长,可考虑先给予化疗或靶向治疗维持。例如肝内胆管细胞癌术后高危患者可考虑先行化疗,若静脉化疗不方便进行时,可考虑口服化疗。

(3) 不可手术肝癌的放疗建议:对于不可手术的肝胆系统恶性肿瘤,尤其是肝细胞癌伴门脉癌栓的患者,放疗是重要的治疗手段。在疫情期间,由于此类患者病情较重,免疫力更低,此时肿瘤放疗与减少感染风险之间较难抉择,应更多从病情和就近治疗的条件予以考虑。首选营养支持治疗,同时考虑暂时口服靶向治疗药物控制病情进展,有条件时或在疫情逐渐缓解的条件下,再加用其他治疗手段,包括介入和放疗。

(4) 姑息放疗的建议:对于放疗姑息止痛,例如骨转移的放疗等。由于为姑息治疗,疫情期间,可以根据病情需要考虑替代的止痛和治疗手段,例如化疗或止痛药物治疗,放疗可酌情考虑延迟或后选。

7. 肝胆系统恶性肿瘤的影像科处理策略 在急性呼吸道传染病流行期间,肝胆系统恶性肿瘤患者的影像学检查,整体原则是服从疫情需要出发,减少不必要的接触,就近进行必要的检查,并需优选检查项目。必需的肿瘤影像检查要就近,外地患者可以选择当地医院进行。检查建议优选有影像云系统的医院,检查结束后可以通过分享二维码,肝胆多学科诊疗团队进行远程影像学会诊。

疫情期间,肿瘤影像学检查要有优选策略。影像学检查要从简,选用对临床价值最大的检查。影像学诊疗规范中,肝胆系统肿瘤常规检查主要为超声、CT、MRI 检查。以超声检查最为方便,但超声检查医患接触最为密切,容易引起交叉感染,同时超声检查在肝胆系统恶性肿瘤的评估中,存在着一定的诊断盲区问题。因此,疫情期间,超声检查不作为首选。增强 MRI 对肝胆系统恶性肿瘤局部评估效果最好,但评估范围仅限于局部,且扫描时间相对较长,容易造成人群聚集。增强 CT 对肝胆局部的评估不如增强 MRI,但优势在于能够评估肿瘤的全身状况,而且检查较为快速。需要特别指出的是,对于肝脏局部的扫描,要重视扫描时相的抓取,可以采用多种精准血流监测技术,以采集到肝脏的动脉晚期图像。除了常规检查以外,疫情期间可以暂时不选择 PET-CT 这类相对昂贵的检查。

(潘卫东)

第八节 泌尿外科

泌尿外科专科诊疗范围广、常见病多、就诊人群年龄跨度大,且年幼儿童和老年患者不少见,这两类人群是急性呼吸道传染病的重点关注对象。泌尿外科日常诊疗工作中,以发热为首发症状就诊患者的比例较高,需要鉴别、排除急性呼吸道传染病。因此,在疫情防控常态化时期,需要对泌尿外科专科患者进行针对性防控。

■【防控难点】

1. 泌尿外科儿童患者常见,儿童群体免疫功能未健全,属于易感人群。在疾病期或围手术期的患儿,抵抗力更差,受病原微生物感染的风险更高。此外,儿童无法独立生活,需要家长陪护,导致病区内人员增加,增加了防控管理工作难度。

2. 有些急性呼吸道传染病的病原微生物会经过尿液传播,而泌尿外科医护人员在诊疗过程中常常会接触到患者的尿液,有病原体暴露的风险。如钟南山院士团队曾在尿液中成功分离出新冠病毒,说明尿液有潜在传播急性呼吸道传染病的风险。

■【患者管理】

一、手术患者的分级诊疗

泌尿外科不同疾病诊疗流程之间存在着明显差异。在急性呼吸道传染病疫情下,应在遵循疫情防控原则的基础之上,严格把握手术指征;根据手术分类,选择合适的手术时机。达到疫情时期的个体化治疗目的。

1. 急症患者的急诊治疗措施 泌尿外科常见急症包括肾绞痛、尿潴留、肾破裂、睾丸扭转等。在疫情影响之下,泌尿外科的急症处理也应进行相应的调整。

(1) 急诊手术:如肾破裂、睾丸扭转等可能会给患者带来器官毁损甚至生命危险,需尽快安排急症手术处理。对于已排除急性呼吸道传染病的患者,可以按常规急诊手术流程进行诊疗;对于疑似或确诊急性呼吸道传染病患者(如病情不允许进行急性呼吸道传染病排查者按疑似或确诊急性呼吸道传染病患者流程处置),在积极抢救的同时,上报医院主管部门。并在医院协调下,与麻醉科、手术室等相关部门协同合作,保证医护人员安全前提下实施救治。手术方式也尽量选择创伤小、风险可控的手术方式。

(2) 急诊操作:泌尿外科除手术外,存在大量侵入性操作,部分侵入性操作可在床边完成,可以有效防止急症进一步恶化。如急性尿潴留患者行导尿术或膀胱造瘘术、输尿管结石引起肾积水和肾积脓的患者行超声引导经皮肾穿刺造瘘术,通过床边操作即可解除泌尿系急症患者的危急情况。若泌尿外科急症患者为急性呼吸道传染病确诊或疑似病例,医务人员应做好三级防护和准备,在专门的隔离病区进行操作,可减少患者院内转运,降低院内疫情播散的风险。

2. 限期手术患者诊疗策略调整 在疫情期间,应该遵循权威指南和诊疗规范进行治疗决策,减少不良事件的发生。

(1) 对于限期手术患者,在不影响病情控制和治疗效果的前提下,可适当延后手术时间。

如恶性肿瘤经专家组评估恶性程度较低、治疗效果良好的患者,可在沟通后先行新辅助治疗,待疫情高峰期过后再行手术治疗。

(2) 对于部分符合治疗指征的患者,可考虑适合的微创手段,如体外冲击波碎石治疗尿路结石、消融治疗处理体积较小的肾肿瘤,以及内镜下切除早期单发的尿路上皮肿瘤。

(3) 对于病情进展较快的恶性肿瘤患者,如具备根治手术指征,应在排除急性呼吸道传染病后行手术治疗。

3. 择期手术患者建议暂缓治疗 泌尿外科良性疾病,如精索静脉曲张、鞘膜积液等,大部分患者症状并不严重,且不影响患者生活质量和寿命,可建议暂缓手术治疗,先行保守治疗,待疫情控制后择期手术。

二、相关症状患者的鉴别

急性呼吸道传染病多以发热、乏力、干咳为主要表现。这些症状也可出现在泌尿系统疾病患者临床表现中。因此,除常规病史外,要注意对患者进行详细的流行病学史调查,包括旅居史、接触史等。以下为常见伴有发热症状的泌尿系统疾病鉴别要点。

1. 泌尿系统感染 有畏寒、发热,多为间歇热。有尿频、尿急、尿痛,血白细胞总数和中性粒细胞计数升高,尿白细胞计数明显升高。

2. 尿石症 起病急,伴有明显腰背痛,可有腹部绞痛、恶心呕吐,伴有尿频、尿痛。血白细胞、中性粒细胞计数和 C 反应蛋白均升高,多数患者有镜下血尿。影像学检查可发现有尿路结石。

3. 泌尿、生殖系统恶性肿瘤 可伴发热,早期无特异性症状,中晚期可出现体重减轻、恶病质。血常规可见血红蛋白下降,白细胞总数正常或轻度升高。影像学可发现局部肿块。

(邱剑光)

第九节 骨 科

骨科主要包括创伤外科、脊柱外科、关节外科等,以诊疗各类骨折、关节畸形、神经卡压、四肢脊柱畸形等疾病为主。患者常因创伤和手术导致免疫力低下,是呼吸道传染病的易感人群。鉴于骨科诊疗疾病的特点,如手术多,尤其是急症手术较多,患者住院时间相对较长,支具和内固定物使用较多,这些都使感染风险增加。因此,在急性呼吸道传染病疫情期间,需要针对骨科患者的特点进行防控。

【防控难点】

1. 骨科患者的特殊性 老年人群比例高,常合并多种心肺器官基础疾病;此外,骨科患者常因创伤和手术导致免疫力低下。

2. 住院时间相对较长 骨科患者平均住院日长、多需家属陪护使人员增加。须严格规范病区管理、优化出入院流程、减少人群聚集。

3. 患者常需使用支具和内固定物,相关器具的消毒尤为重要。

4. 由于诊疗需要,医生与患者直接接触较频繁。医护人员和患者要严格做好个人防护。

5. 患者住院期间出现发热,除考虑急性呼吸道传染病所致外,应注意鉴别是否由创伤或骨科手术后并发症所致。

6. 骨科手术较多,特别是急诊手术多。因此要严格落实手术相关疫情防控措施。

■【防控措施】

1. 做好人员防护　医护人员为患者加装和拆除支具、进行体格检查和换药时,均应做好个人防护、手卫生及支具的消毒。一次性使用支具应即用即弃;可重复使用的支具,应在每次使用后进行规范清洁消毒,有条件的医疗机构宜专人专用。

2. 规范骨科手术特殊器具使用　部分手术术中需使用磨钻、关节置换手术敲击假体等操作,术中容易造成患者血液、体液、冲洗液等飞溅。手术医师术中应轻柔操作,防止患者血液、体液、冲洗液等飞溅造成污染。使用电刀时应尽量调至最低有效功率,同时使用吸烟装置,防止气溶胶产生。医护人员需特别注意规范操作,动作准确,避免出现针刺伤、刀扎伤等意外。

■【患者管理】

一、骨科患者分层评估处理

骨科常见收治病种包括:各类骨折、关节畸形、神经卡压、四肢脊柱畸形等。根据各类疾病发展速度、不同治疗目的,结合患者体力、合并的基础疾病和患者意愿,综合评估,实现分时限、分类治疗。

(一) 限期或急诊手术患者

急诊手术的骨科病人,常伴有开放性损伤、严重骨折和软组织损伤,为抢救患者生命和挽救功能,需行急诊手术处理。手术指征主要包括:①污染性创伤,如开放性创面进行清创缝合、负压封闭引流和冲洗等;②出血性创伤,如骨折伴血管神经损伤、部分不稳定的骨盆骨折等;③压力性创伤,如骨筋膜间隔室综合征的切开减压手术;④骨折合并其他严重创伤。

1. 疑似或确诊急性呼吸道传染病患者

(1) 皮肤开放伤,且伴有血管、神经、肌腱及脏器损伤者:应压迫或缝扎血管止血、探查标记神经、缝合固定肌腱,一期清创闭合伤口,严密观察患者生命体征。

(2) 开放性骨折:首先进行伤情评估,包括全身状况和局部情况的评估;一期清创复位骨折断端,缝合开放性伤口后行石膏、夹板或者支具固定患肢,必要时行骨牵引固定。

清创原则:高能量开放性骨折建议12小时内清创;低能量开放骨折建议24小时内清创。以下情况需要尽快清创:①创口严重污染;②出现筋膜室综合征早期症状;③合并肢体需要修复的血管损伤。

(3) 首诊医师需要在急诊病历中详细记录疾病诊断、手术操作过程及后期诊疗意见;隔离结束后,尽快行二期手术治疗;若隔离留院观察期间出现病情变化,危及生命,应立即进行手术,以挽救患者生命。

2. 普通患者

(1) 若仅为软组织及韧带损伤,开具口服或外用活血止痛药物,做好科普宣教,离院居家休息,必要时电话或网上咨询。

(2) 若仅为皮肤开放伤,未见血管、神经、肌腱损伤患者,只需门诊进行清创缝合或换药、注射破伤风免疫球蛋白、口服抗生素 1 周,并指导患者自行居家换药。

(3) 若为闭合性骨折或脱位,手法复位后行石膏固定,告知患者注意事项后居家休养。

(4) 若为开放性损伤伴血管、神经、肌腱断裂,或者开放性骨折、脱位伴有脏器损伤的患者,应立即电话通知科室并记录备案,筛查胸部 CT、病原学、血常规 + 血型及感染八项。若伤情紧急而检查结果未回复,则视为疑似或确诊病人,一期清创复位骨折断端,缝合开放性伤口后行石膏、夹板或支具固定患肢,必要时行骨牵引固定,手术应在负压手术间进行,待排除急性呼吸道传染病后尽早行二期手术治疗。

(二) 择期手术患者

择期骨科手术主要包括:①脊柱疾病,如腰椎间盘突出症、颈椎病、腰椎管狭窄症、颈椎后纵韧带骨化、胸椎黄韧带骨化等;②运动系统疾病,如韧带、关节损伤等;③四肢神经卡压的疾病,如腕管综合征、肘管综合征等;④髋膝关节疾病,如股骨头坏死、膝关节骨关节炎等。在不影响病情与安全的前提下,明确告知患者病情和预后;部分症状不严重,且不影响生活质量和寿命的患者,可建议暂缓手术治疗,先行保守治疗,待疫情控制后择期手术。

二、疑似症状患者的处理和鉴别

(一) 处理原则

1. 疑似症状患者转过渡病房隔离诊治,加强体温监测和不良反应监测。

2. 判断手术、用药、并发症与疑似症状的相关性。

3. 完善血常规、C 反应蛋白、红细胞沉降率、降钙素原等感染学指标。

4. 申请相关专科(呼吸内科、心内科、重症医学科等)线上会诊,指导专科诊疗,必要时转相关专科后续治疗。

(二) 鉴别和处理

1. 发热患者的鉴别和处理 患者住院期间若出现发热,除考虑急性呼吸道传染病感染所致外,应注意鉴别是否由创伤或手术后并发症所致。结合患者发热出现时间,各类炎性指标变化(白细胞、中性粒细胞、淋巴细胞、CRP 及降钙素原等)及引流管、创面渗液等情况综合判断是吸收热、其他感染或急性呼吸道传染病引起的发热,并予以对症和对因治疗。

2. 坠积性肺炎主要发生于骨折长期卧床的患者,尤其是老年、体弱和伴有慢性病的病人。应鼓励功能锻炼,及早下床活动。

3. 脂肪栓塞综合征常发生于成人,是由于骨折处髓腔内血肿张力过大,骨髓被破坏,脂肪滴进入破裂的静脉窦内,可引起肺、脑脂肪栓塞。临床上出现呼吸功能不全、发绀,胸部 X 线显示广泛性肺实变。该病以对症支持治疗为主,采用多种方式维持患者血氧饱和度及水、电解质、酸碱平衡。对于病情危重者,需行气管切开以解除患者呼吸困难。

4. 肺损伤、脊柱骨折合并肋骨骨折患者,骨折端可使肋间血管及肺组织损伤,并发气胸、血胸或血气胸,引起严重的呼吸困难。对于该并发症,其治疗的原则是排出胸腔气体、闭合漏口、促进患肺复张、消除病因及减少复发。

(陈克冰)

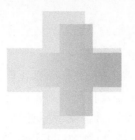

第六章

妇 产 科

第一节 妇 科

在急性呼吸道传染病发生时,妇科诊疗工作需保持分层有序地进行,同时保障医护人员安全,妇科常见病、多发病的相关处理需结合疾病自身特点,并配合疫情防控特殊时期的要求。

■ 【防控难点】

1. 妇科病种多、病史复杂,精准判定病情并分层细化管理难度大,疫情防控期间做好门、急诊及住院病房患者分层管理,根据病情不同将患者群细化分类、优化诊疗流程、减少人群聚集。

2. 妇科急诊具有病情发展迅速、生命体征变化快等特点。需紧急评估后立即开展急诊救治手术,如妇科急腹症(异位妊娠破裂出血、黄体破裂、卵巢肿瘤蒂扭转等)。

3. 妇科恶性肿瘤患者自身免疫力差,部分患者接受抗肿瘤综合治疗后免疫力进一步下降,易合并感染。并且发生感染后,疾病进展快,预后差,需要重点关注。

■ 【防控措施】

1. 门诊患者分层管理 严格按照疫情防控期间的防控要求,执行"三级预检分诊"管理。提前规划、在线通知、合理配置、避免聚集等措施管理门诊及入院患者。危重症病情,如腹腔内急性失血性休克、妇科恶性肿瘤破裂出血等危及生命需实施紧急救治的患者,立即进行紧急救治的同时,启动院内急性呼吸道传染病专家会诊等相关流程。妇科恶性肿瘤术后及综合治疗后随诊、妇科良性疾病后续随诊,可充分利用网络平台。

2. 住院病房管理 针对妇科急症需急诊入院患者,如异位妊娠破裂出血等,可预留过渡病房。设置病区外单独谈话间,并在此完成拟行手术的患者家属术前谈话和签字。需注意妇科恶性肿瘤患者自身免疫力低下,病毒易感性风险高。应加强病区患者及家属宣教,如住院期间严格佩戴好口罩、不可互串病房等。

■【患者管理】

一、妇科手术患者管理

1. 急诊手术管理　术前评估妇科急诊手术患者,应根据患者病情及生命体征进行术前评估。

(1) 若经评估患者出血量多且生命体征不平稳、甚至危及生命,应当以挽救患者生命为原则,紧急实施院内急救,并详细询问患者及家属流行病学史;术前、术中做好防护工作,设置单间病房作为观察病区,并尽快完善病原学检测与胸部 CT 检查,以明确是否感染急性呼吸道传染病。

(2) 若经评估患者生命体征平稳,则需详细询问流行病学史,并完善病原学检测与胸部 CT 等检查。

(3) 急诊手术指征,包括妇科急腹症(如异位妊娠、黄体破裂、卵巢肿瘤蒂扭转等)、妇科急性出血且生命体征不平稳者(异位妊娠破裂腹腔大出血、妊娠相关不全流产所致阴道大出血、瘢痕妊娠所致阴道大出血、围绝经期子宫内膜异常增生 / 病变以及生殖系统良恶性肿瘤等突发出血),以及经医生评估必须经手术治疗才能控制出血的情况。

2. 非急诊手术管理

(1) 择期手术患者诊疗建议:对于需行妇科择期手术患者,若经评估可保守治疗者,疫情防控期间建议居家观察,并利用互联网医院等网络平台进行远程诊疗,待疫情控制后再行后续手术治疗。

(2) 限期手术患者诊疗建议:对于需行妇科限期手术患者,应当在限期范围内,完善疫情防控期间入院前病原学检测,排除急性呼吸道传染病后在限期范围内酌情延迟手术实施时间,并根据医院防控流程及拟入院安排,等待合适时间办理入院。

二、妇科恶性肿瘤防控建议

妇科恶性肿瘤属于消耗性疾病,且多数患者具有需周期性放疗和化疗、慢性疾病急性加重等特征。患者在经历过重大手术、放疗和化疗等治疗后,其免疫力低下,自身对各种病原体感染的防御能力下降,属于急性呼吸道传染病的易感人群。妇科恶性肿瘤患者,若感染急性呼吸道传染病,病死率极高。因此,在急性呼吸道传染病疫情防控期间,应要求妇科肿瘤患者严格遵循疫情防控的各项措施,并可通过 MDT 诊疗机制,与肿瘤内科、呼吸内科、放疗科、麻醉科、医院感染管理科、发热门诊等科室联合会诊讨论评估患者病情,制订个性化诊疗方案。兼顾疫情防控与肿瘤治疗,严格把握手术指征和时机,确保患者在急性呼吸道传染病疫情防控期间获得最佳诊治效果,以免延误加重病情。

1. 妇科恶性肿瘤手术处理原则　妇科恶性肿瘤可发生破裂、扭转、出血、感染等,甚至会危及生命。应遵循急诊手术原则及时实施急诊手术,手术期做好相应的防护措施。对于限期手术患者,可根据疾病不同时期选择手术时机。

（1）对于恶性肿瘤晚期或病情进展迅速，病灶范围较大且已发生肠道梗阻、出血等并发症的患者（如卵巢癌并发肠梗阻、泌尿系统梗阻或腹腔内出血等），应尽早诊治。对有手术机会的患者，应在限期范围内尽快安排手术治疗。

（2）对于早期患者，可根据肿瘤特点和疫情情况决定后续诊疗时间。

（3）对于癌前病变患者（宫颈鳞状上皮内病变等），可适当放宽诊疗时间至疫情平稳后。

2. 妇科恶性肿瘤围手术期管理　疫情防控期间，术前应综合评估妇科恶性肿瘤患者的病情，包括急性呼吸道传染病的再次核查排除、术中出血量预估、积极联系输血科做好术前备血、确保输血供应、术中注意精细操作、尽可能减少出血等。对于术后发热患者，应尽快明确发热原因，做好术后常见症状与急性呼吸道传染病的鉴别；对于不能排除急性呼吸道传染病者，还需再次进行病原学检测；对于不能明确原因的发热患者，应转至缓冲病区，提高防护级别，再次详细调查患者及家属的流行病学史和进行胸部 CT 检查，必要时请院内专家组会诊。发现疑似或确诊急性呼吸道传染病病例，应当及时上报医院相关部门并按转运流程执行及处理。

3. 妇科恶性肿瘤放、化疗处理建议

（1）加强治疗期间患者的自我防护：除按照常规进行妇科肿瘤患者的管理外，应当避免患者在治疗中感染急性呼吸道传染病。坚持"一患一室"诊疗，治疗结束后嘱咐患者注意休息，加强营养，避免人群聚集。

（2）积极处理治疗后相关不良反应：对于前次化疗发生重度骨髓抑制及伴有发热或出血患者、老年女性等高危人群，建议在化疗后预防性使用粒细胞刺激因子和粒细胞集落刺激因子，以免出现化疗后严重骨髓抑制导致的免疫力低下，进一步增加罹患急性呼吸道传染病的风险。

（3）化疗后发热：化疗后若出现发热，探究发热原因时，要做好与急性呼吸道传染病的鉴别。必要时再次行胸部 CT 检查，请院内专家组会诊，不除外急性呼吸道传染病者需要尽早隔离。接受放疗的妇科恶性肿瘤患者的处理原则同化疗。

4. 妇科恶性肿瘤腹腔热灌注化疗处理建议　急性呼吸道传染病疫情防控期间，妇科恶性肿瘤患者行腹腔热灌注化疗（hyperthermic intraperitoneal chemotherapy，HIPEC）需谨慎，应严格掌握适应证和禁忌证。在进行诊疗前根据病情进行综合评估，与患者及家属充分沟通诊疗方案后决定。疫情防控期间应尽量避免手术暴露及交叉感染风险，对于 HIPEC 前不用进行外科手术治疗的患者，可选择经超声引导完成腹腔置管。HIPEC 患者治疗期间有可能出现一过性发热，若体温≤38.5℃，暂时不做特殊处置；若患者在急性呼吸道传染病疫情防控期间出现发热，需明确发热原因，做好 HIPEC 治疗过程中的一过性发热与急性呼吸道传染病所致发热的鉴别。

（陈淑琴）

第二节　产　科

妊娠期妇女由于身体负荷增加，细胞介导的免疫耐受反应，免疫力下降，是急性呼吸道传染病的易感人群。同时孕妇感染呼吸道传染病及诊疗过程，都有可能对胎儿造成影响。而妊娠至分娩过程中，需要定期来医院做产前检查，又增加了孕妇感染风险。在急性呼吸道传染病流行期间,如何能确保妊娠妇女必要的产前检查和相关疾病筛查,合理计划临产和分娩时机,又尽可能减少孕妇复诊时间,降低孕产妇感染风险,是产科医生需要特别关注的问题。急性呼吸道传染病流行期间产科相关疾病治疗及感控管理策略分述如下。

【防控难点】

1. 急性呼吸道传染病对孕妇的影响　急性呼吸道传染病可以发生在妊娠各个时期,尤其以妊娠晚期多见。孕产妇作为特殊人群,潮气量生理性增加,肺泡过度通气,易发生轻度呼吸性碱中毒;对酸中毒损害的缓冲能力降低,功能残气量减小,耗氧量增加;容易在合并子痫前期、围生期心肌病、多胎妊娠、使用抑制宫缩的药物(β_2-肾上腺素受体激动剂、硫酸镁)和糖皮质激素等情况下发生急性肺水肿。同时,孕妇腹腔内压力增加,食管括约肌张力降低,易发生吸入性肺炎。因此,晚期妊娠和围生期女性感染后发展至重症可能性较大。特别是合并肥胖、心肺和免疫相关基础病变的高危孕产妇,在合并病毒性肺炎时应警惕病情变化。

2. 急性呼吸道传染病对胎儿的影响　孕妇罹患病毒性肺炎可能导致早产、胎儿生长受限及围生儿病死率增加。与普通人群相比,妊娠期呼吸道感染孕妇发生子痫前期、早产、胎儿宫内发育受限的概率更高,且患者常伴发热。新生儿可能在出生时或者出生后,通过呼吸道感染。因此,需要避免已经感染的母亲或者家属密切接触新生儿。

3. 放射性检查对胎儿的影响　胸部影像学检查尤其是 CT,对病毒感染孕妇的病情评估具有重要参考价值。对于疑似急性呼吸道传染病或感染急性期孕妇,可使用 CT 或 X 线进行胸部检查。但建议仅在可以给孕妇带来绝对治疗帮助时,方可使用造影剂。孕妇在接受胸部 CT 检查前应签署知情同意书并采取必要的腹部防护措施。

4. 疫苗接种问题　目前国内使用的呼吸道病毒疫苗多为灭活疫苗,对胎儿无异常影响。女性接种疫苗后,如发现意外妊娠,无须因接种过疫苗终止妊娠。在没有其他疫苗接种禁忌证的情况下,建议妊娠期、哺乳期女性接种灭活疫苗和蛋白亚单位疫苗,不推荐 mRNA疫苗、载体疫苗。同时,妊娠期和产褥期女性处于血液高凝状态,接种新冠疫苗后需关注相关血栓栓塞性疾病风险。

【防控措施】

1. 成立产科专科传染性疾病患者医疗救治团队　传染病非定点收治医疗机构内的产科,可考虑成立应急抢救团队,由固定人员负责无法转诊的疑似或确诊孕产妇的医疗救治工作,以降低救治过程中的感染扩散风险。团队中应包括:产科高级职称医师至少2人,中级职称医师至少2人,资深助产士至少2人,科室感控专员1人,医院级别感控专员1人。小组成员除应掌握疾病相关医疗知识外,还应接受严格的感控相关知识培训及考核;除专科操作外应熟练掌握三级防护的实施,防护服的穿脱等操作;掌握医院相关感控管理规定,在紧急情况下可以在院级感控专员的指导下,安全完成患者救治及善后事宜。

2. 制订疫情防控期间未感染孕产妇产检管理规章制度　医疗机构应结合自身情况制订"疫情防控期间孕产妇管理办法",包括产检策略调整、门诊和急诊就医指引、住院分娩相关防疫规定等内容。

3. 加强孕产妇健康教育宣传　根据国家卫生健康委员会妇幼健康司《关于加强新型冠状病毒肺炎疫情防控期间孕产妇疾病救治与安全助产工作的通知》精神,疫情防控期间助产机构应加强孕妇健康宣教工作。可通过社交软件推送、直播、网上孕妇学校群、专科网站、电话咨询、远程会诊、互联网网上问诊等多媒体诊疗模式,加强对孕产妇健康教育和咨询指导,帮助孕产妇做好自我监测和居家防护。对于孕产妇分类管理中绿色及黄色的低风险孕妇,可适当延长产检间隔,尽量只安排在大约孕 12 周、20 周、28 周和 36 周时产前检查就诊。对于孕产妇分类管理中处于红色及橙色的高风险孕妇,在尽量减少就诊次数,合并必要检查时间的情况下,通过定期随访,指导孕妇掌握自我监测体质量、血压、计数胎动、宫缩频率等基本技能。指导孕产妇识别孕期异常情况,出现异常及时就医;指导孕产妇正确识别和应对临产征兆,及时前往助产机构住院分娩。对原建档机构调整为新冠肺炎救治定点医院的孕产妇,要尽早做出合理安排;对其中临近预产期的,要协调落实产检及分娩机构,并及时通知到位,确保衔接。建议产妇产后不在月子会所进行休养,宜居家休养。产褥期无特殊的产妇,可延迟复诊时间。充分应用多媒体诊疗模式,选择线上孕妇学校和咨询热线平台等与科室保持密切联系。应提醒产妇与婴儿如有发热等不适症状时应及时到定点医院就诊。

4. 非定点医疗机构产科接诊疑似或确诊孕产妇流程　如门诊或急诊就诊产妇情况危急,包括临产(活跃期)和可能危及生命安全的产前出血、子痫、胎儿宫内窘迫、先兆子宫破裂等需立即终止妊娠的情况,又疑似或确诊急性呼吸道传染病的孕产妇,需经产科副高级及以上职称人员评估判断产科情况,决定是否就地处理。就地处理需立即汇报专科主任调派人员,组织专科救治团队,汇报医务科、医院感控科,迅速组织 MDT 实施救治。如病情平稳、短时间内不会分娩的病例,应立即转入隔离病区进一步排查诊断。一经确诊,立即转运至定点救治医疗机构进一步救治。

5. 紧急情况下分娩场地及要求　所有疑似或确诊急性呼吸道传染病的急危重症孕妇,应尽量使用专门的呼吸道传染病隔离产房或负压/传染病专用手术间。如需手术,建议在发热门诊完成术前准备及各科会诊,联系手术室完成人员物资准备,直接转运至手术室。尽量减少中间流动环节,产房、手术间内物品尽量提前准备充足,精简参加接生或手术人员。医护人员严格执行三级防护。分娩时所有医护人员必须严格执行防护,其中包括戴工作帽、穿防护服、鞋套(建议使用长款)、医用防护口罩、护目镜、防护面屏、戴上双层手套罩住防护服衣袖。防护必须贯穿整个分娩过程,包括阴道检查、人工破膜术、应用产钳助产、自然阴道分娩、手术阴道分娩和剖宫产。分娩接生及手术均使用一次性产包、手术包。分娩后的医疗垃圾装入黄色医疗废物袋,内套双层感染性废物袋,按规定方法转运。接产器械及手术器械外贴"发热患者专用或急性呼吸道传染病患者专用"标识,单独放置并单独进行后续消毒处理。产妇分娩后或术后在原地由助产士观察,等待病原学检测结果。密切观察生命体征、宫缩情况、阴道出血等,尤其是体温、血氧饱和度及咳嗽等情况。待病原学检测结果及感染科会诊意见决定产妇去向。分娩前至少提前半小时联系新生儿科做好会诊准备,新生儿产后与母亲分开单间隔离,由专人监护。患者转出后对传染性疾病专用房间、隔离产房或负压/传染专用手术间按照医院感控科相关规定严格进行终末消毒。

■【患者管理】

救治妊娠合并急性呼吸道传染病的孕产妇,需要强调 MDT 合作。MDT 团队应包括产科、儿科、感染科、感控科、呼吸内科、心血管内科、麻醉科、ICU、检验科、放射诊断和超声医学科、医务科等相关人员。

一、咨询其他专业科室意见

肺炎相关治疗策略应遵从感染科专科医师治疗意见,产科医师应向患者及其他专业医务人员提供药物对胎儿损伤的相关咨询及建议。

二、抗病毒药物治疗

急性呼吸道感染包括急性无并发症性支气管炎、咽炎、鼻-鼻窦炎及普通感冒等,大多数是由病毒引起,无须抗生素治疗。常用抗病毒药物妊娠期安全性评估如下[仅讨论《新冠肺炎诊疗方案(第八版)》中推荐的抗病毒药物]。

1. 应谨慎使用 α-干扰素　孕早期使用有阻碍胎儿生长发育的风险。因此,应尽量避免在孕早期使用 α-干扰素。

2. 洛匹那韦或利托那韦为孕期相对安全的首选药物方案,此类药物在 FDA 药物安全等级中属于 C 级,权衡利弊后使用。

3. 瑞德西韦是一种新型核苷酸类似物,在体外具有抗 SARS-CoV-2 活性,目前用于治疗新冠肺炎重症孕妇。

4. 由于氯喹及其代谢物能够穿过胎盘,应谨慎使用磷酸氯喹。

5. 阿比多尔非孕期首选。

6. 应禁止使用利巴韦林　利巴韦林可能具有致畸作用,特别是妊娠前 6 个月内应避免使用。

7. 谨慎使用中药。

三、其他治疗

1. 激素治疗　《新冠肺炎诊疗方案(第八版)》推荐甲泼尼龙 0.5~1mg/(kg·d),用于新冠肺炎治疗。对于具有医学指征的早产,是否使用皮质类固醇加速胎儿成熟和减少围生期并发症应个体化决定。如需要促胎肺成熟,推荐使用地塞米松或倍他米松。

2. 对症治疗　应谨慎使用对乙酰氨基酚,其在 FDA 妊娠药物安全等级中属于 B 类。对一般人群,建议将体温维持在 38℃以下即可,体温过低不利于抗病毒治疗。但孕妇持续发热易对胎儿产生不利影响,孕妇体温应尽量控制在正常范围内。

3. 预防血栓治疗　对于所有妊娠/产后的急性呼吸道传染病患者,若是因产前或产后产科/内科疾病而住院治疗,或者仅因急性呼吸道传染病的严重程度入院,均建议启动静脉血栓预防治疗。对于非重症或危重症且可能在数日内分娩的孕妇,产前血栓预防可使用普通肝素,5 000U/次,每 12 小时 1 次,皮下注射。普通肝素通常比低分子量肝素更容易逆转,因此对于可能即将分娩的孕妇,一般首选前者。对于短期内不会分娩的孕妇,以及产后女性,可选择低分子量肝素,40mg/d。

四、产科专科处理意见

1. 分娩时机　急性呼吸道传染病不是终止妊娠的指征。应根据患者病情及妊娠孕周、胎儿情况进行综合分析。具体分娩方式由产科副主任医师及以上职称医生确定。终止妊娠指征包括:

（1）产科指征：胎儿窘迫；已足月；产科医生根据产妇情况，权衡利弊决定终止妊娠指征。

（2）母体病情指征：①经治疗后母体病情无好转，不能维持继续妊娠；②继续妊娠危及母儿生命；③符合国家卫生健康委员会定义的重型和危重型患者。终止妊娠期应向患者及家属详细告知病原体感染对母亲、胎儿的影响，治疗及药物应用可能带来的潜在致畸风险，同时讨论分娩方式的选择。

对于重症孕妇，要多方考虑，需要个体化确定分娩时机。一方面，母亲如尚未产生抗体，其新生儿就可能没有被动免疫。另一方面，妊娠期通常会发生氧消耗增加和功能残气量降低，这些变化可导致孕妇的肺炎恶化。

对于未行气管插管的急性呼吸道传染病住院患者，可考虑在妊娠大于孕 32~34 周分娩。即使产妇的状况可能在第 2 周恶化，也不提倡在妊娠 <32 周时分娩，因为极端早产儿的并发症发生率和死亡率均较高。对于已插管且存在急性呼吸道传染病危重症的住院孕妇，若孕妇病情稳定，则主张在妊娠 32~34 周分娩，但这可能加重孕妇病情。从胎儿可存活的孕龄至孕 32 周之间，只要孕妇状况保持稳定或有改善，建议采用持续孕妇支持和胎儿监测继续妊娠，以改善围产儿状况。某些情况下，孕妇可能需要体外膜氧合（ECMO）技术。

2. 分娩方式 有条件的情况下，建议分娩尽量在负压隔离病房进行。分娩方式根据产科指征选择阴道分娩或剖宫产。因急性呼吸道传染病患者常出现呼吸道症状，耗氧量增加，在产时处置中建议增加手指脉氧监测。

《妊娠期与产褥期新型冠状病毒感染专家建议》中提出：产科医师可考虑适当放宽剖宫产指征。新冠肺炎孕妇剖宫产的指征包括：①胎儿窘迫；②临产但短时间内不能完成分娩；③病情控制不理想，呼吸困难（呼吸频率增快≥30 次 /min），手指氧饱和度≤93%；④CT 提示大面积病毒性肺炎或 48 小时内病灶进展 >50%；⑤重症及危重症患者经积极治疗无好转；⑥其他需剖宫产终止妊娠的产科及内外科状况。

考虑到工作人员的风险，对于行剖宫产术的急性呼吸道传染病孕妇，建议采用区域性硬膜外麻醉；对已行气管插管的患者，可采取气管插管全身麻醉。手术应由高级职称医师完成，应尽量缩短手术时间，降低出血及感染风险。分娩过程中不应延迟结扎脐带。新生儿出生后应立即与产妇隔离，减少接触传染的可能。

五、母乳喂养指导

建议无医学指征，感染孕妇不应抑制泌乳，可在康复后继续母乳喂养。

（李婕 高羽）

第三节 生殖医学

辅助生殖医学具有特殊性，助孕患者治疗需要一定的时间限制和连贯性；部分患者延迟提供辅助生殖助孕，容易导致妊娠能力的不可逆丧失；因为医学知识缺乏和社会舆论压力，不孕患者存在不同程度的压力和焦虑，情绪问题和行为异常在疫情防控期间更加严重。因此，在急性呼吸道传染病疫情时期，需要根据助孕患者的特点进行针对性防控。

■【防控难点】

1. 助孕患者的特殊性

(1) 助孕患者人数多,患者进入周期后需多次返院复诊,某些时候需夫妻双方同时就诊。

(2) 治疗需要一定的时间限制和连贯性,治疗周期长,进入周期前检查项目较多且具有一定的时效性,总费用较昂贵,如果中途中断治疗会给患者造成较大的经济损失。

(3) 对于卵巢储备功能减退、高龄、恶性肿瘤生育力保护的患者,延迟提供辅助生殖助孕容易导致妊娠能力的不可逆丧失,错过最佳生育时机。

2. 生殖中心岗位种类多、患者流动性大　生殖中心集门诊、实验室、手术室等众多岗位于一体,工作人员多,对不同岗位医务人员个人防护及医疗环境消毒要求不一样。助孕患者有可能同时段在上述不同科室接受诊疗,造成人员流动性大。因此,需有效指引患者分段就诊,减少人群聚集。

■【防控措施】

一、培养室医护人员防护及工作要求

虽然没有证据表明急性呼吸道传染病能通过配子和胚胎传播,但在培养室处理相关样本时有必要采取标准预防措施。关于体外受精胚胎培养室人员防护建议及不同岗位的防护重点总结如下:

1. 体外受精胚胎培养室人员防护及工作要求

(1) 应该尽可能减少培养室室内人数,保留能够执行所有胚胎培养和维持质量控制所需的最低人数。原则上只有培养室工作人员有权限进出培养室,非培养室工作人员未经生殖中心负责人允许,不得擅自入内。

(2) 所有进入培养室或精液检验室的工作人员,须按照医院要求完成病原学检测,阴性方可入内;每天监测体温,做好个人防护。如果体温≥37.3℃并表现出任何与急性呼吸道传染病有关症状的人员,必须向科室负责人汇报。

(3) 保持不同区域相对隔离,工作区、办公室及生活区分开,避免交叉感染。

(4) 工作人员根据风险等级和防控要求正确穿戴防护用品。所有接触体液的操作(例如拾卵、精液处理等),在开始操作前均需做好个人防护。疫情防控期间在一般防护基础上加穿隔离衣、配戴防护面屏或护目镜、戴手套。

(5) 进入培养室的所有人员均不得使用挥发性化妆品,严格手卫生,进入培养室前按要求穿戴防护用品并换培养室专用鞋。

(6) 进入培养室前需吹风淋。

(7) 禁止对配子有毒、有害的物品进入培养室。

(8) 如体液溅到手套或护目镜上,须立即更换手套、护目镜。

(9) 培养室内尽量减少不必要的人员出入和走动。

2. 特殊岗位的防控重点

(1) 拾卵岗位:所有体液都必须被视为可能具有传染性风险。因此,该岗位工作人员采用一级防护+,卵泡液必须放置在层流超净台内进行操作。如果有卵泡液溅到台面或者手

套、护目镜上,须立即更换手套、护目镜,及时用培养室专用消毒液局部喷洒擦洗台面。在台面没有卵子的情况下,使用 75% 酒精消毒台面。正常情况下在每例取卵结束时,使用培养室专用消毒液局部喷洒擦洗台面。

(2) 精液处理岗位:该岗位工作人员采用一级防护 +。在传递窗接收精液标本时,两侧的门不得同时开启;在垂直层流超净台进行精液处理操作,拉低超净台玻璃挡板,增大精液标本和操作者面部之间的距离;轻柔而短暂操作,每一步操作完成后须盖紧精液杯盖,尽可能避免气溶胶的产生与传播。

(3) 冷冻解冻岗位:不能排除液氮容器交叉感染的可能性,根据生物安全措施,在冷冻解冻岗位,需使用低温手套和防护面具作为胚胎学家的个人防护设备。对于没有进行病原学检测的患者,其胚胎或配子标本,应存放在与实验室常规使用的储罐分开的单独储罐中。

二、加强生殖中心医疗环境清洁消毒

(一) 取精房(污染区)的防疫要求

1. 物品齐全(普通洗手液、免洗手消毒凝胶、纸巾)。

2. 男方接触门把后使用免洗手消毒凝胶消毒双手。

3. 取精前使用洗手液在流动水下清洗双手,擦干双手方可打开精杯留取精液。

4. 递交精杯给实验室时,接触传递窗门把后,使用免洗手消毒凝胶消毒双手。

5. 地面用有效氯 500mg/L 的含氯消毒液进行湿式拖地,作用 30 分钟后用清水拖擦干净;物体表面(如传递窗、窗户、门等)用有效氯 500mg/L 的含氯消毒液擦拭消毒,作用 30 分钟后用清水擦拭干净。

6. 每天紫外线照射消毒取精房 30 分钟。

(二) 培养室环境清洁消毒防控

按照卫生部发布的《人类辅助生殖技术规范》(卫科教发〔2003〕176 号文件)要求,体外受精培养室环境需符合医疗场所 I 类标准,设置空气净化层流室,胚胎操作区必须达到百级标准。层流配备的高效空气过滤器可有效去除空气中的烟雾、灰尘以及细菌等污染物,对直径大于 $0.3\mu m$ 微粒去除效率可达到 99.97% 以上。虽然病毒直径为 $60\sim220\mu m$,平均直径只有 100nm,但在病毒进入风道的过程中可以被粘附在高效滤网纤维上,也可以通过附着于大于 $0.3\mu m$ 的颗粒而被过滤。虽然层流作用能阻止外部微生物和细菌进入到室内,但不能阻止人为的携带进入。因此应尽可能减少人员进入数量、走动频率和停留时间,减少人为因素的影响。人类胚胎培养室的清洁消毒,需避免对胚胎和配子的影响。因此,非特殊情况下不使用紫外线进行消毒,推荐使用 IVF 专用消毒剂进行局部消毒,在没有胚胎和配子情况下用 75% 酒精消毒。具体建议如下:

1. 培养室内温度控制在 24~26℃,湿度 40%~60%。

2. 值班人员应每日认真记录培养室内各项环境控制指标,出现异常波动及时校正,并且记录培养室内和室外出现的异常特殊情况。

3. 培养室内层流系统应 24 小时维持开机状态,始终保持空气净化设备持续运行和室内处于持续正压状态。

4. 培养室净化系统要独立于其他功能室,取卵手术室、胚胎移植室也要有独立的空气净化机组系统,避免消毒液挥发物对其他房间的影响。

5. 所有接触体液的医疗垃圾应及时处理,在流程结束后应立即封闭垃圾袋,移出实验室。

6. 遇有污渍、血迹等污染物,及时用培养室专用消毒液局部喷洒擦洗台面。在全天操作结束后,在台面上没有人类胚胎、卵子、精子的情况下,再使用75%的酒精消毒工作台面。

7. 进入培养室的耗材管理 试剂和培养耗材进入培养室之前,用75%酒精对外包装进行消毒,戴手套除去外包装再运送进入培养耗材间保存,并按不同类别和收货时间分开放置。对运输过程进行追溯,明确有无确诊或疑似病例接触史。

8. 培养室空气细菌培养监测 监测结果合格继续使用;否则停止该培养室的使用。在没有胚胎的情况下,使用75%酒精和紫外线对整个实验室进行消毒并行空气细菌培养检测,直到合格后方能再次启用。

■ 【患者管理】

一、周期中患者疑似、确诊急性呼吸道传染病的处理方案及流程

应根据疫情风险等级动态调整对不同人群的助孕策略,包括但不限于制订急需助孕、择期助孕及可暂缓助孕的标准人群分类及助孕类别。

1. 因恶性肿瘤或接受有可能损伤生育力治疗前的生育保存,是需要优先接受 ART 治疗的人群;对于卵巢储备功能减退、高龄、双侧卵巢囊肿需手术治疗的患者,延迟提供 ART 容易导致妊娠能力的不可逆丧失,应积极开展助孕治疗,以免失去助孕机会。

2. 成立或开辟疑似急性呼吸道传染病患者过渡诊室 对就诊的发热、有感冒症状患者,虽然病原学检测为阴性,也应安排患者到过渡诊室就诊。

3. 增加互联网诊疗 对不能前往医院或居家隔离的患者,开展互联网诊疗以指导相应的治疗;鼓励患者在就近医疗机构进行化验检查,提供电话随访和指导。如胚胎移植后验孕日血人绒毛膜促性腺激素水平、B超检查等,患者就可在居住地附近医院检查,医疗机构提供线上用药咨询服务。

4. 患者在促排卵过程中,本人确诊急性呼吸道传染病者,建议终止助孕;如仅配偶确诊为急性呼吸道传染病,则根据具体情况选择终止助孕或严密隔离,并在监控下继续完成促排卵及取卵手术。配偶应隔离在医院治疗,本周期行卵子冷冻,同时需明确告知患者利弊。

5. 目前尚无急性呼吸道传染病对胚胎或胎儿造成危害的证据,故不鼓励早孕期确诊急性呼吸道传染病终止妊娠,建议严密随访及产检。

6. 健康教育和人文关怀 指导患者正确选择、佩戴口罩,正确实施咳嗽礼仪和手卫生。每日监测体温和关注咳嗽、咳痰、咽痛等上呼吸道感染症状,若有不适,应根据医院防控要求,指导其先到发热或呼吸门诊就诊,遵从医院安排,决定患者的下一步转归。鼓励并安慰患者,指导后续助孕计划,根据治疗时间完善治疗方案。指导患者保存随访联系方式,后续治疗做到及时、规范。

二、生殖医学实施过程的防控及应急措施

1. 生殖医学在取卵手术、胚胎移植手术、实验室处理精卵和胚胎等过程中,有职业暴露风险。生殖医学专科的医务人员应强化职业防护培训,养成良好的手卫生习惯;医用防护口

罩、护目镜、隔离衣等防护用品如被患者血液、体液、分泌物等污染时应立即更换;参与操作人员的数量应为满足操作所需的最少人数,减少无关人员的高风险暴露。

2. 拾卵操作时,避免剧烈摇晃含卵泡液试管,轻稳打开试管盖,倒入大皿中时动作也应轻稳。盛放卵泡液的容器可用有效氯 5 000mg/L 的含氯消毒液浸泡消毒 30 分钟,然后清洗。取卵操作台及相应传递窗,在结束一台手术后用 75% 酒精进行擦拭消毒后,才能进行下一台操作。

3. 操作人员在处理精液时规范操作,避免有可能出现的气溶胶污染。每台离心机每次只处理一份精液,试管必须盖紧,离心静止后 2~3 分钟再开启离心机盖,并在处理完毕后用 75% 酒精擦拭离心机。

4. 疫情防控期间每位患者的胚胎单独存放一个培养箱,患者进行胚胎培养的培养箱及冷冻保存胚胎的液氮罐应专用。

5. 应加强对手术患者的随访,如发现异常,及时上报主管部门。

(孙德娟　梁晓燕)

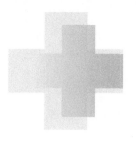

第七章

儿　科

与成人患者相比,儿童患者存在自身独特性,同时备受关注的变异病毒出现,也为我国儿童急性呼吸道传染病的防治提出了新的挑战。需要我们针对儿童患者特点进行针对的防控,尤其新生儿患者更为重要。

■【防控难点】

1. 聚集性发病是儿童常见疾病的重要流行病学特征　通常在开学后,儿童相关疾病患者会大规模增加,与学校内的密切接触,造成某些疾病在儿童间传播和流行有关。另外,家庭内密切接触也是造成儿童急性呼吸道传染病的主要方式,如已报告的新生儿感染病例,传染源为确诊的家庭护理人员(最先患病)和母亲。

2. 儿童依然是急性呼吸道传染病的易感人群　由于学龄前儿童尚未接种疫苗,儿童免疫力又普遍较成人低,属于高度易感人群。从全球疫情年龄分布看,儿童患者比例较高,重症患儿较多,并且在各地区开学后出现增多趋势。因此,如何避免急性呼吸道传染病聚集性发病,是校园防控的重点和难点。在实践中,应避免儿童在开学前外出,并在开学前进行病原学检测;对发热和疑似急性呼吸道传染病患儿,应详细询问疫源地暴露、明确感染家庭聚集史、及时进行相关筛查,是发现儿童高危疑似患者的重点。

3. 罹患急性呼吸道传染病的孕妇早产、胎儿生长受限及围产儿死亡等风险均增加。

■【防控措施】

收治疑似或确诊感染患儿的诊室、病区建筑布局和工作流程应当符合《医院隔离技术规范》等相关要求。接诊病区需预留单间病房以保证疑似患儿和确诊患儿的救治;病区需保证配备数量充足、符合要求的消毒和防护用品。

一、疑似感染产妇的新生儿收治

1. 产科与新生儿科保持沟通,如发现产前疑似病例,应立即通知新生儿科,并告知高危产妇信息,以做好准备。

2. 产科如在产时发现产妇为疑似病例,至少提前 30 分钟通知新生儿科医师到产房或手术室,使其有充足的时间完成全面防护措施及设备和器材的准备;新生儿科医师在产房进行复苏准备,进入前要按二级防护做好全面防护;复苏过程按产房防治急性呼吸道传染病感染预案进行。

3. 如疑似感染产妇的随后病原学检测为阴性,新生儿一般情况好,可随产妇进行母婴同室;如新生儿有其他临床表现需要住院治疗的,进入新生儿科观察治疗;如疑似产妇的随后病原学检测为阳性,则新生儿进入隔离病房进行隔离诊疗。

二、新生儿科门诊分诊及收治患儿

1. 所有门诊新生儿患儿需经医院统一分诊,如有发热,进入发热门诊通道就诊。

2. 新生儿科门诊收治患儿建议

(1) 收治患儿时,需经科室负责人或 2 名门诊医师(其中至少 1 名为副主任医师及以上职称)共同核对收治指征、排除疫情相关情况并签字后方可收治。

(2) 门诊拟收治的患儿,需全部行病原学检测,有呼吸道症状者尽可能行胸部 CT 检查,结果阴性者方可收治入院。

(3) 疫情防控期间尽可能不收治新生儿外科择期手术患儿,限期手术及限期治疗患儿经充分评估后收治,急诊患儿按急诊流程执行。

3. 新生儿科急诊管理流程

(1) 严格排查急诊患儿急性呼吸道传染病相关的流行病学史和临床症状,对所有急诊患儿进行就诊前筛查,填写就诊预检分诊筛查表;对于病情危重者,做好防护前提下,诊疗处理的同时,向家属及密切接触者详细询问相应情况。

(2) 对诊断后需收住院治疗的患儿,应尽快完善病原学检测,必要时行胸部 CT 检查。

(3) 对无流行病学史及临床症状的患儿,可按常规收治,医务人员执行一级防护。

(4) 对于发热或有流行病学史患儿,应详细评估患儿情况。如患儿一般情况良好,可先到发热门诊就诊;对于病情紧急或危重、无法转至发热门诊者,立即启动院内会诊;若没有时间排除相关情况,按疑似患者处理。

(5) 对需急诊分娩的疑似或确诊感染孕妇,其新生儿通过密闭的新生儿温箱转运至新生儿隔离病区治疗。

在急性呼吸道传染病流行期间,暂停新生儿病房探视。所有进入新生儿科区域的家长(等候区域),需经医院统一监测排查后方能进入。

三、病房管理

1. 新生儿科划定过渡病房、隔离病房、普通病房。患儿入科前根据分诊情况,确定进入何种病房。

2. 疑似病例置于温箱中,不使用开放式抢救台;物品应专用。

3. 新生儿重症监护病房内医护人员严格洗手;隔离室医护人员要穿隔离衣和戴手套;如果新生儿有呼吸道症状,还要戴医用防护口罩,进行吸痰等操作时应佩戴护目镜;使用辅助通气的疑似病例,加用全面型呼吸面罩。全面型呼吸面罩内放置负压吸引管,呼吸机出气端连接过滤器后接入负压吸引器,吸痰时使用密闭吸痰管;用于人工通气的复苏囊连接过滤装置。

4. 疑似病例原则上应隔离观察或诊治;若母亲解除隔离,患儿一般情况良好,亦可提前解除隔离;若母亲仍在隔离期间,新生儿可出院家庭护理。

5. 疑似或确诊病例,暂停母乳喂养。建议定期挤出乳汁,保证泌乳,直至排除感染或治愈后可进行正常母乳喂养。

■【患者管理】

一、儿童急性呼吸道传染病的临床特点

儿童病例的临床表现:发热和咳嗽较为常见,亦可出现乏力、肌痛、鼻塞、咽痛、头痛、恶心、呕吐、腹痛和腹泻等表现,多在1周内消失。儿童与成人患者临床表现、病程、转归存在一定差异,其机制尚不清楚,国内儿童患者多以无症状和轻型感染为主,但绝不能因为临床症状轻微或者不典型,造成漏诊和误诊。

二、儿童急性呼吸道传染病的胸部 CT 特点

以新冠肺炎为例,无论儿童或成人,绝大多数感染患者在疾病发展过程中,均存在不同程度的肺部异常影像改变,胸部 CT 扫描可以发现包括早期轻微渗出性病变在内的、几乎所有病毒性肺炎的影像学异常表现。动态监测胸部影像学改变可准确反映疾病演变及转归,使用定量和重建技术可以进一步评估病变特征和严重程度。儿童和成人新冠肺炎患者高分辨胸部 CT 表现以多发病灶为主,同时部位均多位于双肺外带胸膜下。但成人病灶分布更广泛和弥漫,"反蝶翼征"多见;儿童病灶相对较局限,弥漫性分布相对少,磨玻璃影也不如成人典型;儿童病变较小,部分呈淡薄云雾状,类支气管肺炎改变也是儿童新冠肺炎的特点。

由于儿童病例轻症居多,胸部 CT 缺乏特异性,很难单纯依靠胸部 CT 做出明确的诊断。CT 和病原学检测应协同并互为补充。感染人数较多的重点区域,病原学检测阴性而临床症状和影像学检查高度疑似新冠肺炎的患者,要特别注意观察和复测,不可造成遗漏;非重点疫区,新冠肺炎的发病率低于儿童腺病毒、流感病毒、肺炎支原体等其他冬春季常见病原体所致肺炎,建议不能单纯应用影像学作为诊断依据,病原学检测依然是确诊的唯一标准。

因此,儿科临床应该重视流行病学史,同时积极完善病原学检测。儿童新冠肺炎亦为社区获得性肺炎的一种,不能忽视其他病原体引起重症肺炎的及时治疗。

三、儿童危重型新冠肺炎患者的临床特点

重型新冠肺炎患儿,是指早期有发热和咳嗽等呼吸道症状,有乏力表现,可伴腹泻等消化道症状;常在1周左右病情进展,出现呼吸困难,存在中心性发绀或者在不吸氧情况下脉搏血氧饱和度 <92% 等缺氧表现。危重症新冠肺炎可快速进展为急性呼吸窘迫综合征 ARDS 或呼吸衰竭,还可出现休克、多脏器功能障碍。

　　虽然儿童重症新冠肺炎比例很低,但新冠肺炎侵犯的靶细胞主要是肺泡上皮细胞,靶器官为肺部,需要关注呼吸系统临床表现的进展。目前重症新冠肺炎主要表现为呼吸急促、呼吸困难和呼吸衰竭,氧疗和呼吸支持可以改善低氧血症,有助于改善预后;根据病情尽早选择常规氧疗、高流量吸氧、无创通气或者有创机械通气。对于危重症患者,如何抑制炎症风暴,保护脏器功能是治疗焦点。

(郝　虎)

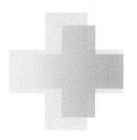

第八章

眼　　科

部分急性呼吸道传染病患者表现出眼部相关并发症,或有眼部趋向性。本章节提出了临床眼科防控的措施和建议,不仅适用于各级医疗机构的临床眼科应对急性呼吸道传染病的防控和应急处置,也为各地组织实施突发急性眼部疾病公共卫生应急防控和管理提供参考。

【防控难点】

1. 眼科患者具有特殊性　以老年及儿童居多,老年人常合并全身基础疾病,儿童具有抵抗力差等特点。

2. 眼科门诊及住院具有季节聚集性、爆发性和急发性特点　眼科患者流动性大、周转快,需要有预案,及时调整和优化门诊及病房的就医流程,分流、分诊、分段、精准预约,减少人群聚集。

3. 眼科疾病与全身疾病相关,临床表现复杂,鉴别诊断困难　一种眼表表现可以由多种疾病引起,同一种疾病可以表现出多样的眼表表现,尤其是感染性眼病的病因来源追溯困难。

【防控措施】

一、发现患者

临床接诊时应注意各类结膜炎的鉴别,除临床症状和体征外,应结合就诊者的流行病学特点综合考虑。常见的病毒性结膜炎、细菌性结膜炎以夏秋季高发,而人禽流感等呼吸道传染病常见于秋冬季节。眼科医生如发现难以明确病因的结膜炎患者,应高度重视并考虑是否具有传染性,采集相关病原学样本进行实验室检验,同时申请感染科、呼吸内科等医生会诊,以明确诊断。

二、监测与报告

1. 临床眼科应树立传染病发现、报告、防控和管理观念,落实传染病监测工作。眼科医生如发现法定传染病患者,应立即按照《中华人民共和国传染病防治法》的要求,进行报告并协助调查处置。

2. 较高比例的新冠肺炎、人禽流感和腺病毒感染患者可在呼吸道感染的同时伴发结膜炎。而麻疹、流行性腮腺炎、单纯疱疹、流行性感冒等疾病也可伴发结膜炎。因此,建议常规增设结膜炎等眼部感染综合征监测。由眼科哨点医院,对有结膜炎、发热等急性感染表现或咳嗽、咳痰等呼吸道疾病表现的眼科患者,采集结膜拭子,并转诊至感染科、呼吸内科或发热门诊;建议根据实际情况采集鼻/咽拭子、痰液、全血等标本,开展细菌培养和鉴定,以及病原学的检测和分离。

三、眼科医务人员的常规防护

疫情防控期间眼科医务人员是需要防护的高危人群,日常临床工作中需要做好常规防护工作,同时要求患者也应佩戴口罩。

1. 诊治患者应在空气流通的环境中;"一人一消毒"包括患者接触过的地方,如裂隙灯显微镜的下颌托、额托和扶手等;医务人员在接诊过每例患者后,须进行手部消毒,严格执行手卫生流程。

2. 可在裂隙灯显微镜前加用防护挡板(可利用 CT 或 X 线胶片等自制挡板),防止患者分泌物飞溅造成感染;对于需要进行眼底检查的患者,尽可能使用间接眼底镜或眼底照相设备进行检查,替代近距离接触的检眼镜等检查;对于需要进行房角检查的患者,可以采用前节相干光层析成像术进行检查;对于必须进行房角镜或超声活体显微镜检查的患者,应在每次操作前后,对接触患者眼部的器械进行彻底有效的消毒,避免交叉感染。

3. 对于慢性眼病可以择期手术的患者,建议推迟手术,以减少院内感染的可能。

4. 择期手术的眼科患者须进行 2 次病原学筛查(病房和手术室各 1 次,有条件的机构可加做胸部 CT 检查),发现疑似或确诊患者,取消手术或延期手术。疑似或确诊患者的手术须安排在负压或感染手术间,按照三级防护标准执行,手术医护人员执行三级防护,麻醉医师和巡回护士执行二级防护,但头部应加戴面屏。禁止无关人员进入手术间。

四、眼科常用检查器械消毒(以新冠肺炎为例)

1. 对于非新冠肺炎病毒感染的眼科患者,在使用 Goldmann 压平眼压计的测压头、前房角镜、三面镜及相关眼部接触性检查器械前,应使用肥皂水清洗检查器械,并于自来水下流水冲洗 3~5 分钟后使用。

2. 对于可疑或确诊新冠肺炎的眼科患者或当地已有该传染病流行的眼科患者,器械使用前后,均应首先清洗器械,然后再用 75% 酒精或 3% 过氧化氢棉球仔细擦拭。

3. 对于需要测量眼压的眼科患者,建议使用非接触眼压计;若只能使用 Schiφtz 压陷眼压计,使用前后均应用 75% 酒精或 3% 过氧化氢棉球仔细擦拭足板。

4. 使用非接触眼压计前,应以 75% 酒精或 3% 过氧化氢棉球仔细擦拭测压头后再使用。研究结果表明,非接触眼压计在测量眼压的瞬间,荧光照相机下可见眼表泪液在气压的冲击下,形成大片气溶胶粒子,而这些气溶胶粒子随着测量次数增加而持续增加,若非接触眼压计在半封闭环境下,测量口附近的气溶胶粒子浓度将持续增加,存在交叉感染的风险。因此,非接触眼压计一定放置在通风位置,操作者做好自身防护,每次测量后对测压头、机器可能受到污染的部位以及患者接触的部位进行消毒,同时每位患者检查的间隔时间应适当延长。

5. 无论采用何种消毒方法,均应在使用上述器械前清除所使用的消毒剂,以免损伤角膜。

6. 对于疑似或确诊感染新冠肺炎的眼科患者,其使用的手术器械,应按照《医疗机构消毒技术规范》进行终末消毒。

【患者管理】

一、为了避免交叉感染,部分慢性眼病或轻症眼病可择期就诊

下列情况建议暂缓就诊:不伴有明显症状的眼红(结膜下出血)、老年人逐渐发展的视力下降(白内障)、青少年的屈光不正(择期验光配镜)、斜视弱视、非固定性眼前黑影(玻璃体混浊)、眼部手术后或药物控制良好的青光眼、老年性黄斑变性(干性、稳定)、眼部发现无痛结节超过1个月者(睑板腺囊肿等眼部良性肿物)、其他眼部慢性疾病无明显变化或加重。有条件的医院可通过互联网医院眼科随诊和指导开药。

二、出现以下情况建议在做好个人防护的情况下及时就诊

中、重度眼外伤,如化学性眼外伤、眼部热烧伤、眼球破裂伤等;眼部进入异物,如铁屑、沙石等;眼红、痛伴视力明显下降,可能是角膜炎、青光眼、虹膜炎等;无痛性视力明显下降或视野缺损,如突然出现无明显原因的视力骤降、固定的眼前黑影且逐渐扩大等。

1. 中、重度眼外伤,如化学性眼外伤、眼部热烧伤、眼球破裂伤等,应优化门诊或急诊至眼科绿色通道流程,情况危重者或者因怀疑不允许走动者就地隔离,眼科急诊备班医师10分钟内赶至进行相应治疗。

2. 眼部进入异物　需要立即行异物剔除,注意在医患双方严格防护下执行。

3. 急性视力下降者

(1) 青光眼急性发作:突发眼红眼痛伴视力下降,需要紧急使用降眼压及保护视神经药物,待进入缓解期后可限期行手术治疗。

(2) 视网膜中央动脉栓塞:需要90分钟之内立即抢救,开放闭塞血管达到再灌注,同时营养神经,保护视功能。

(3) 急性虹膜睫状体炎:局部迅速有效使用抗生素及激素,解除炎症,由全身因素引起者同时进行原发病治疗。

(4) 视网膜脱离:需要限期手术治疗。

(5) 黄斑裂孔:板层裂孔可以走普通门诊随诊;全层裂孔需要分析形成原因,及时行手术修补。

(6) 玻璃体积血:由糖尿病性视网膜病变、高血压性视网膜病变、高度近视性玻璃体出血等引起。可视玻璃体积血程度判断是否需要手术,轻者可保守药物治疗(活血化瘀),重者需手术治疗(出血量难以吸收或者可能引起牵拉导致视网膜脱离)。

(7) 急性角膜炎/溃疡:异物(稻谷、铁屑等)、炎症(细菌、霉菌等)、外伤等引起的角膜炎症甚至溃疡,需要及时就医;合理使用抗生素/抗真菌、保护角膜,以防感染进一步扩大至穿孔。

(8) 突发突眼、斜视、复视、视野缩窄者:需要进一步排查原因,以免耽误病情。

(夏朝霞)

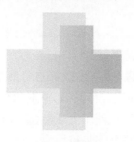

第九章

耳鼻咽喉头颈外科

耳鼻咽喉头颈外科的诊治工作是围绕患者的头面部和上呼吸道进行,需要医患近距离接触。因此,当急性呼吸道传染病疫情发生后,耳鼻咽喉头颈外科应该成为各家医院重点关注和密切防控的科室。

■【防控难点】

1. 在诊治过程中,医务人员需要通过患者上呼吸道的腔道,进行近距离的检查和治疗,会高风险暴露于呼吸道分泌物,如鼻涕、痰及呼气的气溶胶等。

2. 诊治过程中需要的侵入性操作较多,如常规的鼻镜、咽喉镜、耳镜、鼻内镜和电子咽喉镜等检查或治疗项目。

3. 患者绝大多数情况下是不能佩戴口罩就诊或接受治疗的。

4. 多数急性呼吸道传染病初期的症状表现为耳鼻咽喉部症状。

5. 在治疗重症呼吸道病毒感染患者时,气道的管理往往需要耳鼻咽喉头颈外科医生直接参与。

■【防控措施】

一、急诊诊治流程

耳鼻咽喉头颈外科有许多疾病会导致发热,如急性咽喉炎、急性扁桃体炎、急性鼻窦炎等。在急性呼吸道传染病流行时期,这部分患者会先被分流到发热门诊,在发热门诊排除急性呼吸道传染病后,才转往耳鼻咽喉头颈外科就诊,患者在发热门诊期间,有感染急性呼吸道传染病的风险。检查患者鼻咽喉等上呼吸道器官时,极易产生带有病毒的飞沫或气溶胶,造成交叉感染,属于高风险暴露。因此,耳鼻咽喉头颈外科医务人员应该做好严格的防护。

急诊诊治流程严格参照急诊手术流程,并做好相应防护工作。

(一) 急诊医生的防护要求

采用二级防护。在不排除急性呼吸道传染病疑似病例时,建议必要时采用三级防护,即在二级防护的基础上使用全面型防护面罩、全面型呼吸防护器或正压式头套。在检查等操作过程中,要做到精准、稳妥,减少不必要次数和尽量缩短时间。对于有喷溅风险疑似患者,建议酌情考虑三级防护;对于无须进行鼻咽喉等气道相关检查或内镜检查的患者,建议患者全程佩戴口罩。

(二) 急诊防护注意事项

1. 对于急诊患者 凡有可疑流行病学史或急性呼吸道传染病类似症状难以鉴别者(发热、咳嗽或气促者),须在急诊进行病原学检测,结果回复后由耳鼻喉科医生到急诊看诊;如果设置在病区看诊的,则按照指引,到病区的隔离诊间就诊。医生在急诊进行诊治(检查口、鼻和/或喉等相关操作)后,在缓冲区完成手卫生、脱掉外层医用外科口罩、鞋套,再次手卫生后才能返回病房。

2. 对于危重症需要抢救但没有病原学检测结果的患者 医生应在做好防护同时,立即开始救治,并同时进行病原学检测。如情况紧急无法做到相应防护的人员,在救治完成后,需原地等待患者病原学检测结果回复,并报备上级值班医生及医务科;如检查结果阴性,可回岗上班,如为非阴性结果,需立即报告医务科按密接隔离处理,通知备班人员上岗。

3. 急诊医生及住院总医生需统计汇总当日急诊病人健康码及病原学检测结果、诊治情况,报备科室医疗秘书。

二、门诊诊治流程

急性呼吸道传染病患者常见症状与耳鼻咽喉科疾病的症状相似,包括咳嗽、咽痛、鼻塞、流涕、喷嚏、嗅觉丧失等。因此,在分诊时,急性呼吸道传染病容易被误认为是耳鼻咽喉头颈外科疾病。耳鼻咽喉头颈外科门诊常需要进行气道相关检查,如前鼻镜、口腔检查、间接喉镜、间接鼻咽镜等,可产生携带病毒的飞沫或气溶胶,容易造成病毒传播。因此,耳鼻咽喉头颈外科门诊的医务人员属于高风险暴露,建议以二级防护为基准,同时尽可能减少相关检查。

对于检查前是否需要病原学检测阴性结果,则根据国家和地方的相关防疫要求来确定。

根据城市或区域疫情流行的状况和防疫要求,疫情高峰期建议减少或关停门诊,采用网上医疗平台远程诊疗。确需门诊就诊者,需严密监控流行病学情况、提前预约并配置来院流程。同时做好妥善的医患沟通及健康宣教。

三、内镜检查室

内镜检查是耳鼻咽喉头颈外科常规的常用检查方式,属于呼吸道传染病高风险暴露操作。必须明确排除流行病学史高危因素,并具备时效的病原学阴性结果,方可预约内镜检查。

(一) 医务人员的防护要求

1. 二级防护适用于开展有气溶胶或者飞溅物产生的诊疗操作,包括内镜检查(操作)、鼻声/鼻阻检查等。

2. 三级防护适用于接诊疑似患者和密切接触者。

（二）急诊无病原学检测结果的患者检查前要求

1. 口腔生理盐水含漱 3 次。

2. 鼻腔冲洗，鼻阈使用 3% 过氧化氢或 75% 酒精棉球进行消毒。

3. 双耳用 75% 酒精棉签擦拭消毒。

四、手术的防护

疫情防控期间原则上只安排急诊手术、限期恶性肿瘤患者的手术或者病情进展快危及生命的手术。耳鼻咽喉头颈外科手术多数情况下是面向气道开放进行的手术操作，属于感染源暴露高风险操作，如气管异物、食管异物、鼻出血、紧急气管切开术等，需提前通知麻醉医生及手术室做好手术衔接。

如全麻插管的患者需改气管切开插管，需麻醉医生配合，要先停止自主呼吸。在挑开气管环前壁前，要预先关闭呼吸机（即暂停辅助通气），待插入气管套管、套管球囊充气完成，再打开呼吸机进行辅助通气。

对于无法做气管插管，需在局部麻醉下切开气管的患者，要应用面罩密闭给氧，以防止口鼻飞沫产生；同时要严格止血，防止手术中血液喷溅。在切开气管前，要告知麻醉医生配合用肌松药停止自主呼吸，再切开气管，置入气管套管，以免咳嗽产生飞沫或气溶胶。疑似或确诊病例的术中注意事项见表 2-9-1。

表 2-9-1   耳鼻咽喉头颈手术中的注意事项（疑似或确诊病例）

分类	注意事项
术者	在许可情况下，可根据病人的临床状况考虑是否有外科手术的其他替代方案，如非手术方法； 手术方法应遵循最佳实践，以减少手术时间和取得最佳手术效果； 手术必须优先由有经验的外科医生进行，减少手术时间
器械	在没有控制气溶胶技术的情况下，应在手术中尽量避免使用电灼、激光或超声刀
气体液体处理	进行耳鼻咽喉内镜或颈部腔镜手术的病例，术中和术后必须使用连接到过滤装置的烟雾吸引器，以促进气体释放； 所有需要电灼、激光或超声手术刀的情况下，都应使用烟雾抽除或过滤装置，以减少产生的气溶胶； 条件允许的情况下，手术废液可采用封闭的收集系统
其他	避免将这些病例用于教学； 尽量减少手术间内不必要的仪器、设备、物品，加强消毒隔离措施，准备隔离防护用品

五、会诊注意事项

（一）普通会诊

1. 需专科体格检查或完善耳鼻咽喉和相关气管、食管内镜者，须有有效时间内病原学检测结果后再行相关检查。

2. 会诊患者不进入本病区，赴其他病区会诊的医生需二级防护以上。

3. 择期气管切开须有术前有效时间内病原学检测阴性结果，主刀及助手需二级防护。

（二）急会诊

1. 非急危重症　参照普通会诊第 3 点进行防护。

2. 急危重症　如时间及条件允许,涉及紧急气管切开、插管、后鼻孔填塞的急诊留观或疑似涉疫病人,严格三级防护。否则,参照普通会诊第 3 点进行防护。

六、专科器械和场地消毒要求

（一）专科仪器消毒标准及要求

1. 额镜、电耳镜头、音叉等每次使用前后用有效氯 500mg/L 的含氯消毒液浸泡 30 分钟,再用 75% 酒精纱布擦拭。

2. 前鼻镜、间接喉镜、枪状镊等其他非一次性耐高温专科器械可高温消毒灭菌。

3. 电耳镜每次使用前后 75% 酒精纱布擦拭。

4. 纤维喉镜清洗和消毒步骤见图 2-9-1。

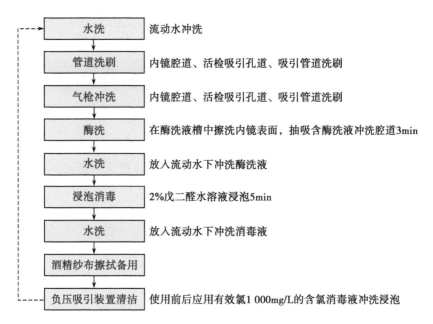

图 2-9-1　纤维喉镜的清洗和消毒流程

（二）环境卫生消毒标准及要求

1. 耳鼻喉诊疗台、座椅及地面　应用布巾,在有效氯 500mg/L 的含氯消毒液中浸泡 30 分钟后,进行擦拭。

2. 诊疗室和治疗室紫外线照射消毒≥1h/d。

3. 内镜等侵入性检查或治疗的预约时间控制　检查的间隔时间不少于 10~15 分钟。

4. 垃圾管理保持环境清洁　根据《医疗废物处理条例》和《医疗卫生机构医疗废物管理办法》严格垃圾分类管理,疑似或确诊病例所产生的垃圾均应按感染性废物管理和处理。

5. 患者和陪护人员管理参照医院篇相关内容。

■【患者管理】

在急性呼吸道传染病疫情防控期间,耳鼻咽喉头颈外科属于高危科室,为减少传播风险,应尽量减少接诊患者的机会。

1. 对于已诊断为慢性疾病、可选择保守治疗或择期手术的患者　应尽量减少到医院就诊的机会,选择互联网医院就诊或线上咨询,在疫情控制后再到医院诊治或择期手术。

2. 对于急诊手术患者　急诊疾病如喉外伤、呼吸道梗阻、气管异物等,在不影响诊治的前提下,完善病原学检测,同时应用其他检查手段如胸部 CT 等,确定患者有无急性呼吸道传染病。如患者流行病学史不清楚、没有病原学检查结果或者患者已经确诊为呼吸道传染病,需急诊手术时,所有参加手术、麻醉、护理和运送等相关人员应严格进行标准防护。有条件者佩戴全面型自吸式过滤式呼吸器或者动力送风的呼吸器,在负压层流手术间或隔离手术室完成。

3. 对于限期手术患者　如合并头颈部恶性肿瘤、严重压迫气管的甲状腺或颈部肿物等危及生命的良性病变、严重感染和延迟治疗可能危及生命的疾病,应考虑收入院处理。非急诊患者在入院前进行病原学检测等评估急性呼吸道传染病。需根据病情需要,进行多学科讨论,包括耳鼻咽喉头颈外科医生、麻醉医师和护理人员等,共同讨论手术治疗方案。

4. 关于患者的随访　疫情防控非常时期,综合性医院常作为定点救治医院,同时为了减少人员流动,耳鼻咽喉头颈外科会限制门诊量或不再常规开放普通门诊,给随访患者尤其是外地患者带来不便。疫情防控期间,对于慢性疾病患者,尤其是严重患者,尽量不要中断随访,建议采取互联网医院、网络视频、电话沟通或社交软件交流等方式进行随访,询问患者和 / 或家属相关情况,给予精准的指导建议。在取药方面,建议在就近医院或药店购买所需药品,或到当地卫生部门指定的门诊救治定点机构取药。

(雷文斌　刘天润)

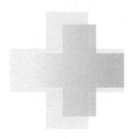

第十章

口 腔 科

在口腔临床诊疗中常伴有血液、体液喷溅和气溶胶产生,因此口腔门诊和急诊诊疗在急性呼吸道传染病疫情防控期间存在较高风险,防控工作非常重要。应在严格采取各项防护措施和遵守隔离操作规范的前提下,有序开展口腔诊疗活动,遵循预约就诊、急诊优先;严格预检、单间就诊;分类防控、微创治疗的原则,确保医护人员零感染的目标实现。

■【防控难点】

1. 口腔门诊诊疗的特殊性,使得医患面对面近距离接触,且多为有创操作,常伴有血液、唾液等喷溅和气溶胶产生,更利于病原体的传播。

2. 口腔诊疗过程中,患者不能佩戴口罩,防护难度加大。

3. 口腔诊疗器械繁多 每位患者就诊的检查器械及操作器械种类繁多,且多为重复使用器械,需要严格消毒。

■【防控措施】

一、加强诊疗操作管理

根据诊疗操作内容和感染风险,开展分级防护。使用高速手机的诊疗操作人员采用二级防护,其他工作人员采用一级防护。口腔诊疗操作中使用高速手机或超声机器可产生大量气溶胶悬浮于诊室空气中,给临床医护人员和患者健康带来潜在风险。疫情常态化期间,建议口腔诊疗工作中使用高速手机、超声器械时尽可能使用橡皮障,并配合强吸。

口腔诊疗过程中,医护人员特别是医生直接接触患者的唾液和血液,存在高暴露风险,需要我们改进措施,以降低暴露风险。例如患者检查和治疗前,用西吡氯铵含漱液漱口能降低口腔内微生物数量;诊疗时使用橡皮障减少体液接触;口腔 X 线检查尽量选择全景或锥形束投照计算机重组断层影像检查,减少口内摄片。

中华口腔医学会制定了疫情防控期间口腔疾病治疗规范。规范要求治疗前患者过氧化氢预防性漱口;操作尤其是使用涡轮机等高危操作时,应开放专用诊室、使用橡皮障及强吸唾管等。必须加大诊室开窗通风和紫外线空气消毒、正确佩戴防护用品、严格手卫生执行等行为的日常监督。认真组织现场操作演示和线上防控知识的考核,强化诊疗操作行为的规范性,全面提升工作人员传染病防护知识水平和自我保护意识。

二、重视器械和设备管理,加强环境消毒管理

口腔诊疗中使用的器械多样且复杂,要求进一步规范及严格管理重复使用器械的使用、分类、转运、清洗、消毒、包装、灭菌以及存放等流程。

器械消毒灭菌首选压力蒸汽灭菌。每天使用消毒湿巾或含氯消毒液擦拭诊间所有物体表面 3 次。患者和医护人员可能接触到的表面,如综合治疗台的控制台、灯、电脑键盘等,严格执行"一人一用一消毒"。

重视空气净化,首选开窗通风。每天至少开窗通风 3 次,每次不少于 30 分钟。每天中午及下午下班后须对诊室进行紫外线消毒。

规范放置每日产生的医疗废物,避免在科室存放过夜;督促保洁人员下班前完成转运并记录;医疗废物暂存点用有效氯 500mg/L 的含氯消毒液喷洒或擦拭消毒,每日 2 次;如遇污染时,须立即消毒。

■【患者管理】

一、住院患者的管理

疫情严重时期,需住院治疗的口腔急诊病人,入院需严格按照急诊救治流程收治;择期患者暂缓入院,重点患者预约复诊,其余患者可于互联网医院咨询就诊。

二、门诊患者的管理

疫情严重时期,口腔门诊患者必须提供有效时间内病原学检测阴性结果才可就诊;疫情常态化管理时期,患者正常就诊,但非急诊且必须行拔牙等口腔有创治疗的患者,须提供有效时间内病原学检测阴性结果。

(陈 珊 冯崇锦)

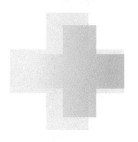

第十一章

手术麻醉中心

手术麻醉中心作为麻醉、外科、护理等多部门协同交汇的平台科室,承担围手术期安全质量管控、公共资源管理等重要职能。但是,手术麻醉中心又是医院手术相关医、护、研、技、工和各类手术患者的汇聚地,交叉感染的风险极高。在疫情未解除之前,必须要开展的急诊和紧急手术,手术患者具有病情紧急、感染不确定等特点,使麻醉手术中心的感染防控,面临着艰巨的挑战。本章节对实现两个"零感染"目标和稳定的手术效率过程实践总结,对医院手术平台承担防控任务、制订防控预案和保障生产效率提供参考。

■【防控难点】

1. 手术室"三区两通道"分区的落实 手术室一般为相对密闭的层流室,多个手术室间共层流系统,独立的负压手术室不多。如果把急性呼吸道传染病患者安排在非单独层流通风的手术室,容易造成交叉感染。因此,必须要确实落实分区管理。通过落实手术室"三区两通道"、消毒隔离、管理,严格手术分区,做好疑似或确诊呼吸道传染病区域的消毒工作,以及疑似或确诊呼吸道传染病患者的隔离工作。

2. "平疫结合"分级防控战略的执行 手术室是半开放管理,是医院手术相关医、护、研、技、工和各类手术患者的汇聚地。手术患者来源广阔,尤其是重症急诊手术患者,即可来源于手术科室,又可来自于急诊绿色通道,由于病情紧急未能提供充分时间排除感染,给防控带来巨大的挑战。我们通过医院的"平疫结合"战略,实施分级防控,确保了手术救治工作有序开展。

3. 应急防控流程的完善 作为最后一道关卡,早期识别急性呼吸道传染病的手术患者,应具备详细的管理和处理流程,做到闭环管理。

■【防控措施】

一、健全中心防疫制度流程，优化疫情手术分区

为有效应对疫情，科室应根据国家卫生健康委员会发布的防控、诊疗方案和医院发布的《突发公共卫生事件应急预案》等，组织专家队伍迅速制订、修订疫情防控和救治方案，编印手术流程预案，并适时反馈、优化。为避免交叉感染，掌握医院分级防控措施、遵循医疗机构消毒技术规范，严格手术分区，保障负压手术间在疫情防控期间常规处于备用状态。

二、手术管控具体措施

（一）人员进入手术室的管理

1. 医务人员管理　疫情防控期间的医务人员管理，要坚持"人物同防""医患同防"措施。根据手术的风险和难易程度，严格控制手术医生人数，手术室在疫情防控期间不接待参观、观摩和学习等人员，使参与手术医生最少化；手术进行时，严格限制人员走动，减少手术间开关门的频率。如有特殊要求，则向护士长提前报备申请。

2. 患者和陪护人员管理

（1）手术患者：中心工作人员掌握疑似病例及确诊病例的定义；明确传播途径、医院防控级别对手术管控的情况要求，严格把控手术患者的流行病学史、入院检查、临床表现等；如出现不明原因发热者，立即进行病原学复测及进行胸部 CT 检查，必要时启动院内专家会诊；所有入手术室患者必须更换、佩戴一次性医用外科口罩，并配合体温监测，如发现发热和 / 或有呼吸道症状的患者，经查找原因明确排除疑似或确诊病例后，方可进行手术，做到及时发现，及时处理。

（2）陪护人员：取消家属等陪护人员等候区，严禁陪护人员进入手术室；在完成患者交接工作后，指引陪护人员回病房等候，禁止原等候区的使用。利用短信或多媒体平台等方式，告知家属手术进程，即降低因聚集或防护不当引起感染的风险，又减轻家属对患者手术状态未知所带来的焦虑感。

3. 外来人员管理　物流人员需凭相关防控规定的病原学检测结果和行程证明，经过审批方可进入手术室。谢绝其他外来人员进入手术室，包括外来厂家跟台人员，鼓励线上办公替代线下跟台。

（二）手术安排及手术室分区管理

1. 疫情防控期间的手术管理　结合疫情实际，合理安排择期手术，并根据择期手术类型和术前感染防控管理等进行排班，对急诊和择期手术遵循手术分区管理：

（1）疑似或确诊急性呼吸道传染病的急诊手术，安排在急诊区——负压手术间进行。若负压手术间满足不了多台疑似病例手术患者的需求，则优先考虑独立机组运行的术间予以配合救治，保护其他手术患者的安全，避免交叉感染。术毕手术间均按终末处理，巡回护士需追踪疑似病例的检查及相关诊断结果，登记并上报手术相关信息。如有特殊情况须即时向上级反映情况，必要时转院处理。

（2）已排除急性呼吸道传染病的手术，根据手术要求安排在常规手术区。

关于术前感染防控管理，手术室护士须实时掌握各地区风险级别情况及医院最新疫情

防控措施,由总巡护士负责对手术患者资料进行审核,包括病原学检测结果、胸部 CT 情况、住院期间是否有发热,若发现拟手术患者有发热、疑似急性呼吸道传染病症状或可疑流行病学史,须及时落实手术医生配合复测病原学检测及胸部 CT 检查或请内科住院总会诊后,根据会诊结果来安排手术。

2. 分诊流程和麻醉管理　参照国家卫生健康委员会的诊疗方案指导,对疑似及确诊急性呼吸道传染病患者进行分诊。建立疫情防控期间急诊手术绿色通道,急诊手术患者均应在预检分诊中进行胸部 CT 检查,必要时完善咽拭子病原学检测筛查;对不能排除急性呼吸道传染病的患者,在积极抢救的同时进行病原学检测;严禁以疫情防控为由延误治疗或推诿急危重症手术患者;在手术室设置缓冲区,用于暂未取得病原学检测结果等情况下,急危重症患者的紧急救治,同时严格按照院感防控要求做好人员防护。

在麻醉方式的选择上,对排除急性呼吸道传染病的患者,按常规选择麻醉方式;疑似和确诊急性呼吸道传染病的患者,可根据手术方式、手术大小及病情选择合适的麻醉方式。已排除急性呼吸道传染病患者,按常规程序行急诊手术;疑似或确诊急性呼吸道传染病患者,采用三级防护进行急诊手术。

■【患者管理】

一、疑似或确诊急性呼吸道传染病患者手术管理

(一) 疑似或确诊急性呼吸道传染病患者手术的流程管理

1. 急诊手术申请　由手术医生根据病情需求提出急诊手术申请,对未明确排除急性呼吸道传染病的手术患者,由相关专科主任判断病情是否须进行急诊手术。

2. 护理主班处理急诊手术　对于排除急性呼吸道传染病的手术,护理主班按照流程并根据手术要求,安排在相应常规手术间开展常规手术;对于疑似或确诊患者的急诊手术,须按照急性呼吸道传染病患者手术防控流程管理,护理主班启动独立负压手术间,进行二级以上防护,开展急诊手术。为急性呼吸道传染病患者实施紧急手术,必须遵循"安全救援"原则。即在保证医护人员安全的前提下实施救治,同时必须严格遵照手术室制订的预案和流程,遵守各项防控指南;手术应安排在负压手术间;手术过程中医护人员防护应严格按照二级以上防护;所有用物需在手术病人入室前做好准备;清空手术间内所有无关物品,移走术中不需要的仪器设备和物品,尽量精简参加手术人员,无关手术人员禁止进入。

(二) 疑似或确诊急性呼吸道传染病患者手术的设施管理

1. 独立负压手术间管理　管理者需熟悉洁净手术室正压手术间和负压手术间的平面布局、风口过滤器的设置、负压参数及维保等情况。按照《医院洁净手术部建筑技术规范》(GB 50333—2013)规定,空气传染性疾病手术应在全新风、全排风直流系统的负压手术间进行。因此,急性呼吸道传染病患者的急诊手术首选负压手术间,且要求负压低于 −5Pa。疫情防控期间,负压手术室顶棚排风入口以及室内回风口处均应安装高效过滤器,并在排风出口处设止回阀,关断回风管,打开排风管,启动排风机。按照下述方法启动独立负压手术间:

(1) 术前至少提前 30 分钟开启净化和负压系统,调节温度在 22℃,查看微差压计上的压力数值与波动范围。如通风系统正常运行,房间门处在关闭状态下,压力不能维持低于 −5Pa,则上报层流工程技术人员处理。

(2) 检查术间必需的仪器设备功能、通话系统均在正常使用状态。

(3) 精简手术间内用物，移走非必需的仪器、设备和物品。术间内仪器设备需用透明保护套做密闭性防护，如心电监护仪、高频电刀、键盘等，保护套"一用一更换"。

(4) "一用一更换"：手术床铺单应用一次性防渗漏铺单，床配件如搁手板、截石位脚架、床遥控器应使用透明保护套做好密闭性防护，并"一用一更换"。

(5) 气道管理是重点。全麻患者推荐深肌松状态下麻醉诱导和麻醉维持，尽量采用封闭式吸痰。术后拔管风险大，建议深麻醉下拔管，避免呛咳反射；拔管时可用湿纱布覆盖口鼻周边，减少呛咳气道分泌物或飞沫喷射；拔管后可面罩通气给氧，直至患者呼吸平稳。对于重症患者，建议潮气量≤6ml/kg，呼吸频率≤16 次 /min，气道压≤30cmH$_2$O，在循环稳定前提下，建议予以高 PEEP。

(6) 利用绷带代替复用约束带固定患者肢体并"一用一更换"。

(7) 将手术间及缓冲间的电动自动门改为手控模式，同时，缓冲间门须挂上醒目标识"疑似 / 急性呼吸道传染病手术进行中"。

2. **手术物品管理**　简化手术室内物品管理、摆放和使用，选择必备的医疗仪器，固定在负压手术间内使用；术中用品尽量选择一次性物品，如一次性手术衣、一次性可视喉镜片等。手术室应当配备麻醉机、消毒机，还应配备空气消毒机，供手术后术室内消毒使用。

(1) 个人防护用品：应按照二级以上防护标准配置。在更衣室配备刷手服、工作帽、医用防护口罩、防护拖鞋、鞋套、护目镜、免洗手消毒凝胶；在缓冲间配备一次性无菌手术衣、防护服（如果防护服已有靴套、鞋套则不需后续靴套、鞋套穿戴）、防护面屏、靴套、鞋套、医用乳胶手套、外科无菌手套、工作帽、医用外科口罩、免洗手消毒凝胶等。

(2) 根据手术需要备齐手术用物（原则上不做腔镜手术，避免气溶胶感染）：包括必须仪器设备、手术器械包、一次性敷料包、一次性手术耗材、带加药壶型安全留置针、三通、延长管、敷料贴、输液液体和药品等，术中应尽可能使用一次性物品，尽量避免术中开门取物。

(3) 减少负压吸引器的使用：若必须使用，则用电动负压吸引器，且至少配备两套。

(4) 手术间内：准备足量的一次性手套、一次性擦纸、清洁湿巾、医疗废物专用袋、利器罐、标本瓶 / 袋、3% 过氧化氢、含氯消毒液、喷洒头、盛装的容器、器械浸泡容器、清洁工具、封扎带、标签贴、标记笔、绷带等。

(5) 手术护理文书全部采用电子文书记录：手术后再进行电子记录单的打印，夹入病历内。

(6) 外出急救气管插管物品准备：为手术室外疑似或确诊急性呼吸道传染病患者紧急气管插管，需准备一套专用设备及药品；设备带入感染病房后就不可再带出，由感染病房医务人员进行消毒后保存。气管插管会诊前通知病房提前准备呼吸机、负压吸引器等设备，避免插管结束后长时间使用简易呼吸器控制呼吸，增加医务人员暴露风险。提前了解患者基本情况，做好出现困难气道的准备及应对措施。

3. **人员配备管理**　安排 3 名护士参与手术，手术间内配备巡回护士和器械护士各 1 名，负责术中护理配合；确保手术工作人员防护得当，正确执行医院隔离技术规范，避免职业暴露；手术间外配备 1 名巡回护士，负责沟通协调、物品供应和感控监督等工作。

4. **防护用品穿戴脱流程管理**　进入独立负压手术间人员必须熟练执行防护用品穿戴要求。参加手术人员按常规要求进入更衣室，在更衣室按照七步洗手法洗手，更换刷手服、戴工作帽、佩戴医用防护口罩并检查其密闭性、戴护目镜,检查自身防护符合要求后到达缓冲区,进入手术间内工作人员均应执行二级及以上防护。

(1) 手术台下人员:手术台下人员个人防护用品包括1层工作帽、1个口罩、1层手套、1副鞋套、1件防护服(一体连脚套式,若非连脚套式则需加1副鞋套)、1个护目镜、1个防护面屏。完成后进入负压手术间,如手术台下人员手套不慎被患者血液、体液、排泄物、分泌物等污染,应立即脱掉手套,进行手卫生处理。

(2) 手术台上人员:手术台上人员个人防护用品穿戴在手术台下人员穿戴的基础上进行外科手消毒(用免洗手消毒凝胶消毒双手、腕部,即第1副手套的范围),穿一次性无菌手术衣、戴双层无菌手套并覆盖无菌手术衣袖口,完成后进入负压手术间。参与手术上台人员戴两层无菌手套时,应依据由小到大型号的原则,以保证手术人员的舒适性和操作的灵敏性。

(3) 参与手术人员个人防护用品,脱摘流程按照"最先穿的最后脱"原则进行。术后禁止在未脱摘个人防护用品的情况下离开手术间和缓冲区,脱摘个人防护用品时应动作轻柔,避免产生气溶胶污染自身及环境。

(4) 参与手术的医务人员应每日监测体温,包括有无呼吸道、消化道等症状,按要求记录并上报,观察期间出现异常,及时就医治疗。

5. 患者转运流程

(1) 转运路线:应遵守医院规定使用专用电梯、专用通道出入手术间,避免中途停留;提前告知后勤人员控制相应区域的出入口、暂停该区域的中央空调、控制电梯、疏通转运通道,在二级防护下按相应流程完成环境消毒,并且做好明显标识,减少无关人员暴露。

(2) 转运患者前:巡回护士与病区护士提前沟通,确认术前准备已完善,以缩短接患者时间。

(3) 疑似或确诊急性呼吸道传染病患者的转运车:应专车专用,并标注"疑似急性呼吸道传染病"或"急性呼吸道传染病"标识。

(4) 铺一次性防渗透床单:围栏挡板应用透明胶袋密闭固定妥当。

(5) 运送至手术间转移后:应做好转运车的消毒,以备术后转运用。

(6) 转运过程中:患者在病情许可情况下应佩戴医用外科口罩或医用防护口罩,用一次性防渗透铺单覆盖全身。

(7) 转运人员应做好二级防护:要求佩戴医用防护口罩,并穿着防护服、戴护目镜/防护面屏、戴手套、穿鞋套等。

(三) 术中防控

1. 手术人员管理

(1) 手术间和缓冲间的门保持关闭状态,不能同时打开,非手术人员严禁入内。

(2) 手术人员互相监督感染防控隔离技术的执行,发现问题及时指出并纠正,防止手术人员职业暴露。

(3) 手术人员如有身体不适,应及时沟通,防止意外发生。

(4) 严禁在未摘脱个人防护用品情况下离开手术间及缓冲区。

2. 手术人员防护　进入手术间内工作人员应严格规范执行二级及以上防护,时刻关注防护安全性;术中如果发生喷溅污染防护用品、手套破裂等,应及时消毒后更换;每次接触患者后应立即进行快速手消毒,做好防护。

3. 手术患者麻醉　手术中非全麻患者在病情许可情况下应全程佩戴医用外科口罩/医用防护口罩；全麻患者应在麻醉面罩与呼吸回路之间加装呼吸过滤器，同时麻醉机的吸入及呼出端各加装一个人工鼻或呼吸过滤器；患者摘下的口罩应装入双层袋并妥善密封。麻醉医生待充分的肌肉松弛后进行气管插管，降低呛咳风险，尤其要警惕气管插管和拔管时病人呛咳气道分泌物或飞沫的污染；气管导管的操作人员必须佩戴防护面罩或防护面屏；术后按照感染管理要求，进行麻醉用品及设备的消毒，注重麻醉机和呼吸机呼吸回路的消毒，具体可参考中国心胸血管麻醉学会围手术期感染控制分会"麻醉机内呼吸回路消毒及灭菌"工作组的指导建议。

4. 临床操作防控措施　防护用品穿戴规范下会降低医护人员的视、听、触觉的敏感度，影响操作的精准性，且在急危重手术中因气道操作、使用电外科设备、负压吸引等难以避免产生大量气溶胶，易发生职业暴露。因此，医护在手术配合时应注意以下防护措施：

（1）加强医生与护士的有效沟通，时刻关注术野，要求稳、准、妥当地传递器械及用物，避免血液、体液喷溅造成污染。

（2）手术过程中传递锐器时必须采用无触式传递方法，术毕锐器放在术间利器罐内，避免发生锐器伤。

（3）进行静脉穿刺操作时，加戴一次性无菌手套，用后丢弃再行手消毒；静脉注射和术中抽药、给药等应遵循安全注射的原则，避免发生针刺伤。

（4）器械护士负责监督手术台上人员的防护措施，包括手套有无破损、滑脱，防护面屏是否移位等。

（5）手术台下工作人员如需接触可见污染物（血液、体液、排泄物、分泌物等）时，需加戴一层检查手套，用后丢弃，并进行手消毒。

（6）手术台下工作人员手套不慎被患者血液、体液、分泌物、排泄物污染时，应立即脱掉外层手套，手消毒后更换手套。

5. 病理标本运送流程　提前告知病理科手术患者的情况，留取标本离体后装入标本袋，用标本固定液固定或装入带有标本固定液的标本瓶中，粘贴患者信息及标本名称的标签于袋或瓶上，再装入第二层标本袋中，并注明"疑似急性呼吸道传染病"或"急性呼吸道传染病"标识。送检人员加戴干净手套，标本外层再加第三层标本袋，注明"疑似急性呼吸道传染病"或"急性呼吸道传染病"标识。交接时，标本袋外层喷洒3%过氧化氢，放入密闭转运箱中尽快由专人从负压手术间外走廊通道送至病理科，禁止通过气动传输系统传送。

（四）术后防控

1. 患者转运

（1）使用辅间术前转运床。

（2）术毕气管插管全麻患者应在原手术间内进行麻醉复苏。

（3）在转运途中，根据患者病情应佩戴医用外科口罩/医用防护口罩。

2. 复用物品处理

（1）复用手术器械的处理：应遵循先消毒、后清洗、再灭菌的原则。术后将手术器械置于盛有效氯2 000mg/L含氯消毒液的密闭转运箱内，外用双层黄色医疗废物袋套好器械密闭转运箱，采用鹅颈结式封口，分层封扎，包外标注"疑似急性呼吸道传染病"或"急性呼吸道传染病"标识，并注明开始浸泡时间，浸泡消毒时间应为60分钟。电话通知消毒供应中心及时收取,进行后续处理。

(2) 复用护目镜处理:护目镜应直接放入盛有效氯 1 000mg/L 含氯消毒液的容器内浸泡消毒 30 分钟预处理,再交消毒供应中心消毒灭菌。

3. 医疗废物处理

(1) 手术中所产生的废弃物:包括医疗废物和生活垃圾均视为感染性医疗废物,按照感染性医疗废物进行处理。放入双层黄色医疗废物专用包装袋中,采用鹅颈结式封口,分层封扎。如医疗废弃物中包含大量血液、组织液等液体,可额外增加黄色医疗废物专用包装袋层数,防止医疗废物泄漏。同时,医疗废物专用包装袋外标签内容除常规信息外,还应标注"疑似急性呼吸道传染病"或"急性呼吸道传染病"标识。

(2) 锐器放在利器罐中:罐外标签内容除常规信息外还应进行相应标识。利器罐"一术一用",术毕将利器罐开口封闭,离开手术间时外面再增加一层医疗废物专用包装袋,采用鹅颈结式封扎,于包装袋外进行相应标识。

(3) 盛装医疗废物专用包装袋外表面被感染性废物污染:用有效氯 1 000mg/L 的含氯消毒液喷洒后,增加一层医疗废物专用包装袋,包装袋外注明相应的信息及相应标识。

(4) 废弃组织处理:有效氯 20 000mg/L 的含氯消毒液浸泡消毒≥60 分钟,然后按照感染性废物收集处理。

(5) 废液处理:患者的排泄物、分泌物及术中产生的废液等应有专门容器收集,用有效氯 20 000mg/L 的含氯消毒液,按 1∶2 比例浸泡消毒 2 小时,然后再排入污水处理系统;清除后,对污染的环境、物体表面进行消毒,盛放污染物的容器可用有效氯 5 000mg/L 的含氯消毒溶液浸泡消毒 30 分钟,然后清洗干净。

(6) 潜在污染区和污染区产生的医疗废物:在离开污染区前,应当对医疗废物包装袋表面用有效氯 1 000mg/L 的含氯消毒液喷洒消毒后,在其外面加套一层医疗废物专用包装袋,并标注相应信息和标识。

(7) 清洁区产生的医疗废物按照常规的医疗废物处置。

(8) 除常规要求外,医疗废物应设置单独区域封闭暂存,并尽快交由相关部门进行处置,优先转运,严格交接并记录。

(9) 暂存处地面用有效氯 2 000mg/L 的含氯消毒液进行消毒。

4. 术后环境处置流程

(1) 空气消毒:关闭手术间空气净化系统,使用超低容量喷雾法。喷雾消毒器喷洒 3% 过氧化氢,按先上后下、先左后右、由里向外,先表面后空间,循序渐进的顺序依次均匀喷雾,用量按 10~20ml/m³,消毒 60 分钟;室内消毒完毕后,再由外向内重复喷洒一次,消毒作用时间不少于 30 分钟,手术间均密闭 2 小时以上;密闭消毒后再进行手术间环境、物体表面的消毒,最后重新开启层流。

(2) 物体表面消毒

1) 地面:使用有效氯 1 000mg/L 的含氯消毒液拖地,保持 30 分钟后用清水拖地。

2) 器械车、操作台、墙体等表面:使用有效氯 1 000mg/L 的含氯消毒液擦拭,保持 30 分钟后再用清水擦拭。

3) 高频电刀、麻醉机、输注泵等表面:在关闭电源断开主电缆后,使用有效氯 1 000mg/L 的含氯消毒液擦拭,保持 30 分钟后再用清水擦拭,不宜采用喷洒消毒液进行设备消毒,避免消毒液进入设备内部造成损害。

(3)更换净化机组过滤器:实施急性呼吸道传染病患者手术后,通知层流工程技术人员更换净化机组过滤器,清洁消毒排风口、回风口与送风口。负压或感染手术间消毒处理完毕后,应与医院感染科联系,对物体表面和空气采样检测,结果合格后方可用于非急性呼吸道传染病患者手术。

对疑似或确诊急性呼吸道传染病患者进行手术的常用消毒液见表 2-11-1。

表 2-11-1 疑似或确诊急性呼吸道传染病患者手术常用消毒液指引

消毒液	浓度	配比方法	作用区域	方式	作用时间 / 方式	
					第一遍	第二遍
过氧化氢	3%	现用	空间	喷洒	60min	30min
含氯消毒液(以有效氯含量 500mg/片为例)	1 000mg/L	2 粒 +1L	地面	拖拭	30min	清水
			墙面、治疗车等	擦拭	30min	清水
			仪器设备	擦拭	30min	清水
			手术器械	浸泡	60min	交供应室处理
			护目镜	浸泡	30min	交供应室处理
			包装袋	喷洒	鹅颈结封口、贴相应标识	
	10 000mg/L	20 粒 +1L	少量污染物表面	擦拭	先用纸张清除污物后	
			大量污染物表面	浸泡 + 擦拭	棉纸覆盖后,倒入	≥30min
			容器	浸泡	30min	清水
	20 000mg/L	40 粒 +1L	废弃组织	浸泡	≥60min	按感染性医疗废物处理
			废液(1:2)	浸泡	2h	排入污水系统后做容器消毒

二、做好术后复盘

对进行过疑似或确诊急性呼吸道传染病患者手术或紧急气管插管,需在所有操作结束后全面复盘整个医疗过程,仔细回顾患者接送、手术期间、穿脱防护服时有无职业暴露发生。如有职业暴露发生,则进入医学观察期,时间为最后一次与病例发生无有效防护的接触或可疑暴露后 14 天。医学观察期间进行相关病原学检测。如果采取的防护级别严格,并且医疗工作过程当中无暴露,原则上不需要进行医学观察。

(阮祥才 李微微 陈月芳)

第十二章

肿 瘤 科

第一节 肿 瘤 内 科

肿瘤患者免疫力低下,是呼吸道传染病的易感人群,且感染后恶化更快、易发展为重症,预后极差。但肿瘤患者的内科治疗存在一定的周期性、时限性和连续性,患者需要规律返院就诊,感染风险增加。因此,在急性呼吸道传染病疫情防控期间,需要根据肿瘤患者的特点进行针对性的防控。

【防控难点】

1. 肿瘤患者具有特殊性 肿瘤患者老年人群比例高,常合并多种心肺器官基础疾病。此外,肿瘤患者免疫功能低下,而抗肿瘤治疗加重免疫损伤,使其更易感、恶化更快、预后更差。

2. 住院尤其是日间化疗病房周转快、流动性大 肿瘤内科治疗患者平均住院日较短、床位周转快、人员流动性大,需分段精准预约、优化出入院流程、减少人群聚集。

3. 临床表现复杂 肿瘤患者可能存在以下类似呼吸道疾病相关的临床表现,导致临床鉴别困难。

(1) 非感染性发热:肿瘤热、药物热。

(2) 化疗后患者的外周血白细胞、中性粒细胞和淋巴细胞减少。

(3) 肺炎:晚期肿瘤患者合并弥漫肺转移、癌性淋巴管炎;免疫检查点抑制剂等引起免疫相关肺炎,部分在影像学特征和呼吸道感染疾病不易区分。

■【防控措施】

一、强化日间化疗及普通病房入院前筛查

1. 日间化疗患者　充分利用电话、网络及线上医疗平台,实现通畅的无接触预约及无接触院前筛查,并合理配置时间,避免聚集。

2. 住院患者统筹入院计划　社区医院完善必要院前检验,学科充分利用信息技术统筹并缩短住院治疗时间。

二、充分实施分级诊疗

疫情流行期间,建议患者就近就诊,尽量避免跨地区就诊。当出现下列情况建议跨地区至上级医院住院诊疗。

1. 初诊初治无法明确的疑难病例或病情严重患者。

2. 治疗后出现疾病快速进展或严重不良反应者。

3. 术前新辅助治疗或转化治疗患者,建议行线上多学科团队(MDT)评估并制订治疗计划。

4. 对于正在或即将进行新药临床试验治疗的患者,应加强沟通及网上随访,尽可能保障治疗开展、减少方案违背。条件允许时,可转介至患者常住地、有开展相应新药临床试验资质的单位治疗。

三、优化日间化疗病房流程

1. 日间化疗病房患者收治标准　身体状况良好(ECOG PS 评分 0~1 分),生活可完全自理,化疗时无须家属陪同;语言沟通流畅,患者对标准预防的执行力高;治疗方案给药所需时长≤8 小时;既往治疗未出现 3 级以上急性不良反应者。

2. 区域化安排　日间化疗需要通风良好,按照防控规定间隔,严格测算床位、座椅数量,最大化布局安排。根据不同方案、治疗时长,对输液椅或病床进行区域化安排与管理,座位和床位之间设置玻璃隔挡,保障有效间隔,最大限度满足患者治疗需求,减少患者非医疗等待时间以及与其他患者之间的密切接触,避免院内交叉感染。就诊期间,二次分诊及患者管理遵循医院相关管理要求。

四、加强患者全程随访

疫情防控期间,患者居家治疗比例增加、时间延长,需注重患者宣教的有效性,保障紧急情况及时沟通的可能。

1. 抗肿瘤药物治疗不良反应居家教育　针对常见药物不良反应,住院期间每位患者发放患者手册,主管医生针对患者具体方案和治疗强度,强调个体不良反应关注重点。出院后,通过社交软件平台统一推送相关科普文章。帮助患者及家属熟悉可能不良反应、科学评估和正确处理。

(1) 治疗后监测:联合方案治疗者需每周在当地医院复查 1 次血常规。既往出现 4 级骨髓抑制者,适当增加复查频率。

（2）首次出院患者为重点关注对象：建议出院后1周内进行电话随访，了解治疗后患者不良反应情况，同时再次说明复诊流程。

（3）轻度不良反应：通过电话、社交软件、互联网医院等平台，远程指导患者生活调理或当地医院就诊。

（4）严重不良反应：预留科室专用电话，由每日值班医生负责，必要时报告上级医生，评估是否启动远程院外会诊、指导当地医院救治。

2. 设置肿瘤患者交流互助平台　对于同种肿瘤和类似治疗患者，尊重其意愿，组建交流群、科室公众号或医院官网平台，通过医护人员和社会工作团体志愿者，以线上会议和科普短视频制作等形式，指导患者营养状态自我评估和正确个人防护，更新重点的区域疫情防护措施政策。从而加强医患双方、志愿者与患者、病友之间良性互动，提高患者对治疗的信心，消除对疫情时期的过度恐惧和焦虑，提高患者对治疗的依从性。

3. 重视患者心理疏导工作　住院期间注意患者的不良情绪程度，对于明显焦虑和抑郁患者，可增加电话随访，加强患者对治疗的理解，稳定患者情绪，帮助患者树立积极乐观的心态。有条件的中心建议开展线上心理咨询，对患者进行评估和干预，或指引到相关医疗资质单位进行线上、线下心理咨询。

【患者管理】

一、肿瘤患者分层评估分类

肿瘤内科常见收治肿瘤种类包括肺癌、乳腺癌、结直肠癌、胃癌、食管癌、肝癌、恶性淋巴瘤等。根据肿瘤恶性程度和发展速度、不同治疗目的（根治、术后辅助、术前新辅助、转化和姑息治疗），结合患者体力、合并的基础疾病和患者意愿，综合评估，实现分时限、分类治疗。

出现肿瘤急症患者需要立即就诊，积极对症治疗，及时开始抗肿瘤治疗。肿瘤恶性程度高、发展速度快或暂无手术根治机会、经有效治疗后可能获得根治切除的晚期肿瘤患者，均应限期治疗。具体分类原则如下：

（一）需紧急治疗患者

优化发热门诊或急诊至肿瘤内科绿色通道流程，情况危重时就地隔离治疗，情况平稳转入肿瘤内科。

1. 肿瘤快速进展引起的急症

（1）肿瘤压迫：上腔静脉综合征、脑转移合并颅内高压、脊髓压迫、消化道梗阻等。

（2）原发灶及累及周围脏器引起的出血：鼻咽大出血、消化道大出血、阴道大出血。

（3）穿孔：胃肠道淋巴瘤极易穿孔。

（4）代谢危象：高钙血症等。

（5）急性肿瘤溶解综合征。

一般治疗包括使用糖皮质激素、利尿、补液、纠正水电解质等对症治疗缓解压迫症状，优先推荐穿刺引流、肠道支架或肠梗阻导管、介入止血等微创治疗手段，必要时行急诊手术。

2. 治疗相关严重不良反应

（1）药物性骨髓抑制：粒细胞缺乏、淋巴细胞减少、严重血小板下降。

（2）免疫相关不良反应：免疫相关肺炎或肠炎等。

(3) 其他药物相关严重不良反应:药物性肝肾功能损伤等。

一般治疗包括营养支持、粒细胞刺激因子、促血小板生成素、糖皮质激素等积极对症支持治疗,避免使用可能加重损伤的药物,调整后续给药类型和剂量,必要时相关专科会诊。

(二) 需限期/择期规律治疗患者

化疗期间务必加强对患者的支持治疗(营养支持、预防性止吐和升白)及健康宣教,做好严格的个人防护与病区消毒,同时密切观察非预期不良反应。

1. 根治性化疗患者 对化疗敏感,通过全身化疗可治愈的肿瘤,常见有淋巴瘤、急性白血病、生殖细胞瘤等。

2. 转化治疗患者 初始无法手术切除的肿瘤,经过综合治疗、缩小肿瘤,可转化为根治手术或达到无疾病残留状态。如结直肠癌同时性多发肝/肺转移。

3. 新辅助治疗患者 经 MDT 讨论调整治疗方案,尽早开始化疗等抗肿瘤治疗,同时达到延迟手术、降低风险的目的。需要与患者共同商议、尊重其手术或术前治疗意愿。

4. 姑息治疗患者 肿瘤负荷巨大、临床症状明显、特殊病理或基因类型等生物学行为不佳的肿瘤患者,应积极全身系统药物治疗。如 *BRAF*V600E 突变晚期结直肠癌、遗传性弥漫型胃癌综合征、三阴乳腺癌等。

(三) 可延迟或停止治疗患者

不影响病情与安全的前提下,充分告知病情和预后,与患者和家属共同商议,制订治疗计划。

1. 延迟治疗间隔 大多数化疗方案延迟不超过 1 个周期,疗效影响不大。

2. 根治术后的辅助治疗 术后辅助化疗一般要求 2~4 周开始。根据肿瘤分期、患者年龄和复发风险程度,可适当推迟辅助化疗开始时间,最迟通常建议不超过术后 8 周。

3. 化疗假期 疫情流行期,经过一线或二线治疗、获得肿瘤部分缓解或稳定、无肿瘤相关临床症状、老年体弱等晚期肿瘤患者可暂停姑息化疗,进入化疗假期。

总体药物调整原则为联合方案适当减少剂量强度、加强对症支持治疗;如有可替代治疗,应采用"方便、安全、低剂量、长间隔周期"的方案,首选口服药物,或选择安全的、不良反应少、后遗效应小(如激素受体阳性乳腺癌优先内分泌治疗,驱动基因阳性肺癌选择口服酪氨酸激酶抑制剂靶向治疗等)的药物;需要联合放疗者,如情况允许,可改为单纯化疗、先诱导化疗等模式,延迟放疗开始时机。

二、中心静脉管道管理

1. 中心静脉管道选择 优先选择手臂输液港,其次为胸壁输液港,根据患者意愿和经济情况,也可选择经外周静脉穿刺中心静脉管(PICC)。疫情防控期间,尽量避免长期留置锁穿管,加重感染风险。

2. 住院期间导管维护 设立专用导管维护室,住院患者每日分时段预约、单人单次进行导管维护,遵照疫情防控要求进行操作人员防护、导管维护室清洁消毒。

3. 患者管道维护教育 留置导管的上肢避免重物、剧烈活动,注意自我监测局部皮肤不良反应。手臂输液港最长不超过 3 个月、胸壁输液港不超过 1 个月、PICC 管不超过 1 周需进行导管维护,内容包括检查穿刺上肢局部的皮肤情况、测量臂围、冲洗管腔、更换贴膜或更换肝素帽、负压接头等。

三、疑似症状患者的鉴别和处理

(一) 处理原则

1. 疑似症状患者转过渡病房隔离诊治,详见医院篇具体流程。

2. 判断药物与疑似症状的相关性,包括用药时间、该药已知的不良反应类型、停药或减量后反应是否消失或减轻、既往有无同样反应、是否其他原因可以解释。

3. 完善血常规、C 反应蛋白、血沉、降钙素原、G 试验等感染学指标;对比患者肿瘤标志物和影像学变化情况,重视肿瘤病情评估。

(二) 鉴别和处理

1. 发热患者的鉴别和处理

(1) 肿瘤热:肿瘤热患者一般体能状态尚可,体温较少超过 39℃,不伴有明显寒战、咳嗽、流涕等症状,血常规白细胞数值正常或轻度升高。排除感染、输液反应等因素,规律使用非甾体抗炎药。

(2) 药物热:药物热患者体温一般以 39~40℃常见,可能伴有皮疹、头痛、恶心等症状,白细胞计数可能升高,伴有嗜酸性粒细胞增多,红细胞沉降率增加,停药后 12~72 小时可退热。常见药物包括博莱霉素、唑来膦酸。必须继续原药物治疗者,减慢滴速、预防性抗过敏及非甾体抗炎药治疗;有替代治疗者,建议更换药物。

(3) 合并严重中性粒细胞减少:对进行粒细胞缺乏合并发热(FN)高危方案(FN 发生率 >20%)或中危方案(FN 发生率为 10%~20%)合并 FN 发生相关患者因素者,推荐预防性使用重组人粒细胞集落刺激因子(G-CSF),含长效制剂聚乙二醇化重组人粒细胞集落刺激因子(PEG-G-CSF)。

(4) 淋巴细胞计数减少:通常可逆,以影响 $CD4^+T$ 细胞为主。常见药物包括糖皮质激素、铂类、紫杉类等。可予胸腺法新和静脉注射用丙种球蛋白治疗。

2. 免疫相关肺炎因临床表现和影像学检查结果缺乏特异性,PD-1/PD-L1 抑制剂等免疫相关的肺炎诊断困难。为排除性诊断,需首先考虑与肺部感染鉴别诊断。当怀疑免疫相关肺炎时,除询问病史和查体外,必要时行支气管镜取活检或支气管肺泡灌洗。

常规经验性抗感染的同时给予糖皮质激素治疗,如甲泼尼龙 1~2mg/kg 静脉滴注,症状好转可改为口服制剂,4~6 周缓慢减量。如使用糖皮质激素治疗在 24 小时内没有改善,则考虑增加其他免疫抑制剂(英夫利西单抗、吗替麦考酚酯等),同时输注抗胸腺细胞免疫球蛋白。

(蔡 月 黎燕红 邓艳红)

第二节 放射治疗科

急性呼吸道传染病疫情防控期间,恶性肿瘤患者的免疫力低下,较非癌症患者更容易感染,其中相当一部分患者在治疗期间,需要进行放射治疗。由于放射治疗每天治疗时间短而治疗周期较长,患者来源又可分为门诊和住院放疗两大类,增加了急性呼吸道传染病易感性及防控难度。因此,疫情时期,需要根据放疗患者及放疗中心的特点,制订合理可行的防控措施。

■ 【防控难点】

1. 放射治疗具有每日治疗时间较短,但治疗周期较长的特点 绝大多数患者每日放疗时长仅需 5~20 分钟,但需连续治疗 1 月余。

2. 放疗患者流动性比较大 除部分病情相对严重或行动不便的患者需住院外,相当一部分患者仅需于门诊进行放疗,造成患者流动性较大。

3. 放疗患者免疫力差 患者多数接受过化疗,易导致骨髓抑制及机会性感染,极易出现发热等症状。

4. 绝大多数放疗中心位于地下,空气流通性差。

5. 放疗中心人群分类相对复杂,除患者及家属外,尚有医师、物理师、技师、测量师、维修及后勤保障人员等,增加了急性呼吸道传染病易感的可能性。

6. 由于绝大多数肿瘤患者需要多学科综合治疗,患者放疗期间可能周转于肿瘤内科、肿瘤外科等多个科室,增加易感性。

■ 【防控措施】

一、根据防控分级管理门诊及住院患者

针对门诊放疗患者流动性较大的特点,对患者及陪护家属进行健康宣教,落实责任,确保其日常生活及放疗"两点一线",做好自我防控,不前往人群密集场所。无论门诊还是住院放疗患者,均实施分时段放疗措施,前一个患者进入放疗机房后方通知下一个患者进入等待区,避免患者扎堆聚集。

1. 根据医院疫情防护级别,安排门诊及住院患者放疗。在重大突发公共卫生事件三级响应期间,无须区分门诊及住院放疗患者,每天放疗结束后常规对设备、治疗房及候诊区域进行消毒。

2. 在重大突发公共卫生事件二级及以上响应期间,无论门诊放疗还是病房患者,非必要不陪护,如病情需要,最多留 1 名陪护人员,且必须固定人员不得随意外出及走动;门诊放疗患者及陪护人员尽量避免乘坐公共交通工具,每次进入放疗区域前出示行程码及健康码,确保无中高风险地区旅居史,确保无持有黄码及红码的情况,并测量体温,每周至少 1 次病原学检测报告,满足以上条件后方可进入放射治疗区;实施门诊和住院放疗患者分时段治疗措施,鉴于门诊放疗患者流动性大的特点,每天上午首先治疗住院患者,待全部住院患者治疗结束后,进行常规消毒,然后再开始放疗门诊放疗患者,当天门诊患者放疗结束后,设备及区域需进行严格消毒。

3. 在重大突发公共卫生事件二级及以上响应期间,每周对放疗设备、治疗机房和候诊区进行随机采样,进行病原学检测,全方位确保治疗环境的安全。

二、放射治疗流程防控措施

1. 定位及 CT 模拟 该环节患者需要完成热塑膜或真空袋的制作及进行 CT 扫描。技术组于工作开始之前对环境进行消毒处理。模具制作前患者和医务人员进行手卫生消毒,医务人员按照分级防护要求着装,在佩戴橡胶手套外加戴一次性 PE 手套,每位患者结束后

更换 PE 手套并进行手卫生。在制作过程中要求非头颈肿瘤患者全程佩戴口罩,头颈部肿瘤患者除在面颈部热塑膜制作过程去除口罩外,其他时间需全程佩戴口罩。制作过程中应尽可能地减少语言交流,治疗床单一人一换。制作完毕后,医务人员及患者再次进行手消毒。患者的热塑膜及真空袋等固定装置在使用前后均使用 75% 酒精消毒处理,而后存放于专门区域统一管理。

CT 扫描环节,按定位要求需进行造影剂增强患者,首先置入高压留置针,高压注射器的造影剂针筒为一次性针筒,护理人员在穿刺前按照防护要求着装,穿刺前后做好手卫生消毒。技术组人员做到 CT 床面的床单一人一用一换。

2. 靶区勾画及计划制作 此环节由医师及物理师负责,患者不参与。按照一般防护要求做好工作区域消毒即可。

3. 复位及加速器治疗环节 待主管医生通知患者具体复位时间后,患者返院复位。复位环节由患者、主管医师、物理师、放射治疗师共同参与,严格采用预约制,具体防护措施可参照定位及 CT 模拟流程。在等待区域要求患者按照公众防护要求进行防护,同时间隔至少 2m。

放射治疗期间,患者严格按照预约时间每日到医院放疗(周六、周日休息),确保前后两位患者之间密切衔接,使放疗等待区只有 1 位待放疗患者。如遇机器故障,机房环境应严格消毒。在进入机房时患者进行手卫生消毒,技师同模拟 CT 定位环节一致,橡胶手套外佩戴 PE 手套,治疗结束后更换 PE 手套并进行手卫生。加速器床面使用一次性床单,热塑膜、真空袋等放疗固定装置使用前后均需要使用 75% 酒精进行消毒。

对于具有多台放疗加速器设备的医院,可将不同的放疗机房及相应的等待区域实施分割管理,减少不同放疗机房治疗患者与陪护人员之间交叉感染的风险;不同放疗机房及等待区域的清洁消毒人员实行专人管理,避免清洁消毒人员在不同机房之间流动引起的交叉感染。

■【患者管理】

制订合理的治疗策略。放射治疗中心常见收治肿瘤种类包括头颈肿瘤、乳腺癌、结直肠癌、肺癌、食管癌、肝癌及肝肺及骨转移瘤等。根据肿瘤恶性程度和发展速度、不同治疗目的(根治、术后辅助、术前新辅助、转化和姑息治疗),结合多学科会诊的意见,确定合理的放疗方式(3D-CRT、IMRT、SBRT 放疗);并结合患者体力、合并的基础疾病和患者意愿及住址等,安排患者门诊或住院放疗;门诊放疗患者每天进院前测温,体温正常后方可凭放疗预约卡进院放疗。如出现 3 级及以上的放疗不良反应,根据患者病情,可安排住院放疗。

(万香波 郑 坚)

第十三章

康复医学科

　　康复医学科作为医院的临床科室,承接病区、门诊和相关科室会诊的临床康复诊疗工作。服务对象主要包括各种原因引起的功能障碍者、老年人群以及慢性病患者。这部分人群免疫力低下,是急性呼吸道传染病的易感人群,且感染后恢复慢,易发展为重症,预后差。此外,康复病区所服务患者,绝大多数病程较长,合并功能障碍,需要长时间住院治疗,感染风险增加。因此,在疫情防控期间,需要我们结合这部分患者特点进行针对性的防控。

■【防控难点】

　　1. 康复医学科患者具有特殊性　需康复诊疗的患者包括神经系统疾患、肌肉骨骼系统疾患、心肺系统疾患、消化系统疾患以及重症疾患等,其中大多合并心肺功能问题或运动功能障碍,免疫力低,恢复慢,预后差且传染病易感。

　　2. 住院患者功能差、陪护需求大　康复医学科患者因为合并功能障碍,多数不能生活自理,或者合并认知、语言功能障碍等。不能独立语言交流,宣教难度较大,配合度、依从性差,需要专门的陪护人员,增加病区的防控压力。

　　3. 康复治疗覆盖病区多,康复治疗人员流动性大,增加防控难度。

　　4. 康复治疗患者尤其是合并心肺系统疾患或肿瘤者,临床表现复杂,可能合并以下呼吸道传染病类似的临床表现,导致临床鉴别困难。

　　(1) 发热:肺炎、尿路感染、菌血症、腹腔感染等。

　　(2) 呼吸困难:肺炎、呼吸衰竭、心力衰竭、肠梗阻等。

　　(3) 肺炎:坠积性肺炎、吸入性肺炎、细菌性肺炎、肺水肿、急性呼吸窘迫综合征、呼吸机相关肺炎等。

　　在疫情防控期间,需要我们结合患者特点进行有针对性的防控。在病区、门诊和相关科室会诊三个主要环节和工作场景中,康复医学科医师、治疗师和护理团队应做好相应防护。

【防控措施】

分区域分级别防控

（一）康复医学科门诊

1. 康复诊室

（1）工作人员：康复医学科门诊工作人员，为进行不产生气溶胶治疗的工作人员，属于普通病区工作人员，属于低风险人员，采用一级防护。

（2）环境设备：积极配合各级医疗机构、相关部门做好康复门诊清洁消毒工作。每日所用设备必须严格按照要求消毒。康复诊室要随时保证室内、外空气流通，环境及物品表面消毒按要求进行。

2. 门诊康复治疗室

（1）工作人员：门诊康复治疗室内工作人员属于为普通患者进行诊疗操作的工作人员，属于中风险人员，采用一级防护。

（2）环境设备：因康复治疗室人员流动性大，设备仪器较多，且医务人员与患者需长时间近距离接触，因此设备及环境每天都应当严格消毒。

治疗室的仪器，与患者直接接触的相关医疗器械、器具及物品，如听诊器、血压计等要专人专用；物品使用后，用有效氯 1 000mg/L 的含氯消毒液擦拭消毒处理；或者利用垫巾隔开患者皮肤，垫巾单人单用；物理因子治疗仪（如中频电疗仪、磁振热治疗仪等）不能专人专用的医疗器械、器具及物品要在每次使用后擦拭消毒。医疗设备表面使用有效氯 1 000mg/L 含氯消毒液擦拭消毒，每天 2 次。手法治疗床需使用一次性垫单，专人专用。

此外，治疗室应当每天进行空气消毒及设备终末消毒，使用紫外线灯管照射消毒 30 分钟。消毒完毕，门窗开放通风后方可使用。

（二）康复医学科住院部

疫情防控期间康复医学科病房的医生、护士和护工的防护级别为一级防护。住院部从事康复治疗的专业人员，包括物理治疗部、作业治疗部、言语语言病理学部、假肢与矫形器部四个部门；具体的治疗方式包括运动疗法、物理因子疗法、作业疗法、假肢与矫形器制作等不产生气溶胶的治疗，以及呼吸训练、排痰训练、吞咽治疗和语言治疗等可能产生气溶胶的治疗；物理治疗室、作业治疗室、义肢矫形室的室内工作人员（进行不产生气溶胶治疗的工作人员），采用一级防护；语言病理学治疗室内工作人员及从事其他可能产生气溶胶操作的工作人员（如呼吸训练、排痰训练），采用一级防护＋。

（三）相关科室康复诊疗

1. 充分实施分级防护　疫情防控期间，床边康复治疗工作人员根据所服务患者的类别，采用不同防护级别。

（1）一般人员：为普通患者（非疑似或确诊急性呼吸道传染病的患者）行常规康复诊疗操作的康复专业人员，采用一级防护。

（2）Ⅰ类人员：为疑似或确诊呼吸道传染病的患者提供一般诊疗操作（无体液、血液暴露风险）的康复专业人员，为普通患者（非疑似或确诊急性呼吸道传染病的患者）进行可能产生气溶胶操作（如呼吸训练、排痰训练、言语与吞咽训练等）的康复专业人员，采用一级防护＋。

（3）Ⅱ类人员：进入疑似或确诊患者隔离病房或隔离留观室的康复专业人员，采用二级防护。

（4）Ⅲ类人员：为疑似或确诊患者进行可能产生气溶胶的操作（如呼吸训练、排痰训练、言语与吞咽训练等），采用三级防护。

2. 充分实施分类诊疗

（1）疫情防控期间，在相关临床科室实施床边康复治疗时：应尽可能指导患者实施主动性康复训练，尽量避免采用接触式的治疗措施。

（2）对于不是必须面对面接受康复治疗的患者：疫情防控期间可以由康复治疗师通过电话、社交软件、视频、远程等方式给予居家康复指导或网上诊疗、线上指导。

（3）吞咽与语言康复专业人员：暂不开展床边语言、吞咽、呼吸等需要近距离接触患者的康复治疗工作，避免近距离感染风险。如必须进行，也要在严格防护下酌情实施。床边康复治疗避免采用接触式的治疗措施。

（4）心肺康复专业人员：暂不开展呼吸、排痰等需要近距离接触患者的康复治疗工作，避免近距离感染风险。如必须进行，也要在严格防护下酌情实施。床边康复治疗避免采用接触式的治疗措施。

（5）对于携带到各病区进行康复治疗的设备和工具：应该及时根据相关规定进行消毒，做到每人每次使用后及时消毒。

【患者管理】

对于不是必须在医院接受康复治疗的患者，疫情防控期间可以由康复医学科的医护治人员通过电话、社交软件、视频等方式给予居家康复指导或远程诊疗。康复诊疗过程中，患者如出现发热和/或呼吸道等症状，应及时转介到发热门诊进行排查，同时追踪该患者接触过的相关人员，并消毒该患者接触过的区域和物品。

1. 疫情防控期间住院部患者收治和康复实施原则

（1）坚持全程心理干预：针对处于不同病期的患者及其家属，通过社交软件、视频、科普宣传等各种有效手段，给予针对性的心理咨询、适宜的音乐干预、放松冥想，缓解患者及其家属对疾病的恐惧感，帮助患者学会自我放松，勇敢地面对困难，战胜病魔。

（2）安全有效改善心肺功能：针对急性呼吸道传染病对呼吸功能的影响，指导患者掌握正确的呼吸方法，最大限度地提高呼吸功能。

（3）逐步稳妥提高体能：针对患者因呼吸困难、活动减少而出现的身体功能下降，充分评估心肺功能后，因地制宜、因人而异地开展以提高患者体能为目的的各种康复活动，并根据患者的病情变化及时调整。

（4）适当给予物理因子干预：按照物理因子临床诊疗常规，在做好严格防控的措施下，给予适宜的物理因子治疗。

为应对急性呼吸道传染病疫情防控，应调整康复医学科收治患者标准。对可以居家康复的患者，鼓励各单位制订网上诊疗、线上指导、康复科普，督促家庭康复执行，通过相关指导做好家庭康复。对于病情严重、不能居家康复的患者，可收入院，病区管理给予隔床收治和设定过渡病房。

2. 住院患者防护以及住院部探视和陪护要求　患者及陪护人员在治疗区就诊时须正确佩戴口罩，除排痰训练、呼吸训练、吞咽训练治疗期间等特殊情况外，需全程佩戴口罩。

（王于领）

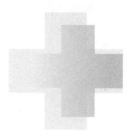

第十四章

皮 肤 科

皮肤是人体第一道防线,然而对于皮肤病患者,由于皮肤屏障功能受损,会增加急性呼吸道传染病的易感性。在抗击疫情工作中,加强皮肤清洁、消毒及护理,防范与处置医用消毒剂及防护用品引起的皮肤损害;皮肤病患者加强个人防护工作;对皮疹伴发热的患者进行合理开展预检分诊;面对面诊疗时采取有效的感染控制预防措施。这些问题是各级医院皮肤科遇到的实际问题。因此,针对以上防控难点问题,本章节结合皮肤科专科特色,制定了相应的处置流程及规范。

【防控难点】

1. 皮肤科门诊防控难点　疫情下皮肤科门诊管理和运行新模式尚无成熟经验借鉴。

2. 急性呼吸道传染病疫情对皮肤科临床的挑战　皮肤科存在重症病例,需长期反复治疗,需要密切医患接触;此类患者存在免疫力损伤,或药物性免疫力紊乱,为易感人群;且部分病例护理难度较大,增加交叉感染的风险。

3. 急性呼吸道传染病可能存在的皮肤临床表现　以新冠肺炎为例,皮肤科医生除了掌握"十大症状"外,还应该熟记专科临床表现。其特征如下:

(1) 发疹性(麻疹样)皮疹:新冠肺炎最常见的皮肤表现,主要累及躯干的麻疹样皮疹。皮疹可在发病时出现,但更多见于出院或康复后。

(2) 冻疮样肢端病变:又称为"COVID 趾",表现为手指、肘部、足趾及足外侧的紫红色或紫癜性斑疹,有时伴有水肿和瘙痒。这种特征性皮肤表现,在部分患者可以作为首发症状。

(3) 水疱样(水痘样)皮疹:水疱脓疱状、水痘样皮疹也是少部分新冠肺炎患者具有特征性的首发症状。

(4) 荨麻疹:急性荨麻疹伴或不伴发热是新冠肺炎感染的起病表现之一。

(5) 其他皮疹:包括丘疹鳞屑性皮损、斑状红斑、网状紫癜等。

■【防控措施】

一、伴有发热的皮肤病鉴别

对于无发热(体温低于 37.3℃)、咳嗽、呼吸困难等症状以及无流行病学史的皮肤病患者,可于皮肤科正常就诊;对于有发热(体温≥37.3℃)的皮肤病患者,应先在发热门诊就诊,排除急性呼吸道传染病后方可于皮肤科就诊。应注意,有多种皮肤病可能伴有发热表现,需仔细鉴别。

1. 常伴有发热的皮肤病

(1) 感染性皮肤病:病毒性(麻疹、风疹、幼儿急疹、手足口病、传染性单核细胞增多症、水痘和 Kaposi 水痘样疹等)、细菌性(猩红热、葡萄球菌烫伤样皮肤综合征、丹毒、蜂窝织炎和其他严重的皮肤软组织感染等)等。

(2) 非感染性皮肤病:重症药疹(急性泛发性发疹性脓疱病、Stevens-Johnson 综合征、中毒性表皮坏死松解症和药物超敏反应综合征)、脓疱型或红皮病型银屑病、Sweet 病、成人 Still 病、川崎病、急性发热坏死溃疡型痘疮样苔藓状糠疹等。

2. 可能伴有发热的皮肤病　传染性红斑、轻症药物疹、多形型红斑、红皮病型特应性皮炎、重症接触性皮炎、大疱性疾病(天疱疮、大疱性类天疱疮等)继发细菌感染、结缔组织病(系统性红斑狼疮、皮肌炎)、白塞病、腹膜炎以及血管炎等。

3. 不常伴有发热的皮肤病　部分原发性单纯疱疹、带状疱疹、部分荨麻疹(如血清病样荨麻疹)在少数情况下可能出现发热。

二、医患的皮肤清洁、消毒与护理措施

正确及时清洁消毒皮肤,可以阻止病毒通过皮肤、黏膜接触而感染。因此,在特殊时期,皮肤的清洁、消毒、护理至关重要。

1. 皮肤清洁　对于新冠病毒的预防,第一步就是进行皮肤清洁。清洁剂包括皂类清洁剂和合成型清洁剂两类:①皂类清洁剂:通过形成皂盐乳化而发挥清洁作用。皂盐碱性(pH 值 9.0~10.0),能够升高皮肤 pH 值,破坏病毒结构,使停留在皮肤角质层的病毒易与皂盐结合,皂盐又可与水结合,故最后需通过流动水的冲洗而去除停留在皮肤表面的病毒颗粒。②合成型清洁剂:最常见的就是普通洗衣粉(主要是烷基苯磺酸钠),以及低磷和无磷洗衣粉 /洗衣液、加酶洗衣液 / 洗衣粉、含有荧光增白剂的洗衣液 / 洗衣粉。这类清洁剂主要是通过表面活性剂发挥作用,表面活性剂基于其极性,可选择性与病毒蛋白质中的羧基结合,最终通过其乳化和包裹等作用清洁皮肤。

皮肤清洁步骤及注意事项:

(1) 面部清洁:首先需要清洗前卸妆;其次根据肤质选择适合自己的洗面奶,在脸部快速而温柔地揉搓后用流动水冲洗干净。一般情况下应避免使用肥皂洁面。

(2) 手部清洁:是防范新冠病毒感染的重要环节。饭前、便后、戴、脱防护用品前后、触摸"易感"部位或医护人员接触病患之前要洗手,接触污染物品之后也需要洗手。手部没有肉眼可见的污染物且不方便洗手时,可以使用免洗手消毒凝胶(含酒精成分)进行手部清洁。

2. 皮肤消毒　冠状病毒对紫外线和热敏感,56℃加热 30 分钟、乙醚、75% 酒精、含氯消

毒液、过氧乙酸和氯仿等脂溶剂均可有效灭活病毒。根据作用机制不同,消毒剂大致可分为氧化剂、醇类制剂及表面活性剂三种类型:①氧化剂指的是一系列含碘离子的制剂,包含碘伏、安尔碘、碘酊。②醇类制剂主要指的是常用于皮肤消毒的各种不同浓度的酒精类产品。③表面活性剂常用的是新洁尔灭、氯己定。

皮肤消毒的步骤及注意事项:

(1) 彻底清洁是保证消毒效果的前提:皮肤消毒前要视皮肤的污染情况对皮肤进行不同的清洁。清洁或去污不彻底会影响消毒效果。

(2) 正确选择消毒剂的类型及使用浓度:以酒精为例,酒精在 70%~80% 的浓度时消毒效果最佳。经常应用酒精进行手消毒,皮肤会因脱脂而干燥、粗糙,故可加入甘油等皮肤调理剂。

(3) 消毒剂要有足够的作用时间:不同的皮肤消毒剂所需的作用时间不同,通常为 1~5分钟,或者以所用消毒剂彻底自然干燥为准。

3. 皮肤护理　皮肤最外面一层是角质层,而在其表面还附有一层皮脂膜。由皮脂膜、角质层角蛋白、细胞间脂质组成的屏障,是皮肤的保护墙。皮肤清洁和消毒后,皮肤屏障会遭到一定程度的破坏,因此应特别重视皮肤护理,做好皮肤保湿。皮肤保湿的步骤及注意事项如下。

(1) 健康状态下:只需根据不同皮肤类型,选择含不同比例水、油、乳化剂的混合物作为保湿剂涂抹。

(2) 疾病状态下:除常规治疗所用外用药物以外,应针对破损的皮肤屏障涂抹皮肤保湿剂。一般应根据不同疾病诊疗规范选择保湿剂种类,还应根据疾病的不同时期选择适宜的保湿剂剂型。

三、个人防护装备和手卫生措施导致皮肤损伤的处理

一线医务人员出现皮肤屏障受损时,可以选用含有维生素 E、尿素、神经酰胺、绵羊油、凡士林等成分的护手霜或润肤乳,进行手部皮肤的保湿和屏障修复。出现湿疹时,需尽量避免各类诱发或加重因素,不能抓挠,平时做好保湿和屏障修复。症状较重时需前往医院皮肤科,遵从医生指导进行药物治疗。

佩戴口罩时间过长(每日超过 6 小时),由于摩擦、堵塞、多汗环境等可能引发面部皮肤病的新发或加重,包括痤疮(“口罩痤疮”)和玫瑰痤疮(“口罩玫瑰痤疮”)。在各种皮肤病患者中,包括银屑病、白癜风、痤疮和玫瑰痤疮,还发现有口罩相关的 Koebner 现象,值得临床注意。

手套、鞋套、防护服、护目镜等,因具有物理隔绝作用,可有效阻断急性呼吸道传染病的传播。但是,密闭时间过长,容易引起皮肤浸渍;摩擦可能引起皮肤机械损伤;此外,这类产品往往含有橡胶或塑料等有机成分,直接接触皮肤可能引起过敏等皮肤损害。防护产品引起皮肤伤害及处置原则如下。

1. 皮肤浸渍　如果持续穿戴这些橡胶制品,则会因透气性较差导致皮肤长期处于潮湿状态,发生浸渍。表现为局部皮肤变软、发白、起皱、脱皮等。处置原则如下:

(1) 选取型号合适的防护用具:确保穿戴松紧适度,待皮肤及防护用具消毒剂彻底干燥后再佩戴。

（2）佩戴防护用具前：局部外用含氧化锌或凡士林的护肤润肤剂，可使皮肤表面形成一层脂质膜，保护皮肤减少摩擦、防止水化过度、隔离汗液及其他刺激。

（3）若有条件可适当增加手套等防护用具的更换频率，更换期间将汗液擦干，再次使用润肤剂。

（4）穿戴结束清洁皮肤后及时使用润肤剂。

（5）浸渍明显时，可使用收敛剂如氧化锌乳膏等。

2. 过敏反应　表现以及处置基本类似于消毒剂引起的过敏性接触性皮炎。

3. 机械损伤　主要指由于较长时间穿戴防护用品，皮肤组织受压、摩擦而出现的机械伤害。常见部位：与口罩绑带接触的颧骨、脸颊部、耳后，与口罩塑形处接触的鼻梁部，护目镜边缘，帽沿线，与"尿不湿"接触的腹股沟区，防护衣腰带紧束部等。常见表现：压痕、擦伤、紫癜等。处置原则：穿戴松紧合适的防护用品；穿戴时间不宜过长；穿戴前可以局部涂抹润肤剂，可利用薄型软聚硅酮泡沫敷料或水胶体敷料进行局部减压，但应确认是否漏气，不得影响防护效果；压痕一般不需要特殊处理，持久或反复发生处或伴有皮下淤血时，可外用改善局部血液循环的药物，如多磺酸黏多糖乳膏、肝素乳膏等；皮肤破损处，可外用抗生素软膏、外贴创可贴或纱布保护创面，一般要待痊愈后方可继续穿戴。

4. 汗疱疹　又称为出汗不良性湿疹。处置原则：尽量保持手、足皮肤干燥，手套等防护用品穿戴前可适当使用润肤剂，穿戴时间不宜过长；皮损部位可外用糖皮质激素类药物，如卤米松乳膏、丙酸倍他米松乳膏等。

5. 继发皮肤浅部真菌感染　由于长时间穿戴防护用具，局部容易形成多汗、潮湿、温暖的环境，可能出现体癣、股癣、足癣等皮肤浅部真菌感染。处置原则：可局部外用抗真菌药如联苯苄唑乳膏、酮康唑软膏等；如效果不佳或皮损泛发，酌情使用系统抗真菌药物，如口服伊曲康唑或特比萘芬等。

6. 痤疮样损害　由于长时间佩戴口罩对皮肤的封闭及局部压力，导致毛囊皮脂腺导管闭塞，加之高强度工作期间作息不规律、精神压力等因素，均可能导致痤疮样损害或原有痤疮的加重。处置原则：可按一般痤疮治疗原则处理，每日至少温水洗脸 2 次，不要用碱性强的肥皂，合理选择面部清洁剂及化妆品，轻者外用抗生素类、维甲酸类等药物，重者可酌情口服米诺环素或异维 A 酸等。

四、皮肤影像检查

疫情流行期间首选非接触式皮肤镜检查。减少皮肤镜传播疾病风险的其他建议包括：检查前后用酒精消毒皮肤镜至少 1 分钟、使用聚氯乙烯保鲜膜或玻片隔绝镜头与病灶、使用酒精凝胶作为表面介质，以及使用一次性皮肤镜镜头盖等。

■【患者管理】

急性呼吸道传染病疫情，导致部分皮肤病患者的治疗方法必须进行调整。重点将总结免疫抑制剂、生物制剂或靶向药物等治疗、光疗和门诊小手术治疗的注意事项。

1. 生物制剂和其他免疫抑制疗法的使用　对于银屑病、特应性皮炎和其他炎性或自身免疫性疾病等各种皮肤病，生物制剂和免疫抑制剂是重要的治疗方法。这些免疫调节治疗与急性呼吸道传染病的相关风险目前尚未明确。一般认为，正在使用免疫抑制剂治疗皮肤病的非急性呼吸道传染病患者,大多可以继续治疗,但对于疑似或确诊急性呼吸道传染病的患者,或考虑开始一种新的免疫抑制治疗的患者,通常会采用更谨慎的方法。

风险评估:评估具体包括不同免疫抑制剂的作用机制、患者特异性和疾病特异性、并发症与合并症。

诊疗策略:以新冠肺炎为例,生物制剂继续治疗皮肤病的风险可能较低;相比生物制剂引起的靶向免疫抑制剂,小分子免疫抑制剂(如环孢素、麦考酚酯、硫唑嘌呤)引起的广泛免疫抑制影响更大。总的来说,TNF-α 抑制剂或 IL-17 抑制剂可能对新冠肺炎有一定作用,所以一般不需要停药。因此对于非疑似或确诊新冠肺炎患者,继续使用生物和小分子免疫抑制剂治疗皮肤病通常安全、可行。而对于常规治疗有效的患者,应权衡具体病例的潜在治疗利弊,谨慎决定是否启用新的免疫抑制剂治疗。尤其是对于重症新冠肺炎风险升高的患者,最好推迟免疫抑制治疗而优选其他疗法。不推荐在新冠肺炎急性期中使用全身性皮质类固醇,因为剂量≥20mg/d 具有免疫抑制作用并可能延长病毒排出。

2. 皮肤科医护操作

(1) 医疗操作:原则上避免过多操作处置。产生气溶胶的医疗操作采取空气隔离措施;确诊或疑似患者采取飞沫隔离和接触隔离。

(2) 皮肤科手术及术后管理:对于需要手术的皮肤科患者,比如皮肤良性肿瘤、瘢痕修复等,可适当延缓手术。不能延缓的手术,如皮肤恶性肿瘤等,能够在皮肤科门诊手术室治疗的尽量门诊处理。对确诊或疑似患者,及时报备,启动应急预案,可以在医护人员规范防护、确保安全的前提下开展手术。

3. 光疗门诊 光疗通常需要频繁前往诊室,可能增加患者和医务人员的病原体暴露,应个体化权衡每位患者接受门诊光疗的利弊。家庭光疗可做为急性呼吸道传染病疫情防控期间首选的光疗方法,但并非所有患者都具备条件。若需门诊光疗,应采取严格地预防措施,包括筛查症状、限制就诊人数、使用 PPE 及设备消毒,以降低感染传播的风险。也应考虑光疗的替代方案。

(吴良才)

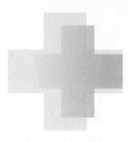

第十五章

医学美容科

作为设置在综合性医疗机构中的医学美容科,绝大多数患者治疗部位为头面部,由于头面部治疗需要呼吸道暴露,增加了急性呼吸道传染病的传染概率,导致治疗风险高和防护困难。由于医学美容科具有一定的美容属性,从治疗内容到科室布局与其他医疗科室差异性较大,在急性呼吸道传染病疫情防控期间,需要制订专属于医学美容科的针对性防护措施。

■【防控难点】

1. 医学美容类医疗,绝大部分诊疗活动主要由医患一对一面诊开启,且医学美容科面临的患者治疗部位绝大多数为头面部,治疗过程中难以避免呼吸道暴露。

2. 医学美容科绝大多数治疗场所,为自然通风有限的或没有自然通风的治疗室,空气流通主要靠中央空调维持,不具备手术室的层流和负压条件。

3. 患者与医生之间的治疗距离近 化学焕肤、激光操作、中胚层营养注射、超声刀、热玛吉等治疗时,医生和患者距离不超过 1m。

4. 患者与医生接触时间长 患者从看诊、设计治疗方案、拍摄影像资料、局部麻醉(如表面麻醉)等待到治疗需要停留时间较长。

5. 某些治疗会产生气溶胶、皮屑、烟雾,例如全身激光脱毛、二氧化碳激光治疗、调 Q 激光去文身、太田痣等,增加医务工作者的感染风险。

6. 科室昂贵的治疗仪器设备比较多,对于单一消毒模式不耐受,比如 M22 所在治疗室,通过紫外线消毒会造成设备损耗。

■【防控措施】

1. 增设物理屏障 前台、咨询等接触患者较多的高风险岗位,可以设置玻璃或塑料的透明隔板,以减少工作人员接触病原体的机会。

2. 加快空间空气流通　对于自然通风有限或没有自然通风的治疗室,可以物理方式加快空气流通,降低气溶胶浓度,例如,将空调风速开大,甚至再放置一个风扇来达到目的。另外,可以购置空气消毒机或者过滤器来净化空气。

3. 加强仪器设备消毒　严格落实环境和物体表面的清洁消毒措施。对于激光、强脉冲光、射频、溶脂等各种设备手持件的清洁和消毒,应与制造商明确清洁和消毒方法;手术器械的消毒由医院相关部门进行,手术管理参照手术麻醉中心章节。

■【患者管理】

在诊疗过程中,患者风险识别是最重要的一环。医学美容科的患者主要分为有疾病类和美容类两种;按照急性呼吸道传染病传播风险,可将治疗分为低风险、中风险和高风险。在分类评估过程中,患者的职业、旅游史、接触史、治疗是否有创、是否会产生传染性物质(如皮屑、烟雾、血液飞溅、气溶胶等)、从就诊到结束治疗离开医院的时间(而非单纯治疗的时间)、需要接触的工作人员数量,以及需要经过的场地等因素都应该包括在内。

1. 开设网络就诊指引　针对复诊患者,可以主要通过网络就诊,进行复诊购药;新诊患者主要在于科普宣讲及引导分流;对于需要到医院治疗的患者,预约线下治疗时间,即可以缓解患者焦虑、减少患者流失,还能够很大程度减少线下就诊压力,降低感染风险。

2. 患者可以自己进行的治疗准备,尽量减少医务人员介入,例如脱毛治疗和门诊手术治疗前的备皮,可以让患者在家自行解决。

3. 对于非紧急的治疗,解释说明风险,可以延后治疗。在急性呼吸道传染病尚未得到有效控制之前,建议将美容类中、高风险治疗暂时延后。

4. 当使用产生气溶胶的激光时,应做好医护人员的防护。佩戴治疗防护面屏,例如使用 Q 开关激光去除文身时,可使用聚乙烯保鲜膜等透明薄膜覆盖,以减少气溶胶细胞碎片的飞溅,但应注意增加功率弥补激光穿过膜时损失。

5. 非口鼻治疗过程中,可用无菌纱布覆盖患者口鼻,如眼睑整形手术过程中,消毒完成后可用无菌湿盐水纱布覆盖患者口鼻,但一定要注意保证患者呼吸通畅。

6. 口鼻部治疗之前,患者应该用 1% 碘伏漱口,用碘伏棉签清理和消毒鼻腔。

7. 对于危及生命的紧急治疗应该优先安排,例如车祸伤导致颌面部的出血性外伤,不能等待病原学结果回复,应将患者视为疑似急性呼吸性传染病患者紧急安排手术,启用负压手术室(详见本篇手术麻醉中心章节)。

8. 关注易感人群,免疫力低下合并基础疾病的老年患者是急性呼吸道传染病的易感人群。对于患有基底细胞癌或低风险鳞状细胞癌等生长速度缓慢的非黑色素瘤皮肤癌,可以明确评估、解释后推迟(限期)治疗。

9. 对于极高危鳞状细胞癌或者恶性黑色素瘤、接近关键解剖结构的恶性肿瘤,建议在完善病原学检测后方行手术治疗。

10. 轻中度面部外伤虽然不危及患者生命,但部分患者需要早期接受手术修复,以防止出现难以接受的病理瘢痕、感染,甚至严重的美容畸形或永久性功能畸形,延误治疗可能增加这些不良后果的发生率,易造成医患纠纷。

(施　歌)

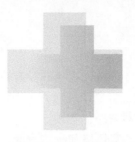

第十六章

中 医 科

中医应对瘟疫主要通过内服和外用的方法,并且一直重视用药物消毒的方法预防疾病感染和传播。根据"正气存内,邪不可干"的中医治未病的理念,面对急性呼吸道传染病病毒的预防,以固护正气为目的,充分发挥人体抵御外邪的能力,防止病疫的侵袭。

对于中医科患者,医务人员多需要进行四诊、查体、近距离接触患者以实施操作治疗、同日内反复多次使用治疗床等,若就诊者中有潜伏期或已感染急性呼吸道传染病的患者,容易导致飞沫传播与接触传播。因此,在疫情防控期间更为安全、有效地进行病房及门诊患者的诊疗工作,是中医科亟需研究和解决的重要难题。

■【防控难点】

1. 中医科治疗的疾病,以人群多发病、慢性良性疾病或亚健康为主,虽不会危及生命,但症状易反复出现,长期困扰患者,患者多有接受规律治疗的需求;中医科就诊人群多以中老年患者为主,身体功能相对薄弱,部分合并基础疾病,抵抗力相对较差,是急性呼吸道传染病的易感人群,也增加了防控的难度。

2. 由于中医治疗方法的特点,除了侵入性治疗如针刺治疗、穴位注射、皮肤针法等可参照西医进行无菌标准操作以外,其他非侵入性治疗如拔罐治疗、刮痧疗法等,难以完全达到无菌规范化操作的要求。对中医科防控提出更高要求。

■【防控措施】

1. 规范耗材和操作的消毒 侵入性操作如针刺治疗、穴位注射、放血疗法等,极易破坏人体的正常皮肤屏障作用,从而将某些条件致病菌带入体内。因此,要求在进行侵入性操作时要严格遵循无菌技术原则。非侵入性操作也应做到"一人一用一消毒"。

根据国卫办〔2013〕40号《基层医疗机构医院感染管理基本要求》的内容要求,针灸门诊开展侵入性诊疗操作时,所用到的针灸针、三棱针(现多用一次性注射针头替代)、埋线针、小针刀等耗材,必须做到"一人一针一用一灭菌";实施罐法操作,要做到火罐"一人一用一消毒"。

针刺治疗时,要选用合格的无菌一次性针灸针;采用正确的皮肤消毒方法:使用75%酒精溶液涂擦消毒2遍,涂擦方法为以进针处为中心,由里向外缓慢旋转涂擦,消毒完毕后方可施针。

实施非侵入性操作,如罐法时选用合格的火罐,规范操作。临床上拔罐操作时常用玻璃罐,玻璃罐应在每次用后清洗擦干,用有效氯500mg/L的含氯消毒液浸泡30分钟,清水冲洗干净、擦干后备用;如果是硅胶罐,也应对罐体用75%酒精涂擦消毒并晾干备用。进行拔罐和刮痧操作会造成皮肤微小毛细血管的破裂,使皮肤表面形成肉眼不可见的表皮损伤,如未及时对被患者血液污染的火罐进行消毒,也有可能造成感染。按照相关规范和标准,接触患者完整皮肤的诊疗器材、器具,都需要在使用后消毒、灭菌。在进行非侵入性操作时,如有必要应对操作部位的皮肤进行消毒。

2. 减少和暂停风险操作 在诊治过程中,操作时要求医患较长时间身体接触的治疗手段应减少使用,如正骨手法、放血疗法等侵入性操作,存在潜在感染风险,尽可能暂停。另外,在诊治过程中,应保证诊室内部医患距离充足;陪同者、候诊者均应佩戴口罩,在诊室外的专设区域等候。

■【患者管理】

可根据疫情情况和患者疾病的轻重,调整就诊频率。痛症患者如颈肩腰腿痛、筋伤、颈椎病、腰椎间盘突出、肩周炎、膝关节炎等非急性期的患者,可降低就诊频率,居家做康复训练。脾胃病如慢性胃炎、慢性肠炎等非急性发作的患者,可给予患者饮食及生活作息指导,如需针灸治疗建议1~2周一次。面部疾病如面瘫患者,建议远端取穴,不建议取下口罩面部取穴等。

(赖 鑫 林景琳)

第十七章

其他科室

第一节 职工保健科

职工保健科日常主要负责职工体检、保健科转诊专科及医疗报销工作。急性呼吸道传染病疫情防控期间,职工保健科接受院内人员病原学(核酸)检测采样、统计及跟踪结果,院内人员疫苗接种统计工作,确保院内人员零感染、零漏诊及疫苗全覆盖。在完成疫情防控工作的同时,保证安全的医疗救治。

■【防控难点】

1. 院内人员结构特殊性 院内人员包括职工、博士后、研究生、实习生、见习生以及部分科室的外包人员,如后勤保障的保安、保洁人员等。因学科及专业背景不同,对疫情防控意识以及执行能力差异较大。

2. 医院外派人员 外出工作完成,在返回原岗位前,必须进行严格的筛查,增加了防控压力。

3. 非院内人员 主要包含退休员工、产假或病假的员工。在疫情防控期间,对医院政策跟踪不及时、理解不透彻,不能理解、配合和严格执行医院防控措施。

4. 院内职工就医困难 在疫情防控期间,为减少人员聚集而限定门诊号后,院内职工就医困难,常规的保健就诊不能完成。

5. 退休职工就医困难 特别是长期慢性病药物治疗的职工,不能返院取药,且年龄大,不擅长使用互联网。

■【防控措施】

一、优化病原学采集流程（以核酸检测为例）

1. 完善组织结构，明确分工

（1）成立院内人员核酸采集小组，保健主管副院长担任组长，成员为保健办公室、人力资源管理部门、护理部、志愿者服务部门、院感科、后勤保障部门、医用耗材管理部门、检验科负责人，各科室考勤员兼科室核酸采集负责人。

（2）临床科室自行完成本科室成员核酸采集工作，包括职工、博士后、研究生、实习生、见习生及保洁人员；非临床科室如行政后勤、药房、信息处等，由院内核酸采集队完成。按照每1000人配备2名护士、2名协调人员进行排班，1天内完成。

2. 按照工作岗位分类检测

（1）每三天进行一次核酸检测：发热门诊（含保洁）、急诊（含负压车班）、隔离病区、预检分诊（含保安）。

（2）每周进行一次核酸检测：临床工作人员（含门诊、住院病区医护人员）、非临床工作人员（含行政后勤、研究生、实习生及外包公司人员）。

（3）特殊人员管理：外派人员包括采样人员和现场保障人员，在外派工作结束后24小时内进行核酸检测，并进行14天自我监测：

1）被检人群无阳性：参加采样人员、现场保障人员进行14天自我健康监测。

2）被检人群出现阳性及密接人员：采样人员、现场保障人员分别在第1、3、7、14天进行核酸检测和14天自我健康监测。第1天在发热门诊核酸检测后进行集中隔离，核酸结果阴性后，返回居住地居家隔离；第3、7、14天核酸检测在居住地附近采样点完成，并报送人事部门。

3）接触阳性人员时，未做好个人防护或防护不规范者：按密切接触者管理，由疾控中心进行统一隔离并检测。

（4）在医院工作期间，出现员工健康码变为黄码者，处理要求如下：

1）报人事部门、发热门诊就诊、院内隔离等待核酸检测结果。

2）核酸结果阴性者：解除院内隔离，返回居住地居家隔离；间隔72小时后居住地附近完成第二次核酸检测，结果报送人事部门，待得到返院通知后方可返院。

3）核酸结果阳性，按《发热门诊/隔离病区患者核酸结果阳性处置流程》执行。

（5）院外发现员工健康码变为黄码者，处理要求：居住地附近、间隔72小时完成二次核酸检测，结果报送人事部门，待得到返院通知后返院。

3. 采样前准备工作

（1）条码准备发放：全院职工统一设置"代号＋序号"为姓名的不记名条码，科室凭科主任签名的核酸检测申请表按人数领取条码，并填写核酸检测登记表报回每张条码对应的真实姓名及电话。保健办在科室领取条码时确保序号段登记正确，以备倒查。

（2）场地准备：新冠病毒核酸采样点应当遵循安全、科学、便民的原则。各科室采样点应当为独立空间，具备通风条件，配备手卫生设施或装置采样点设立清晰的指引标识，并明确采样流程和注意事项，设立独立的等候区域，保证人员单向流动，严格控制人员密度。行政后勤及外包公司职工采样点选取室外场地,同样原则设置相关设施。

(3) 采样人员及物资要求

1) 从事新冠病毒核酸检测标本采集的技术人员,应当经过生物安全培训且合格,熟悉标本种类和采集方法,熟练掌握标本采集操作流程及注意事项;做好标本信息的记录,确保标本质量符合要求,标本及相关信息可追溯。

2) 采样管要求:应选择具有病毒灭活功能,如含胍盐或表面活性剂的采样管,首选含胍盐的采样管。

3) 采样人员防护装备要求:医用防护口罩、护目镜或防护面屏、防护服(室外采用防渗透隔离衣)、乳胶手套、防水靴套。

(4) 现场工作流程及感染防控

1) 医护人员到达现场后,首先检查核酸采样点设置是否符合感控要求:①登记台工作人员间隔至少 1m,每个采样台之间距离至少 2m;②采样台与登记台、等候人群间隔至少2m;③采样区原则上不设等候区,采样过程保持“一人一室(间)”;④人员应单向流动。

2) 采集过程:采用“五混一”或者“单采”;工作人员及志愿者负责条码粘贴、人流分组、人流引导、信息登记等工作;登记完成后按顺序采样,采样过程应严格执行感控要求。

4. 任务结束

(1) 医疗废物处理:各科室采集点产生的医疗废物,应采用双层黄色医疗废物包装袋分层封扎,做好规范标识;严格包装规范处置,通知相关部门落实清运和无害化处置,做到“日产日清”。

(2) 现场消杀:各采集点应在院感部门指导下,组织消杀队伍,对采样场所开展预防性消毒和终末消毒工作。行政后勤集中采集点任务完成后报院感部门安排消杀。

(3) 现场工作人员健康管理:采样结束后,如被检职工无新冠病毒核酸阳性报告,采样人员、现场保障人员进行 1 次核酸检测和 14 天自我健康监测。如采样人群出现新冠病毒核酸阳性,则采样人员、现场保障人员分别在第 1 天、第 3 天、第 7 天、第 14 天分别进行核酸检测和 14 天自我健康监测。接触阳性人员时,未做好个人防护或防护不规范的,按密切接触者管理。

二、分类统计

1. 核酸采集科室情况统计 医院行政和临床科室,每个科室设 1 名考勤员兼职统计员,科室负责人为责任人,按照要求填写表格。要求核酸采集全覆盖,完成情况填写表 2-17-1,不能 100% 完成核酸采集需填写表 2-17-2。

表 2-17-1　××科室核酸采集完成情况

序号	科室或处室	考勤员	总数	在院应检人数	职工	进修生	博士后	社会人规培	实习生	见习生	外包人员	不在院姓名
1												
2												
3												

表 2-17-2　××科室不能完成核酸采集具体信息

序号	姓名	原因
1		
2		

2. 疫苗注射情况统计　医院行政和临床科室,每个科室设 1 名考勤员兼职统计员,按照要求填写表格。分别为科室独立表格(表 2-17-3)以及汇总表(表 2-17-4),未能 100% 完成需填写表 2-17-5。保健办汇总统计,每周更新并填写表 2-17-6。

表 2-17-3　××科室疫苗接种情况

类别	姓名	第一针疫苗日期	第二针疫苗日期	接种地点
职工				医院
博士后				社区

表 2-17-4　医院疫苗接种统计汇总表

序号	科室或处室	考勤员	总数	在院应检人数	职工	进修生	博士后	社会人规培	实习生	见习生	外包人员	不在院姓名
1												
2												
3												

表 2-17-5　××科室不能完成疫苗注射的具体信息

序号	姓名	岗位	原因
1			
2			

表 2-17-6　××日期全院疫苗注射完成情况

单位:人

人员类别	接种 2 针	接种 1 针(>21 天)	接种 1 针(<21 天)	未接种
职工 + 博士后				
研究生 + 实习生 + 见习生				
外包人员				

【患者管理】

1. 离退休员工返院体检调整

(1) 时间调整:疫情防控期间,考虑退休老人高龄、慢性病多、免疫功能下降及疫苗覆盖率低等因素,将退休员工体检时间调整于体检后期进行。

(2) 空间调整:体检中最容易出现人群聚集的超声科,设立员工体检专属通道及彩超室,每天按时间段限号、排号,确保安全、高效完成。

(3) 优先通道:本院职工胃肠镜检查,设立独立预约通道,检查期间先予必要的治疗,后续再申请报销,提高效率,减少人员排队聚集及人员流动交叉感染。

2. 员工慢性病管理   保健办协调人事部门、党支部、员工所属科室共同负责本院员工的慢性病管理。

(1) 在职员工:疫情期间不能加号。保健办授权员工所在科室主任,为部门(科室)内员工开药或检查;对于行政部门,可通过保健办科员联系保健办医师,为其安排加号开药或检查。

(2) 离退休员工:由人事部门、退休党支部、退休员工所属科室主任共同负责科室内退休员工慢性病管理。特殊情况联系保健办医师,每次取药、用药时间最长达 3 个月,最大限度降低离退休员工返院开药的频率,减少交叉感染风险。

3. 在户外设置爱心门诊,为本院退休员工实现院外开药、取药

(1) 服务对象:本院退休职工以及没有智能手机的 60 岁以上老年人。

(2) 服务内容:看诊、开药、缴费、取药。

(3) 服务效果:降低风险,解决老人需求,并使离退休职工和老年人满意度提升。

(李海燕)

第二节 体 检 中 心

体检中心服务对象多为健康或亚健康人群,协同科室几乎包括全院所有的医技平台科室。拥有完整的设备和人力,向受检者提供全面的健康体检、预防保健、健康咨询与评估等服务。

■【防控难点】

1. 体检中心工作人员涉及专科广泛,各诊间防控级别不同,相对应的环境、物品消毒等级不同,增加了防控难度。

2. 到体检中心来体检的人员多、人员来源广、行程多样化,增加了流调工作难度。

■【防控措施】

1. 倡导非接触式预约(如网络及电话等预约方式)、分时段预约。参照医院疫情管理的相应分级措施,适当控制每天体检人数,非必要禁止陪护人员进入体检中心。

2. 受检者及陪同人员佩戴医用口罩,须经过预检分诊,确认无流行病学史,体温正常,无疫情相关不适症状,方能进入体检中心。

3. 对出现发热、疑似急性呼吸道传染病症状或有流行病学史的受检者,需由专人(二级防护)引导至发热门诊就诊。

4. 为减少现场人员聚集,预检台、服务台工作人员利用智能导检系统等进行控流,分批安排受检者进行体检;告知体检行进路线,以减少其不必要的活动范围。

5. 体检过程严格执行"一人一诊一室";候检区客户间保持至少 1m 的安全距离,隔位就座,减少交叉感染。

6. 尽量采用非接触的方式,进行体检报告解读(如线上或电话方式)及报告发送(如快递或邮件等)。

■【受检者管理】

根据疫情分级情况,调整体检中心工作方案。

1. 红色(Ⅰ级)暂停所有体检业务。

2. 橙色(Ⅱ级)在医院疫情防控要求及指引下,按日常体检量的 1/3~1/2 开展体检业务。

3. 黄色(Ⅲ级)在医院疫情防控要求及指引下,预约体检人数控制在日常业务量的 70%~80%。

4. 绿色(Ⅳ级),疫情常态化管理,全面开放体检预约。

5. 往年体检有异常指标,现因为疫情防控原因,耽误年度体检者,特别是近期有身体不适的受检者,应及时引导至相应专科就诊。

(李海燕　吴　霞)

第三节　特需医疗中心

特需医疗中心是一个综合性平台科室,包括前台、门诊、体检、药房和住院区域。诊疗服务范围较广,覆盖内、外、妇、儿科等所有专科患者。医师分为主诊专家团队和驻诊医师团队,护理以全科护理为基础,责任制整体护理为特点,拥有独立的行政后勤团队。在日常工作中,总体参照医院疫情分级防控措施,针对特需医疗中心的特殊性,制订并实施有针对的防控措施。

■【防控难点】

1. 功能区域多,空间比较开放,难以形成闭环管理。

2. 病种杂、主诊团队多、人员流动大,易出现院感管控漏洞。

3. 境外患者数量大、来源广、行程多样化,增加了疫情防控难度。

■【防控措施】

1. 根据空间布置情况,设置和调整人员通道,设立专用电梯,明确标识以达到闭环管理。特需医疗中心包括前台、门诊、体检、药房和住院区域,患者从门诊看诊、前台办理入院、住院治疗、前台办理出院可"一站式"完成。

(1) 通过对门禁双向管控、关闭部分双向通道,将中心设置为单向闭环管理,减少人员的交叉流动,降低院内感染风险。

(2) 每个出入口处设置岗位,进行流行病学史调查、健康码查验、体温检测以及必要的症状询问和登记。

(3) 需要会诊或者外出检查或治疗时,预约好专用电梯,保证最少的接触、最直接的就诊和治疗。

2. 控制主诊专家团队人数,分时段看诊,实时跟诊

(1) 特需医疗中心医疗组,分为主诊团队和驻诊团队。主诊团队由本院或外院专家组成,分时段看诊,尽量减少同时间段人员聚集,合理安排看诊单元。

(2) 专家进入病区后,驻诊医师和护士进行全程跟诊。按照防护等级要求,安排专家在单向通道上,以最短路程到达患者房间;完成诊治后指引专家离开。

3. 对境外患者关注要点

(1) 安排特定工作人员进行多语种服务;就诊前电话询问,提前宣讲国内疫情防控措施及医院防控要求;核对境外人员隔离完成情况及病原学检测结果,提供近期的旅游史和接触史。

(2) 安排固定医护人员跟诊。必要时需按照医院防控要求,先到发热门诊或隔离病房,经过专家组会诊排查后方可进入特需医疗中心行进一步诊治。

4. 特需患者服务管理

(1) 针对当前疫情情况在网络平台播放科普宣教视频,指导患者更有效地配合疫情防控。

(2) 患者及陪护分别佩戴不同颜色腕带,进行区分管理。

(3) 针对特诊相对独立的单间病房,如病重、重大手术后、生活自理能力欠佳、临终关怀等患者,须经科主任或区长审批,在严格遵守、落实防控要求下,可酌情安排探视及按1∶1~1∶2比例安排陪护,体现人性化管理及人文关怀。

(4) 患者日常生活及简易医疗、护理用品,由医院工作人员代为购买,避免患者及陪护多次交叉流动,降低感染风险。

【患者管理】

特需医疗中心按照日常实行预约就诊制。就诊前电话问诊,完成流行病学史调查,减少就诊前人员聚集;每天早晚由感控人员进行巡房,核对身份证、病原学检测结果及腕带信息,做到"三统一"。针对不同疾病患者进行分类,调整诊疗策略如下:

1. 慢性疾病患者可充分利用互联网医院等线上平台进行诊疗活动,特需门诊在保证医疗安全的情况下提供在线开药及配送服务,减少线下看诊。

2. 确实需要面诊患者,实施全预约制。门诊及住院患者看诊及检查期间由导诊护士"一对一"进行相应指引及跟诊,有效提高看诊效率,缩短在院时间。

3. 确定需要入院患者,专科医生在门诊时就启动院前评估,依照各专科疫情防控相关要求,联同驻诊医师与患者共同制订好诊疗方案,以缩短住院时间及避免反复接触。

(李海燕　王奕晖)

附　　录

附录一

"免疫医院"理论与中山大学附属
第一医院的实践

一、为什么要建设"免疫医院"

当今世界正处于一个充满易变性、不确定性、复杂性、模糊性的时代,新冠病毒大流行也呈现出传播速度快、感染范围广、防控难度大、致命性强等特点,对全球医疗卫生体系应对院内感染的综合能力提出了更高要求和前所未有之挑战,如果只依靠单纯的传染病专科医院,根本无法在传染病大流行情况下完成满足全社会应急处置、患者救治等需求的医疗工作。因此,我们比以往任何时候都更加需要医疗机构具有充足的传染病防控能力,也更迫切渴求具备强劲传染病防、诊、治能力的高水平综合性医院做后盾。

无论是非典、埃博拉,还是新冠,在一场场没有硝烟的疫情战役中,我国公立医院始终冲锋在前,勇担重任,主动作为。尤其是高水平大型综合国家级医学中心,往往承担了最紧急、最危险、最艰苦的医疗救治工作,发挥了主力军作用,更在与疫病搏斗的实战中积累了大量宝贵经验。同时,也须理性看待暴露出的问题,如:医疗机构普遍缺乏符合传染病防控要求的环境、设施、流程;大部分医护人员普遍没有接受过系统的传染病防控和急危重症救治培训。疫情突袭之时,医疗机构防护体系极易被冲破,严重降低整个行业抵御疫病的能力,威胁人民健康和国家安全。因此,全面补齐我国非传染病专科医院的综合性医院在上述方面的短板已刻不容缓。对经验、教训进行反思、复盘、总结与研究是公立医院织密公共卫生防护网、筑牢人民健康安全墙的重要保障和基础。全面加强公立医院传染病救治能力建设,需要在推动公立医院高质量发展背景下,以提升综合性医院应急医疗救治能力为抓手,发挥高水平公立医院在医疗卫生体系中的"中流砥柱"作用,为护佑人民生命健康安全贡献医疗国家队的智慧与力量。

"免疫"一词最早见于中国明代医书《免疫类方》,指的是"免除疫疠",即防治传染病之意。根据免疫学理论脉络,笔者在多年医院管理工作中认识到,能够快速启动免疫应答机制,高效抵御传染病等重大突发公共卫生事件的医疗机构可视为具有免疫功能的医院。具体而言:免疫医院是通过组织、流程再造和资源配置,使医疗机构生成全系统即时应答机制,具备常态化立体防控和应急处置有机结合的维稳能力,保障患者、家属、医务人员和行政后勤等非医务人员安全,圆满履行社会责任与使命的一种现代化医院治理模式。在习近平总书记关于新冠肺炎疫情防控、人类卫生健康共同体等一系列重要论述基础上,中山大学附属第一医院(以下简称"中山一院")秉持新发展理念,结合我国国情,借鉴国际经验,通过在非典、新冠肺炎疫情等重大公共卫生危机中科学防控、精准施策的实践经验,首创"免疫医院"理论策略,得以在武汉保卫战、广州保卫战、国内外医疗援助中不断破题,构建出一套快速响应、高效动员、成功应对、常态长效、全球合作的重大突发公共卫生事件处置新机制,实现创新驱动医学事业发展的医院治理新格局。

二、如何建设免疫医院

(一) 精确谋划,以战略组织为"擎"

按照平战结合思维,制订免疫医院战略和发展规划,形成快速响应机制及管理体制。中山一院提出"树立大局观,知责于心、担责于身、履责于行,以最高政治站位、最大使命担当、最严措施手段,科学防控、精准施策"的总要求;设立"统一领导、统一布置、统一协调、统一行动"的"四统一"总原则;树立实现"零感染、零漏诊、零死亡"的总目标。围绕上述总体思路,发挥免疫医院规划引领作用,开展组织再造,由院长、书记牵头,统筹设立多部门协同的免疫医院总协调小组,根据不同重大突发公共卫生事件设计总体方案并进行资源配置,负责领导、指挥、组织、协调、监督、评估和改进全院响应和管理机制的落实工作。按照功能模块构建重大风险防范链与协作应对体系,成立医疗救治、教育培训、科研攻关与国际合作、支援保障、党建宣传、精神心理支持六个小组,建立健全覆盖医院所有环节的风险防范治理机制与举措。在应急时期,总协调、各小组、各临床与职能科室严格落实"每天一交班、每天一巡查、每天一会议、每天一报告、每周一通报"的"五个一"制度,保障引擎一旦发动,全院力量即可高效投入风险防控。充分发挥党组织战斗堡垒和党员先锋模范作用,为医院有序沉着应对各种风险危机做好充分的战略领导和组织行动准备。

(二) 精益流程,以全院安全为"舵"

实施全方位流程再造、硬件设施升级及全员疫苗接种,建立立体免疫屏障,筑牢医院安全防线。由于历史条件限制,我国大部分医院在建造时未能全面设计应用于重大突发公共卫生事件的通风、供水、排水、电力等能源供给系统,人流、物流、车流等流程动线系统及医疗建筑空间快速转换系统。且在长期演变发展中,医院普遍存在大量老旧建筑、设备,使医疗机构在应对灾难风险时存在高脆弱性。因此,免疫医院按照"安全生命线"系统思维重新规划设计人流、物流、车流动线,树立立体免疫屏障理念;通过加大投入,改善医院基础设施、流程管控等多种方式,建设突发传染性疾病院前急救平台、升级改造门诊、急诊大楼负压 ICU、负压手术室、负压产房和综合检验平台,提升遇到突发疫情等特殊时期中央空调系统和医用气体系统运行控制的温度调节能力及灵活性,满足平战结合管理要求。推进以全院安全为根本的高质量医院更新和综合改造工程,优化设施、服务标准和治理能力,在改善医疗服务环境同时根除安全风险隐患。

中山一院高度重视疫苗接种工作，院领导带头接种，多渠道、多层次有序开展疫苗接种宣传组织工作，多次召开专题会议进行部署，确保医院全体职工分类分组、安全有序开展疫苗接种。一是高效完成宣传教育、接种意向摸底、接种医师培训和医疗保障等工作。通过医院首页推送、公众号等新媒体途径，向全院职工普及新冠疫苗知识，宣传疫苗接种流程和注意事项，减少心理恐慌，增强职工接种意愿。二是以工会为保障，会同各党支部积极开展疫苗接种知识宣传，发动全院职工群体疫苗接种工作，组织职工有序接种。现全院职工疫苗接种率超过 90%，构筑起院内员工免疫屏障。

（三）精进本领，以教育培训为"甲"

以"全员、全方位、全过程"为教育培训原则，实现患者及医务人员零感染。"人"是安全风险防范的核心要素，全体医务人员对建设免疫医院达成共识，具备科学的安全风险防范知识技能，高超的疑难危重症救治技能和崇高的医德医风，是保障医疗机构成功应对各类重大突发公共卫生事件及高质量发展的内生铠甲。在新冠肺炎疫情中，中山一院高度重视防控培训工作，高效组织培训专家团队，制订科学精准的全员培训方案，同时录制了 16 套中英文疫情防控操作示范培训视频。课程包括个人防护操作、新冠肺炎临床诊治流程，危急重症救治技能（心肺复苏、除颤仪、气道管理、CRRT、ECMO 等）三大板块，培训内容根据国家最新指南不断动态更新，理论和技能培训双管齐下。医院集中面授培训 366 场，实战演练 84 场，考核 76 个科室，培训医生、护理人员、行政后勤、学生学员、保洁、保安等共计 4 154 人，其中，线上培训共 9 789 人次，线上、线下合计完成 25.8 万人次的疫情防控与救治培训工作，做到了全院人员培训全覆盖，补齐了传统模式下系统防控、救治培训不足带来的短板，使主动预防安全风险成为医院每位员工的自觉行动和责任担当，为确保战疫一线医疗队员与全院"零感染"打下了坚实基础，从本质上提高了医院安全水平。医院编撰的医务人员新冠肺炎疫情防控培训方案广受认可，在近 2 000 名广东省支援武汉的医疗队员中被推广使用；同期录制的 16 个英文培训视频，被收录至欧洲医学教育联盟（AMEE）官方网站的疫情防控学习资源库，并成为援塞尔维亚国家医疗队培训当地医务人员的重要资料，为人类卫生健康共同体携手抗疫贡献了中山医力量。

（四）精准作战，以医疗救治为"戎"

基于医学科学关键技术与新兴技术，构建线上线下全链条风险监测预警与快速诊断救治体系。新冠肺炎疫情初期的惨痛教训提示，仅借助人力和传统粗放的诊疗管理模式，无法对公共卫生风险做出精准应答、预警和救治是当今医疗应急管理的主要痛点。因此，免疫医院将发热门诊、传染病病原体综合检测平台、重症快速反应小组、高级生命支持单元、远程医疗、人工智能和大数据等经典、现代的诊疗管理模式与技术进行有机结合，对各类公共卫生风险实时监测预警、第一时间管控潜在危机并做出精准应对，全方位护佑人民生命健康，是提高医院防疫战疫能力和安全韧性能力的一套强大武器。

以中山一院发热门诊综合提升项目为例，医院通过多措并举，紧密围绕"早发现、早诊断、早隔离、早治疗""控制传染源、切断传播途径，保护易感人群"等传染病预防经典指导思想，建立与之完整配套的建筑设施、空间流线、筛查机制及衔接体系，将原有传统模式下的发热门诊全面打造成为高端先进的传染病应急救援中心，筑牢免疫医院的第一道防线。

1. 加强建筑设施建设，全方位升级改造 5 间负压诊室、2 间负压病房、血管造影（digital subtraction angiography，DSA）手术室、CT 室、负压隔离病房等医用空间，配套独立的洁污水通道、空调排风系统、废弃物处置系统等硬件设施,从根本上避免因物理环境不合理而引发的院感问题。

2. 加强空间动线管理,按照"三区三通道"的要求,专设污染、潜在污染和清洁区,"医务人员通道""患者通道""污物通道"三通道清晰,动线不交叉。优化预检分诊和人员管理模式,大幅降低交叉感染风险。

3. 提升快速检测能力,针对发热、急需入院和手术的患者,医院专门开通核酸检测和CT检查绿色通道,临床医生和患者可在40分钟内收到结果报告,极大提高突发传染性疾病诊断效率和应对速度。

4. 提升应急衔接能力,配置洗消、接诊、抢救、安全检测、放射诊断及负压救护车、负压担架等设备,全方位满足突发传染性疾病的现场处置、转运、入院、分诊、隔离和抢救等环节需要。

发热门诊的改造进一步提高了医院在传染病疫情发生时的院前转运、快速隔离和医疗救治水平,最大限度保障了发热患者候诊、看诊、检查、用药的全闭环管理,形成了一套体系完整、覆盖全面的免疫医院传染病防控"组合拳",实现患者零漏诊、医务人员零感染。

(五)精深研究,以科技合作为"帆"

"面向人民生命健康"为我国医学科技工作提供了根本遵循,只有通过科技创新才能在人类与病魔的战争中真正取胜,免疫医院的发展必须依靠科学技术的引领和推动。居安思危,在平时就应有意识地从科技创新的能力与产出、体系与机构、投入与支持等方面全面布局,坚持开展长周期、高难度研究,在战时才能够迅速组织文理医工、人工智能、大数据等多学科团队,对防、诊、治等各环节的关键科学问题、"卡脖子"问题进行科研攻关和临床研究。新冠肺炎疫情暴发伊始,中山一院立即启动免疫医院之科技战疫,通过设立新冠病毒研究平台、团队、项目实现跨国界、跨学科的资源整合,在不断总结国内支援武汉、绥芬河、广东省内各地及国际援助塞尔维亚抗击疫情实践经验基础上,联合世界卫生组织、哈佛大学、英国伯明翰大学等国际知名学术机构开展科研攻关与协同研究。

首先,在预防方面,创新建立了标准化医疗防控培训体系,科学制订防控规范和培训措施,创建疫情防控下的医院诊疗管理新模式,提出了医学人才培养新理念。其次,在诊断方面,围绕临床"卡脖子"问题开展机制研究,建立核酸和血清特异性抗体联合检测、通过消化系统表现识别无肺部症状患者等新冠肺炎早期精准诊断模式,大幅提高诊断效率、减少漏诊并降低检测人员风险。再次,在治疗方面,提出个体化的患者分层管理策略,揭示了新冠肺炎患者在炎症反应、免疫紊乱、免疫逃逸分子等方面的发生发展机制,针对性提出糖皮质激素、胸腺肽使用和血糖分层管理等新方案,开展精准干预。最后,在疫苗方面,创新性开展疫苗接种效果评价临床研究,为破除疫苗犹豫、指导疫苗接种提供了高循证等级的研究证据。

中山一院在免疫医院建设中的学术成果主要发表于 *British Medical Journal*、*Lancet Gastroenterology & Hepatology*、《光明日报》、《中国高等教育》等国内外顶级报刊,领衔完成的"新型冠状病毒肺炎综合防控诊治体系"研究项目获广东省科学技术奖科技进步奖一等奖,产出的一系列高水平研究成果受到政界、学界、业界高度评价与肯定,助力医院在运用科技探索医学星辰大海和完成国家使命的征途中千帆竞发、行稳致远。

三、"免疫医院"建设成效

中山一院通过免疫医院建设新举措,着力探索立体精准防控新体系,得以在面对各种突发事件时从容应对,能够在国家需要之际快速奔赴抗疫前线。累积派出超过 2 000 人次抗疫医护人员,高质量完成常态化精准防控和武汉、广州疫情阻击任务,全部实现"零感染、零漏诊、零死亡"战略目标。在医教研工作中践行人类卫生健康共同体理念,充分展现委属委管医院的责任担当、管理能力和技术水平,赢得了党和人民的高度认可。获得国务院应对新型冠状病毒感染肺炎疫情联防联控机制医疗救治组、国家卫健委新冠肺炎疫情应对处置工作领导小组保障组、广东省援助湖北武汉应对新冠肺炎疫情医疗队指挥部、省卫健委、省外事办公室等多个单位和组织发来的感谢信、表扬信。医院受邀在国务院联防联控机制新闻发布会介绍外派武汉医疗队重症救治工作经验,获"中国抗疫医疗专家组组派工作表现突出单位"称号;院团委获"全国五四红旗团委"称号;5 人次获国家级先进个人表彰,11 人次获省级先进个人表彰,262 人次获校级先进个人表彰;5 人获塞尔维亚"金质功勋奖章"、塞尔维亚国防部"为塞尔维亚国防作出杰出贡献纪念勋章"并获"中国抗疫医疗专家组组派工作表现突出个人"称号;重症救治团队等 9 个团体获国家级、省级、校级荣誉表彰,驰援武汉医疗总队临时党总支部获"广东省先进基层党组织"称号等。

"万物得其本者生,百事得其道者成",新冠战役再次提醒人类,重大突发公共卫生事件永远没有最后一次,必须从历史、现实和未来的相互联系中,深刻研究实践中各种因素对"战疫"发展的影响和基本规律,总结出一套符合实际、行之有效、克敌制胜的医疗机构应急管理现代化模式,并形成指导实践走向胜利的理论指南。在理论基础上,充分发挥国家级医学中心建设免疫医院的引领作用,统筹常态化精准防控、应急处置与高质量发展之间的辩证统一关系,通过着力构建具有中国特色、中国风格、中国气派的医院应急管理学指导思想、学科体系、学术体系、话语体系,为助力高质量共建人类卫生健康共同体贡献中国智慧与方案。

(肖海鹏)

附录二

传染病定点医院的职能、布局、运作及管理要点

传染病定点收治医院(定点医院)设置的目的是针对某些传染病,尤其是突发/新发烈性传染病进行集中收治,以便集中力量和资源,更好地应对和控制疫情。定点医院需要有强大的专业背景医务人员支撑、高效合理的人员管理、规范的院感防护流程和制度、科学的院区和病区布局。其建设、运作是一套复杂的系统工程。

■【工作原则】

使用高效的应急管理机制,拥有符合国家或省市规定的硬件设施,整个院区、病区科学布局,进行科学的人员配备和严格管理,强调由专业人员进行感控评估、管理和质控。

■【重点和难点】

1. 定点医院的硬件设施要求　包括负压病房、负压担架、负压救护车、床位数、可改造病房的设计、中央空调的气流走向要求等。

2. 定点医院的隔离和布局要求　隔离病区和发热门诊需严格区分"三区两通道";整个医院布局要实现红区和绿区的分区管理;清洁区和污染区(行政后勤部门、隔离病区和发热门诊等),需要在医院设计时进行考虑;不同类型患者收治楼宇(楼层)、不同类型患者之间的检查需要分开,无法空间上分开时,可以考虑在时间上分开。

3. 定点医院的人员管理　包括合理配置人员、合理排班,进行严格的"两点一线"闭环管理,严格的红区、绿区人员分类管理,规范的人员培训和考核,人性化的员工关怀和激励。

4. 定点医院的工作架构和机制　疫情来临之时,建立应急指挥系统,启动应急预案;组建临时工作小组,统筹疫情防控期间整个医院的医疗救治、行政管理等工作;组建专家组、专业组,规范医护诊疗行为。

5. 定点医院的感控措施　制订并落实各项感控制度,真正把感控观念植入医务人员、工勤人员理念中;设置院感监督员,随时监督工作人员的院感制度执行情况,强调及时反馈、及时改进;落实工作环境的病原体采样检测,评估隔离、感控措施的实施效果。

6. 定点医院的信息化　推动医院信息化、智能化建设,提高工作效率。

■【具体举措】

一、合理规划、设置定点医院

传染病定点收治医院的核心理念是,在疫情防控期间把传染病患者集中收治在一至数家专业对口、具备硬件条件、有应对突发疫情经验的医院(一般是传染病专科医院,或者传染病专科突出的综合性医院)。传染病定点收治医院的职能,就是集中收治区域内传染病患者,以便集中力量,更规范、更严格、更科学地治疗和统一管理传染病患者,体现"集中患者、集中专家、集中资源、集中救治"的"四集中"原则。

应积极完善分级分层、规模适宜、功能完善、平战结合的应急医疗救治体系,规划设置各类突发公共卫生事件定点救治医院或者定点救治基地,形成由定点救治医院(基地)、其他医疗机构和基层医疗卫生机构组成的应急医疗救治网络。建议在省会城市选择一家三甲综合性医院或传染病医院,作为市级传染病定点收治机构,建设独立的感染楼或传染病院区;在定点医院基础上,选择至少一家适当规模的医院作为后备定点收治医院。在地市/区县级别,依托本级实力最强的一家地市/区县级医院作为地市/区县级定点医院,建设相对独立的感染病区或感染楼,有条件的可单独设立院区;建设可转换病床,扩增重症监护病区。在定点医院的基础上,至少选择一家适当规模的医院作为后备定点收治医院。而区域内其他医疗单位一旦发现该传染病确诊病例,则立即送往定点收治医院,集中诊治。对于疑似病例,可在各医疗单位就地隔离诊治,确诊后转诊至定点医院,排除后按疾病常规流程诊治。

二、定点医院的硬件要求

(一) 医院规模

根据区域内人口数量,合理确定建设规模,做到"平战结合、分层分类、高效协作以及中西医并重"。不可盲目追求大规模,以免在疫情结束后病房空置,造成巨大浪费;应根据区域内人口规模、卫生机构的级别不同,科学设定医院规模,尤其要考虑"平战结合、平疫两用"的原则,保留足够的应急改造能力和空间,应该由政府协调、全市/全省"一盘棋",统一部署。以广东省为例说明,该省于 2020 年颁布了《广东省公共卫生防控救治能力建设三年行动计划(2020—2022 年)》,对不同医疗机构制订了统一规划,提出了建设要求,可作为医院规模的参考:广州市要求各定点救治医院按照辖区统一部署扩充收治容量,确保定点医院总床位数(多家定点医院的合并计数,省级定点医院纳入广州市统筹计数,县级后备医院床位数纳入统计)按照本地二级以上综合性医院总床位数的 10% 进行准备;重症床位数量应不少于可动员救治床位数的 10%。

1. 城市级根据《广东省公共卫生防控救治能力建设三年行动计划(2020—2022 年)》规划,广东省内市区人口 500 万以上的广州市等 5 个城市,每家建设医院要能开放不少于 600张传染病床;100 万~500 万人口的珠海市等 11 个城市,每家建设医院要能开放 100~600 张传染病床;100 万人口以下的韶关市等 5 个城市,每家建设医院要能开放 60~100 张传染病床。

并且要具备改造后可转换为 ICU 的病床。全广东省改造后可转换 ICU 病床数增加到 2 654 张；可转换的传染病床数增加到 10 789 张。选取一家高水平妇女儿童综合性医院作为孕产妇和婴幼儿传染病患者救治基地。

2. 县区级根据《广东省公共卫生防控救治能力建设三年行动计划(2020—2022 年)》规划，要求广东省内 57 个县的 77 家公立医院，规范化可转换传染病区，疫情时可开放不少于 5 623 张可转换传染病床，1 653 张可转换 ICU 病床，则平均每家医院在疫情防控期间的可转换传染病床位数约 75 张，可转换 ICU 病床约 20 张。

(二) 发热门诊

发热门诊规范建设管理：至少设置 2 间诊室，宜设置 1 间备用诊室；每间诊室至少可以摆放 1 张诊查床、1 张工作台。至少设置 1 间隔离留观室，且为单人间，有独立设置的卫生间。隔离留观室的数量，若不能满足临床诊疗需要时，需另外设置隔离留观病区；床位数量应当依据传染病疫情防控需要和发热门诊诊疗量确定。建议三级医院隔离留观室不少于 15 间、二级医院隔离留观室不少于 10 间。隔离留观室应集中设置，并根据疫情形势变化适时调整。

(三) 隔离病区

具有相对独立的传染病区，最好是医院内独立的楼宇，或与其他病区无交叉或交叉较少的楼宇；收治烈性传染病如新冠肺炎病例时，应当腾空独立院区，或在医院内隔离出相对独立的区域专门收治；所有患者闭环管理；不得将烈性传染病如新冠肺炎患者与普通患者收治于同一家医院(或同一个病区)。

收治病区必须按隔离要求，设置"三区两通道"，即在污染区、潜在污染区、清洁区之间，污染通道(患者通道)和医务人员通道(清洁通道)之间，需要完全分开，做到物理隔断；同时，在清洁区和污染区之间要设置穿脱个人防护用品的缓冲间，至少应设置两间缓冲间。

最好能设置负压病房，用于收治烈性传染病，如新冠肺炎。负压病房的气流走向、负压级别需满足国家相应标准。

空调系统和排气系统最好能每间病房独立，如果是中央空调，应设置为单向新风送入，无回风或回风不交叉，以避免交叉感染；收治呼吸道传染病患者的空调和排气系统，不可与普通病区相连接。

如果有条件，患者通道、污物通道、食品/药品通道最好分开。比如，有多个电梯时，可分别用于搭乘患者、污物、食品、药品等。

病区需要有稳定的供氧、供暖及污物处理设备。

(四) 重症监护室

重症床位数量应不少于可动员的救治床位数的 10%。配足和配齐急救、抢救、重症救治、监护、检测等仪器设备，配置经鼻高流量湿化治疗仪、有创和无创呼吸机、心肺复苏、血气分析、血液滤过机、体外膜氧合器(ECMO)等仪器。

(五) 医技、检验检测中心

一体化建设医技检验检测中心和达到生物安全二级防护水平的实验室。配备聚合酶链式反应仪(PCR)、方舱 CT、移动式 X 光机等，独立检验检查区域、检验检查设备，具备能够专门用于烈性传染病如新冠肺炎病例的核酸检测、血常规、生化、血气分析等相关检验，以及 CT 或 MRI 等影像学检查的场所、设备。人流、物流严格管控，严防与普通患者通道、流程交叉。

（六）其他

定点医院还需配置负压担架、负压救护车等设备若干。做好医用耗材、药品、防护装备、消毒用品等各类医疗用品的储备工作。建立物资储备清单，实行物资、设备动态储备，原则上物资、药品储备量应满足医疗机构30天满负荷运转需求。

强化卫生应急物资储备，预留应急收治场地和改造空间、接口。其他普通病区，设计时需考虑突发公共卫生事件/重大疫情来临时，能够改造成为合格的确诊病例隔离收治病区，预留设置"三区两通道"的设计、空间和接口等。

三、定点医院的布局要求

定点医院的布局需要特别注意，应把传染病病区、负压病房等设置在院区内相对独立的区域，与普通病区分开。如果是新建的医院或新建传染科病房，则院区布局设计需要综合考虑，病房、检验、检查、实验室、污物处理、太平间等可能接触患者及其血液、体液的功能单位，应远离行政、后勤、餐厅等场所。如果在原有基础上改建，则应参考前述原则，考虑将传染病病区与其他病区分开，避免交叉感染。

作为定点医院，在疫情流行时不宜收治普通患者。同时，需要在整个院区范围内划分红区、绿区和蓝区（潜在污染区），并进行严格管理。

1. 红区　指传染病患者收治、诊疗区域，包括病房、门诊、手术室、辅助检查（X线/CT/MRI检查、超声、心电图、纤维支气管镜等）室、检验科、病理科、相关实验室、污物处理场所、太平间等区域。

2. 绿区　指医院行政办公、后勤管理、餐厅等不接触患者及其体液标本的场所。

3. 红区、绿区之间需要进行隔断，设置"蓝区"（潜在污染区）。

4. 分区管理　在各区设置清晰、明确的标识和指引，在相应的路口设置关卡或岗哨，以鉴别或指引通行人员，以免红区人员误入绿区，或者绿区人员误入红区，导致不良后果。患者标本送检的通道和送患者检查的通道，需要与清洁通道分开，避免与清洁通道交叉。

如果条件允许，电梯分层实行停靠管理：区分污染梯、清洁梯，规定不同人员、药品、餐食、医疗物品、医疗废物等走不同的电梯和通道。如果同一楼宇收治上述不同类型的患者/康复者/医学观察者，需要电梯分层停靠，以区分不同种类患者，降低交叉感染风险。

可以考虑在医院内建设职工公寓，以解决医务人员在诊治传染病患者期间需要隔离管理的需要，同时可避免医务人员进入院外区域，增加潜在的感控风险。

此外，不同性质的患者需要分开管理，如本土和境外输入患者，现症患者和康复后隔离观察者，职业暴露与可疑染疫医学观察人员，需分区域（分楼宇、分病区）隔离管理；疑似病例、密切接触者和次密切接触者，应分开、单间隔离管理。需要在定点医院内分楼层，最好分楼宇收治上述患者（空间上分隔）。医院的布局要求将更为复杂，通道、检查可能存在交叉的情况，可采取分时段通行、分时段检查的方法，错开不同性质/种类的患者/观察者，切换前后进行终末消毒（时间上分隔）。

2021年6月广州新冠病毒Delta株流行期间，广州医科大学附属市八医院作为新冠定点收治医院，采取了严格的红绿分区（附图1），不同患者的CT也分开，不同性质的患者使用不同的CT，避免了交叉感染的可能（附图2）。

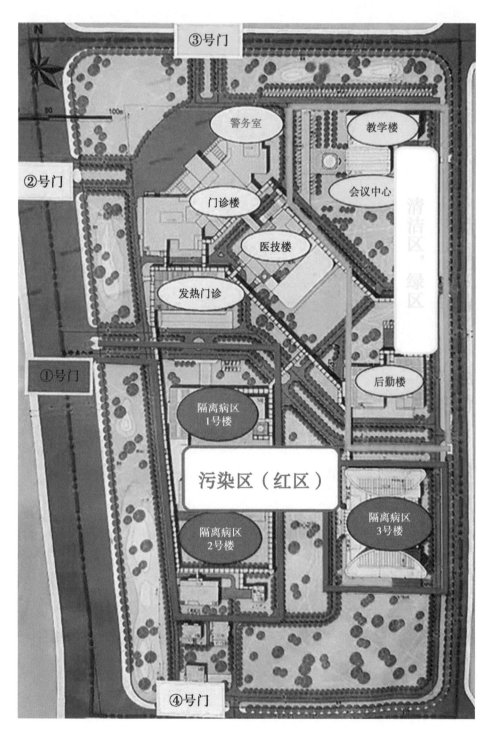

附图 1　广州医科大学附属市八医院（嘉禾院区）的红、绿分区

2、3号楼患者CT检查路线

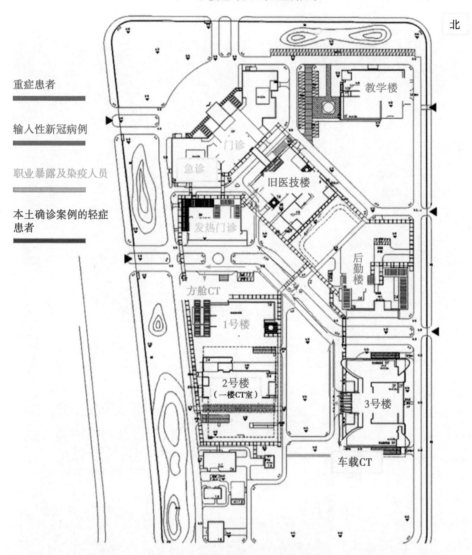

重症患者

输入性新冠病例

职业暴露及染疫人员

本土确诊案例的轻症患者

附图2　广州医科大学附属市八医院不同类别患者的 CT 检查路线

2021 年 6 月广州新冠病毒 Delta 株流行期间,广州市八医院 1、2、3 号楼分别收治职业暴露和可疑染疫人员、国外输入性患者(有多种毒株来源,与本土毒株可能不同源)、本土新冠肺炎患者及康复留观患者(Delta 株),医技楼为 CT 室、检验科所在地,均为红区(污染区);而不接触患者及污染物的教学楼、后勤楼、会议中心等为绿区(清洁区);而发热门诊和门诊楼(当时均未开诊))为潜在污染区(蓝区)。

2021 年 6 月广州新冠病毒 Delta 株流行期间,广州市八医院 1 号楼职业暴露和可疑染疫人员及 3 号楼康复留观患者到方舱 CT 检查,3 号楼本土确诊病例的轻症患者到车载 CT 检查,重症患者到医技楼检查,2 号楼输入性新冠病例(与本土毒株不同源)到 2 号楼一楼的 CT 室检查。做到不同来源、不同分类的患者检查分开。

四、定点医院的人员配置和管理

(一) 保证临床一线医疗力量充足

重大疫情来临时,多需要 24 小时轮班,且患者不能有陪护,增加了医务人员尤其是护士的工作量,由于需要进行严格的防护,如穿着防护服,动作幅度、速度变慢,活动不便等,即降低工作效率,又增加了工作难度。此消彼长的情况下,如果要保证医疗质量,必须保证医务人员数量充足。

建议能够按照普通传染病病房的患 / 护比不低于 1∶1、患 / 医比不低于 1∶0.5 来配备医护人员。而 ICU 的医护人员数量配备需要更高,一般建议 ICU 的患 / 护比不低于 1∶4,患 / 医比不低于 1∶2;根据国家卫健委组织专家最新制定并公布的《新冠肺炎重型、危重型患者护理规范》,危重症监护病区的患 / 护比不低于 1∶6,且要求护士需要有 ICU 工作背景,主要是考虑到新冠患者可能需要进行 CRRT、ECMO 以及俯卧位通气等治疗,护理工作量巨大;具体可根据疫情中患者病情严重程度做适当调整。

由于采取 24 小时轮班制,穿着防护服的情况下,一般每班次 4~6 小时为宜,为了较好地进行轮班,医务人员数量应该需要超过 24 小时轮班后,还能多出 1~2 个班次的人员,即大于 4~6 个班次(例如,足够轮换 6~8 个班次的人员,如果每个班次 4~5 人,则需要人数为 24~40人),以保证医务人员的休息,以及每个人各个班次均可轮到。

(二) 医务人员的专业和职称配置

应根据传染病疾病所累及的器官系统、主要临床表现、常见并发症以及易感人群的合并症来确定医务人员的专业背景。一般而言,以感染科、呼吸科医师为主,ICU 需要重症医学科医师,同时还需要配备心内科、肾脏内科、神经内科、血液科、中医科等内科医师,老年科、儿科和妇产科医师也需根据疫情防控期间的感染人群来确定,同时营养科、康复科、心理科也应列为必备专科,其他专科可根据传染病的疾病特点确定。

在普通传染病病区,医生职称的配置:一般每个病区至少配置 3~4 名来自感染科或呼吸科高 / 副高级职称或高年资主治医师作为骨干,带领住院或低年资主治医师,负责病区的医疗。类似要求护士的配置:为 4~6 名副主任护师或主管护师,带领护师、护士工作。

在病区工作和排班中,按照老带新、高带低的原则分成多个小组,每个小组中都配备有隔离防护经验的人员,高年资(或能力强)带领低年资(或能力稍弱)的医务人员开展工作。

(三) 分梯队进入隔离病区

进入隔离病房,可能发生职业暴露、院内感染等不良事件,而疫情防控期间医务人员一旦感染传染病(尤其是呼吸道传染病,如感染新冠肺炎),需要隔离大量密切接触者,导致大量医务人员不能正常工作,可能导致医疗工作停滞。为避免这种情况,需要将院内医务人员分梯队进入隔离病区,至少两个梯队,且在时间和空间上将其完全分开,避免交叉感染。

不同梯队之间的轮换,可根据传染病的潜伏期确定轮换方式。以新冠肺炎为例,可采取"28+14+14"的两个月为周期的轮换方式,即第一梯队工作 28 天,隔离休整 14 天,再休息 14天的方式;也可采取"14+7+7"的 1 个月为周期的轮换方式。

此时,需要医院管理部门合理调配不同梯队的人员,既要保证每个批次的人员足够,又要保证每个批次的人员专业均衡,还要兼顾保证每个批次人员的业务水平、职称构成较为均衡。因此,在重大疫情来临时,定点收治医院一般需要关停其他的临床专科,集中力量完成抗疫任务,甚至需要从其他医疗机构获得支援,方可有充足专业对口的医务人员参与传染病的诊治、检验等工作。

(四) 人员管理

分区管理、"两点一线"管理、轮转制度。

为降低交叉感染风险,需要限制隔离病区工作人员的活动轨迹,密切接触新冠肺炎相关病例的工作人员(含医务人员、保洁、保安等人员)必须集中居住,做好进出病区前后的疫病筛查,主要有以下几项举措:

1. 人员严格区分红区、绿区　红区人员(进入过污染区、潜在污染区者)、绿区人员(未进入污染区、潜在污染区者)分开管理,不同区域人员不发生物理接触和会面(可以通过视频会议解决沟通问题)。

2. 强化医院-驻地酒店"两点一线"管理制度　医务人员只能在医院/病区—驻地酒店间往返,且需要乘坐专用的交通车。不得自行乘坐的士、公交、共享单车等方式前往医院;在酒店不可与医疗队、酒店工作人员以外的人接触,应待在酒店房间,不串门、不聚集,必要的沟通可采取电话或视频会议解决。

3. 严格执行轮转制度　疫病病例收治院区与普通院区工作人员应相对固定,普通院区轮转进入新冠病例收治院区时,应排除新冠肺炎后方可上岗;疫病病例收治院区轮转进入普通病区时,应至少隔离14天(具体隔离时间应结合疫情疾病的潜伏期确定),并根据疫病的病原学特点、可获取的诊断手段,进行多次排除性诊断(如新冠肺炎,应在第1、7、14天进行新冠病毒核酸检测以排除无症状感染),排除后方可上岗。

4. 确保医务人员合理排班　避免过度劳累,合理膳食,每天上下班监测体温。密切接触病例的工作人员(含医务人员、保洁、保安等人员),根据疫情,定期开展全院疫病筛查(如2021年新冠肺炎病毒Delta株流行期间,广州采取医务人员每天进行新冠核酸检测)。收治新冠肺炎相关病例期间,感控督导员合理排班。

(五) 人员培训

1. 培训的必要性　医护人员一旦感染其所诊治的传染病,会带来相当大的危害:①导致感染在医务人员中扩散,造成一线医护人员需要隔离,给抗疫工作带来极大危害;②可能导致感染扩散到社区中,造成更大范围的流行;③使得参加抗疫人员及社会大众对疾病产生恐慌,严重影响抗疫工作。

因此,需要采取各种措施,防止医务人员感染。同时,在疾病诊疗方面,重大疫情特别是新发/突发传染病疫情往往充满了各种未知,在不断接触和诊治病例过程中,会产生新的认识、总结出新的特点和治疗方法,必须不断更新认识。因此,无论是从疾病诊疗层面,还是院感防护层面,都应该加强对医务人员的业务培训。

2. 培训内容　疫情相关知识和院感防护知识。前者包括疫情动态、政策方针、诊疗指南和流程、院内制度和流程图等,传染病的病原体、传播特点、病理生理、临床表现、诊断方法、重症预警因子、新的治疗药物、新的治疗方案、预防方法等,特殊诊疗技术或仪器(如呼吸机、CRRT、ECMO、俯卧位通气等);后者包括个人防护知识和基础院感防控知识,如个人防护用品选用原则和穿脱流程、手卫生、标准预防等知识。医务管理部门、院感科等应将最新版诊疗方案、上级部门文件、院内文件和流程图汇编成册,定期更新。如在新冠流行期间,制定《新型冠状病毒肺炎诊治与防控指导手册》,持续修订更新,以方便临床医务人员开展相关救治工作和落实各项医院感染防控措施。组织全院医务及后勤人员进行新冠肺炎诊治与防控的培训、演练。

3. 培训方式　全员培训、多种方式(讲座、会议、电子文件、纸质文件、实践操作)、定期组织、反复强调、反复演练。进入发热门诊、隔离病房等重点部门的工作人员,包括医生、护士、保洁、检验人员等,必须培训穿脱防护服,考核过关方能上岗。同时,根据不同专科和岗位的感染风险及暴露的防护弱点不同,侧重点相应调整,区别对待,有针对性地开展培训。尤其要注意的是,医务人员在平时也要定期接受紧急演练和培训,当突发传染病疫情需要时,救治医务人员(尤其是重点部门)能快速响应,全部积极投入到抗疫中,实施医疗紧急动员。尤其是要加强陪护、安保、保洁等工勤人员的培训管理,做到全院工作人员100% 接受培训、100% 考核合格。定期组织开展院内病原体核酸及血清抗体定性、定量等检测的操作培训。定期对实验室操作人员开展实验室生物安全培训。

(六) 人员关爱和激励

医院应加大后勤物资保障力度,全力保障一线人员安心对抗疫情。对于一线人员的每日膳食,需要高标准配备。要求品种丰富、营养全面、补充水果,适当准备零食,保障营养需求的同时,考虑照顾不同口味的需求。同时,各种生活需要,包括衣食住行,都要帮医务人员准备好,定期补充,做好生活保障。另外,由于医务人员上班期间需要隔离管理,无法回家,医院可成立关爱队,帮一线医务人员解决家庭困难,真正解决其后顾之忧。

传染病疫情给医务人员带来的不仅仅是专业挑战、体力挑战,也是心理挑战。如何缓解一线医务人员身心疲惫的情况,需要医院层面给予支持和关注。可安排心理咨询师,为医务人员进行线上或现场面对面、一对一的心理辅导和危机干预,在心理上给予一线人员支持与慰藉。

医院需要给予一线医务人员鼓励和肯定,除了给予物质补助外,更重要的是给予正面的激励。例如,将2020 年抗击新冠的援鄂医务人员防控经历视同为一年基层工作经历、视同完成当年继续教育学时学分,可提前一年申报高一级职称或参加考试。职称评审的横向比较中,给予比照援疆、援藏人员的同等加分。在岗位聘用、晋级、晋档工作中不设定比例限制,优先考虑聘用上岗等,相关单位可酌情给予照顾。

五、定点医院的工作架构和机制

(一) 建立应急指挥系统,启动应急预案

重大疫情发生后,即使是定点收治医院,第一时间也会面临工作人员不足、床位紧张、病区准备、检测设备不足的情况,必须建立统一的应急指挥系统。医院应事先制订应急管理预案,并在疫情发生后快速启动预案,让应急方案在各个科室和人员中迅速落实。面对疫情的迅速发展和患者数量的急剧增加,定点医院应成立以院长为首的疫情应对指挥中心,协调院内资源,并根据患者的就诊情况合理安排床位等医疗资源。疫情中定点医院资源的调配,不仅仅是针对医院后勤部门,还包括院内各个科室、院外政府相关部门和同行医院等的共同协调。

(二) 疫情防控期间可成立临时党委和救治领导小组

成立医院临时党委和救治领导小组,作为突发重大疫情防控期间的"最高战时指挥部",有利于统筹指挥,集中所有力量,高效指挥抗击疫情工作。领导小组负责新冠肺炎救治

的总体组织、协调和调配工作。同时,为细分各项具体工作,可以在这个最高战时指挥部下,设置多个工作小组,成立领导小组办公室以及综合组、医疗组、医院感染管理组、物资保障组、药品保障组、后勤保障组、信息组、财务组、宣传组、科研组等多个工作小组,责任到人,保障疫情防控工作落实到位。

(三) 快速改造,尽快完成硬件设施要求

重大传染病疫情发生后,定点收治医院的原有负压病房、传染病病床远远不能满足激增的患者住院、隔离等需求。因此,要在短期内将传染病医院普通病房(甚至其他综合性医院的负压病房、普通病房,体育馆等公共场馆)迅速改造成具有收治传染病患者能力的隔离病房。

定点医院在改造过程中,应严格按照传染病防治医院"三区两通道"的标准实施,并配备穿脱防护服的缓冲间(最好配有流动水、洗手池),做好不同区域的物理隔断、线路布置(为院感监控预设网络和电力接口等),通过对医院院区合理划分,将污染区和清洁区严格区分开来,同时实现患者和医护人员的通道分离。

(四) 疫情防控期间可成立疫病救治多学科专家组

为更加规范疫情防控,建议建立包括感染性疾病(传染病)、呼吸、重症医学、心血管、肾脏病、血液、医院感染、临床检验、医学影像、中医等学科领域的多学科诊疗专家组,根据诊疗工作需要扩充护理、营养、心理等学科领域专家,全面提高整体救治能力,负责落实疫病收治病例的医疗救治和医院感染预防控制等工作。复杂、危重病例的诊疗方案,可由救治专家组与经治病区医生共同讨论后制订,实现多学科诊治。

(五) 建立疫情防控期间工作例会制度

建议建立防治工作例会制度。实行每天召开救治工作例会,由院领导主持召开,集中研究抗疫过程中的行政管理问题、医疗和护理流程问题、感控漏洞等,通报和研究在院确诊与疑似患者、留观患者情况,会诊疑难、危重病例等三大块内容。根据一线医疗及疫情情况科学判断形势、精准把握疫情、及时调整策略,务求第一时间组织研究部署工作。

(六) 建立医院感染管理科或专职人员

住院床位总数在 100 张以上的定点救治医院,必须成立独立的具有行政管理职能的医院感染预防与控制部门(医院感染管理科),不得合并在医务、护理等职能部门内;住院床位总数在 100 张以下的医院,应当指定分管医院感染管理工作的部门;其他医疗机构应当有医院感染专(兼)职人员。

医疗机构应按每 200~250 张实际使用病床,配备 1 名医院感染专职人员的标准,配备院感专职人员。各科室指定专人负责本科室感控工作,统一接受感控管理部门业务指导,定期自查整改。

(七) 制订相关工作制度和流程

1. 制订医院或独立院区清空工作方案　确保确诊病例达到 10 例以上时能够有效整体清空;院内定期开展医疗救治应急演练,以满足大规模疫病确诊病例收治工作需要。

2. 科学制订医务人员储备预案　细化人力资源调配方案,包括做好整合、建立制调派医疗力量的准备,以应对可能的外出支援任务。

3. 成立疫情数据上报团队　数据上报需详尽、准确。建议指定专门部门和专门团队,承担传染病疫情的数据报告。

4. 建立健全自查、排查、巡查工作制度　切实落实疫情信息报告、医疗防护物资和药品以及医疗力量准备、规范救治、院感防控等要求。

5. 储备、调配防护物资　由于短时间内患者数量的急剧增加，除了病床等资源出现不足外，口罩、护目镜、呼吸机等防护物资也处于极度紧缺，这些防护物资需要有计划地做好储备工作。同时，疫情发生后，要尽快调配、补充防护物资。

6. 建立定点救治医院管理责任制　主要负责人每季度召开办公会，分管负责同志每月召开专题会，专门研究自查、排查、巡查、整改情况，保留会议记录。巡查结果纳入对科室及人员的评价考核。

参考规范流程、指南，结合本院实际，明确病例接收、隔离、诊断、检查、治疗、出入院、出院后康复等工作指引或流程。

制订院内实验室设置管理和检测质量控制、实验室生物安全管理等工作方案。建立完善院内新冠病毒核酸检测样本采集、运送、验收、入库保存、信息报送及阳性样本上送、样本销毁处置管理制度。

制订实验室感染应急处置预案，定期开展实验室生物安全防护、病原微生物菌(毒)、种和样本保存与使用安全操作、实验室废水、废气以及其他废物处置检查，定期调查了解和监测实验室工作人员健康状况。

六、定点医院的医疗管理

1. 严格加强出、入口管理　保证普通患者正常诊疗秩序情况下，尽量减少医院入口。严格把好入院、入楼、入诊区、入病区等关口，设置 1m 线，严格体温测量和健康码查验。隔离病区更要做好出入口管理，避免隔离患者自行离开病区或外来人员贸然进入病区的事件发生，建议设置电子门禁，需要刷卡通行，或者医务人员刷脸、刷眼眉(无需取下口罩)通行。

2. 多环节施策，有效严防人员聚集　全面落实非急诊预约就诊制度，实行错峰出诊制度，引导患者按时段就诊，在就诊高峰时间段降低人员密度，坚持"一人一诊一室"。

3. 严格落实普通病区管理　严格落实新入院患者及陪护人员核酸检测"应检尽检"制度，严禁互串病房、扎堆聊天。设置缓冲病房，收治紧急入院治疗但未获得疫病检测结果(如新冠肺炎核酸)的患者。陪护人员应尽量固定服务病区;隔离病区必须配备训练有素的保洁人员和配送人员。

4. 在病房张贴并提示确诊/疑似患者熟知《应急隔离病区患者告知书》　告知患者的权利和义务，避免患者对隔离治疗不理解而产生不良想法甚至导致不良事件。

5. 科学分组、科学排班　根据专业背景、职称不同，科学搭配。以感染、呼吸等专业为主，并搭配不同专业医护人员;排班建议 4~6 小时一班，24 小时轮换;建议 6~8 个班次为好，避免人员过度疲劳、休息不够。

6. 建立各种工作流程、诊疗规范　使医务人员快速进入角色，准确无误地开展工作。

7. 医护人员"以老带新"的交班模式　让"新人"知晓病房分区布局，进出污染区通道、辅助检查患者转运流程以及熟练操作各类系统。

8. 根据情况，在病区内也设置重症组和普通组，精细化管理患者　可由 4 名高级职称医师、2 名主治医师及 1 名呼吸治疗师组成，包含有重症医学科背景的医师。

9. 成立隔离病区或全院专家组，建立会诊机制　实现"一人一策"的多学科、综合的个体化诊疗模式。

10. 建立专科治疗组　心血管内科、神经内科、人工肾/CRRT、气管插管、ECMO、中医团队、康复小组、心理干预小组等特殊专科团队,用于专科问题的专业处理。

11. 患者的多学科综合治疗中,应强调注重康复治疗和心理支持　老年患者常有多种合并症,需要多学科介入;康复治疗能减少后期不良事件发生,应予以重视;除了病情本身,隔离环境、社会歧视,以及来自家庭、亲友、工作伙伴、社会的压力,会给患者带来极大的心理应激,必须高度重视患者的心理支持,强调早期和全程介入。

12. 有外来医疗队支援,做到"以院包区"　即一家医院负责一个病区,避免多家医院混搭(容易出现沟通不畅、磨合不良问题)。

13. 患者康复管理　设立患者愈后复诊门诊,根据患者临床表现及可能的后遗症、心理创伤等,建立疫病康复门诊。以新冠肺炎疫情为例,患者出院后,可能会因原病情轻重的不同,遗留不同程度的肺部功能问题,如肺间质纤维化等,需及时发现和适当治疗。制订新冠肺炎患者出院随访管理方案。定期了解患者病情变化,指导患者康复,包括了解患者出院后的治疗效果、病情变化和出院后情况,指导用药、康复和回院复诊时间等。了解患者是否存在创伤后应激障碍或者其他适应障碍等,给予积极的心理治疗。

七、定点医院的感控管理

院感防控、监督尤其重要。一旦出现医务人员感染,需要隔离大量人员,对抗疫工作带来巨大的影响。因此,医院感控工作是重中之重,必须高度强调院感防控,切实从源头上严抓细节管理。

1. 全员培训和考核,强化院感观念,普及院感知识　全院范围内,全员进行规范的院感知识培训,普及院感基础知识、基础理论、院感防护知识、个人防护用品选用和穿戴流程,要求线上考核加实操演练"双管齐下",而且人人考核、人人过关,随时、随处强调院感防护,强化院感观念。

2. 制订符合本医疗机构实际的医院感染管理制度　制订感控工作制度、工作开展和发现漏洞风险的整改情况,定期开展院内感染事件应急处置演练。制订规范、科学的个人防护用品穿脱流程、选用原则、职业暴露处理流程等。制订物品消毒的标准流程和指引。

3. 设置感控督导员,及时发现感控风险　建立感控督导员队伍:500 张床位以下的医院,配备 10~15 名感控督导员;500~1 000 张床位的医院,配备 15~20 名感控督导员;1 000 张床位以上的医院,配备 20 名以上感控督导员。

感控督导员由医院感染管理科和护理部安排感控经验丰富的人员担任。所有观察员均经过严格培训,熟悉负压病区、隔离病区感染防控要求。在收治新冠肺炎相关病例的病区、重点通道、缓冲区安装高清监控视频,为感控督导员开展工作提供便利。院感督导员在病区通过实地观察或视频监控,实时督导,指导进入负压/隔离病区的工作人员正确穿脱防护用品,切实做好手卫生等院感防护措施,必要时可通过监控对讲实时纠正其错误。

4. 定期总结、及时反馈,形成闭环管理　感控部门需要定期召开感控管理例会,及时总结、解决、反馈问题。感控督导员在工作中发现问题,立即提醒、整改;同时需要汇总感控风险点、常见错误、系统风险等,定期(如每天)反馈到感控例会上,甚至反馈到医院的行政例会,进行整改;另外,把常见错误、解决方案总结后,进行宣教、反馈到一线医务人员,积极封堵感控风险点。

5. 个人防护规范、科学,避免过度防护　医疗机构和医务人员应当落实标准预防措施,根据不同工作岗位暴露风险的差异,选择不同的防护级别实施防护。所有医务人员进出隔离病区应正确穿脱防护用品,医用防护口罩、护目镜、隔离衣、防护服等防护用品被患者血液、体液、分泌物等污染时应当及时更换。个人防护需要科学、规范,也不能过度防护。应避免以下过度防护行为:医用防护口罩和外科口罩叠戴,隔离衣与医用防护服叠穿,护目镜与防护面屏(防护面罩)叠戴,带三层及以上手套,追求确保皮肤"一丝不露"(如戴护目镜后局部皮肤暴露粘贴胶布、口罩周围粘贴胶布等)。

6. 加强诊疗环境的通风、物品消毒　如果不是负压病房,普通隔离病房24小时开窗自然通风,保持室内空气流通可降低室内有害气体或病原体的含量。如有条件,可在走廊和每间病房配备排风设施,带动气流由清洁区向污染区流动,同时将污染区空气排向室外空旷通风的地方。除加强开窗通风外,在清洁区、缓冲区、隔离病房、走廊等场所都配备空气消毒机持续消毒,终末/无人状态下紫外线灯照射消毒2次/d。

做好诊疗环境(空气、物体表面、地面等)、医疗器械、患者用物等的清洁消毒,严格患者呼吸道分泌物、排泄物、呕吐物的处理,严格终末消毒。如有呕吐物、分泌物等污染物,用有效氯5 000mg/L的含氯消毒液湿巾直接覆盖包裹污染物30分钟,再使用有效氯2 000mg/L的含氯消毒液擦拖,范围为呕吐物周围2~3m。

病区地面每天用有效氯2 000mg/L的含氯消毒液湿拖,2~3次/d;医护人员活动区域的桌面、台面以及输液的治疗车、病区的门房把手,各种物品表面用有效氯1 000mg/L的含氯消毒液擦拭,2~3次/d;最好使用一次性消毒湿巾,或者做到"一桌一巾",其他清洁工具不得交叉使用;放置无菌物品的房间,每天使用紫外线照射两次,每次照射超过60分钟。

清洁区物表,尤其是门把手要经常消毒,而高频接触的办公台面、电脑键盘、鼠标更应做好消毒。研究发现每个按键的污染微生物平均达20cfu。建议在每个班次交班后,使用一次性含氯或过氧化氢消毒湿巾进行电脑键盘和鼠标的擦拭消毒,或者在键盘上覆盖保鲜膜,每天更换1~2次,可降低键盘、鼠标的污染程度。

患者出院时,病号服、床单、被套、枕套等经环氧乙烷消毒后再清洗。病房进行空气消毒,房间内所有设施采用有效氯1 000mg/L的含氯消毒液擦拭消毒。

尽量使用一次性物品,"一人一用一弃",用完放入黄色医疗废物袋。对于重复使用的器械做到"一人一用一消毒"。医疗废物和生活垃圾,视为感染性医疗废物,收纳于贴红色标识的双层黄色医疗废物包装袋,规范处置。医疗废物处置人员做好个人防护。

7. 积极做好环境监测　评估环境监测有助于充分了解医院环境卫生状况,评估环境消毒质量、感控措施是否到位,发现布局和环节中存在的不足,有利于及时预防和控制医院感染。

(1)空气采样评估:对病区(包括污染区、缓冲区、清洁区等)、静脉配置中心、消毒供应中心、药房、输血科、放射科、检验科、心功能室、医院感染管理科、行政楼、后勤楼、公寓楼、物业、餐饮中心等各个部门,包括病区、医技科室、职能行政后勤部等区域,进行空气采样和检测疫病相关病原体(如新冠肺炎则是进行核酸检测)。以新冠肺炎为例,每个区域均使用平板暴露法进行空气细菌培养并计菌落数,使用空气采样器法进行空气新冠病毒核酸检测。

(2)高频物表和工作人员手部采样评估:目前普遍认为高频接触的无生命环境表面极有

可能是医院内病原体的储存库,并通过医务人员手直接或间接地造成院内传播。环境清洁消毒工作是避免发生院内病原菌播散的重要环节。建议每个部门随机选择若干区域,涵盖污染区的病房、走廊、治疗室、配药室,缓冲间,清洁区的办公室、休息室、进餐室、更衣室、清洁物品存放间,对其物体表面和工作人员手进行采样与检测疫病相关病原体(如新冠肺炎则是进行核酸检测)。物体表面选择高频接触物体表面,包括门把手、键盘鼠标、公用手机、桌面和水龙头。手和物体表面的采样时机均选择在日常工作状态。如以新冠肺炎为例,对各区域的门把手、键盘鼠标、公用手机、桌面、水龙头开关和工作人员手部进行新冠病毒核酸采样检测,采取 ATP 荧光检测法进行检测。

八、疫情防控期间科研工作

疫情发生后,除了重视患者的诊治工作,也应积极开展疾病的科研工作,包括疾病病因、病原体特性、传播方式、病理生理、临床表现、快速诊断方法、有效治疗药物开发、综合治疗方案等各方面的研究,以促进疫情控制、患者康复。

在科研过程中,应严格遵守伦理审查制度,按照 GCP 要求,注册、备案临床研究,参与者充分知情同意;应邀请流行病学家、统计学家、临床专家以及研究相对应领域的专家共同参与制订研究方案。同时,如果需要采集患者的样本,必须保证样本的采集、转运、处理过程科学合理,并进行科学有效的防护或必要的灭活处理;相应实验、检测必须在具备相应生物安全等级的实验室进行,以免导致试验相关的次生疫情暴发。

九、定点医院的废物管理

严格按照《医疗废物管理条例》和《医疗卫生机构医疗废物管理办法》等有关规定处置和管理医疗废物;空气消毒、环境物体表面和地面的消毒均严格按相关要求执行。

根据医疗废物处置规范,疫病(如新冠肺炎)相关病例产生的医疗废物和生活垃圾,纳入感染性医疗废物管理,标签应备注"新冠肺炎",并设置专区存放。

制订院内医疗废物产生部门、运送人员、暂存处工作人员以及医疗废物处置单位转运人员之间的登记交接制度。制订院内(包括实验室)医疗废物流失、泄漏、扩散和意外事故的管理和应急预案。开窗通风。增加空气流动。

十、定点医院的信息化

1. 隔离病房和清洁区内外交互　由于隔离区和清洁区存在物理屏障,目前普遍采取手机、对讲机的方式进行讯息传送。定点医院经常需要面对两个区域的信息传递,应该考虑建设更为便捷、快速的内外交互方法,通过信息化建设,提高工作效率。比如,使用移动护士工作站在污染区工作,使用多屏共享,远程控制等多种方式来实现。

2. 内部网和外网的交互　定点医院经常需要上报医疗数据、进行远程会诊等,这需要医院内网和外网的联通。目前,出于患者医疗信息保密和数据安全性的考虑,基本医院信息系统(HIS 系统)都是封闭的,外网无法访问。但重大疫情蔓延的特殊情况下,能否在兼顾安全的情况下,着力解决在外网调用 HIS 系统数据的难题,这将大大方便医疗数据上报、总结、远程会诊等。

3. 视频会议、远程会诊系统　由于隔离需要,避免人员聚集是防控措施之一,而重要会议、培训等事务必须进行，因此，视频会议、学习和培训系统应运而生。定点医院的特殊性导致不容易实现现场会诊，而远程视频线上会诊则是解决之道。定点医院应该着力建设视频会议系统，包括会议室终端、病房终端、HIS 系统对接等问题。

4. 实现便捷支付、预约就诊、开通网上诊所　　实现便捷支付、预约就诊、开通网上诊所均能有效减少诊室、院区内的人员滞留、聚集情况。中山大学附属第三医院（简称"中山三院"）很早就实现了快捷的手机支付，随后实现手机医保联网支付、预约就诊和检查综合预约等服务，减少相关窗口工作量，减少排队等待时间；在 2020 年新冠肺炎疫情之初，率先开通网上门诊、慢性病网上续药并快递到家服务，方便患者的同时，减少人员聚集和来院次数，较大程度降低感控风险，一举多得。

5. 人工智能（AI）系统如送药机器人和 AI 教官　　引入 AI 系统可一定程度上减少人力，降低院感风险。例如，中山三院就在发热门诊和隔离病房投入智能送药机器人，将往返于药房和隔离病房之间的药物配送工作交给机器人，减少了人力投入，且降低了人员往返于污染区和清洁区之间所带来的交叉感染可能。中山三院还开发 AI 智能教官，利用 AI 系统，自动引导医务人员穿脱防护服，能识别错误、不规范动作，并发出提醒，可作为医务人员培训和缓冲区脱卸防护用品的监督，科学实用，降低人力消耗。定点医院可根据自身情况，开发符合自身需求的 AI 系统。

（吴元凯　崇雨田）

附录三

以"战役学"理念创建国家医学中心
推动医院高质量发展

公立医院是我国医疗卫生服务体系的主体,是实现健康中国战略的重要组成部分,也是保卫人民群众生命安全和身体健康的主力军。2021年6月4日发布的《国务院办公厅关于推动公立医院高质量发展的意见》(国办发〔2021〕18号)要求建立以国家医学中心为龙头,以国家区域医疗中心为骨干,以省、市、县区域平台为基本的新的医疗服务体系。国家发展改革委等四部委联合编制并于2021年7月1日发布了《"十四五"优质高效医疗卫生服务体系建设实施方案》(发改社会〔2021〕893号),提出实施"四大工程",在公立医院高质量发展工程中,提出了国家医学中心的建设目标是形成一批医学研究高峰、成果转化高地、人才培养基地、数据汇集平台,并进一步提出了国家医学中心的详细建设任务。为实现"健康中国"战略需求,中山大学附属第一医院(简称"中山一院")正创新运用"战役学"理念指导国家医学中心建设,推动医院高质量发展。

一、"战役学"理念及其实践

"战役学"是研究战役规律、指导战役实践的学科。马克思和恩格斯曾运用辩证唯物主义和历史唯物主义观察和研究战争问题,提出一系列作战理论及立场、观点和方法。十月革命一声炮响,给中国送来了马克思列宁主义的同时,也给中国送来了具有辩证唯物主义和历史唯物主义视角的"战役学"理念。在中国共产党带领全国各族人民进行的艰苦卓绝的抗日战争、解放战争(尤其是辽沈、平津、淮海三大战役)、抗美援朝战争(尤其是五大战役)中几经淬炼,取得了举世瞩目的战略成果,形成了中国特色的"战役学"理论体系。其理念简而言之,就是明确战略需求,制订战役目标,执行战役举措,取得战役胜利。

运用中国特色"战役学"理念,中山一院取得了抗击新冠肺炎疫情的重要战略成果,在首次面对德尔塔毒株的"广州保卫战"中实现了零感染、零漏诊、零死亡,创造了医院危机管理实践的成功案例。在医院发展新阶段,我们探索如何创新性地运用中国特色"战役学"新理念指引创建国家医学中心,具有极其重要的理论和实践意义。

二、以"战役学"理念指引国家医学中心建设探索

在"战役学"理念指引下,我们围绕"健康中国"战略需求,明确"进入全国医学中心第一方阵"战役目标,进行前瞻性、系统性、全局性的顶层设计,系统谋划、科学布局,建立统一领导、统一部署、统一协调、统一行动的领导机制,坚持面向世界科技前沿、面向经济主战场、面向国家重大需求、面向人民生命健康的"四个面向"指导思想,按照国家医学中心的功能定位,创造性地提出用"非常6+1"的战役举措实现战役目标的理念,即把国家医学中心建设成"6"中心:①重大公共卫生事件应对和疑难重症诊治中心;②医学先进科学与技术创新中心;③医学拔尖人才培养中心;④国际交流与合作中心;⑤现代化医院管理模式与体制、机制创新中心;⑥党建与优秀文化守正创新中心;"+1"即具备社会辐射引领带动作用和能力,提供一流的医疗服务。

(一)战役举措"非常6+1"之一:建设重大公共卫生事件应对和疑难重症诊治中心

1. 建设紧急医学中央指挥中心,加强紧急医学应急指挥和医疗质量监控体系建设。

2. 打造海(水)陆空一体化快速反应转运救治体系,完善院前快速反应体系。按照国家紧急医学救援基地标准,配置信息联通和指挥设备,移动 CT、移动 ICU 等设备,直升机停机坪、急救码头等设施。

3. 加快重症救治设施建设。调查显示,我国重症救治设施建设与发达国家(如美国)对比存在较大差距:据 2015 年第三次 ICU 普查结果显示,全国 ICU 床位数占全国医院总床位数的比值仍然"稳定处于较低水平",维持在 1.7%~2%,而早在 1980 年,美国重症床位比就已达到 7.8%,2015 年这一数值已高达 15%;我国每 10 万人平均拥有的 ICU 床位数仅为 4.8 床,显著低于发达国家水平(美国 29.5,德国 24.6,意大利 13.5)。根据医院总体发展规划,本院南沙医院(500 000m²)、医学综合楼(75 000m²)、恒大医疗中心(56 000m²)、脑科学中心(超 200 000m²)、耳鼻咽喉中心(20 000m²)将在未来 5 年内陆续竣工投入使用,努力增加重症床位占比至 >8%。

4. 加快重症医学创新研究平台体系建设。按国家重点实验室标准与要求加速建设重症医学临床研究中心、重症医学重点实验室等科研创新平台,提高重症医学创新及转化能力。

5. 完善重症医学培养体系体系。普查数据显示,2015 年我国每 1 万人口 ICU 医生数仅 0.4 人,而美国为 0.9 人。下一步,我们将增设重症医学专业硕士、博士;建立重症医学院,强化规范住院医师、专科医师、进修生培养。

6. 把医院建设成"免疫医院"。通过组织、流程再造和资源配置,使医院建成全系统即时应答机制,具备常态化立体防控和应急处置有机结合的维稳能力,保障患者、家属、医务人员和行政后勤等非医务人员安全,使医院成为抵御疫情的铜墙铁壁。

(二)战役举措"非常6+1"之二:凝练主攻方向,构建医学先进科学与技术创新中心

目前,医院已成立精准医学研究院,凝练心脑血管与代谢病、肿瘤、肠道微生态与感染和免疫、医疗大数据与人工智能、器官移植与再生医学五大学科方向,下一步将围绕五大学科方向建设世界一流水平的粤港澳精准医学大平台,以大平台孵化基础研究、临床研究、医工

结合、大数据与人工智能平台研发方面的大成果。

1. 建设基础转化创新研究平台。建设基因(蛋白质)组学研究平台、分子生物学平台、模式动物学平台、干细胞研究平台、生物信息大数据平台、微生态研究、类器官研究、无菌动物平台、生物资源样本库、分子诊断与基因检测中心、动物中心以及 P3 实验室,强化原有的 20 多个省部级平台,提升医学基础创新能力。

2. 与英国伯明翰大学合作,打造国际合作临床研究中心,加大对于创新药物 GCP(药物临床试验管理规范)和 IIT(研究者发起的临床试验)的支持力度,推进"临床研究 2030"计划(到健康中国 2030 年,支持 20 项高水平临床研究,每个项目 200 万 / 年,连续资助 5 年)。

3. 打造先进技术(医工结合)平台,推进器官维护核心技术及产业化、多模态智能化微创外科手术系统研发、微创外科机器人辅助手术系统研发、分布式超快磁共振成像开发、国产高端智能呼吸机临床开发等原创性和"卡脖子"问题科研攻关。

4. 依托国家卫健委人体组织器官移植与医疗大数据中心、天河二号超级计算机等,建设具有世界先进水平的医疗大数据与人工智能(AI)研究中心,与清华大学等国内顶尖高校和新兴信息技术企业开展联合攻关,为国家三级公立医院绩效考核及医院内部人才评价体系建设提供数据支撑,加快慢性病监测和重大传染病监测预警救治一体化平台及人工智能医疗设备研发。

(三) 战役举措"非常 6+1"之三:建设医学拔尖领军人才培养中心

1. 优化"启航—攀登—领军"人才培养体系(附图 3),推动现有人才体系不断完善和高效运转,构建全链条科学合理、层次分明的医学拔尖人才梯队。5 年内,将力争实现院士"零"的突破,国家拔尖领军人才数量跨入国内第一方阵医院前列,提高专职科研人员占比至 10%以上,在站博士后占比至 10% 以上。

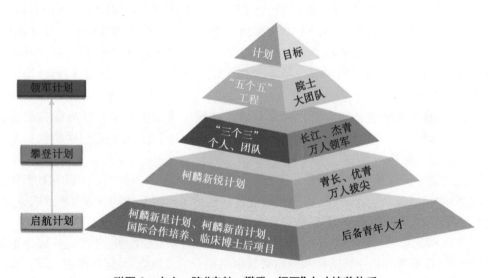

附图 3　中山一院"启航 - 攀登 - 领军"人才培养体系

2. 面向国际前沿,深化学科交叉融合,与世界一流高校或医学中心开展合作,加大引进国际顶尖临床研究人才和高水平基础研究创新人才力度,组建国际一流的高层次基础研究、先进医学技术研究、临床研究和大数据与人工智能创新人才大团队。目前,医院已双聘沈祖尧院士、何梁何利奖获得者于君教授;引进德国国家科学院院士、比利时根特大学 Claus Bachert 教授团队,英国医学科学院院士、伯明翰大学郑家强教授团队,围绕心脑血管与代谢病、肿瘤、肠道微生态与感染和免疫、医疗大数据与人工智能、器官移植与再生医学五大学科方向组建的大团队已初具雏形。

(四)战役举措"非常 6+1"之四:建设国际交流与合作中心

1. "一对一"合作学科建设,与世界顶级医疗机构建立务实的深度合作。与哈佛大学医学院附属医院开展"点对点"深度交流合作,一方面在优势学科间进行"强强联手",进一步提升学科临床成果转化、前瞻性临床研究能力,在原创性成果和药物临床试验等方面取得突破;另一方面在潜力学科间进行"优势互补",引进和吸收国际先进临床诊疗手段,提高疑难病症及罕见病的临床诊治能力,切实提升学科竞争力。

2. 人才联合培养培训。与美国加州大学伯克利分校、戴维斯分校、CITRIS 研究中心合作创建世界上首家由学术机构主导的国际机器人手术培训中心,为国内及亚太地区培养引领未来外科方向的机器人手术专业医学人才;与欧洲医学教育联盟(AMEE)开展临床师资国际化培训,培养具备国际化资质的临床教学师资 440 人;与阿联酋海湾医科大学开展"一带一路"医学教育合作,每年资助 6 名教学骨干攻读由国际著名教育组织美国 FAIMER 以及英国 CenMEDIC 联合开展的医疗保健卫生专业教育学硕士项目。

3. 合作建设研究平台。与新加坡南洋理工大学、香港中文大学等合作建设精准医学大科学平台,在心脑血管与代谢病、肿瘤、肠道微生态与感染和免疫、医疗大数据与人工智能、器官移植与再生医学五大学科方向开展跨学科深度合作,推动粤港澳大湾区医疗领域的科技创新、先进医疗设备研发和人才培养,带动大湾区医疗健康的合作与发展迈上新台阶;与英国伯明翰大学临床研究中心(欧洲最大)联合建立"中山一院 - 伯明翰大学联合临床研究中心"。双方合作的关于甲状腺癌大数据的研究项目获评"中国 - 世卫组织 2016—2017 双年计划亮点项目"。

(五)战役举措"非常 6+1"之五:建设现代化医院管理模式、体制、机制创新中心

国内的医学中心大多由多个院区构成。探索出多院区管理的现代化医院管理新模式,是国家医学中心建设的重要支撑与保障。按照"系统谋划、一体多翼、科学布局、特色发展、重点突破"的战略思路,中山一院有序规划分院区的学科建设与功能定位,形成"主院区 - 南沙医院 - 脑科学中心 - 耳鼻咽喉中心"的多院区科学布局,采取特色发展策略,辩证处理同质化和差异化、一体化和独立性、学科均衡和学科特色的关系,确保满足日常医疗、科研、教学需要,以及战时功能转换需要,为国家医学中心的发展奠定重要的基本盘:以院区为医学中心核心,以建设综合类国家区域医疗中心为抓手,重点开展疑难重症诊治、五大学科方向攻关和医学教育;南沙医院重点发展肿瘤精准放疗、精准医学大科学平台和教育培训;东院重点发展脑科学,以建设国家神经区域医疗中心为抓手,构建临床诊疗、功能恢复、人工智能辅助与康养相融合的全链条神经疾病医疗康复体系,打造国际知名脑科学中心;筹备中的荔湾院区重点建设和发展耳鼻咽喉科学。

(六)战役举措"非常 6+1"之六:建设党建与优秀文化传承创新中心

1. 以高质量党建引领高质量发展。严格落实党委领导下的院长负责制,将党建工作和医院高质量发展同谋划、同部署、同推进,将党建工作与业务发展深度融合,为建设国家医学中心提供强劲驱动和坚强保证。完善医院重大事项的决策机制,把党建工作要求写进医院

章程,并融入医院治理各环节。加强党的基层组织建设,实行"支部建在专科/团队上",实施党建-业务双带头人制度,大力发展高知党员。全院13个党总支99个党支部全覆盖,实施支部书记"双带头人"工程,临床科室支部书记100%高级职称,89%兼任科室负责人。

2. 以文化为支点推进高质量发展。一方面通过建设院史文化长廊和院史馆,营造医院文化氛围,打造医院深厚历史文化载体;另一方面挖掘推进柯麟文化建设,围绕"人民立场"这一精神主轴,形成以"医病医身医心,救人救国救世"为精神内核的中山医精神文化谱系,将柯麟先生树立为践行中山医精神的典范与楷模,将手术科大楼命名为"柯麟楼",设立"柯麟年度人物"奖,实施柯麟新苗、新星、新锐、菁英、培英系列人才项目,为全体职工树立精神坐标。

(七) 战役举措"非常6+1"之"+1":具备社会辐射引领作用,提供一流的医疗服务

作为医疗"国家队",中山一院一直以来致力于落实功能定位,提升辐射能力,促进优质医疗资源的扩容、下沉和均衡布局,在完成以上6大建设的同时,提供一流的医疗服务,发挥辐射引领作用。

1. 积极响应健康中国建设战略需求,深度参与国家区域医疗中心建设。与广西、贵州、云南、江西、福建等有较大建设需要和一定合作基础的地区合作共建国家区域医疗中心,深度参与国家区域医疗中心建设方案制订,推动国家医学中心和区域医疗中心协同发展。

2. 加强专业帮扶。在广东封开、惠东,江西南康、于都等地进行长期"造血式"帮扶基础上,推广建设揭阳市人民医院、湛江中心人民医院的跨区域联动"一对一"紧密协作模式,助力建设省内区域医疗中心,引导现有优质医疗资源在区域内辐射和下沉,带动区域医院医疗服务能力提升。

3. 推动医联体和专科联盟建设,参与分级诊疗体系构建。通过发挥医院在城市医疗集团和县域医共体的牵头和引领作用,从而完善分级诊疗体系,提高区域整体医疗服务水平,让人民群众能够享受到连续的高质量医疗服务。

4. 服务国家战略,积极援藏、援疆、援外。深化院包科帮扶形式,承担人才帮带、专科建设帮扶任务,为西藏、新疆、江西等老少边地区医院留下一批带不走的医疗人才。

5. 在重大灾难和公共卫生事件中发挥国家队作用,投身抗击新冠肺炎疫情和灾难应急救援。

星光不问赶路人,历史属于奋斗者。面对时代的考题和人民的期盼,中山一院必将高举习近平新时代中国特色社会主义思想旗帜,坚持人民立场,坚持人民至上、生命至上,勇当新时代国家医学中心建设的"先行军",探索以"战役学"理念为指引,把医院建设成具有中国特色的世界一流水平国家医学中心,在重大公共卫生事件应对和疑难重症诊治,医学先进科学与技术创新,医学拔尖人才培养,国际交流与合作,现代化医院管理模式与体制、机制创新,党建与优秀文化守正创新,以及社会辐射与服务方面发挥引领带动作用。

（肖海鹏）

附录四

疫情防控名词释义

一、新冠肺炎相关人群名词解释

1. 传染源　新型冠状病毒肺炎感染的患者以及无症状感染者,发病后 5 天内传染性最强。

2. 疑似病例　结合下述流行病学史和临床表现综合分析:①有流行病学史中的任意一条,且符合临床表现中任意两条;②无明确流行病学史,符合临床表现中任意 2 条,同时新型冠状病毒特异性 IgM 抗体阳性;③符合临床表现中的 3 条。

流行病学史:①发病前 14 天内有病例报告社区的旅行史或居住史;②发病前 14 天内与新型冠状病毒感染的患者或无症状感染者有接触史;③发病前 14 天内曾接触过来自有病例报告社区的发热或有呼吸道症状的患者;④聚集性发病(两周内在小范围如家庭、办公室、学校班级等场所出现两例及以上发热和 / 或呼吸道症状的病例)。

临床表现:①发热和 / 或呼吸道症状等新冠肺炎相关临床表现;②具有新冠肺炎影像学特征;③发病早期白细胞总数正常或降低,淋巴细胞计数正常或减少。

3. 确诊病例　疑似病例具备以下病原学或血清学证据之一者:①新型冠状病毒核酸检测阳性;②未接种新型冠状病毒疫苗者新型冠状病毒特异性 IgM 抗体和 IgG 抗体均为阳性。

4. 聚集性疫情　14 天内在学校、居民小区、工厂、自然村、医疗机构等小范围内发现 5 例及以上病例和无症状感染者。

5. 密切接触者　在同一空间、同一单位、同一建筑,确诊病例症状出现前 4 天,和确诊病例相处在一起的,都是密切接触者。

6. 密切接触者的密切接触者(密接的密接)　密切接触者与病例或无症状感染者的首次接触(病例发病前两天或无症状感染者标本采样前两天至被隔离管理前这段时间内,密切接触者与病例或无症状感染者的第一次接触)至该密切接触者被隔离管理前,与密切接触者有共同居住生活、同一密闭环境工作、聚餐和娱乐等近距离接触但未采取有效防护的人员。

7. 一般接触者　与疑似病例、确诊病例和无症状感染者乘坐飞机、火车和轮船等同一交通工具，或共同生活、学习、工作以及诊疗过程中有过接触，但不符合密切接触者判定原则的人员。

8. 重点人群　新冠病毒暴露风险高、传播风险大、抵抗力较低的人群，包括医务人员、移民、海关等。

9. 重点人群健康监测　对纳入社区管理的来自中高风险地区人员、解除医学观察人员、出院新冠肺炎患者、入境人员等做好健康监测，发现发热、干咳、乏力、咽痛、嗅(味)觉减退、腹泻等症状者及时到具有发热门诊(诊室)的医疗机构就诊并进行核酸检测。

10. 特定人群　在新冠肺炎疫情防控期间，从事病例(确诊、疑似病例和无症状感染者)转运、尸体处理、环境清洁消毒、标本采集、实验室检测、流行病学调查、隔离病区及医学观察场所工作人员、卫生检疫、进口冷链货品生产搬运销售等工作的人群。

11. 高风险人员　来自疫情防控重点地区和高风险地区的人员；确诊患者；疑似患者；正在实施集中隔离医学观察的无症状感染者；正在实施集中或居家隔离医学观察的密切接触者；其他需要纳入高风险人员管理的人员。

12. 中风险人员　来自疫情中风险地区的人员；有发热、干咳、气促、呼吸道症状的人员；实施居家观察未满14天的治愈出院确诊患者；解除医学隔离未满14天的无症状感染者；其他需要纳入中风险人员管理的人员。

13. 低风险人员　来自疫情低风险地区的人员；高风险、中风险人员以外的人员。

14. 黄码人员　入境人员(含从省内和外省入境)集中隔离或居家隔离(含在省内和外省隔离)满14天未满21天的人员；防控区域涉及的重点人员中未做核酸检测的人员；外省健康码黄码人员。

15. 红码人员　确诊病例和无症状感染者、疑似病例、密切接触者，集中隔离人员、居家隔离人员、外省健康码红码人员等。

二、新冠肺炎疫情风险地区相关名词解释

1. 重点场所　新冠肺炎疫情防控期间，人员密集且流动性大、容易暴发聚集性疫情的场所。

2. 重点机构　新冠肺炎疫情防控期间，容易暴发聚集性疫情的机构，包括医疗机构、儿童福利院、养老院、护理院、监管场所、学校、托幼机构、培训机构等。

3. 重点机构监测　本县(区)出现1例及以上本土确诊病例或无症状感染者后，对辖区内的养老福利机构、精神专科医院、监管场所、人员密集型场所(如生产车间、商场超市、培训机构)、托幼机构和学校等重点机构人员，做好每日健康监测，发现发热、干咳、乏力、咽痛、嗅(味)觉减退、腹泻等症状及时到具有发热门诊(诊室)的医疗机构就诊并进行核酸检测。

4. 重点关注地区　有确诊病例发生，暂未升级风险地区。

5. 中风险地区　中高风险地区可以精准到楼栋、小区(村小组)、社区(村)、街道(乡镇)。上述区域内出现1例病例时划定为中风险地区。

6. 高风险地区　14天内出现超过10例病例或发生2起及以上聚集性疫情时，调整为高风险地区。

7. 封闭区 将确诊病例的发现点、居住点、工作点、活动点及周边区域划为封闭区,实行"封闭隔离、足不出户、服务上门"管理措施。封闭区全体人员前7天每天及第10、14天各检测1次核酸。封闭区14天内(自最后一例确诊病例隔离管控日期起计算)无新增感染者则解除封闭。

8. 封控区 将确诊病例的密切接触者及共同暴露高风险人群的居住点、工作点、活动点及周边区域划为封控区,实行"只进不出,严禁聚集"管理措施,原则上每户只能派1人在指定时间外出购置保障物资。封控区全体人员第1、4、7天各开展1次核酸检测。封控区7天内无新增感染者,经现场指挥部组织评估后转为警戒区管理7天,无新增感染者则解除管理。

9. 警戒区 根据现场流行病学调查结果,将封闭区、封控区周边区域划为警戒区,实行"两点(居住点-工作点)一线、非必要不离开"管理措施。警戒区全体人员24小时内开展1次核酸检测。警戒区14天内无新增感染者解除管理。

(魏芳芳)

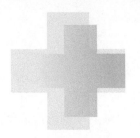

附录五

疫情防控应急预案

1. 急诊预检分诊流程详见医院篇第三章第二节图 1-3-4。
2. 急诊院前急救转运处置流程详见医院篇第三章第二节图 1-3-5。
3. 疫情期间急诊外科手术绿色通道流程详见医院篇第三章第二节图 1-3-6。
4. 发热门诊患者核酸结果阳性处理流程详见医院篇第三章第三节图 1-3-10。
5. 诊室发现隐瞒流行病学史患者处置流程详见医院篇第三章第七节图 1-3-11。
6. 普通病区发现住院患者核酸阳性处理流程详见医院篇第三章第十节图 1-3-12。
7. 获知患者为密接或次密接者的管理流程详见医院篇第三章第十一节图 1-3-13。
8. 应急演练流程详见医院篇第八章第二节图 1-8-1。
9. 集中健康观察人员入住隔离场所管理流程详见医院篇第九章第三节图 1-9-3。
10. 集中隔离人员健康状况异常处置流程详见医院篇第九章第三节图 1-9-4。
11. 集中健康观察人员转运工作流程详见医院篇第九章第三节图 1-9-5。

参 考 文 献

［1］国家卫生健康委办公厅．国家卫生健康委办公厅关于印发新型冠状病毒感染的肺炎防控中常见医用防护用品使用范围指引（试行）的通知：国卫办医函〔2020〕75 号［A/OL］．(2020-01-27) http://www.nhc.gov.cn/yzygj/s7659/202001/e71c5de925a64eafbe1ce790debab5c6.shtml.

［2］国务院应对新冠肺炎疫情联防联控机制综合组．关于印发公众科学戴口罩指引（修订版）和夏季空调运行管理与使用指引（修订版）的通知：联防联控机制综发〔2020〕174 号［A/OL］．(2020-05-27) https://www.chinacdc.cn/jkzt/crb/zl/szkb_11803/jszl_11815/202005/t20200527_216899.html.

［3］国务院应对新冠肺炎疫情联防联控机制医疗救治组．关于疫情常态化防控下规范医疗机构诊疗流程的通知：联防联控机制医疗发〔2020〕272 号［A/OL］．(2020-07-13) http://www.nhc.gov.cn/xcs/zhengcwj/202007/6463d9c855894e67945c769f1c4ecb72.shtml.

［4］国务院应对新型冠状病毒肺炎疫情联防联控机制综合组．关于印发外卖配送和快递从业人员新冠肺炎疫情健康防护指南的通知：联防联控机制综发〔2020〕208 号［A/OL］．(2020-07-10) http://www.nhc.gov.cn/xcs/zhengcwj/202007/c95f49f34989404398c13c7a0897edc9.shtml.

［5］国务院应对新型冠状病毒肺炎疫情联防联控机制医疗救治组．关于印发医疗机构新型冠状病毒核酸检测工作手册（试行 第二版）的通知：联防联控机制医疗发〔2020〕313 号［A/OL］．(2020-12-30) http://www.nhc.gov.cn/yzygj/s7659/202012/b89bcd0813da41788688eb14787b3c72.shtml.

［6］国家卫生健康委办公厅．国家卫生健康委办公厅关于建立新冠病毒核酸采样检测人力资源信息库的通知：国卫办医函〔2021〕10 号［A/OL］．(2021-01-13) http://www.nhc.gov.cn/yzygj/s7659/202101/4b8e1ea8a057402ebd284dd23b7141c9.shtml.

［7］国务院应对新型冠状病毒肺炎疫情联防联控机制综合组．关于印发大规模新冠病

毒核酸检测实验室管理办法(试行)的通知:联防联控机制综发〔2021〕33 号〔A/OL〕.(2021-02-20)http://www.nhc.gov.cn/yzygj/s7659/202102/8693ac2c92de4f80a7ac33079ece1a35.shtml.

〔8〕国务院应对新型冠状病毒肺炎疫情联防联控机制综合组.关于印发新型冠状病毒肺炎防控方案(第八版)的通知:联防联控机制综发〔2021〕51 号〔A/OL〕.(2021-05-14)http://www.nhc.gov.cn/xcs/zhengcwj/202105/6f1e8ec6c4a540d99fafef52fc86d0f8.shtml.

〔9〕国家卫生健康委办公厅.国家卫生健康委员会办公厅关于新冠肺炎疫情防控常态化下进一步提高院前医疗急救应对能力的通知:国卫办医函〔2020〕557 号〔A/OL〕.(2020-07-13)http://www.nhc.gov.cn/yzygj/s3593g/202007/15d261bd1add4d4b9f523bf8ae9dcd10.shtml.

〔10〕国务院应对新冠肺炎疫情联防联控机制医疗救治组.关于进一步加强全员核酸检测组织管理工作的通知:联防联控机制医疗发〔2021〕67 号〔A/OL〕.(2021-08-10)http://www.nhc.gov.cn/yzygj/s7659/202108/d9534df0b9d543a8b45876477c3a90f2.shtml.

〔11〕国务院应对新型冠状病毒肺炎疫情联防联控机制综合组.关于印发重点场所重点单位重点人群新冠肺炎疫情常态化防控相关防护指南(2021 年 8 月版)的通知:联防联控机制综发〔2021〕82 号〔A/OL〕.(2021-08-13)http://www.nhc.gov.cn/xcs/zhengcwj/202108/ead4082ee97b49a38a8512e112f53dbf.shtml.

〔12〕国务院应对新冠病毒肺炎疫情联防联控医疗救治组.关于进一步完善医疗机构感染预防与控制工作机制的通知:联防联控机制医疗发〔2021〕71 号〔A/OL〕.(2021-08-16)http://www.nhc.gov.cn/yzygj/s7659/202108/deaf108f7f0e42879849d264543bd1b3.shtml.

〔13〕国务院应对新型冠状病毒肺炎疫情联防联控机制综合组.关于进一步加强医疗机构感控人员配备管理相关工作的通知:联防联控机制综发〔2021〕88 号〔A/OL〕.(2021-08-23)http://www.nhc.gov.cn/yzygj/s7659/202108/bfd52f600b4d414991f617a027ffd034.shtml.

〔14〕国家卫生健康委.关于发布《新冠肺炎疫情期间现场消毒评价标准》等 3 项推荐性卫生行业标准的通告〔A/OL〕.(2021-02-23)http://www.nhc.gov.cn/xcs/zhengcwj/202102/7db52f0aadf64fdc8e584939c0c9edba.shtml.

〔15〕国务院应对新型冠状病毒肺炎疫情联防联控机制综合组.关于印发全员新型冠状病毒核酸检测组织实施指南(第二版)的通知:联防联控机制综发〔2021〕97 号〔A/OL〕.(2021-09-13)http://www.nhc.gov.cn/yzygj/s7659/202109/a84fe1eccb414418aa5ebb21b4369c8b.shtml.

〔16〕国务院应对新型冠状病毒肺炎疫情联防联控机制综合组.关于印发医疗机构内新型冠状病毒感染预防与控制技术指南(第三版)的通知:联防联控机制综发〔2021〕96 号〔A/OL〕.(2021-09-13)http://www.nhc.gov.cn/yzygj/s7659/202109/c4082ed2db674c6eb369dd0ca58e6d30.shtml.

〔17〕国务院应对新型冠状病毒肺炎疫情联防联控机制医疗救治组.关于进一步强化当前新冠病毒核酸检测服务的通知:联防联控机制医疗发〔2021〕87 号〔A/OL〕.(2021-10-25)http://www.nhc.gov.cn/yzygj/s7659/202110/4867cef59e6540d6a3a3011239b02cfb.shtml.

〔18〕CHEN N S,ZHOU M,DONG X,et al. Epidemiological and clinical characteristics of 99 cases of 2019 novel coronavirus pneumonia in Wuhan,China:a descriptive study〔J〕.The Lancet,2020,395(10223):507-513.

〔19〕WANG D W,HU B,HU C,et al. Clinical Characteristics of 138 Hospitalized Patients

With 2019 Novel Coronavirus-Infected Pneumonia in Wuhan, China [J]. JAMA, 2020, 323(11): 1061-1069.

[20] WEI Y Q, LU Y J, XIA L M, et al. Analysis of 2019 novel coronavirus infection and clinical characteristics of outpatients: An epidemiological study from a fever clinic in Wuhan, China [J]. J Med Virol, 2020, 92(11): 2758-2767.

[21] 全国干部培训教材编审指导委员会办公室. 学习贯彻习近平新时代中国特色社会主义思想 打赢新冠肺炎疫情防控人民战争总体战阻击战案例[M]. 北京: 党建读物出版社, 2021.

[22] 李春辉, 黄勋, 蔡虻, 等. 新冠肺炎疫情期间医疗机构不同区域工作岗位个人防护专家共识[J]. 中国感染控制杂志, 2020, 19(3): 199-213.

[23] 中华医学会急诊医学分会, 武汉医学会急诊医学分会. 呼吸道急性传染性疾病常态防控下急诊医学科流程优化专家共识[J]. 中华急诊医学杂志, 2021, 30(2): 152-160.

[24] 靳寸朵, 赵小丽, 张洁利, 等. 新型冠状病毒感染患者使用的手术器械处理实践[J]. 中国消毒学杂志, 2020, 37(3): 198-200.

[25] 中国心胸血管麻醉学会心肺复苏委员会, 中国心胸血管麻醉学会急救与复苏分会. 新型冠状病毒肺炎流行期间心肺复苏专家共识[J]. 中国循环杂志, 2021, 36(5): 417-422.

[26] 中华医学会检验医学分会. 2019 新型冠状病毒肺炎临床实验室生物安全防护专家共识[J]. 中华检验医学杂志, 2020, 43(3): 203-208.

[27] 中华医学会影像技术分会. 新型冠状病毒肺炎影像学检查院内感染防控管理: 中华医学会影像技术分会推荐意见(第一版)[J]. 中华放射学杂志, 2020, 54(4): 286-291.

[28] 李璐, 索继江, 高岩, 等. 新型冠状病毒肺炎疫情稳定阶段大型综合医院病区医院感染管理实践[J]. 中华医院感染学杂志, 2020, 30(13): 1952-1955.

[29] 吴欣娟, 郭娜, 曹晶, 等. 新型冠状病毒肺炎院内感染防控规范化培训方案的制订与实施[J]. 中华护理杂志, 2020, 55(4): 500-503.

[30] 田晓花, 周运翱. 突发公共卫生事件视角下伦理审查与管理工作的实践与建议[J]. 中国医学伦理学, 2020, 33(11): 1349-1353.

[31] 胡诚, 张维, 王蕾, 等. 新冠肺炎疫情防控期间医院舆论引导和宣传教育工作的实践和体会[J]. 中国医院, 2020, 24(10): 68-70.

[32] 中国医师协会呼吸医师分会肺功能与临床呼吸生理工作委员会, 中华医学会呼吸病学分会呼吸治疗学组肺功能专业组. 新型冠状病毒肺炎疫情防控期间开展肺功能检查的专家共识[J]. 中华结核和呼吸杂志, 2020, 43(4): 302-307.

后　记

　　这本书经过编委们的反复多次推敲、打磨和修改，现终于要付梓了。这项工作起于 2021 年 6 月中旬，当时情况是经过了 2020 年国内抗击新冠肺炎疫情取得阶段性成果之后，因为境外输入病例的影响而导致广州市及周边城市深圳、佛山、东莞先后再发疫情，一时全社会各方面均处于紧张的抗疫工作中。医院，尤其是综合性医院面临"三线作战"（医院内部防控工作、日常医疗工作、和政府指派院外执行的医务工作）的巨大压力。做好医院抗疫工作，需要科学、系统、规范地完成各项任务。也在这个时段，我们认为，综合性医院迫切需要一个面对急性呼吸道传染病疫情的应急防控体系建设经验指南。这也正是编写本书的初衷。将工作进行总结与提炼，形成应急防控体系建设经验指南并非易事。在 2021 年 6 月中旬，中山大学附属第一、第三和第六医院的管理者、专家一起集中讨论了该书的编写方案，并及时地向广东省卫健委及中山大学主要领导汇报，获得了大力支持与悉心指导。三个多月时间里，编委会（包括作者和编审人员）的各位同志在完成紧张的抗疫工作和日常医务工作的同时，日以继夜地查资料，组织、编写书稿才成就此书。书稿完成后，我们分别聘请北京、上海、吉林、武汉、湖南和成都等地大型综合性医院的领导和医院感染管理的专家作为该书的编写工作顾问，对该书内容进行审核，并进一步完善。当今全球都在紧张地进行疫情防控工作，早一天完成书稿，便能早一点对目前乃至未来医院呼吸道传染性疾病的应急防控工作有所帮助，提供有用的经验。藉此机会，向为本书付出辛勤劳动的各级领导、同仁以及朋友们鞠躬致谢，向奋斗在抗疫一线的医护工作者致以崇高的敬意。

　　疫情终将要结束，我们经历过、体验过、奋斗过，也有义务、有责任要将抗疫的经验总结并记录下来，只有这样才能更好地战胜各种危害人类健康的传染病疫情，更好地服务于社会和人民。

2021 年 12 月 16 日

　　注：今天，中山大学附属第六医院再次接受政府指令，派出 300 人队伍赴东莞企石镇为全体居民进行核酸检测。